TRAITÉ

DE

L'ALLAITEMENT

ET DE

L'ALIMENTATION DES ENFANTS DU PREMIER AGE

IMPRIMERIE LEMALE ET Cie, HAVRE

TRAITÉ

DE

L'ALLAITEMENT

ET DE

L'ALIMENTATION DES ENFANTS DU PREMIER AGE

PAR

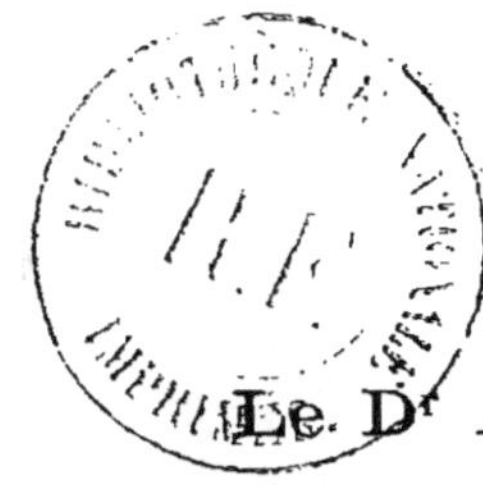

Le Dr A.-B. MARFAN

Professeur agrégé à l'Université de Paris
Médecin des Hôpitaux

Avec 22 figures dans le texte

PARIS

G. STEINHEIL, ÉDITEUR

2, RUE CASIMIR-DELAVIGNE, 2

1899

INTRODUCTION

Sur 1,000 enfants qui naissent, il en meurt environ 200 dans la première année, 80 dans la deuxième, 40 dans la troisième, 25 dans la quatrième. La mortalité des adultes de 40 ans est de 11 pour 1,000, et la mortalité générale de 25 pour 1,000. Suivant la remarque de Bertillon, la mortalité des enfants dans la première année égale celle des vieillards qui ont atteint ou dépassé quatre-vingts ans.

Les troubles digestifs sont la principale cause de l'énorme mortalité de la première année; pour ne citer qu'un exemple, les enfants de moins d'un an, qui ont succombé en 1891 à une affection de l'appareil digestif, formaient 96 pour 100 du contingent mortuaire (1).

Ces troubles sont aussi le facteur le plus important de la morbidité du premier âge. Peu de nourrissons y échappent. Ceux qui en sont frappés sérieusement et qui n'en meurent pas gardent souvent un appareil digestif débile, et, plus tard, dans l'adolescence et dans l'âge adulte, on les retrouve dyspeptiques.

L'étude des troubles digestifs des nourrissons s'impose donc au médecin d'enfants. Elle présente, il est vrai, de nombreuses difficultés et renferme encore beaucoup de parties obscures. Mais une notion est bien acquise :

(1) BLACHE. La protection de l'enfance dans le département de la Seine en 1891. *Bull. de l'Acad. de médecine*, 5 septembre 1893.

dans le plus grand nombre des cas, ces troubles, facteurs principaux de la morbidité et de la mortalité du premier âge, résultent d'une violation des règles de l'allaitement.

Pour connaître, prévenir et soigner les gastro-entérites des nourrissons, pour diminuer la mortalité des enfants du premier âge, pour éviter la dyspepsie à un grand nombre d'hommes faits, il faut donc avant tout étudier les règles de l'allaitement.

*\
* *

A la naisssance, le mode de nutrition change brusquement. Pendant la vie intra-utérine, le fœtus reçoit, par la veine ombilicale, des matériaux tout élaborés ; il n'a qu'à se les approprier. Dès qu'il est séparé de la matrice et du placenta, l'enfant doit introduire des aliments dans son tube digestif et les digérer pour les transformer en substance vivante. Ce changement si considérable et si instantané est une des causes de la faiblesse du nouveau-né. De plus, autre élément de débilité, à la naissance, le tube digestif est inachevé et pourtant la fonction digestive est celle qui prédomine dans les premiers temps de la vie. Mais la nature atténue les effets de ces antinomies en préparant, dans l'organisme maternel lui-même, un aliment spécial pour le nouveau-né. Lorsque l'enfant a quitté l'utérus, s'il ne reçoit plus le sang de la veine ombilicale, il trouve dans la mamelle de sa mère un liquide qui renferme, sous une forme relativement simple, tous les principes nécessaires à sa nutrition, à ses activités fonctionnelles et à son accroissement.

Après la naissance, l'enfant ne peut donc se passer

du sein maternel. Mais par impuissance, ou par mauvaise volonté, ou par absence de direction, il arrive souvent que la loi naturelle est violée ; on rompt le plus intime des liens ; la mère ne nourrit pas son enfant. Tantôt elle l'abandonne au sein d'une étrangère : c'est l'allaitement par une nourrice mercenaire ; ce n'est plus l'allaitement maternel ; c'est cependant un mode d'alimentation qui se rapproche des conditions de la nature. Tantôt, trop pauvre pour prendre une nourrice, elle élève ou fait élever son enfant avec le lait des animaux : c'est l'allaitement artificiel.

Or, l'observation nous l'apprend, chez les enfants nourris par leur propre mère, les troubles digestifs sont ordinairement légers ; chez ceux qui sont nourris par une femme étrangère, ils sont plus fréquents, plus tenaces, mais rarement mortels ; chez les enfants nourris artificiellement, ils sont très fréquents, très sérieux, souvent mortels. Avant la loi Roussel, la proportion des décès survenus parmi les enfants élevés au biberon était, d'après M. Bertillon, quatre fois plus forte que celle des enfants élevés au sein ; depuis, elle est encore près de deux fois plus élevée, d'après M. Ledé. Il est permis d'espérer que les perfectionnements apportés à cette loi, son application plus rigoureuse et l'usage du lait stérilisé contribueront à diminuer cette mortalité (1). Mais la conclusion des

(1) C'est ce qu'on peut inférer de la statistique personnelle du Dr Sutils pour 7 années (1890 à 1896) :

	ENFANTS AU SEIN	ENFANTS AU BIBERON
Mortalité	1,44 p. 100.	8 p. 100.
Morbidité	38 —	54 —

Toutefois pour bien apprécier cette statistique, il faut savoir qu'elle émane

faits et des chiffres reste la même : le lait qui convient le mieux à l'enfant est celui de sa propre mère, et, lorsque l'allaitement maternel est impossible, le lait d'une autre femme est bien supérieur à celui d'un animal.

Les règles de l'allaitement sont d'autant plus compliquées que le mode choisi s'écarte plus du mode naturel. Les découvertes de Pasteur ont amené une véritable révolution dans la question de l'allaitement artificiel ; l'usage du lait stérilisé a enlevé à ce mode d'alimentation une grande partie de ses dangers ; mais la nécessité de la stérilisation, loin d'avoir simplifié le problème, l'a certainement rendu plus complexe. C'est tout un art, et un art difficile, exigeant des connaissances multiples, que d'élever un enfant sans le secours du sein. Une fois de plus, l'homme a pu voir que lorsqu'il cherche à réaliser ce que fait la nature avec des procédés que la nature n'a pas prévus, il n'y arrive qu'incomplètement, par des voies longues et semées d'obstacles. Plus simple et beaucoup moins périlleux que l'allaitement artificiel, l'allaitement par une nourrice étrangère exige toutefois une réglementation assez étroite. L'allaitement maternel est le plus facile et le plus sûr. Et cependant, lui aussi, il a besoin d'une direction ; car, à l'heure présente, dans les conditions de vie que crée une civilisation avancée, il ne suffit pas qu'une femme veuille et puisse nourrir son enfant pour qu'elle réussisse.

d'un inspecteur des enfants du premier âge, exerçant une surveillance assidue, que la mortalité si forte des premiers jours n'y entre probablement pas en ligne de compte et qu'elle ne vaut que pour une région. (SUTILS. Application des pesages réguliers à la surveillance des enfants du premier âge. *Congrès national d'assistance publique de Rouen*, séance du 17 juin 1897.)

Les femmes de la campagne et celles des peuplades sauvages, à l'instar des femelles des animaux, allaitent leurs petits en ne s'inspirant d'aucune règle et en suivant seulement leur instinct. On dit qu'elles réussissent souvent. Je ne suis pas sûr que leurs succès de nourrices soient aussi constants qu'on l'affirme et peut-être que, si la raison scientifique fût venue en aide à leur instinct, le nombre de vies conservées eût été plus grand. Quoi qu'il en soit, il faut remarquer qu'une partie de l'espèce humaine se trouve dans des conditions bien différentes. A mesure que la civilisation se développe, elle tend à favoriser la vie de l'individu plus que la vie de l'espèce. Parmi les actes de la reproduction, il en est deux, l'accouchement et l'allaitement, qui s'accomplissent aujourd'hui dans des conditions telles qu'ils présentent souvent des difficultés et des dangers, qu'ils confinent à l'état morbide et qu'ils exigent une direction raisonnée pour la sauvegarde de la mère et de l'enfant.

Les causes de ce fait sont complexes. L'habitude d'allaiter étant perdue dans certaines familles depuis plusieurs générations, il en résulte chez les descendantes un certain degré d'inaptitude à la fonction, qu'il est d'ailleurs possible de corriger. En outre, l'éducation de la femme la prépare mal à son rôle futur. Ni la loi, ni les mœurs ne la protègent comme mère. Le régime de vie qu'impose souvent la société moderne, particulièrement dans les grandes villes, est le contraire de celui que doit suivre une femme qui allaite.

Le devoir de l'homme civilisé est de connaître les maux qui résultent de la civilisation pour les combattre d'une manière rationnelle. Que le médecin étudie les difficultés de l'allaitement maternel et il apprendra qu'elles sont très souvent surmontables.

* *

Ayant eu, à diverses reprises, l'honneur de suppléer M. le professeur Grancher à la Clinique des maladies de l'enfance, j'ai pensé qu'il était de mon devoir de faire de cette question capitale de l'allaitement une matière d'enseignement. Une partie des leçons que j'ai faites sur ce sujet a été publiée, en 1896, sous le titre *De l'allaitement artificiel*. Ce petit livre a été rapidement épuisé. C'est ce qui me conduit à publier l'ensemble de ces leçons et à y joindre un certain nombre de documents qui n'ont pu trouver place dans l'exposition orale, car ils l'auraient trop surchargée.

* *

Ce livre se divise en deux parties : une partie théorique, qui comprend l'étude du lait et celle de la digestion et de la nutrition chez l'enfant du premier âge ; une partie pratique, dans laquelle sont exposées les règles de l'allaitement.

Si j'ai donné un grand développement à la première, c'est que cet ouvrage est écrit pour les médecins. L'expérience m'a appris que les manuels d'allaitement qui s'adressent aux mères ou aux personnes étrangères aux sciences biologiques sont à peu près inutiles. Le médecin peut seul vulgariser, par ses conseils dans chaque cas particulier, les saines notions sur l'allaitement. Pour le faire avec fruit, il ne doit plus se laisser guider par les règles vagues d'un empirisme grossier ; il lui importe de connaître les résultats obtenus par la chimie, la physiologie et la microbie. Si ceux-ci offrent encore beaucoup de lacunes, cependant il s'en dégage déjà un certain nombre de principes d'où se déduisent quelques règles de l'allaitement.

Dans la seconde partie, j'ai utilisé ces enseignements, mais en les contrôlant et en les complétant par les résultats de l'observation. J'ai puisé largement dans l'œuvre de mes devanciers et de mes contemporains ; mais, appelé depuis assez longtemps à diriger des crèches hospitalières et à soigner des nourrices et des nourrissons, j'ai cherché à élucider quelques points obscurs et, sur certains sujets, je me suis cru autorisé à apporter une opinion personnelle. En tous cas, je me suis attaché à exposer clairement et d'une manière aussi détaillée que possible les questions qui soulèvent des difficultés de pratique.

PREMIÈRE PARTIE

LE LAIT
LA DIGESTION ET LA NUTRITION DE L'ENFANT
DU PREMIER AGE

CHAPITRE PREMIER

Abrégé de la chimie du lait (1).

Sommaire. — Caractères généraux. — Composition qualitative (caséine et matières protéiques, lactose, beurre, matières extractives, principes minéraux, gaz). — Examen microscopique. — Stratification du lait au repos. — Composition quantitative. — Étude de la coagulation. — Classification des laits.

Le lait est le liquide sécrété par les glandes mammaires des mammifères femelles, pour servir à la nourriture de leurs petits après la naissance.

(1) A. PARMENTIER et N. DEYEUX. *Précis d'expériences et d'observations sur les différentes espèces de lait.* Strasbourg et Paris, an VIII de la République. — VERNOIS et BECQUEREL. Du lait chez la femme. *Annales d'hygiène*, 1853. — JOLY et FILHOL. Recherches sur le lait, dans *Mémoires des savants étrangers publiés par l'Acad. de méd. de Belgique*, p. 110, 1855. — H. FERY. *Étude comparée sur le lait de femme, de l'ânesse* (mémoire). J.-B. Baillière, Paris, 1884. — DUCLAUX. *Le lait.* 2ᵉ tirage, Paris, 1894. (Ce livre est le recueil des mémoires originaux de M. Duclaux sur le lait.) — DU MÊME. *Principes de laiterie.* Paris (sans date), chez A. Collin. — SOXHLET. *Milch und Milchproducte.* Munich, 1886. — TARNIER. CHANTREUIL et BUDIN. *Alimentation et hygiène des enfants nouveau-nés.* Paris, 1888. — BOUCHUT. *Hygiène de la première enfance*, 8ᵉ édition, Paris, 1884. — A. GAUTIER. *Leçons de chimie biologique normale et pathologique*, 2ᵉ édition, Paris, 1897. — BUNGE. *Cours de chimie biologique et pathologique.* Trad. franç. de Jacquet. Paris, 1891. — ROUVIER. *Le lait.* Paris, 1893. — ARTHUS. *Coagulation des liquides organiques.* Paris, 1894. — LANGLOIS. Le lait. *Encyclopédie scientifique des aide-mémoire.* Paris (sans date). — FRANÇOIS GUIRAUD. *Le lait de femme à l'état physiologique.* Thèse de Bordeaux, 1897, et *Archives cliniques de Bordeaux*, juillet 1897, nº 7.

Caractères généraux. — C'est un liquide opaque, blanc, présentant quelquefois des reflets jaunâtres ou bleuâtres. Il a une odeur légère et agréable; mais cette odeur peut être modifiée par certaines conditions. Le lait absorbe les substances volatiles odorantes; laissé dans une pièce où ont séjourné des fumeurs, il prend l'odeur du tabac; les gaz de la houille, la térébenthine, les émanations des fosses d'aisances lui communiquent leur odeur. Si le lait de chèvre exhale parfois une odeur « de bouc », c'est parce que ces animaux séjournent dans l'étable; cette odeur est absente dans le lait des chèvres qui vivent nuit et jour en plein air. La saveur du lait est douce et légèrement sucrée. Sa densité varie avec les espèces dont il provient; prise à 15 degrés, elle oscille entre 1028 et 1034.

Le point d'ébullition du lait est un peu plus élevé que celui de l'eau; le lait bout à 101° environ. Lorsqu'on chauffe du lait à l'air libre, le liquide commence à « monter » ou à « enlever » bien avant d'entrer en ébullition, à 75° d'après Comby, à 85° d'après Gautrelet. Le lait monte donc avant de bouillir, et les ménagères savent bien que pour obtenir l'ébullition véritable, il faut briser la croûte de caséine solidifiée (frangipane) qui se forme à la surface et laisser le lait sur le feu jusqu'à l'apparition de gros bouillons.

D'après M. Winter, le lait normal, comme le sérum sanguin et d'autres liquides de l'organisme, aurait un point de congélation constant qui est de $-0°,57$. Toute altération ou mouillage du lait se traduirait par une modification du point de congélation, proportionnelle au degré de l'altération ou du mouillage. S'il y a altération spontanée, le point de congélation s'abaisse; l'addition d'eau le relève (1). MM. Bordas et Genin ont contesté les assertions de M. Winter (2).

Des opinions divergentes ont été émises au sujet de la réaction du lait; les uns la prétendent alcaline, les autres acide; d'autres disent qu'elle est amphotère, c'est-à-dire que

---

(1) *C. R. de l'Académie des Sciences*, 11 novembre 1895.
(2) *C. R. de l'Académie des Sciences*, 31 août 1896.

le lait rougit légèrement le papier bleu de tournesol et bleuit légèrement le papier rouge. D'après Vaudin, au moment même de l'émission, le lait a une réaction acide; l'acidité est plus marquée chez les herbivores que chez les carnassiers; elle est deux fois plus forte dans le lait de vache que dans le lait de femme. La réaction pourrait devenir alcaline peu après l'émission. En tout cas, si la stérilisation ne protège pas le lait animal contre l'action du ferment lactique, quelques heures après, la réaction est toujours franchement acide et cette acidité augmente d'autant plus rapidement que le temps est plus chaud et plus orageux; elle est due à la fermentation lactique qui transforme le lactose en acide lactique (1).

Le lait de femme additionné d'ammoniaque prend progressivement, à la température de la chambre, une coloration rouge tirant sur le violet; le lait de vache (Umikoff) ne présente pas ce phénomène (2).

Le lait de vache cru donne une coloration bleue avec la teinture alcoolique de racine de gaïac; cette réaction ne se produit pas avec le lait bouilli. On en a conclu que le lait renferme un ferment oxydant qui est détruit par la chaleur. Je n'ai pas obtenu cette réaction avec le lait de femme, examiné soit frais, soit vingt-quatre heures après la récolte.

Composition qualitative du lait. — Le lait renferme : de l'*eau*; une substance albuminoïde, la *caséine*; un hydrate de carbone, le *sucre de lait* ou *lactose*; un corps gras, le *beurre*; des *sels* divers, particulièrement du phosphate de chaux; des *gaz*; et enfin des matières qu'on groupe sous le nom de *matières extractives*. C'est un aliment complet; il contient toutes les substances nécessaires à la nutrition, aux activités fonctionnelles et à la croissance.

Pour étudier la composition chimique du lait, il faut le recueillir d'une manière aseptique, de manière à se mettre à l'abri des modifications profondes qu'engendrent rapidement les fermen-

(1) Voyez plus loin *Microbes du lait.*
(2) *Jahrb. f. Kinderheilk.*, 1896, vol. XLII, fasc. 3 et 4, p. 356.

tations microbiennes. Il faut aussi, autant que possible, l'examiner frais ; même privé de germes, le lait conservé au repos
se modifie sous l'influence du vieillissement.

Caséine. — Il y a dans le lait une substance albuminoïde,
qu'on appelle « caséine ». Elle possède les propriétés suivantes :
Elle est insoluble dans l'eau distillée, mais soluble dans les
solutions alcalines ou phospho-alcalines étendues, et c'est grâce
à cette dernière propriété qu'elle est maintenue en dissolution
dans le lait. Elle est soluble aussi dans certaines solutions de
sels neutres, tels que le fluorure de sodium et l'oxalate d'ammoniaque (Arthus).

Dans le lait comme dans les solutions alcalines, elle n'est pas
précipitée ou coagulée par la chaleur ; mais elle est précipitée
par les acides minéraux ou organiques, par le sulfate de magnésie et le chlorure de sodium à saturation et à froid. Lorsqu'on a
précipité la caséine du lait par un de ces agents, la liqueur
transparente séparée du précipité donne un coagulum à la
température d'ébullition. On en a conclu que le lait renfermait
d'autres substances albuminoïdes que la caséine : une *lacta-
bumine* et une *lactoglobuline*. M. Duclaux pense que cette
conclusion est erronée et qu'il n'y a dans le lait qu'une seule
matière albuminoïde, la caséine ; celle-ci, comme les autres
substances quaternaires, change avec les conditions où elle est
placée, ce qui n'empêche pas qu'elle est toujours de la caséine.

La propriété la plus remarquable de la caséine est qu'elle se
coagule sous l'influence d'un ferment soluble qui existe dans l'estomac de tous les mammifères, surtout abondant chez les jeunes
sujets, et qu'on nomme *présure*, ou *lab-ferment*, ou *pexine*.

La coagulation du lait par la présure est la première phase de
la digestion du lait, la phase de digestion gastrique. Aussi l'étu-
dierons-nous plus loin avec quelques détails. La présure retirée
des caillettes de veaux ou de chevreaux est utilisée pour coaguler le lait dans la fabrication des fromages.

D'après M. Duclaux, la caséine se trouverait dans le lait sous
trois états : une partie est complètement dissoute ; une partie
est en suspension et se voit sous forme de fines granulations

au microscope ; une troisième partie qui passe à travers le filtre de papier, mais qui reste à la surface du filtre de porcelaine,
serait à l'état muqueux ou colloïdal. M. Arthus pense qu'il n'y
a pas lieu de distinguer la caséine dissoute de la caséine colloïdale ; quant à la caséine en suspension, rien ne démontre qu'elle
existe dans le lait au moment de sa formation et qu'elle ne se
dépose pas sous l'influence du vieillissement.

Quoi qu'il en soit, l'eau ajoutée au lait de vache augmente la
proportion de caséine dissoute.

Lactose. — Le lait renferme une matière ternaire (hydrate
de carbone), un sucre, qui est le *lactose* ou le *sucre de lait* (C^{12}
$H^{24} O^{12}$). Le lactose est soluble dans 6 parties d'eau froide et il
est dans le lait en dissolution parfaite. Il est insoluble dans
l'alcool et l'éther anhydre. Il est cristallisable, et dévie à droite le
plan de polarisation. Il a un goût légèrement sucré. Par l'action
combinée des acides étendus et de la chaleur, le sucre de lait se
dédouble en glucose et galactose. Il réduit la liqueur cupropotassique comme le glucose ; mais son pouvoir réducteur est
plus faible. Le lactose est, avec le raffinose, le seul sucre qui, traité
par l'acide nitrique, donne de l'acide mucique (environ 40 p. 100);
les autres sucres donnent de l'acide saccharique. Il ne subit pas,
ou subit très difficilement, à l'inverse du glucose, du saccharose et du maltose, la fermentation alcoolique sous l'influence
de la levure de bière.

Le lactose du lait de femme différerait, d'après Béchamp, de
celui du lait de vache, non par sa composition, mais par la forme
des cristaux.

La matière grasse du lait. — La matière grasse du lait se
trouve suspendue dans le sérum du lait à l'état de fine émulsion. Quand on examine au microscope une goutte de lait, on y
voit un grand nombre de globules, à contours nets et épais, entourés d'un liséré fin et brillant. Ce sont les *globules gras du
lait*, découverts par Leuwenhoeck. On a beaucoup discuté sur
la question de savoir si ces petites sphères de graisse ont une
membrane d'enveloppe ; aujourd'hui on tend à admettre, avec
M. Duclaux, qu'elles n'en ont pas. Comme toutes les graisses,

les globules gras du lait représentent une combinaison d'acides gras et de glycérine avec élimination d'eau. Ils sont constitués par les matières grasses neutres ordinaires : trioléine, tripalmitine, tristéarine, avec de petites quantités de quelques autres triglycérides.

Le diamètre des globules gras du lait est variable et oscille entre 2 μ et 20 μ. Le lait de femme est celui qui renferme les plus gros globules. Devergie les a divisés en globules *gros*,

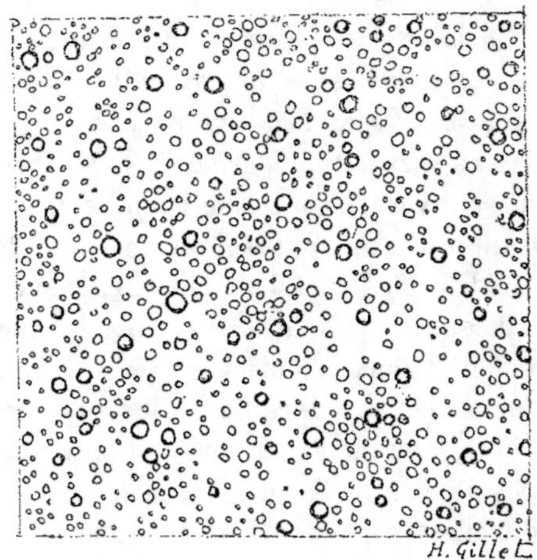

FIG. 1. — Lait de femme (3 mois 1/2 après l'accouchement). Grossiss.: 370.

moyens et *petits* ; il a avancé que les laits à gros globules sont les plus riches en matières grasses. Fleischmann a adopté sa manière de voir et a ajouté qu'un lait ancien contient plus de gros globules qu'un lait récent. M. F. Guiraud n'a pu vérifier ces assertions ; il résulte de ses recherches que les globules sont d'autant plus gros et d'autant moins nombreux que le lait est plus récent, et qu'on peut rencontrer un excès de matière grasse avec de très fins globules. Mais ce qui me paraît certain, c'est qu'un lait à très petits globules est susceptible de provoquer de la diarrhée. C'est un point sur lequel je reviendrai (1).

(1) Voyez plus loin : *Incidents de l'allaitement*.

Ces globules sont moins lourds que l'eau ; aussi ont-ils une tendance à monter à la surface pour constituer la crème. Mais il faut remarquer que les gros globules, ceux qui ont 10 μ environ, montent plus facilement à la surface et forment plus spécialement la crème ; les fins globules s'arrêtent souvent en route.

Le lait, agité avec l'éther, ne lui cède sa matière grasse que si on l'additionne, au préalable, d'une lessive de soude caustique.

Matières extractives. -- On a signalé la présence dans le lait de la lécithine (1 gr. par litre dans le lait de femme), de la cholestérine (0 gr. 3 par litre dans le lait de femme), de l'urée, de la créatine, du pigment jaune des graisses (lipochrome), de la dextrine, de substances incristallisables et optiquement actives (Denigès), de produits odorants solubles dans le sulfure de carbone, de la nucléine, de l'acide phosphocarnique (Siegfried).

Henkel et Soxhlet ont découvert l'acide citrique dans le lait de vache ; il s'y trouve dans la proportion de 1 gr. à 1 gr. 50 par litre. Il existe dans le lait de femme, mais en moins grande quantité (Scheibe). Il forme des citrates alcalins.

D'après Moro, le lait de femme renferme à l'état normal un ferment saccharifiant très actif ; un pareil ferment n'existe pas dans le lait de vache (1).

Principes minéraux. — Les phosphates du lait. — Le lait renferme une série de sels : phosphates de chaux, de soude, de magnésie, de fer et d'alumine ; — chlorures de potassium et de sodium ; — carbonate de soude. On y a trouvé du manganèse et des traces de fluor et de silice.

Le principal de ces sels est le phosphate tribasique de chaux. Une partie de celui-ci est dissoute, une à l'état colloïdal, une autre est en suspension et se montre au microscope sous la forme d'une poussière dont les grains ont moins de 1/2000 de millimètre (Duclaux). On a remarqué que les granulations phosphatiques visibles au microscope font défaut et sont peu nombreuses dans le lait qui vient d'être recueilli et augmentent en nombre à mesure que le lait vieillit. En tout cas, les 2/5 environ

____

(1) *Jahrb. f. Kinderh.*, 1898, t. XLVII, p. 342.

du phosphate de chaux ne traversent pas le filtre de porcelaine.

Le phosphate tribasique de chaux est complètement insoluble dans l'eau. On s'est demandé comment une bonne partie de ce sel est maintenue en-dissolution dans le lait. Autrefois, on invoquait la réaction acide de ce liquide, opinion aujourd'hui abandonnée. Puis on a admis que les phosphates sont dissous grâce à leur combinaison aux matières protéiques ; Hammarsten pense que le phosphate de chaux fait partie intégrante de la caséine (ce que nie M. Duclaux), Lubavin de la nucléine, Siegfried de l'acide phospho-carnique auquel le fer serait combiné comme la chaux. Mais, d'après M. Vaudin, dont les recherches nous semblent à l'abri de la critique, ce sont les citrates alcalins qui, en présence du lactose, maintiennent en dissolution le phosphate de chaux, même dans un liquide neutre ou faiblement alcalin (1).

Il est encore un facteur dont il faut tenir compte. Le lait, au moment de la traite, contient une forte proportion d'acide carbonique, capable de maintenir en solution une notable quantité du phosphate de chaux. Si ce sel se dépose en partie après la traite, c'est sans doute pour une part parce que l'acide carbonique se dégage dans l'atmosphère.

Gaz. — Par la pompe à mercure, on extrait du lait des gaz qui y sont en dissolution ; le lait de vache renferme 3 volumes de gaz pour 100 volumes de lait. Ces gaz sont formés d'acide carbonique, d'oxygène et d'azote. C'est l'acide carbonique qui domine.

Examen microscopique du lait. — Lorsqu'on examine le lait au microscope, on voit qu'il est constitué par un liquide incolore, transparent, tenant en suspension des globules arrondis très nombreux, à contours très nets, à centre brillant, très réfringents ; ces globules sont les globules gras du lait ; ils nagent dans le lactoplasma qui tient en solution la caséine, le lactose et les sels.

En outre des globules gras, l'examen microscopique permet d'apercevoir, quand le lait est un peu vieux, de fines granula-

(1) Vaudin. Sur le phosphate de chaux en dissolution dans le lait. *Ann. de l'Institut Pasteur*, 1894, p. 502 et 865.

tions (moins de un demi μ) qui sont du phosphate de chaux ou de la caséine en suspension.

Stratification du lait au repos. — Le lait recueilli et conservé d'une manière aseptique prend, après un certain temps de repos absolu, un aspect spécial ; il se stratifie d'une manière particulière.

1° Au fond de l'éprouvette, on voit un dépôt très peu abondant d'une substance solide qui tranche par sa blancheur mate sur le reste du liquide. C'est un dépôt pulvérulent de *phosphate tricalcique*.

2° Au-dessus se trouve un dépôt épais et blanc, plus ou moins abondant, formé de fines particules en suspension. Ce dépôt est formé de *caséine* en suspension.

3° Au-dessus de ce dépôt, vient une couche opalescente, un peu jaunâtre, qui renferme le sucre de lait ou *lactose*, plus de la *caséine dissoute*.

4° Enfin, à la surface s'est rassemblée une matière grasse, le beurre, que sa faible densité fait surnager au-dessus des autres couches et qui apparaît au microscope formée de globules graisseux serrés les uns contre les autres. Cette couche graisseuse est la *crème* du lait ; quand on l'enlève, il reste le *lait écrémé*.

Composition quantitative du lait. — La composition quantitative du lait est sujette à de grandes variations. Elle varie d'abord avec l'espèce : le lait de femme a une composition différente du lait de vache. Dans une même espèce, elle varie avec la race ; il y a des vaches dont le lait est riche en beurre (vaches beurrières), d'autres dont le lait est riche en caséine (vaches fromagères). D'après Vernois et Becquerel, semblables différences s'observent chez la femme.

Le degré de concentration du lait semble en rapport avec la quantité de ce liquide sécrétée en vingt-quatre heures. Vernois et Becquerel ont avancé que, chez la femme, un lait abondant est en même temps plus concentré, sauf en beurre, tandis qu'il est plus aqueux chez la vache.

D'après ces mêmes auteurs, il y aurait un antagonisme entre la richesse du lait en beurre et en caséine soluble et sa richesse en caséine insoluble et en sucre. Tarnier et Chantreuil ont remarqué que le sucre augmente en même temps que l'eau, tandis que les autres principes solides diminuent.

La quantité et la richesse du lait sont influencées par un certain nombre de conditions physiologiques : période de l'allaitement, heure de la traite, phase de la traite ou de la tétée (le lait n'a pas la même composition au commencement et à la fin), le régime alimentaire, les conditions de vie de la femelle laitière. La composition du lait peut enfin être modifiée par les maladies. Ces influences seront étudiées au chapitre de la *Sécrétion lactée* et dans la seconde partie de cet ouvrage.

Les oscillations de la composition quantitative n'empêchent pas qu'en se plaçant dans des conditions semblables, et surtout en prenant des moyennes, on n'arrive à des nombres à peu près équivalents pour les proportions de caséine, de beurre, de sucre de lait et de sels contenues dans le lait d'une même espèce animale. Ainsi, en analysant des séries de mélanges de laits de plusieurs vaches, on obtient des chiffres sensiblement voisins. Nous devons connaître ces moyennes, car elles sont des points de repère indispensables.

Voici un tableau (1) qui représente la composition moyenne du lait de femme et des laits des animaux domestiques qui ont été employés pour l'alimentation des jeunes enfants :

POUR 1000	LAIT DE FEMME	LAIT DE VACHE	LAIT DE CHÈVRE	LAIT D'ANESSE
Caséine (2)..	15	33	40	16
Lactose.....	63	55	43	60
Beurre......	38	37	47	27
Sels.........	2,5	6	6	5
Gaz dissous.	212 c³.	215 c³.	370 c³.	168 c³.
Densité $+$15.	1031	1032	1034	1031

La proportion des sels qui entrent dans la composition du

(1) D'après les analyses de A. Gautier, Fery, Gautrelet, F. Guiraud, Pfeiffer, Michel.

(2) Sous le nom de caséine, nous mettons la matière protéique totale du lait. Nous acceptons, jusqu'à plus ample informé, la manière de voir de M. Duclaux sur les albuminoïdes du lait.

lait est représentée dans les tableaux suivants, dont les chiffres sont notablement différents suivants les auteurs.

	FEMME			VACHE	
Chlorure de sodium........	»	1.35	0.81	0.46	0.962
» de potassium......	0.70	0.41	3.41	0.99	0.870
Phosphate de chaux........	2.50	3.95	3.87	3.46	1.477
» de soude.........	0.40	traces.	»	»	»
» de magnésie....	0.50	0.27	0.87	0.66	0.336
» de fer..........	0.01	traces.	traces.	0.25	»
Carbonate de soude........	»	»	»	0.67	»
Soude en excès (à l'état de lactate ou de caséinate)...	0.30	»	»	»	»
Sulfate et silicate de potasse.	»	»	»	0.79	»
Fluorure de calcium........	»	traces.	traces.	»	»
Citrate de potassium........	»	»	»	»	0.495
» de magnésium	»	»	»	»	0.367
» de calcium..........	»	»	»	»	2.133
	(Schwartz)	(Filhol et Joly)		(Marchand)	(Soldner)

Voici un tableau emprunté à Bunge :

POUR 1000	LAIT DE VACHE	LAIT DE FEMME
Potasse ($K^2 O$)....................	1.766	0.762
Soude ($Na^2 O$)...................	1.110	0.257
Chaux ($Ca O$).....................	1.599	0.342
Magnésie ($Mg O$).................	0.210	0.065
Oxyde de fer ($Fe^2 O^3$)......... ...	0.003	0.005
Anhydride phosphorique ($Ph^2 O^6$)...	1.974	0.468
Chlore (Cl).....................	1.697	0.445

Les chiffres suivants sont dus à Pagès (1) ; 1000 centimètres cubes de lait contiennent :

	Femme	Anesse	Jument	Vache	Chèvre	Chamelle	Brebis	Chienne
Chlore.............	0.5	0.3	3.0	1.3 - 0.9	1.5 - 2	3.0	0.9	1.4
Acide phosphorique.	0.3	1.2	0.8	1.4 - 2.5	2 - 2.2	1.5	3.7	4.2
Chaux............	0.2	1.5	0.6	1.2 - 2	1.9 - 2.0	1.7	3.0	4.0
Potasse............	0.8	0.3	0.3	2.5 - 2.0	1.9 - 3.0	3.0	1.6	1.4
Soude............	0.6	0.9	2.0	0.5 - 0.9	0.5 - 0.5	1.0	0.6	0.7

(1) PAGÈS. *Physiologie de la matière minérale du lait.* Thèse de doctorat ès sciences naturelles, Paris, 1894.

D'après M. Michel (1), un litre de lait de femme renferme :

Chaux.................................... 0 gr. 402
Acide phosphorique..................... 0 gr. 436

D'après une étude de M. Vaudin, le lait de vache normal, quel que soit le pays de production, la race de l'animal, son alimentation, sa sécrétion journalière, renferme une quantité de cendres peu variable, comprise entre 7 et 8 grammes par litre, dont 3^{gr},3 à 4 gr. de phosphates terreux (phosphates de chaux, de manganèse et de fer, précipitables par l'ammoniaque). Les causes des faibles variations observées sont, par ordre d'importance, l'individualité et l'alimentation. Il n'y a pas une proportion constante entre la richesse d'un lait normal en matières protéiques et sa teneur en cendres (2).

Le phosphate de chaux est donc la substance minérale prédominante du lait. Il entre pour beaucoup dans la valeur alimentaire de ce liquide. C'est avec lui que le jeune animal en lactation constitue son système osseux.

Les recherches de Pagès ont démontré que la teneur du lait d'une espèce animale déterminée en matière minérale est d'autant plus considérable que, dans cette espèce, la croissance des petits est plus rapide.

Bunge, en incinérant le cadavre d'animaux à la mamelle (chien, lapin, chat), a trouvé que le rapport entre les différents sels inorganiques est à peu près identique, pour une même espèce, dans le lait et dans l'ensemble de l'organisme du jeune animal (3). Mais Hugounenq n'a pu vérifier cette loi pour l'espèce humaine (4).

En tout cas, même chez les animaux, la loi de Bunge com-

(1) CH. MICHEL. Lait de femme et utilisation de ses matériaux nutritifs dans l'organisme du nouveau-né sain. *L'Obstétrique*, 1897, n° 6, p. 518.

(2) VAUDIN. Sur la richesse du lait en éléments minéraux et en phosphates terreux. *Annales de l'Institut Pasteur*, 1987, juin, p. 541.

(3) BUNGE. *Cours de chimie biologique*. Traduction française de JACQUET, 1891, p. 98.

(4) HUGOUNENQ. *Précis de chimie physiologique et pathologique*, 1897, p. 415.

porte une exception en ce qui concerne le fer. Ce métal est en quantité très faible dans le lait et en quantité assez élevée dans les cendres du jeune animal. Bunge explique cette apparente contradiction ; le nouveau-né porte en lui à sa naissance la réserve de fer nécessaire à l'élaboration de ses organes ; les analyses montrent, en effet, qu'au moment de la naissance l'organisme a son maximum de richesse en fer et qu'à mesure que l'animal se développe, cette richesse diminue. Le foie du nouveau-né, où s'accumule spécialement cette réserve martiale, contient 5 à 9 fois plus de fer que celui de l'adulte.

Cet appauvrissement de la réserve de fer à partir de la naissance indique que le lait ne doit jouer qu'un rôle secondaire dans l'alimentation des enfants ayant dépassé la période de l'allaitement et dans celle des anémiques ; il faut à ces sujets des aliments plus riches en fer.

Coagulation du lait. — La coagulation du lait est un des caractères les plus importants de ce liquide. On la provoque soit par l'action des acides, soit par l'action de la présure. Elle est assez différente dans le lait de vache et dans le lait de femme.

I. — Étudions-la d'abord dans le lait de vache.

a) Lorsqu'on ajoute au lait de vache un acide dilué, minéral ou organique, on voit la caséine se précipiter sous forme de petits flocons blanchâtres, faiblement rétractiles. On a donné du phénomène des explications différentes, suivant les idées qu'on se fait de la constitution de la caséine. En réalité, l'acide paraît agir sur le phosphate de soude bibasique nécessaire à la dissolution de la caséine ou au moins à son maintien à l'état colloïdal. Ce sel, en présence de l'acide, devient monobasique et perd sa réaction neutre ou alcaline pour devenir acide. D'autre part, l'acidification rend soluble le phosphate de chaux en suspension et le précipité qui se forme ne contient presque plus de sels et laisse très peu de cendres après la calcination. Les acides provoquent donc un phénomène de précipitation avec séparation très accusée de la matière minérale et de la matière organique.

Une température élevée favorise la précipitation de la caséine par les acides. Le précipité formé par les acides est soluble dans un excès de réactif.

b) Si on ajoute de la présure au lait de vache, le liquide se prend d'abord en une masse blanche gélatineuse, que le milieu soit acide, neutre ou alcalin ; puis, surtout si on malaxe le caillot comme dans la fabrication des fromages, il exsude le liquide qui l'imprègne et se contracte jusqu'au tiers ou au quart de son volume primitif ; il nage alors dans un liquide jaune verdâtre transparent (lactosérum ou petit lait). La caséine, en se coagulant, englobe la presque totalité de la matière grasse du lait et une bonne partie du phosphate de chaux ; le lactose et les autres sels dissous dans l'eau entrent donc seuls dans la composition du petit lait.

Le coagulum du lait de vache obtenu par la présure est compact ; il forme un bloc homogène, non floconneux, qui reproduit la forme du vase dans lequel est renfermé le lait. Il est riche en sels.

Ce phénomène de la coagulation par la présure diffère essentiellement de la précipitation par les acides. Hammarsten, Arthus et Pagès le considèrent comme un dédoublement en albumine soluble (lacto-protéose) et en caséum qui forme avec les sels de chaux un composé insoluble. M. Duclaux pense que cette coagulation est le résultat d'une simple modification dans le mode d'agrégation des molécules.

Il est certaines conditions qui modifient la forme du coagulum de présure. Au lieu de former un bloc homogène, il devient floconneux, quand on agite le lait au moment de la coagulation, quand le lait est étendu d'eau, quand il est à une basse température ou encore quand on y ajoute une solution alcaline. Ces faits sont utiles à connaître pour l'allaitement.

La présure n'existe pas seulement dans la muqueuse gastrique des mammifères. Les fleurs d'artichaut en renferment et sont utilisées dans l'ouest de la France à la fabrication du fromage. Certains microbes sécrètent, ainsi que l'a montré M. Duclaux, un ferment soluble qui possède exactement les mêmes propriétés. Nous reviendrons sur ce dernier point.

MM. Gley et Camus ont déterminé quelques faits nouveaux concernant l'action de la présure. Ils ont reconnu qu'elle agit encore à 0°. D'autre part, ils ont pu chauffer la présure, *préalablement desséchée*, à plus de 100° et jusqu'à 140°, sans qu'elle perdît son activité, qui se manifeste quand on a redissout le ferment après refroidissement. Il en résulte que l'on pourra maintenant étudier l'action du ferment stérilisé sur le lait stérilisé. Au contraire, les solutions aqueuses de présure, si elles ont été préalablement neutralisées, sont facilement détruites par la chaleur, même modérée ; elles le sont, par exemple, à 40°, et c'est l'eau distillée qui, à cette température, exerce une influence nuisible sur le ferment ; la quantité de ferment détruite est d'autant plus grande que l'action de la chaleur (40°) a duré plus longtemps ou que la quantité d'eau en contact avec le ferment est plus considérable (1).

II. — Étudions maintenant le phénomène de la coagulation dans le lait de femme.

a) Si nous faisons agir les acides, nous constatons que la caséine ne se coagule que très imparfaitement ; elle se précipite en grains très fins, solubles dans un excès d'eau. Ces grains sont si fins que Béchamp et Maggenhofen ont nié la précipitation du lait de femme par les acides et que, pour retirer la caséine du lait de femme, Dumas conseillait de ne pas se servir des acides, mais de porter à l'ébullition le lait additionné de son volume d'alcool ou bien de le précipiter par le sulfate de magnésie à saturation. Les acides ont donc une très faible action sur la caséine du lait de femme.

Si on fait agir la présure de l'estomac du veau sur le lait de femme, la coagulation se produit, mais d'une manière lente et incomplète. Ce qu'explique cette remarque de Simon, Joly et Filhol : que le lait d'un animal n'est bien coagulé que par la présure provenant d'un animal de la même espèce. De plus, le coagulum est différent de celui qui est obtenu avec le lait de vache ; il est à flocons très fins et granuleux.

(1) GLEY et CAMUS. Influence de la température et de la dilution sur l'activité de la présure. *Archives de physiologie,* n° 4, octobre 1897.

D'après M. Arthus, ces différences entre le lait de vache et le lait de femme, quant à la précipitation par les acides et à la coagulation par la présure, tiennent d'abord à la faible teneur du second en caséine et ensuite à sa constitution saline différente.

La précipitation du caséum entraîne, comme avec le lait de vache, la plus grande partie de la matière grasse et une partie du phosphate de chaux; mais, évidemment, le caillot du lait de femme en renferme infiniment moins que le caillot du lait de vache, puisque la coagulation du premier se fait par petits flocons, et la coagulation du second par gros blocs homogènes.

CLASSIFICATION DES LAITS. — On a divisé les laits en laits faibles et en laits forts.

Les laits faibles sont représentés par le lait de femme, le lait d'ânesse, le lait de jument; la proportion de la matière minérale et de la caséine y est faible; la coagulation s'y opère comme dans le lait de femme.

Les laits forts sont représentés par le lait de vache, le lait de chèvre, le lait de brebis; la proportion de la matière minérale et de la caséine y est forte; la coagulation s'y opère comme dans le lait de vache.

CHAPITRE II

La sécrétion lactée.

Le lait est sécrété par les glandes mammaires, dont l'existence spécifie la classe des animaux mammifères. Leur nombre et leur forme varient dans les diverses espèces. Nous prendrons comme type d'étude les glandes mammaires de la femme.

Dans l'espèce humaine, les glandes mammaires sont au nombre de deux; elles sont situées sur la partie antérieure du tronc, à droite et à gauche du sternum, au-devant du muscle grand pectoral, dans l'espace qui s'étend de la troisième à la septième côte. Elles sont rudimentaires dans le sexe masculin et chez la petite fille avant la puberté. Au moment de la puberté, les mamelles de la jeune fille se développent; mais elles n'entrent en activité que pendant la grossesse et la lactation.

Les mamelles en dehors de la grossesse. — En dehors de la grossesse et de l'allaitement, la mamelle de la femme se présente comme une saillie conoïde ou hémisphérique. Le volume en est variable; l'une est souvent plus grosse que l'autre. La surface externe ou convexe de la mamelle est recouverte par la peau. La peau qui recouvre la glande se divise en trois zones concentriques. La zone périphérique, la plus grande, est formée par la peau avec ses caractères ordinaires. La zone moyenne constitue *l'aréole du mamelon*; elle forme un cercle de 4 à 5 centimètres de diamètre; à ce niveau, la peau est granuleuse, chagrinée; cet aspect est dû à de petites saillies qu'on

nomme les *tubercules de Montgomery;* l'aréole est d'un brun
rosé chez les nullipares, d'un brun plus ou moins foncé chez les
femmes qui ont eu des enfants. La partie centrale forme une
saillie sur le point culminant de la mamelle, au centre de l'aréole :
c'est le *mamelon.* Le mamelon est une protubérance cylin-
droïde, arrondie à son extrémité, d'une hauteur variable ; chez
certaines femmes, la saillie est minime ; chez d'autres, le mamelon est même déprimé (*mamelon ombiliqué*), disposition qui
est d'ordinaire un obstacle à l'allaitement. La surface du mamelon
est recouverte de papilles très développées, surtout à son sommet, ce qui lui donne un aspect rugueux, mûriforme, caractéristique ; sa couleur est la même que celle de l'aréole.

La couleur foncée de la peau au niveau de l'aréole et du
mamelon est due à la présence de granules de pigment situés
dans les couches profondes de l'épiderme. Les papilles de ces
régions pigmentées sont très développées et renferment, les
unes des anses vasculaires (papilles vasculaires), les autres des
corpuscules de Meissner (papilles nerveuses).

Au-dessous de la peau de la mamelle se trouve une abondante masse fibro-adipeuse qui repose sur le grand pectoral
et dans laquelle sont inclus les éléments qui constituent la
glande.

Du sommet du mamelon, où ils viennent s'ouvrir isolément par
les *pores galactophores,* partent 15 à 20 conduits excréteurs,
qu'on nomme *canaux galactophores.* Ceux-ci se dirigent vers
la profondeur sans communiquer entre eux. Ils traversent d'a-
bord la région du mamelon ; au-dessous ils se dilatent en ampoule
pour former les *sinus lactifères* ; puis ils reprennent leur
première dimension et se dirigent plus ou moins obliquement
suivant qu'ils sont plus ou moins périphériques, vers les bourgeons terminaux ; ceux-ci forment des masses renflées, allon-
gées, digitées, qui réunies constituent un lobule ; il y a 15 ou
20 lobules pour chaque glande, autant que de canaux galactophores.

Le tube glandulaire se compose de deux couches : 1° une
couche externe, membrane propre, de nature conjonctive, d'as-

pect homogène, formée de grandes cellules plates unies par leur bord. Au niveau des conduits excréteurs, cette membrane est entourée de tissu conjonctif, riche en fibres élastiques et possédant quelques fibres musculaires lisses, longitudinales; 2° une couche interne épithéliale : l'épithélium est cylindrique à une ou deux couches dans les gros conduits galactophores; cubique ou polyédrique dans les petits conduits galactophores et dans les bourgeons terminaux.

Un *appareil musculaire* est annexé à la glande mammaire. Dans le derme et le tissu cellulaire de l'aréole et du mamelon, on ne trouve pas de cellules adipeuses; mais le tissu conjonctif renferme un très grand nombre de fibres musculaires lisses.

Sous l'aréole se trouve un muscle à fibres circulaires, *muscle aréolaire* ou *sous-aréolaire*, dont la contraction fait saillir le mamelon et le rend plus rigide, phénomène désigné sous le nom de thélotisme et improprement comparé à l'érection. Le thélotisme s'observe au moment des règles et pendant la grossesse. Il peut être provoqué par les excitations directes, la succion du nourrisson en particulier.

Du muscle sous-aréolaire partent des fibres qui s'élèvent verticalement et obliquement dans le mamelon, entourant l'origine des canaux galactophores; la contraction de ces fibres longitudinales fait rétracter le mamelon et le durcit; d'autres fibres longitudinales descendent dans l'intérieur de la glande et accompagnent les canaux galactophores; enfin il y a quelques faisceaux musculaires autour des acini qui forment les lobules; mais ces muscles acineux sont très peu développés chez la femme.

La peau de l'aréole possède un *appareil glandulaire* très développé; on y trouve : 1° des glandes sudoripares; 2° des glandes sébacées avec un follicule pileux et un poil follet; 3° des glandes sébacées très volumineuses qui s'hypertrophient au moment de la grossesse et que certains auteurs considèrent comme des glandes mammaires accessoires, car on peut, pendant la grossesse, en faire sourdre par la pression un liquide semblable à celui qui s'écoule du mamelon. L'orifice de ces grosses glandes correspond aux tubercules de Montgomery Ajoutons que tous les tubercules de Montgomery ne correspondent pas à l'orifice du conduit excréteur d'une glande accessoire ; il en est où vient s'ouvrir un petit conduit qui va se jeter d'autre part dans un sinus lactifère, réalisant ainsi une sorte de canal de dérivation d'un canal galactophore.

Les mamelles pendant la grossesse. — Peu de temps après la fécondation, les mamelles présentent des modifications importantes ; elles se préparent à l'allaitement.

Des signes extérieurs trahissent le travail qui s'opère dans la profondeur de la glande ; ils ont été bien étudiés par les accoucheurs pour le diagnostic de la grossesse. Les seins deviennent gros, lourds, gonflés, tendus, quelquefois bosselés ; la peau peut être assez distendue pour qu'il se forme des vergetures. Les veines sous-cutanées se dilatent et leur réseau devient très apparent. Les ganglions axillaires s'engorgent quelquefois. En même temps, la mamelle est le siège de picotements, et parfois d'élancements douloureux. Ce gonflement de toute la glande s'atténue vers le quatrième mois et reparaît quelques jours avant l'accouchement ; il prend des proportions considérables au moment de la montée laiteuse.

Le mamelon, peu modifié au début, augmente de volume vers le troisième mois ; il devient sensible, hyperesthésique, plus facilement érectile ; et sa pigmentation normale s'exagérant, la peau qui le recouvre devient très brune.

Au niveau de l'aréole, la pigmentation s'exagère aussi et la coloration devient très foncée. Les tubercules de Montgomery s'hypertrophient. Sur la peau qui entoure l'aréole, il se forme des dépôts de pigment dont l'ensemble décrit un cercle périphérique brunâtre que l'on désigne sous le nom d'*aréole secondaire* ou gravidique ; la pigmentation respectant le pourtour des poils et des orifices sébacés, elle forme de petites taches irrégulières qui donnent à cette surface un aspect pommelé, tacheté, moucheté (aréole tachetée).

Ces modifications extérieures révèlent le travail qui s'accomplit dans l'intimité de la glande, au niveau des grains glandulaires. Ceux-ci se hérissent de végétations en culs-de-sac qui sont visibles à l'œil nu dès le troisième ou le quatrième mois de la grossesse et finissent par former de véritables grappes. Si on les examine au microscope, on voit que les cellules épithéliales qui les tapissent se sont gonflées, qu'elles ont perdu la forme cubique pour devenir sphériques, qu'elles sont le siège d'une active multiplication par karyokinèse et qu'elles remplissent les *acini*, de telle façon qu'on en peut distinguer plusieurs couches :

1° Immédiatement sur la paroi, M. E. Lacroix (1) a signalé l'existence de cellules plates, ramifiées, anastomosées les unes avec les autres et formant un réseau dont les mailles sont à peu près régulièrement circulaires. Ce réseau de *cellules en panier*, identiques à celles que F. Boll a, le premier, décrites dans l'acinus de la glande lacrymale, existe dans toutes les cavités glandulaires de la mamelle, acini et conduits excréteurs. Plusieurs caractères morphologiques de ces cellules permettent de les rapprocher des formations myo-épithéliales.

Si l'on reconnaît à ces cellules des propriétés contractiles, on conçoit le rôle qu'elles doivent jouer dans l'expulsion des produits de la sécrétion accumulée dans la lumière des acini et des conduits excréteurs. Par le resserrement des mailles de ce vaste réseau, elles peuvent d'un seul coup réduire dans des proportions considérables la capacité totale des cavités glandulaires.

2° Sur ce réseau sont appliquées des cellules granuleuses, présentant des figures de karyokinèse, mais ne renfermant pas de granulations graisseuses.

3° Les cellules qui forment la couche suivante sont très grosses, leur noyau est au repos ; on y voit des granulations graisseuses.

4° Enfin, dans la lumière du cul-de-sac glandulaire, on ne distingue plus de cellules avec un noyau et un protoplasma ; on ne voit plus que des granulations graisseuses qui sont tantôt

(1) *Acad. des sciences*, 29 octobre 1891.

libres, tantôt agglomérées sous forme de masses sphériques
mûriformes, et enfin des éléments que nous étudierons sous le
nom de corpuscules du colostrum.

Quoi qu'il en soit, pendant la grossesse à un moment variable,
mais souvent dès le troisième ou le quatrième mois, l'épithélium
de la glande mammaire a atteint un degré d'activité suffisant
pour sécréter un liquide qui est l'ébauche du lait véritable et
qu'on nomme le *colostrum*. Il est facile de constater cette
sécrétion ; en pressant l'aréole et la base du mamelon, on fait
sourdre le colostrum. Ce liquide s'écoule parfois spontanément
et tache la chemise.

Le colostrum. — Le colostrum de la grossesse est un liquide
blanc jaunâtre, épais, visqueux et trouble, qui tache le linge ; à
mesure que l'accouchement approche, il devient plus aqueux
et finit par prendre l'aspect d'un liquide séreux, d'un gris jaunâtre, un peu trouble, dans lequel se trouvent des stries d'un
jaune plus foncé. Après l'accouchement, il est sécrété en plus
grande abondance, mais garde son caractère de colostrum
jusqu'à l'établissement de la sécrétion laiteuse proprement
dite.

Le colostrum a une réaction alcaline ; d'après quelques
auteurs, cette réaction deviendrait légèrement acide du onzième
jour avant l'accouchement jusqu'au moment de la montée du
lait (*troisième ou quatrième jour après l'accouchement*).

Sa densité est élevée : elle est de 1065 à 1046. Sa composition, comparée à celle du lait parfait, n'est pas très bien connue.
Il renferme une assez grande quantité de matière azotée
mais peu de caséine et beaucoup d'albumine ; la proportion de
caséine augmente peu à peu jusqu'au moment de la sécrétion
lactée proprement dite. D'après Arthus et Pagès, le colostrum
ne se coagule par la présure que si on l'additionne d'un sel de
chaux. Le lactose, d'abord en très petite quantité, augmente
aussi peu à peu ; le beurre existe dès le début, mais en quantité
variable ; les sels sont plus abondants que dans le lait.

La composition du colostrum varie d'ailleurs suivant son âge,
comme le montrent les tableaux suivants :

COMPOSITION DU COLOSTRUM DE FEMME, D'APRÈS CLEMM

POUR 1000 PARTIES	17 JOURS AVANT TERME	9 JOURS AVANT TERME	21 HEURES APRÈS LA NAISSANCE	2 JOURS APRÈS LA NAISSANCE	4 JOURS APRÈS LA NAISSANCE
Eau...........	851.72	858.00	842.99	867.00	879.85
Matières fixes:	148.28	142.00	157.01	133.00	120.15
Caséine......	»	»	»	21.32	35.33
Albumine....	74.77	80.00	»	traces	»
Beurre.......	30.24	30.00	»	48.63	42.97
Lactose......	43.69	43.00	»	60.99	41.18
Sels minéraux.	4.48	5.40	5.12	non déterminée	2.09

COMPOSITION MOYENNE DU COLOSTRUM APRÈS L'ACCOUCHEMENT,
D'APRÈS F. GUIRAUD (de Bordeaux).

DENSITÉ	EXTRAIT SEC (par litre)	EAU	BEURRE	LACTOSE HYDRATÉ	LACTOSE ANHYDRE	CASÉINE	CENDRES	AUTRE SUBST.
1034.25	123.25	910.67	25.20	63.33	60.16	20.60	2.50	15.12

L'étude microscopique du colostrum offre un grand intérêt. Une goutte de ce liquide mise sur une lame de verre et recouverte par une lamelle, examinée avec un grossissement suffisant, montre, en outre de quelques rares cellules épithéliales, de granulations très fines de caséine et de phosphates, plusieurs sortes d'éléments :

1° Des globules de graisse semblables à ceux du lait parfait et des globules graisseux très petits, mal formés, souvent agglutinés, que Donné appelle gouttelettes oléagineuses et qui apparaissent comme une poussière de graisse ; la présence de ces globules indique l'imperfection de la sécrétion laiteuse.

2° Des leucocytes (globules muqueux de Donné), dont quelques-uns renferment des granulations de graisse ; il semble d'ailleurs que les corpuscules du colostrum dont nous allons parler représentent une forme des leucocytes.

3° Enfin des cellules spéciales, caractéristiques du colostrum, découvertes en 1837 par Donné qui les a appelées *corps granuleux* (1). Henle les a nommées *corpuscules du colostrum*.

(1) DONNÉ. *Du lait et en particulier de celui des nourrices.* Paris, 1837. Réimprimé dans le *Cours de microscopie*, Paris, 1844. — Voyez aussi : *Conseils aux mères*, 7e édition, Paris, 1863.

Ce sont des éléments sphériques, mûriformes, très gros (13 à 40 μ de diamètre); ils sont constitués par une masse de granulations graisseuses enfermées dans une membrane d'enveloppe au milieu desquelles se trouve un noyau. Ces globules présentent assez souvent des mouvements amiboïdes. On a beaucoup discuté sur l'origine et la nature de ces corpuscules. Nous exposerons les opinions émises à ce sujet en étudiant le mécanisme de la sécrétion du lait. Donné a montré l'importance des corps granuleux au point de vue de l'allaitement et des troubles digestifs du nourrisson ; on a un peu oublié en France les travaux

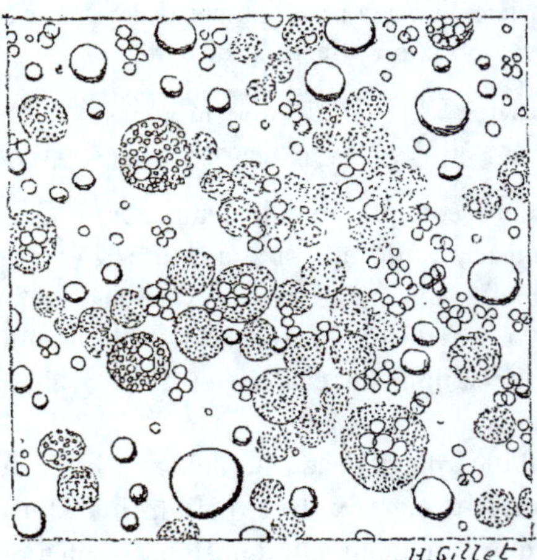

FIG. 2. — Le colostrum (jour de l'accouchement). Gross. : 370 fois.

de Donné (1); c'est à tort; on le montrera un peu plus loin.

Les faits précédents concernent surtout le colostrum de femme. L'état colostral du lait existe aussi chez les animaux; chez la vache notamment, on décrit le colostrum sous le nom de mouille. Mais, chez les animaux, les différences de composition du colostrum et du lait sont moindres et moins durables

(1) BEAUREGARD et GALIPPE (*Guide de micrographie*, 1880, p. 458) sont parmi les rares auteurs qui s'en soient occupés ; ils insistent surtout sur ce fait que la possibilité de la réapparition des corpuscules du colostrum, à un moment quelconque de l'allaitement, empêche d'accorder une valeur à leur présence pour déterminer l'âge d'un lait en médecine légale.

que chez la femme et les corps granuleux sont en petit nombre. D'après M. Vaudin, le colostrum de vache renferme des sulfates, qu'on ne trouve pas dans le lait (1).

SÉCRÉTION LAITEUSE PROPREMENT DITE. — *Montée laiteuse.* — Pendant les premiers jours qui suivent l'accouchement, le liquide sécrété par la mamelle est encore du colostrum et la sécrétion reste peu abondante. Mais à un moment donné, la glande entre plus ou moins brusquement en état de suractivité, la sécrétion devient très abondante, le colostrum se transforme en lait et cette transformation dans la sécrétion est marquée par un ensemble de phénomènes locaux et généraux qui constituent la *montée laiteuse.*

Il importe de bien connaître l'époque de la montée laiteuse. On dit que c'est vers le troisième jour qu'elle s'opère, et on a une tendance à croire que, si elle ne s'est pas montrée à ce moment, c'est que la femme ne sera pas une bonne nourrice. Des chiffres fournis par Mme Dluski (2), élève de M. Pinard, il résulte que cette manière de voir est inexacte.

Chez les multipares, la montée laiteuse se fait en moyenne le troisième jour ; chez les primipares, elle se fait en moyenne le quatrième jour. Mais ces chiffres n'ont rien d'absolu. La montée laiteuse peut se faire dès le premier ou le second jour ; cela s'observe rarement chez les primipares, plus souvent chez les multipares qui ont déjà allaité. Plus fréquemment, la montée laiteuse est en retard ; chez les primipares, il n'est pas rare de la voir s'établir seulement vers le cinquième ou le sixième jour. D'une manière générale, on peut dire que la montée laiteuse est précoce chez les multipares qui ont beaucoup allaité, tardive chez les primipares.

La montée laiteuse se manifeste par des phénomènes locaux et généraux.

Les phénomènes locaux consistent surtout dans l'augmen-

---

(1) VAUDIN. *Bull. de la Soc. chimique*, 5 juillet 1894. — HOUDET. *Annales de l'Inst. Pasteur*, 1894, p. 505.

(2) Mme BRONISLAS DLUSKI. *Contribution à l'étude de l'allaitement maternel.* Thèse de Paris, 1894.

tation de volume et de consistance des mamelles et dans l'écoulement spontané du lait. Les seins deviennent gros et durs et les veines encore plus apparentes que pendant la grossesse ; par la palpation, on sent les flots glandulaires tuméfiés et très nettement appréciables à la périphérie de la région mammaire ; le mamelon est un peu moins saillant, ce qui peut créer des difficultés au début de l'allaitement ; parfois il se produit un peu d'œdème de l'aréole.

Les phénomènes généraux ont donné matière à des discussions qui sont terminées aujourd'hui. On attribuait à la montée laiteuse tout un ensemble de troubles avec fièvre que l'on désignait sous le nom de *fièvre de lait*. Il est bien établi maintenant qu'il n'y a pas de fièvre de lait. Lorsque la température s'élève vers le troisième jour, c'est qu'il existe une complication septique du côté des organes génitaux ou des mamelles. Les seuls troubles imputables à la montée laiteuse sont une légère agitation, de la céphalée, un certain degré d'accélération du pouls, lequel s'était ralenti après l'accouchement (Blot), la rougeur et l'animation du visage ; mais, en l'absence de complications puerpérales, la montée laiteuse s'établit sans que la température s'élève au-dessus de 38° centigrades.

Au moment de la montée laiteuse, avons-nous dit, la mamelle ne sécrète plus de colostrum, mais du lait parfait. Si on s'en tient aux phénomènes extérieurs, à l'examen du lait à l'œil nu, cette assertion est exacte. Mais si on examine le lait au microscope jour par jour, comme l'a fait Donné, on constate que la transformation n'est pas aussi brusque.

Le *premier jour* après la naissance, le colostrum renferme beaucoup de corps granuleux et des globules graisseux très inégaux en volume ; traité par l'ammoniaque, il se prend en une masse visqueuse et filante.

Le *troisième jour*, au moment de la montée laiteuse, le lait est encore jaunâtre comme le colostrum ; les corps granuleux existent toujours, mais sont beaucoup moins nombreux.

Le *sixième jour*, les globules de graisse sont nombreux et

moins inégaux en volume ; le nombre des corps granuleux diminue encore.

Après le *quinzième jour*, on ne trouve plus en général de corps granuleux ; le lait est parfait ; il n'est plus jaune, il est tout à fait blanc ; mêlé à l'ammoniaque, il reste limpide et ne devient pas visqueux.

En résumé, histologiquement parlant, le colostrum n'est remplacé par le lait que 15 jours après la naissance. A partir de ce moment la sécrétion se poursuit pendant un temps variable suivant les cas.

Dès que la sécrétion lactée est établie définitivement, les globules graisseux augmentent de volume et tendent à devenir égaux. Mais l'augmentation de volume n'est pas la même chez tous les sujets. Aussi a-t-on distingué des laits à gros globules, des laits à globules moyens, et des laits à petits globules.

MÉCANISME DE LA SÉCRÉTION LAITEUSE. — Par quel mécanisme le lait est-il sécrété ? Quelle est l'origine des divers principes qu'il renferme ? Jusqu'en ces derniers temps, on assimilait la sécrétion des glandes mammaires à celle des glandes sébacées. L'épithélium mammaire se gonflant et s'infiltrant de graisse, on supposait que l'infiltration graisseuse allait jusqu'à détruire le protoplasma tout entier ainsi que le noyau ; lorsque la dégénérescence était complète la cellule était réduite, pensait-on, à une masse de graisse entourée d'une membrane d'enveloppe ; celle-ci se déchirant, les granulations graisseuses devenaient libres et formaient les globules graisseux ; ainsi la cellule disparaissait et était remplacée par de nouveaux éléments, issus de la prolifération de l'épithélium situé à la profondeur contre la paroi.

Mais Partsch et Heidenhain ont renversé cette manière de voir. Étudiant les modifications anatomiques que subissent les cellules épithéliales de la glande mammaire de la chienne en lactation, ils ont vu que les cellules polyédriques se gonflent, deviennent sphériques et plus claires ; leurs noyaux se multiplient et on voit apparaître dans le protoplasma des gouttelettes de graisse qui font saillie vers la lumière de l'alvéole

glandulaire en repoussant une certaine quantité de protoplasma ; toute la partie saillante — gouttelettes de graisse et
protoplasma — tombe dans la lumière du conduit glandulaire ;
le protoplasma se dissout dans le liquide sécrété et le globule
graisseux devient libre. Mais pendant que la partie superficielle de la cellule est ainsi expulsée, la partie profonde —
noyau et protoplasma — répare la perte de substance, régénère
la cellule et le même processus recommence aux dépens de la
même cellule. L'épithélium mammaire sécrète donc le lait sans
se détruire.

La graisse du lait dérive donc du protoplasma de la cellule
glandulaire ; elle semble se former aux dépens des matières
albuminoïdes. Il est prouvé du reste que le lait peut contenir
plus de graisse que les aliments et que l'alimentation azotée
augmente la teneur du lait en beurre, ce que ne fait pas une
alimentation riche en graisse.

La caséine provient-elle directement de la matière proté que
de l'épithélium glandulaire ou de l'albumine du sang qui trans-
suderait et se modifierait en transsudant ? La question n'est
pas résolue.

Comment se forme le sucre de lait ? En injectant du glycose
à fortes doses dans le sang des animaux qui nourrissent leurs
petits, Cl. Bernard a retrouvé cette substance dans toutes les
sécrétions, sauf dans le lait, où on ne trouve que du lactose.
Le glycose ne traverse donc pas l'épithélium mammaire.
S'il est douteux que le lactose se forme aux dépens du
sucre du sang, il est, par contre, très probable qu'il peut dériver
de l'albumine, puisque, sous un régime exclusivement carné,
les chiennes donnent un lait très riche en lactose. En tout cas,
P. Bert et Schutzenberger, Thierfelder ont constaté dans le
pis de la vache en lactation la présence d'une substance ternaire aux dépens de laquelle se formerait le sucre de lait : ce
lactosogène serait distinct du glycogène.

Notons ici qu'un certain nombre de nourrices bien portantes
rendent des urines sucrées (Blot) ; le sucre qu'on trouve en
pareil cas dans les urines est du lactose (Hofmeister) ; la fré-

quence et les causes de ce phénomène sont mal connues.
D'après de Sinéty, pendant l'allaitement, la présence de corps
réducteurs dans l'urine est très inconstante ; mais on la constate presque toujours au moment où la femelle cesse d'allaiter.
Si on enlève les mamelles à une cobaye femelle qui nourrit, la
lactosurie ne se produit pas, et lorsque l'animal a de nouveau
des petits, on ne constate jamais de substances réductrices dans
l'urine (1).

L'acide citrique existe dans le lait. Quelques chimistes ont
pensé qu'il provenait des aliments absorbés. M. Vaudin ne
croit pas pouvoir accepter cette supposition, parce que l'acide
citrique introduit dans l'économie doit être détruit pendant la
digestion ; il lui semble plus vraisemblable d'admettre que
cette formation s'effectue aux dépens du lactose dans la glande
mammaire, dont la *fonction citrogénique*, variable avec les
espèces, assure la solubilité partielle du phosphate de chaux
contenu dans le lait.

En ce qui concerne les éléments minéraux, les analyses montrent que, si ceux du lait sont les mêmes que ceux du sang, ils
se trouvent en proportions relatives bien différentes dans le lait
et dans le sang. Si, d'autre part, on se rappelle ce fait, énoncé
par Bunge, que le rapport entre les différentes substances inorganiques est à peu près identique dans le lait et dans l'ensemble de l'organisme du jeune animal, on conclura que la cellule
épithéliale de la glande mammaire prend à un plasma sanguin
d'une composition différente les sels minéraux nécessaires au
jeune animal, exactement dans les proportions voulues pour lui
permettre de se développer et d'acquérir une composition semblable à celle de ses parents.

Ainsi, aucune des principales substances organiques contenues dans le lait ne préexiste dans le sang, et les sels de celui-ci
ne passent dans le lait que dosés par l'épithélium de la mamelle.
La glande mammaire n'est donc ni un simple filtre, ni une glande
banale comme les glandes sébacées ; c'est un appareil sécrétoire

---

(1) DE SINÉTY. *Société de biologie*, 9 juillet 1898.

hautement différencié, dont la cellule a des fonctions actives et complexes.

Origine et signification des corpuscules du colostrum. — Ce qui caractérise le colostrum, c'est la présence de cellules mûriformes, chargées de graisse, dont nous avons donné la description. On a longtemps considéré ces éléments comme des cellules épithéliales de la mamelle qui, ayant subi l'infiltration graisseuse complète, ne se sont pas encore désagrégées et n'ont pas mis en liberté les globules graisseux qui les composent. Mais l'opinion qui considère les corps granuleux comme des cellules épithéliales est aujourd'hui combattue avec des arguments très sérieux et on tend à revenir à l'opinion de Ch. Robin qui les regardait comme des globules blancs.

A ce point de vue, les recherches de A. Czerny (1) méritent d'être rapportées. Elles ont été faites avec le colostrum des femmes et surtout avec le lait des nouveau-nés qui est analogue au colostrum.

On doit faire d'abord deux remarques fondamentales. D'une part, le nombre des corpuscules du colostrum augmente énormément quand la mamelle n'est pas tétée et que le lait stagne dans la glande; d'autre part, il diminue très rapidement aussitôt que l'enfant prend le sein avec régularité. Si on examine le lait d'une femme chez laquelle on suspend brusquement l'allaitement, après avoir constaté qu'il ne contenait auparavant que des globules gras, on voit qu'au bout de 24 ou 48 heures, le liquide renferme un nombre considérable de leucocytes. Le troisième jour, beaucoup de leucocytes renferment des granulations graisseuses dans leur protoplasma. Du quatrième au cinquième jour, on trouve des corps granuleux typiques dont le nombre augmente par la suite. Si l'allaitement est repris les corpuscules du colostrum disparaissent d'autant plus rapidement que l'interruption a été plus courte. Si on suspend la lac-

(1) A. Czerny. *Ueber die Brustdrüsensecretion beim Neugeborenen und ueber das Verhältniss der Sogennanten Colostrumkörperchen zur Milchsecretion* (Sep. Abdr. aus der *Festschrift zu E. Henoch's 70 Geburstag.*), 1890.

tation d'un seul côté, la glande inactive donne seule un lait colostral.

Lorsque les mamelles se vident incomplètement, comme c'est le cas chez une nourrice qui a beaucoup de lait et qui a un nourrisson débile, si on ne retire pas l'excès de lait, les corpuscules du colostrum apparaissent. L'apparition des corps granuleux est donc caractéristique de la rétrocession de la sécrétion lactée. Puisque l'apparition des leucocytes précède toujours celle des corps granuleux, Czerny pense que ces derniers sont des cellules lymphatiques qui viennent se charger des éléments du lait inutilisé. Entre le leucocyte et les corps granuleux typiques, il y a une série d'intermédiaires qui correspondent aux formes cellulaires décrites dans le lait des nouveau-nés ou des nourrices qui cessent d'allaiter (globules muqueux de Donné, cellules encapsulées, cellules coiffées de Dogiel, cellules mûriformes). Les corpuscules du colostrum sont donc des cellules lymphatiques qui viennent par diapédèse et ont pour fonction d'absorber les globules gras inutilisés, de les transformer et de les ramener des cavités glandulaires dans la circulation lymphatique.

Au cours de son exposé, Czerny remarque que les glandes de Montgomery, lorsqu'elles sont très développées, donnent du colostrum et non du vrai lait, parce que le lait y séjourne inutilisé (1).

Cette conception est une confirmation de celle de Donné (2). Ce savant a remarqué que la présence des corps granuleux manifeste l'imperfection de la sécrétion lactée. En fait, les corpuscules du colostrum réapparaissent quand la nourrice n'est pas tétée du tout ou ne l'est pas suffisamment, ou quand elle devient malade.

La persistance du caractère colostral du lait coïncide avec des

---

(1) Auparavant, Champneys avait affirmé que, chez beaucoup d'accouchées les glandes sébacées de l'aisselle sont susceptibles de produire une sécrétion analogue au colostrum ; il en conclut que les glandes mammaires ne sont qu'une forme des glandes sébacées, opinion sans doute excessive.

(2) En 1884, les idées de Donné avaient déjà été défendues par DOGIEL. *Wratsch*, 1884, n⁰ˢ 16-17, et par OPITZ. *Centralblatt f. Gynæk.*, 1884.

troubles digestifs et de l'amaigrissement chez le nourrisson ; elle peut indiquer que la nourrice ne convient pas. Il en est de même de la réapparition du caractère colostral au cours de l'allaitement. Ce caractère se montre passagèrement sous l'influence de la menstruation, des mammites, de certaines maladies aiguës et coïncide avec des troubles digestifs et de l'amaigrissement du nourrisson qui tette du lait colostral. Il m'est arrivé plusieurs fois de constater la réapparition des corps granuleux dans le lait de nourrices dont le nourrisson ne progressait pas, sans qu'on pût en trouver une autre raison. La recherche des corps granuleux de Donné peut donc fournir des renseignements importants pour juger de la perfection ou de l'imperfection de la sécrétion lactée.

CIRCULATION DE LA GLANDE MAMMAIRE. — Le travail de sécrétion ne se fait pas sans que la *circulation* de la mamelle ne devienne très active.

Les artères, issues de la mammaire interne, de la mammaire externe, de l'acromio-thoracique et des intercostales, se dilatent et deviennent flexueuses. Le sang qui afflue ainsi à la mamelle en sort par des veines très développées, très élargies, qui forment un réseau profond parallèle au réseau artériel et un réseau superficiel dont les branches sont unies par de nombreuses anastomoses, surtout au niveau de l'aréole (réseau de Haller). Ces veines se rendent dans les veines mammaires internes et axillaires.

Les vaisseaux lymphatiques, déjà très nombreux en dehors de la grossesse, se développent encore pendant l'allaitement ; leurs deux réseaux, le réseau glandulaire et le réseau superficiel, sont également le siège de cette suractivité. Le réseau glandulaire naît dans le tissu conjonctif qui enveloppe les grains glandulaires, il forme 7 à 8 troncs qui, d'après Sappey, se dirigent vers la face antérieure de la glande et convergent vers l'aréole pour former le plexus sous-aréolaire ; des quatre points cardinaux de ce plexus partent des troncs volumineux, qui vont aux ganglions axillaires. Les lymphatiques superficiels ou cutanés forment un plexus très riche, surtout au niveau de l'aréole ; leurs rameaux se jettent dans le plexus sous-aréolaire. Le développement et l'ac-

tivité de la circulation lymphatique au moment de l'établissement de la sécrétion lactée expliquent avec quelle facilité la
moindre fissure du mamelon ou de l'aréole peut donner naissance
à l'angioleucite et secondairement aux abcès de la mamelle.

INFLUENCE DU SYSTÈME NERVEUX SUR LA SÉCRÉTION DU LAIT.
— Les physiologistes admettent aujourd'hui que le système
nerveux dirige la fonction de toutes les glandes, et cela de
deux manières : d'abord les nerfs tiennent sous leur dépendance
les vaisseaux glandulaires et leur action vaso-motrice agit sur
la sécrétion ; en second lieu, certaines fibres exciteraient directement les éléments sécrétoires; ces deux actions, sécrétoire
et vaso-motrice, seraient concomitantes, mais indépendantes.
Cette vue générale n'est pas encore vérifiée pour toutes les
glandes.

Chez la femme, les nerfs de la mamelle sont de deux ordres :
cutanés et *glandulaires*. Les nerfs glandulaires viennent des
nerfs intercostaux ; les nerfs cutanés viennent des nerfs intercostaux et des branches thoraciques du plexus brachial.

L'influence de ces nerfs sur la sécrétion mammaire a été mise
en lumière par l'expérimentation et par l'observation, et les faits
fournis par ces deux méthodes ont une extrême importance
pour la bonne direction de l'allaitement; aussi les faut-il exposer ici avec quelques détails.

Les premières expériences de section des nerfs mammaires,
faites par Cl. Bernard, Eckhard, de Sinéty, chez les animaux,
n'ont pas permis de constater une modification sécrétoire quelconque. Becquerel et Auber avaient avancé cependant que l'élec-
trisation des nerfs mammaires augmente la sécrétion lactée.

Rohrig a repris ces recherches en 1876, chez la chèvre. La
mamelle de cet animal offre d'après lui trois ordres de branches nerveuses: 1° des *branches vasculaires*; leur section augmente beaucoup la sécrétion ; l'excitation du bout périphérique
la supprime ; 2° des *branches du mamelon* ou *papillaires* ;
leur section relâche le mamelon sans modifier la sécrétion ; l'excitation du bout périphérique érige le mamelon; l'excitation du
bout central augmente la sécrétion par action réflexe; 3° des

branches glandulaires; leur section ralentit la sécrétion; l'excitation du bout périphérique l'augmente.

D'après Rohrig, les nerfs agissent surtout par leur fonction vaso-motrice. Pour lui, la quantité de lait s'accroît ou diminue en même temps que la tension du sang dans les vaisseaux. Toutefois Laffont, en 1879, a nettement soutenu l'existence des nerfs sécrétoires distincts des nerfs vaso-moteurs.

Le Dr Mironoff a montré que l'excitation d'un nerf périphérique quelconque diminuait la sécrétion et concentrait le liquide sécrété, augmentant en particulier sa teneur en graisse (1).

La sortie du lait de la mamelle est déterminée par la succion du nourrisson, aidée sans doute par la contraction des fibres lisses des conduits excréteurs (2).

2° L'influence du système nerveux sur la sécrétion mammaire est encore prouvée par *l'observation clinique.* La sécrétion lactée peut être favorisée ou abolie par des *états émotifs* ou des *troubles nerveux divers.*

Il est des femmes chez lesquelles la vue et les pleurs de leur enfant qui demande à téter font gonfler les seins et affluer le lait. En revanche, toutes les émotions dépressives, surtout lorsqu'elles sont brusques, peuvent diminuer ou tarir la sécrétion lactée, au moins d'une manière temporaire. La frayeur, la colère, le chagrin peuvent supprimer la sécrétion lactée ou même la modifier et la rendre délétère. Ces faits sont contestés par les médecins allemands. M. Budin vient de les mettre hors de doute. A la Maternité, au pavillon des débiles, une nourrice allaite plusieurs enfants. Or, M. Budin a vu que les enfants allaités par une même femme subissaient le même jour, sous l'influence d'une grande colère de la nourrice, une notable perte de poids (3).

Chez les animaux, on observe aussi des faits probants. Par-

(1) *Soc. des méd. russes de Saint-Pétersbourg,* 1893.

(2) BEAUNIS. *Nouveaux éléments de physiologie humaine,* 3° édition, Paris, 1888, t. II, p. 208.

(3) BUDIN. Troubles nerveux chez les nourrices. Retentissement immédiat sur leurs nourrissons. *L'Obstétrique,* 1896, p. 321.

fois, pour exciter la sécrétion lactée, chez une vache, une ânesse, ou une chèvre, il faut placer près d'elles leur petit ou un animal qui leur ressemble. « Souvent on trompe la sottise des vaches, dit Olivier de Serres, en mettant près d'elles un veau empaillé, à l'approche duquel la mère se laisse traire, prenant ce mannequin pour celui qu'il représente. »

D'Ardenne cite le cas d'une vache chez laquelle la sécrétion lactée fut supprimée à la suite d'une violente frayeur.

Ce qu'il faut retenir de tous ces faits, en particulier des expériences de Rohrig, c'est que la sécrétion lactée est le produit d'un *acte réflexe*. Le point de départ habituel du réflexe est l'excitation du mamelon par la succion ou la traite. Le centre spinal est mal déterminé. L'aboutissant est la suractivité circulatoire de la mamelle et la sécrétion du lait.

Le pouvoir galactogène de la succion est démontré par des faits très curieux. Une femme âgée de 62 ans, chargée d'élever sa petite-fille au biberon, eut l'idée de lui donner le sein pour l'amuser. Au bout de peu de temps, elle eut assez de lait pour allaiter l'enfant. La sécrétion persista pendant un an (Audebert). Une servante, ayant la garde d'un enfant nouvellement sevré, lui donna le sein pour l'empêcher de crier, et ne tarda pas à avoir du lait (Belloc). Baudelocque raconte une histoire analogue pour une petite fille de huit ans.

Bouchut prétend que c'est un usage traditionnel parmi les habitants du Cap-Vert, lorsqu'une femme meurt en nourrissant son enfant, d'obliger la plus proche parente, qu'elle soit ou non mariée, et quel que soit son âge, à nourrir l'enfant privé de sa mère; pour cela, la femme est soumise à une série de pratiques bizarres, consistant dans l'application de feuilles de ricin tièdes sur les seins et dans l'emploi de fumigations chaudes vers les parties génitales; l'enfant est en outre approché plusieurs fois par jour du mamelon; après trois ou quatre jours au plus, la sécrétion lactée s'établit.

Legroux a vu une jeune chienne, entendant crier un petit chien, s'arrêter et lui livrer ses mamelles; elle finit par avoir du lait et le nourrir. Aristote parle d'un *bouc* qui, tété par un petit chevreau, finit par trouver assez de lait pour le nourrir.

Humboldt rapporte qu'un homme de 34 ans avait nourri son enfant de son propre lait.

Enfin, dans les Maternités, certaines nourrices qui allaitent plusieurs enfants arrivent parfois à avoir, par une sorte d'entraînement, une énorme quantité de lait (2 et 3 litres).

Un certain nombre de substances passent pour augmenter la sécrétion lactée; d'autres pour la diminuer. L'histoire des premières, que l'on appelle *galactogogues* ou *galactogènes*, est encore conjecturale; non seulement on n'a pas étudié leur influence sur la composition du lait, sur la recherche de tel ou tel principe, mais encore il n'est pas prouvé qu'elles provoquent une augmentation du liquide sécrété. Par contre, l'action *antilaiteuse* de quelques substances paraît assez bien établie.

Rohrig a déduit une théorie des substances galactogènes et des substances antilaiteuses de ses recherches concernant l'action des nerfs par la sécrétion lactée. D'après lui, tous les médicaments qui élèvent la tension artérielle augmentent la sécrétion lactée, et ceux qui abaissent la première diminuent la seconde. Ainsi la digitaline, la caféine auraient une action galactogogue. Sous l'influence de la strychnine la sécrétion deviendrait 15 ou 16 fois plus abondante; ensuite la quantité du lait tomberait au-dessous de la normale. Le chloral diminue la sécrétion laiteuse. Ces assertions n'ont pas été vérifiées en ce qui concerne la digitaline, la caféine, la strychnine.

D'après d'autres auteurs, les glandes des animaux étant des glandes cutanées, les substances diaphorétiques seraient antilaiteuses. A. Robin (1) a avancé que le jaborandi et son alcaloïde la pilocarpine, ont une action stimulante sur la fonction mammaire; mais cette action est niée par Stumpf, Ch. Cornevin, Hammerbacher et Marmé. La belladone et l'atropine diminuent beaucoup la quantité de lait qui devient plus riche en principes solides (Dolan, Hammerbacher, Neumann).

(1) A. Robin. Recherches sur le jaborandi. *Journal de thérapeutique,* p. 553, 1875.

Des rapports étroits unissent la mamelle et les organes génitaux, sans doute par l'intermédiaire du système nerveux. Une excitation utéro-ovarienne retentit d'ordinaire sur la mamelle. La menstruation provoque le thélotisme. La grossesse provoque l'entrée en activité de l'épithélium mammaire. Réciproquement les excitations du mamelon provoquent chez certaines femmes une excitation voluptueuse des organes génitaux. D'une manière générale, la menstruation est suspendue pendant l'allaitement; c'est un point sur lequel nous reviendrons en détail.

Sécrétion lactée du nouveau-né. — Le rudiment de la glande mammaire se montre vers le troisième mois de la vie fœtale; au niveau de la quatrième côte, un bourgeon ectodermique s'enfonce dans le mésoderme ; ce bourgeon végète et il se forme des prolongements latéraux.

Au moment de la naissance, de nouveaux bourgeons se produisent et, chose singulière, la glande entre en activité. Les nouveau-nés des deux sexes présentent, avec une fréquence telle qu'on peut considérer le phénomène comme physiologique, du gonflement des seins et une sécrétion lactée (Morgagni, Natalis Guillot, Gubler); c'est le *lait des sorcières* des Allemands (1).

Ce lait est à peu près semblable au lait de femme; cependant sa composition se rapproche beaucoup plus de celle du colostrum et on y trouve des corpuscules granuleux. C'est du huitième au douzième jour que la sécrétion est le plus accusée. Elle disparaît ensuite rapidement.

On a cru longtemps qu'il était bon d'exprimer le lait des mamelles gonflées du nouveau-né. Or, ces glandes en activité s'infectent très facilement sous l'influence de cette funeste pratique et il en résulte des abcès et des phlegmons parfois très graves. Il faut respecter cet engorgement des mamelles des nouveau-nés; il est normal.

Au moment de la puberté, il se produit souvent aussi une congestion de la glande et un léger écoulement au niveau du mamelon ; le phénomène est plus fréquent chez les filles ; mais il peut s'observer chez les garçons.

(1) Natalis Guillot. *Arch. gén. de méd.*, 17 octobre 1853. — Boutequoy. Thèse de Paris, 1854. — Gubler. *Gaz. méd. de Paris*, 1856. — De Sinéty. *Arch. de physiol.*, 1875, p. 291. — Variot. *Soc. méd. des hôp. de Paris*, 1890. — Comby, *ibid.*, 19 février 1892. — A. Czerny. Ueber die Brustdrüsensecretion beim Neugeborenen und über das Verhältniss der sogennanten Colostrumkörperchen zur Milchsecretion. *Festchrift* d'Henoch, 1890.

CHAPITRE III

Substances qui s'éliminent par la mamelle.

SOMMAIRE. — Substances alimentaires. — Substances médicamenteuses. — Toxines et antitoxines.

Comme presque toutes les glandes, la mamelle en activité peut servir à l'élimination de certaines substances étrangères à l'organisme dans lequel elles ont été introduites accidentelement, ou de certaines toxines formées dans l'économie au cours de la maladie. Il est d'un intérêt majeur de connaître ces substances ; car elles peuvent avoir une influence sur le nourrisson qui les absorbe avec le lait. On peut les grouper sous trois chefs, suivant qu'elles sont introduites dans l'organisme accidentellement comme aliments ou comme médicaments, ou suivant qu'elles se sont formées dans l'organisme (toxines et antitoxines).

SUBSTANCES ALIMENTAIRES (1). — On savait depuis longtemps que certaines plantes, lorsqu'elles servent à l'alimentation des nourrices ou des femelles en lactation, communiquent au lait une saveur et une odeur particulières ; mais tout se bornait à des assertions plus ou moins précises, lorsque Parmentier et Deyeux firent sur ce sujet des recherches expérimentales qui ont été le point de départ des travaux ultérieurs, lesquels n'ont d'ailleurs élucidé qu'une partie de ce que l'empirisme a appris aux agriculteurs.

L'ingestion de certaines plantes donne au lait une odeur ou une

(1) TARNIER, CHANTREUIL et BUDIN. *Allaitement et hygiène des nouveau-nés.* Paris, 1888.

saveur particulière, agréable ou désagréable ; et en traitant le lait de vache par le sulfure de carbone, on en isole une substance dont l'odeur rappelle celle des herbes qui ont été mangées. D'autres plantes communiquent au lait des propriétés particulières, des propriétés purgatives par exemple ; d'autres enfin rendent le lait toxique.

L'asphodèle, l'anis, les labiées donnent un goût agréable ; le trèfle des Alpes donne un goût sucré. Le lait des vaches qui ont mangé de l'absinthe, des marrons d'Inde, des feuilles d'artichaut, des fleurs de châtaigniers ou des fanes de pomme de terre, des pousses de sureau, du laitron des Alpes, devient amer. Donnent au lait une odeur et une saveur désagréables, la varaire, le lin, le colza, le tourteau de navette, la drèche, les pommes de terre germées. Le cresson lui donne un goût de salpêtre. Le lait devient purgatif lorsque la femelle laitière a ingéré du tithymale, de la rhubarbe, de la gratiole (Cazeaux), astringent, si elle a mangé de la feuille de chêne (Biett), du trèfle gâté (Alt). On a cité des cas d'empoisonnement par le lait de chèvres qui avaient brouté des euphorbiacées (Mackey) ou du colchique. On a signalé l'odeur des asperges dans l'urine de l'enfant dont la nourrice avait mangé ce légume.

Une preuve élégante du passage de certaines substances végétales dans le lait est fournie par la teinte que prend ce liquide lorsque les animaux se nourrissent de *végétaux colorés*. La garance (1), le cactus et le gaillet lui communiquent une couleur *rouge* foncé ; le populage des marais, le safran, la rhubarbe, la carotte, une couleur *jaune* ; le jonc fleuri, l'*hyacinthus carnosus*, le sainfoin, la mercuriale, les polygonums

---

(1) La garance n'enlève pas au lait ses propriétés nutritives et ne lui en donne aucune qui soit nouvelle. Flourens, ayant nourri des femelles en lactation avec de la garance, remarqua que le principe colorant allait se déposer dans les os des petits. Dans sa communication à l'Académie des sciences (13 janvier 1862), il terminait ainsi : « La lactation agit comme la gestation ; le lait a le même pouvoir que le sang de porter au fœtus le principe colorant de la garance, de rougir ses os. En d'autres termes, la mère influe sur le petit par la lactation comme elle influait sur lui par la gestation : prolongation précieuse de l'influence de la mère sur le petit.... »

(renouée et sarrasin), le buglosse, les prêles, l'indigo, une couleur *bleue*. Ces colorations, surtout la bleue, n'apparaissent pas toujours immédiatement après la traite ; le lait d'abord blanc, ne se colore que lorsqu'il a été exposé au contact de l'air ; la substance qui s'élimine est un chromogène qui ne donne une matière colorante que par l'oxydation.

L'*alcool* ingéré par la nourrice s'élimine-t-il par le lait ? Lewald, Fuchs, Max Stumpf, etc., n'ont pu le constater par l'analyse chimique (1). Cependant l'observation clinique montre d'une manière incontestable que les nourrissons des femmes qui abusent des liqueurs spiritueuses présentent des troubles identiques à ceux de l'alcoolisme : de l'agitation alternant avec de la torpeur, de l'insomnie, parfois même des convulsions. C'est un point sur lequel nous reviendrons (2).

Substances médicamenteuses (3). — Sur la question de l'élimination par le lait de l'*opium* et de la *morphine*, question capitale en raison de la sensibilité bien connue de l'enfant à ces substances, nous nous trouvons en présence d'assertions et de faits contradictoires. Si nous consultons les recherches cliniques les plus récentes, nous voyons que, d'après Pinzani, l'opium et la morphine, administrés à doses thérapeutiques, ne s'éliminent pas par le lait, au moins sous forme d'alcaloïdes connus et que, d'après Fehling, ce passage est rare et très faible. D'autre part, Tarnier et Chantreuil font remarquer avec raison que dans la pratique médicale, on a souvent l'occasion d'administrer du laudanum à la nourrice sans que l'enfant en souffre. Et pourtant, on relève dans la science un nombre assez considérable de cas, dans lesquels un narcotisme grave et quelquefois mortel a été observé chez des enfants dont les nourrices prenaient de l'opium. Gorup-Besanez parle d'un nourrisson dont la mère prit 30 gouttes de teinture d'opium et qui eut un sommeil de qua-

---

(1) Kligemann. Ubergang des Alkools in die Milch. *Virch. Archiv*, 1891, p. 72, et *Revue mensuelle des maladies de l'enfance*, 1893, mars, p. 143.

(2) Voyez : 2e *partie* : Hygiène et régime de la nourrice.

(3) Fehling. *Arch. f. Gynæk.*, Bd 27 ; Heft 2.

rante-trois heures. Fubini et Cantu racontent l'histoire d'une nourrice qui mettait du coton imbibé de laudanum dans une dent cariée ; son nourrisson fut pris d'un coma qui dura plusieurs heures. Dans d'autres cas, l'enfant s'endort pour ne plus se réveiller. Nous devrons donc être très réservés dans l'emploi des préparations opiacées chez les nourrices, ne les prescrire qu'à faibles doses et en surveillant attentivement l'enfant.

Quand on donne de l'*atropine* à une nourrice, il survient chez l'enfant une dilatation pupillaire assez persistante (Fehling). Les principes du datura et de la jusquiame passeraient également ment dans le lait.

Contrairement à Chevallier et Henry, Landerer a affirmé que la *quinine* passait dans le lait et lui donnait un goût amer. D'après Burdel, le passage de la quinine est incontestable, mais très irrégulier ; c'est lorsque le remède est donné à jeun qu'il est le mieux absorbé et qu'il s'élimine abondamment par le lait ; alors le lait influence sérieusement le nourrisson, surtout lorsque celui-ci prend le sein trois heures après l'ingestion et qu'il est âgé de moins de quatre mois. Aussi Burdel conseille-t-il de vider le sein trois heures après l'ingestion, afin que l'enfant ne puisse téter le lait chargé de quinine, ou mieux encore d'administrer le remède aux repas. Grâce à cette dernière pratique, on pourra prescrire couramment la quinine comme je l'ai fait maintes fois et éviter de se passer d'un remède excellent et quelquefois indispensable (1).

Les femmes accouchées sous le *chloroforme* ne paraissent pas présenter d'anomalies dans l'établissement de la sécrétion lactée. Cependant, d'après Hofmeier (2), les nouveau-nés dont la mère a été chloroformée pendant l'accouchement seraient prédisposés à l'ictère. Voici un fait dû à M. Godey et qui se rapporte à l'*éthérisation*. Un nouveau-né refusa pendant trois jours de prendre le sein et trois fois on se servit d'un tire-lait pour dégorger la mamelle. Enfin, il se décida à téter ; immédiatement après,

(1) OUI. Le passage du sulfate de quinine dans le lait. *Journal de méd. et de chir. pratiques*, février 1893.
(2) *Virchow's Archiv*, LXIX, 3.

il vomit la plus grande partie du lait ingéré. Le même fa t se renouvela plusieurs fois de suite. Pendant la nuit, il prenait le sein d'une autre nourrice accouchée depuis un mois et ne vomissait pas. Le lait de la mère était très abondant, mais très séreux ; au microscope, il offrait des corps granuleux assez nombreux. Cette femme avait été soumise pendant son accouchement aux inhalations d'éther ; faut-il les accuser d'avoir altéré le lait ? De nouvelles observations peuvent seules permettre de répondre à cette question.

L'*iode* et les préparations iodées ne paraissent pas donner lieu à une élimination de ce métalloïde dans le lait des animaux ; mais, chose assez remarquable, l'iode s'élimine très bien au contraire par la mamelle de la femme. Si on l'administre sous forme de teinture, il apparaît dans le lait 96 heures après son ingestion. Sous forme d'iodure de potassium (2 gr. 50 par jour), il apparaît au bout de quatre heures ; l'élimination dure assez longtemps (44 heures chez la mère, 72 heures chez l'enfant). Lorsqu'on fait des pansements avec l'iodoforme, l'iode apparaît aussi dans le lait. L'iode ne s'élimine pas sous forme d'iodure, mais sous forme d'une combinaison avec la caséine. La quantité d'iode qui s'élimine par la mamelle est fort variable et n'est nullement en proportion avec la dose ingérée. C'est là le côté défectueux de la méthode qui consiste à traiter les enfants syphilitiques en donnant de l'iodure de potassium à la mère. E. Lewi a observé des symptômes très prononcés d'iodisme chez un nourrisson dont la nourrice prenait de l'iodure (1).

La question de l'élimination du *mercure* a été fort discutée : nié par Péligot, Chevallier et Henry, le passage de ce métal a été affirmé par Personne, Reveil, Lewald, Labourdette et Bouyer. D'après Fehling, l'élimination serait très irrégulière et la quantité de mercure qui passe serait très faible. D'autre part, Orfila a cité plusieurs cas de stomatite mercurielle chez des personnes qui avaient bu du lait d'une vache soumise à des frictions hydrargyriques pour la destruction des tiques et qui

(1) LEWI. Iodism of the nursing infant. *Arch. of Pediatrics*, mars 1894.

avait elle-même de la salivation. En somme, la question reste mal élucidée. Les données précédentes ne nous autorisent pas à traiter un enfant syphilitique en donnant du mercure à la nourrice ; d'autre part, elles doivent nous porter à n'user des frictions mercurielles chez les nourrices qu'avec certaines réserves.

Le *salicylate de soude* s'élimine par le lait, mais faiblement (Stumpf). Les glandes mammaires de la femme l'éliminent moins que celles des animaux. Il en faut des doses assez fortes pour qu'on puisse constater sa présence dans le lait. A des doses faibles, de 1 à 3 grammes, l'acide salicylique se trouve rarement dans le lait, mais toujours dans l'urine de l'enfant. Le salicylate de soude donne au lait une réaction nettement alcaline. On peut donc donner du salicylate de soude à la condition de ne pas dépasser 3 gr. par jour.

L'influence de l'*antipyrine* sur la sécrétion du lait a donné lieu à des assertions contradictoires. Comme ce médicament réussit bien à calmer les tranchées utérines qui suivent l'accouchement, il importerait pourtant d'être fixé là-dessus. D'après Touin, l'antipyrine ne s'élimine pas par la mamelle. Guibert avance au contraire qu'elle passe dans le lait et qu'elle diminue notablement et parfois tarit la sécrétion. Pinzani constate qu'elle passe en faible proportion, qu'elle n'a pas d'influence sur la quantité du lait sécrété, mais que les nourrissons dont les nourrices prennent de l'antipyrine ont des troubles gastro-intestinaux. Boissard pense, d'après l'observation clinique, que ce médicament employé avec prudence n'a aucune action fâcheuse sur la nourrice et sur l'enfant. Les recherches les plus récentes et les plus complètes sont celles de Fieux (1) ; grâce à un procédé d'analyse très sensible, il a pu constater que l'antipyrine passe dans le lait, mais en proportion excessivement faible, que le passage commence six à neuf heures après l'ingestion et cesse au bout de dix-neuf, vingt et vingt-trois heures, que ce remède

---

(1) FIEUX. Antipyrine et lactation. *Bulletin médical*, 5 septembre 1897, n° 71, p. 839.

n'agit en rien sur la quantité et la qualité du lait, et qu'il n'a aucune influence fâcheuse sur le nourrisson. Donc, à doses raisonnables et passagèrement, l'antipyrine peut être administrée aux femmes en couches et aux nourrices.

Le *chloral* paraît aussi s'éliminer par le lait ; lorsqu'une nourrice qui a pris du chloral donne le sein avant que deux heures soient écoulées depuis l'administration du médicament, l'enfant peut présenter de la somnolence ou de l'agitation.

On ignore si le *camphre* passe dans le lait ; mais on l'emploie pour supprimer la sécrétion mammaire au moment du sevrage (A. Herrgott).

Spinola, Lewald et Hertwig ont affirmé le passage de l'*arsenic*. Tedeschi et Ewald l'ont nié. Brouardel et Pouchet, ayant repris leurs recherches, ont constaté que l'arsenic s'éliminait par le lait en quantité notable et qu'en somme un nourrisson pouvait être intoxiqué par le lait de sa nourrice lorsque celle-ci prenait une préparation arsenicale.

Le passage du fer dans le lait, nié tout d'abord, ne paraît plus douteux ; il a été constaté par de nombreux observateurs. Il s'élimine en combinaison avec la caséine. Il augmenterait la quantité du lait.

L'*antimoine*, surtout quand il est donné sous une forme soluble, passe dans le lait (Lewald). Le *zinc*, même sous forme d'une préparation insoluble (oxyde de zinc), s'élimine également par le lait (Harnier et Lewald) ; il en est de même du *bismuth* (Lewald, Chevallier et Henry) ; le *plomb* s'élimine en petite quantité, mais très longtemps (Lewald, Stumpf). D'après Tedeschi, il n'est pas certain que le cuivre s'élimine par le lait. Le borax (Harnier), le bicarbonate de soude, le proto-carbonate de soude, le sulfate de soude (Chevallier et Henry), le sulfate de magnésie (Harnier) (1), le carbonate d'ammoniaque (Harnier), le chlorate de potasse, le bromure de potassium, le bicarbonate de potasse (Dolan), l'acétate de potasse (Duncan Bulkley) passent dans le lait. Par contre, on ne retrouve pas dans le lait les sulfures de sodium et de potassium, le nitrate de potasse (Chevallier et Henry, Marchand). La *rhubarbe* et la *gratiole* (Cazeaux), la *scammonée*, l'*huile de ricin* et le *séné* (Dolan) com-

---

(1) Le passage de la magnésie vient cependant d'être contesté par T. Tedeschi (expériences sur l'ânesse).

muniquent au lait des propriétés purgatives. Le *colchique* lui donne des propriétés toxiques. Le *copahu* donne au lait son odeur caractéristique, et Dolan l'a retrouvé dans l'urine d'un enfant dont la nourrice avait pris cette substance. Quand la nourrice absorbe de la *térébenthine* par une voie quelconque, l'odeur de violette apparaît dans l'urine du nourrisson.

Weiske a affirmé, en 1871, que les *phosphates de chaux* ne s'éliminent pas par le lait. Cependant on trouve dans le commerce, sous le nom de « lait phosphaté naturel », du lait de vaches qui absorbent tous les jours 80 grammes de phosphate de chaux, ou du lait de chèvres qui absorbent tous les jours 30 grammes de cette substance, et on affirme dans les prospectus que ce lait renferme des phosphates en plus grande quantité que le lait ordinaire. Mais les recherches de M. Duclaux et de V. Tedeschi ont démontré qu'il n'en est rien; l'addition du phosphate de chaux à l'alimentation des bêtes laitières n'augmente pas la teneur du lait en phosphates. On assure toutefois qu'il y a vraiment augmentation des phosphates du lait si les femelles laitières reçoivent des fourrages très riches en phosphates, obtenus en fumant les prairies avec des phosphates et super-phosphates; de cette manière on pourrait porter la teneur du lait en phosphate de chaux de 2 grammes à 4 ou 5 grammes (1). En faisant dissoudre du phosphate de soude dans l'eau qui dilue le son donné aux vaches, M. Sanson a noté aussi une augmentation d'acide phosphorique dans le lait (2).

Les *acides* passent-ils dans le lait et le rendent-ils plus coagulable? Parmentier et Deyeux ont donné à une vache 15 kilogrammes d'oseille par jour sans que la coagulabilité du lait en parût augmentée. Landerer affirme que l'acide acétique passe dans le lait; A. Sicard avance que les chèvres qui ont mangé des feuilles de vigne ou d'oseille ont un lait purgatif. Les recherches de Fehling montrent qu'en somme les acides ont une action nulle sur le lait. Il est donc inutile d'interdire la salade aux nourrices.

(1) JOLLY. *Soc. de méd. pratique*, 1er décembre 1892.
(2) *Soc. de biol.*, 17 février 1894.

Parmi les faits que nous venons de citer, il en est quelques-uns qui demandent une vérification. Mais tels qu'ils sont, ils comportent des enseignements de la plus haute importance

Des puissantes facultés éliminatrices que possède la mamelle, on peut tirer parti pour administrer certains remèdes à l'enfant ; c'est là une ressource qui peut devenir précieuse en quelques cas ; c'est ainsi qu'on peut quelquefois traiter un enfant par l'iodure de potassium en administrant ce remède à la nourrice. Mais, par contre, quels dangers l'absence de surveillance dans le régime des nourrices ou des femelles laitières peut faire courir à l'enfant !

Toxines et antitoxines. — La connaissance des faits précédents conduit à se poser une importante question. On sait aujourd'hui le rôle que jouent les auto-intoxications dans la pathologie. Une femme qui présente des phénomènes d'empoisonnement autogène par le fait d'un état dyspeptique, d'une néphrite, d'une affection hépatique ne peut-elle sécréter un lait nuisible pour son nourrisson ? Si, sur le problème ainsi posé, nous ne possédons pas encore de documents, voici que, par la pathologie expérimentale, il nous arrive une série de faits du plus haut intérêt.

Les toxines et les antitoxines d'un certain nombre de maladies infectieuses s'éliminent par le lait.

La toxine tétanique s'élimine par le lait. Il en est de même de son antitoxine. Brieger et Ehrlich ont montré que les jeunes souris allaitées par des animaux réfractaires au tétanos pouvaient acquérir l'immunité ; l'ingestion de lait provenant de ces animaux confère également l'immunité ; ce lait conserve ses propriétés après l'élimination de la caséine. M. Vaillard a vérifié ces faits pour la souris ; mais il a trouvé que pour les cobayes et les lapins, l'allaitement par une femelle immunisée contre le tétanos ne confère aucune résistance appréciable aux petits issus d'une mère normale (*Ann. de l'Institut Pasteur*, 1896, p. 77).

MM. Brieger et Ehrlich ont constaté nettement le passage de la toxine et de l'antitoxine diphtériques. Ehrlich et Wasser-

mann (1), rapportent que les chèvres immunisées contre la
diphtérie sécrètent un lait qui renferme l'antitoxine diphtérique
et que ce lait possède, à l'égard du sang, le pouvoir immunisant.
Une vache en lactation, bien immunisée, est une source d'antitoxine, disent MM. Roux et Martin; le lait qu'elle donne est,
sans doute, bien moins actif que son sérum, mais il est possible
de condenser, sous un petit volume, l'antitoxine qu'il contient;
il constitue donc une bonne matière première pour la préparation de l'antitoxine (2).

La toxine de la fièvre typhoïde s'élimine aussi par le lait
(Brieger et Ehrlich). MM. Achard et Bensaude (3), MM. Thiercelin et Lenoble (4) ont montré que le lait des femmes typhiques a cette même propriété agglutinatrice sur le bacille
d'Eberth que possède le sérum et que M. Widal a utilisée pour
le séro-diagnostic. MM. Mossé et Daunic l'ont retrouvée dans
le colostrum de femmes atteintes ou convalescentes de fièvre
typhoïde (5).

Il était intéressant de rechercher si la substance agglutinante
peut être absorbée par les voies digestives avec le lait et si elle
est susceptible de se transmettre par l'allaitement.

MM. Widal et Sicard (6) ont pu par l'allaitement communiquer la réaction agglutinante aux petits des souris, comme
Ehrlich a pu leur transmettre les antitoxines de l'abrine, de la
ricine et du tétanos. Les petits acquièrent ainsi un pouvoir d'agglutination qui est passif et de courte durée. Par contre, des
cobayes ou des chattes, auxquels ces auteurs ont conféré une
agglutination passive ou active, n'ont jamais pu par l'allaitement
transmettre de réaction à leurs petits. Ces faits concordent avec
les expériences de M. Vaillard qui, tout en confirmant l'exacti-

(1) *Zeitschrift für Hygiene und Infectionskrankh.*, 1894.
(2) Voir aussi : A. SCHMID et E. PFLANZ. De la présence des antitoxines
diphtériques dans le lait de femme. *Wien. klin. Woch.*, 1896, 15 octobre,
n° 42, p. 955.
(3) *Soc. méd. des hôpitaux*, 31 juillet 1896.
(4) *Presse médicale*, 5 août 1896.
(5) *Soc. méd. des hôpitaux*, 27 novembre 1896, p. 818.
(6) *Société de biologie*, 24 juillet 1897.

tude des observations d'Ehrlich sur la souris, a montré qu'elles n'ont pas de portée générale et ne sont en tout cas pas applicables à toutes les espèces animales. L'ingestion prolongée chez l'homme d'un lait de chèvre puissamment agglutinatif ne transmet pas la réaction au sang.

Il est impossible actuellement d'expliquer cette différence dans la transmission du pouvoir agglutinatif par le tube digestif suivant les espèces animales. Loin d'avoir une aptitude spéciale pour acquérir la réaction agglutinante, la souris est, au contraire, un animal dont le sang, après inoculation de bacilles typhiques, présente la réaction agglutinante plus tardivement que les autres espèces de laboratoire, comme M. Widal a pu le voir avec M. Nobécourt. Peut-être y a-t-il là une question de chimisme digestif. MM. Widal et Sicard rappellent qu'un lait fortement agglutinatif, coagulé naturellement ou par l'action d'un acide, tel que l'acide acétique ou l'acide chlorhydrique, ne perd qu'une partie de son pouvoir.

MM. Landouzy et Griffon ont observé un fait qui prouve que la transmission de la substance agglutinative par l'allaitement est possible dans l'espèce humaine. Chez une femme de dix-neuf ans, entrée à l'hôpital, trois mois après un accouchement, pour une fièvre typhoïde de moyenne intensité, le sérodiagnostic donna un résultat positif. Bien que l'enfant allaité par cette femme parût en parfaite santé, on eut l'idée de rechercher dans son sang la propriété agglutinante ; le résultat fut nettement positif (1). M. Castaigne a rapporté un fait analogue (2).

Nous verrons dans le chapitre suivant que M. Pasquale de Michele soutient que les toxines tuberculeuses s'éliminent aussi par le lait.

D'après Popoff (3), le lait d'une vache vaccinée contre le choléra immunise contre cette maladie les cobayes et les chiens.

(1) *Soc. de biologie*, 6 novembre 1897.
(2) *Soc. de biologie*, 13 novembre 1897.
(3) *Wratsch*, 1893, n° 10.

M. Neumann (1) a cherché à transporter ces notions en clinique. Il a montré que les nourrissons élevés au sein par une mère qui a eu la coqueluche, tant qu'ils tettent le lait maternel, sont beaucoup moins sujets à la coqueluche que ceux élevés au biberon. Il en conclut que l'antitoxine coquelucheuse s'élimine par le lait et immunise les nourrissons. Il n'a pas fait la même constatation pour la rougeole.

En somme, le lait d'une nourrice peut transmettre au nourrisson des toxines nuisibles ou des antitoxines immunisantes. Tel est le fait capital acquis à l'heure présente. L'avenir nous en montrera les conséquences.

(1) Alimentation et maladies infectieuses des nourrissons. *Revue mensuelle des mal. de l'enfance*, oct. 1895, p. 453.

CHAPITRE IV

Les microbes du lait.

C'est une des données importantes acquises de nos jours : le lait, quelle que soit sa provenance, est toujours souillé par la présence de micro-organismes qui y pullulent, pour la plupart, avec une extrême activité. La rapidité de multiplication des microbes dans le lait est mise en lumière par une expérience de M. Miquel (1). Du lait, trait à 6 heures du matin, contenait deux heures après 9,000 bactéries par centimètre cube ; puis des examens successifs décèlent les chiffres suivants :

Arrivée au laboratoire	9.000	bactéries
Une heure après	21.750	—
Deux heures plus tard	36.250	—
Sept heures plus tard	60.000	—
Neuf heures plus tard	120.000	—
Vingt-cinq heures plus tard	5.600.000	—

La pullulation des bactéries est favorisée à un très haut degré par la chaleur. M. Miquel a trouvé que, dans un même lait, après 15 heures, le nombre des bactéries était de 100,000 par

_____

(1) *Annales de micrographie*, 1890.

centimètre cube à 15°, de 72,000,000 à 25°, de 165,000,000 à 35°.

Quels sont ces microbes ? D'où viennent-ils ? Altèrent-ils le lait de manière à le rendre impropre à l'alimentation du nourrisson ou à le rendre toxique ? Et parmi eux en existe-t-il de pathogènes ?

En ce qui concerne l'origine de ces microbes, une question se pose qu'il nous faut d'abord résoudre.

LE LAIT D'UN ANIMAL SAIN, RECUEILLI D'UNE MANIÈRE ASEPTIQUE, EST-IL PRIVÉ DE MICROBES? — C'est une loi générale établie par Pasteur que les tissus et les humeurs d'un être vivant sain, lorsqu'ils ne sont pas en contact direct avec le milieu extérieur, sont dépourvus de germes. Cette loi est contestée de temps à autre ; cependant, jusqu'ici, elle n'a pas été sérieusement entamée. Le lait nous offre là-dessus un intéressant exemple.

Les premières recherches avaient permis de conclure que le lait contenu dans la mamelle d'un animal sain et recueilli d'une manière aseptique est privé de microbes (1). Cette conclusion, d'abord confirmée par la plupart des expérimentateurs, fut remise en question par le travail de Lehmann et Schulz pour le lait de vache et celui de Cohn et Neumann (2) pour le lait de femme.

Ces travaux montrèrent que le lait, provenant de sujets sains et recueilli très proprement, renferme des micro-organismes 19 fois sur 20 environ ; le plus souvent ce sont des staphylocoques blancs, quelquefois des staphylocoques dorés. Des résultats semblables ont été obtenus par divers auteurs (3).

---

(1) DUCLAUX. *Chimie biologique*, 1883, p. 60 et 61. — ESCHERICH. *Fortschritte der Medicin*, 1885, t. III, p. 231.

(2) COHN et NEUMANN. Ueber den Keimgehalt der Frauenmilch. *Virchow's Archiv*, Bd. 126, 1891.

(3) HONIGMANN. *Hyg. Rundschau*, III, n° 22, 15 novembre 1893. — PALLESKE. *Virchow's Archiv*, t. 130, fasc. 2. — RINGEL. *Münch. med. Woch.*, 1893, n° 27. — KNOCHENSTIERN. *Revue des sciences médicales*, 1894, 15 juillet, t. 44, p. 151. — GENOUD. Thèse de Lyon, 1894. — CHARRIN. *Soc. de biologie*, 1894. — TRINCI. I batteri nella secrezione lattea. *Lo Sperimentale*, 1898, p. 112.

Mais si on examine les conditions dans lesquelles ces résultats ont été obtenus, on en peut conclure, avec M. Genoud, qu'ils n'infirment pas la loi de Pasteur. En effet, tous les observateurs précédents s'accordent à reconnaître que les premières portions du lait recueilli renferment seules des germes et que les suivantes sont d'ordinaire stériles ; ils s'accordent à reconnaître que les bactéries trouvées dans le lait ne se rencontrent qu'à l'orifice ou à la périphérie des canaux galactophores, non dans la profondeur de la mamelle, et que par suite elles ne peuvent altérer le lait renfermé dans la glande.

Cette localisation des bactéries à la surface prouve qu'elles viennent de l'extérieur ; leur présence est indépendante de la sécrétion lactée et n'est pas le fait d'une élimination à travers la glande mammaire. Elles viennent soit de la peau voisine des orifices du mamelon, soit de la bouche de l'enfant, habitats ordinaires des staphylocoques. Exception faite de M. Honigmann, on admet aussi que ces microbes sont dépourvus de virulence lorsque la nourrice et le nourrisson sont en bonne santé. Enfin M. Genoud a montré que si on parvient à réaliser l'asepsie du mamelon, ce qui est très long et très difficile, le lait recueilli est complètement stérile. En somme, seules les premières gouttes de lait dégluties par le nourrisson sont souillées par un petit nombre de bactéries ; la masse du lait ingérée est stérile et intacte. On peut donc admettre que ces bactéries n'ont aucune influence nuisible sur l'organisme, où d'ailleurs les sucs digestifs normaux les détruisent sans doute en grande partie.

ORIGINE DES MICROBES DU LAIT. — Les microbes du lait ont ordinairement l'une des deux origines suivantes :

1° Ils proviennent le plus souvent de la souillure du lait par l'acte de la traite ou par les manipulations qui l'ont suivie.

2° Plus rarement, les microbes du lait proviennent de la femelle laitière elle-même atteinte d'une maladie infectieuse, les germes de cette maladie pouvant rendre le lait virulent.

Les premiers sont d'ordinaire des microbes saprophytes, très répandus dans la nature ; ils ne sont point pathogènes, mais ils corrompent le lait et lui communiquent ainsi des propriétés plus ou moins toxiques. Parfois et par exception, une souillure accidentelle peut introduire dans le lait des microbes pathogènes.

Les seconds, c'est-à-dire les microbes qui proviennent d'une maladie de la femelle laitière, sont presque toujours des microbes pathogènes pour l'homme, ils peuvent infecter les sujets qui boivent le lait qui les renferme de sorte que le lait apparaît aujourd'hui comme un des agents de la transmission des maladies infectieuses.

Les microbes saprophytes du lait (agents de fermentation et de putréfaction du lait). — Les saprophytes du lait proviennent toujours d'une souillure accidentelle, pendant ou après la traite. C'est ici le lieu d'énumérer les causes de contamination du lait de vache recueilli dans les conditions ordinaires. Ces causes sont nombreuses et on peut dire que la souillure du lait est inévitable (1).

Nous avons vu déjà qu'à son issue même de la glande mammaire, à l'orifice des canaux galactophores, le lait pouvait être souillé par les microbes de la peau normale ; c'est là une première cause de contamination ; mais elle est vraiment négligeable, eu égard à la puissance de celles que je vais indiquer.

La personne qui fait la traite n'a pas les mains propres et le pis de l'animal est souvent souillé par les matières fécales, le foin, l'herbe et la paille qui forment sa litière : voilà la cause la plus efficace de contamination (2). En outre, le lait est

---

(1) Le lait, dit très bien M. Rodet, est en somme une partie d'un organisme rejetée dans le monde extérieur, qui, si elle n'est pas utilisée par un autre organisme ou protégée par une intervention toute spéciale doit faire retour au monde minéral par la série des mutations chimiques qui constituent la fermentation et la putréfaction. C'est le plan de la nature ; et pour y satisfaire, les agents de ces opérations chimiques sont répandus partout, prêts à attaquer le lait comme toute matière organique privée de vie (Rodet. De la stérilisation du lait. *Lyon médical*, 23 et 30 décembre 1894, 6 et 13 janvier 1895).

(2) Par la centrifugation, Soxhlet a isolé dans le lait de vache les impuretés suivantes : des excréments, des poussières, des parcelles de foin, d'herbes, de pailles, des bactéries dont les unes provoquent la formation d'acide lactique et d'acides gras, d'autres la formation de ptomaïnes, de toxines, de gaz (*Münch. med. Woch.*, 1891, p. 31).

recueilli dans des vases qui ont pu être salis de bien des façons, par des lavages avec de l'eau impure en particulier : autre cause de contamination. Dans un but de falsification, le lait peut être additionné d'eau impure ou de diverses substances renfermant des germes : nouvelle cause de contamination.

Naguère, on accusait surtout le contact de l'air de souiller le lait ; or, l'air est la cause de souillure le moins efficace. « Relativement à ces sources de contamination, dit M. Duclaux, l'air ne compte pour ainsi dire pas, et si on l'accuse souvent, c'est ou bien qu'on ne se rend pas compte de son peu d'importance, ou bien qu'on veut se dispenser des soins de propreté qu'il est possible de prendre, sous prétexte qu'il est inutile de détruire les germes des vases du moment qu'on reste exposé aux germes de l'air. C'est la malpropreté des laitiers et des laiteries qui est la cause à peu près unique des difficultés de conservation du lait » (1). Cela est si vrai que le lait parfaitement stérilisé, laissé à l'air libre, mais à l'abri de toute agitation, reste parfois longtemps, voire plusieurs semaines, sans se coaguler.

Les causes de souillure que nous venons d'indiquer expliquent la présence dans le lait d'une multitude d'organismes inférieurs. La vie de ces êtres altère la composition de ce liquide.

Presque tous les microbes saprophytes du lait ont pour effet de provoquer au bout d'un temps plus ou moins long la coagulation de la caséine. Mais les uns coagulent le lait en l'acidfiant : ce sont les ferments qui transforment le lactose en acide lactique. Les autres le coagulent en sécrétant des diastases analogues à la présure, la réaction du liquide restant ou devenant alcaline ; tels les microbes du fromage. Nous étudierons d'abord les ferments du lactose, puis les ferments de la caséine (2) ; enfin nous signalerons les microbes qui sont la

(1) DUCLAUX. *Principes de laiterie*, p. 54.

(2) Si on cultive les microbes dans le lait bleui par la teinture de tournesol, il est facile de séparer ceux qui produisent un acide de ceux qui n'en produisent pas ; à la condition que ces microbes, comme le pneumo-bacille de Friedlænder ou le bacille virgule de Koch, ne décolorent pas entièrement la teinture de tournesol (Lœffler).

Il faut remarquer que cette division qui consiste à classer les saprophyte

cause de certaines maladies du lait : laits colorés, laits amers, laits visqueux.

Ferments du sucre de lait. — La modification la plus précoce et la plus fréquente du lait abandonné à lui-même est la *fermentation lactique.* Lorsqu'on abandonne du lait frais à lui-même, il prend d'abord une réaction acide et une saveur aigrelette ; puis il se coagule au bout d'un temps qui varie, suivant le degré de la température ambiante, entre un et quatre jours ; le lait a « tourné », dit alors le vulgaire. Ces modifications sont liées à la transformation du lactose en acide lactique ; dès que l'acide lactique est en suffisante quantité (7 à 8 0/00), la caséine se coagule comme elle le fait en présence des acides. Lorsqu'on chauffe le lait, la coagulation se produit avec une beaucoup moins grande quantité d'acide lactique ; aussi, le fait de chauffer du lait révèle-t-il souvent une fermentation lactique latente. La fermentation lactique s'accompagne d'un dégagement d'acide carbonique déplacé par l'acide lactique. Elle cesse lorsqu'il s'est produit 16 à 20 grammes d'acide lactique (Ch. Richet).

Pasteur a montré que la transformation du lactose en acide lactique est l'œuvre d'un microbe qu'il a appelé le *ferment lactique,* que Hueppe a désigné du nom de *bacillus acidi lactici* et dont les caractères sont décrits dans les traités de bactériologie.

D'où vient ce bacille lactique qui souille presque tous les laits ? En 1891 et en 1893, MM. Wurtz et Leudet (1) ont

du lait d'après leur action sur le lactose ou sur la caséine n'implique pas que les ferments du sucre de lait n'agissent pas sur la caséine ou réciproquement. Il s'agit ici d'une action prédominante, ou mieux de la manière dont la caséine est coagulée. Le bacille de la pomme de terre (*B. mesentericus vulgatus*) est surtout un ferment de la caséine ; mais il produit une diastase qui attaque les amylacés (Vignal). Le bacille butyrique peut produire la fermentation butyrique aux dépens de certaines matières albuminoïdes et non seulement aux dépens des sucres ou de l'acide lactique ; et par là il se rapproche de certains ferments de la caséine, de la tribu du *B. subtilis* (voy. plus loin).

(1) LEUDET et WURTZ. Identité du bacille lactique de Pasteur avec le bacterium lactis aërogenes. *Société de biologie,* 20 mai 1893.

publié des travaux qui établissent l'identité du ferment lactique avec un microbe qui habite le tube digestif de presque tous les mammifères, le *bacterium lactis aërogenes* d'Escherich. Mais le *bacterium lactis aërogenes* est lui-même une espèce très voisine du *bacterium coli commune* d'Escherich, lequel provoque aussi la fermentation lactique ; peut-être même n'en est-ce qu'une variété qui s'en distingue seulement par son action fermentative plus grande (il fournit une production plus abondante de gaz), par son immobilité, l'absence d'indol dans les cultures en bouillon peptonisé, ses colonies saillantes ayant la forme d'une tête de clou sur les plaques de gélatine. D'autre part, Abba (1) a déclaré qu'il avait constammment trouvé le *bacterium coli commune* dans le lait de vache.

Ces faits nous permettent de croire que le ferment lactique pénètre dans le lait au moment de la traite, qu'il vient des matières fécales qui souillent d'ordinaire le pis de la vache, et il semble bien que les ferments lactiques vulgaires, habituels, sont des microbes qui habitent normalement l'intestin et représentent des variétés du *bacterium coli commune*.

Entre ces ferments, on peut distinguer des races diverses suivant qu'ils donnent de l'acide lactique inactif, de l'acide lactique droit ou de l'acide lactique gauche (2) ; suivant aussi qu'ils décomposent une molécule de lactose en deux molécules d'acide lactique sans résidu, ou qu'ils donnent de l'acide lactique mélangé d'acides formique, acétique, butyrique, même d'acétone, comme une variété isolée par Baginski.

Remarquons que ces bactéries intestinales sont d'ordinaire des saprophytes, mais qu'elles peuvent, dans certaines conditions, devenir des microbes pathogènes, et que cela dépend peut-être de la manière dont elles agissent sur le lactose.

Les bacilles ordinaires de l'intestin ne sont pas les seuls microbes capables de provoquer la fermentation lactique. D'au-

(1) ABBA. Sulla costante presenza del bacillus coli communis nel latte di vacca. *Lo Sperimentale,* 30 novembre 1892, p. 436.

(2) H. POTTEVIN. *Contribution à l'étude de la fermentation lactique.* Thèse de Paris, 1897, n⁰ 513.

tres possèdent la même propriété ; mais ils n'interviennent qu'accidentellement et rarement et nous pouvons les négliger ici (1).

Quand on abandonne à lui-même un lait déjà aigri, il arrive souvent, qu'après un temps plus ou moins long, il prend une odeur de beurre rance due à l'acide butyrique. Il s'est produit une fermentation butyrique. M. Pasteur a montré que cette fermentation était l'œuvre d'un bacille anaérobie, le *bacillus butyricus*, qu'on identifie aujourd'hui au *bacillus amylobacter* de Trecul et Van Tieghem et au *clostridium butyricum* de Prasmowski (2). Ce bacille entre en activité lorsque les ferments lactiques ont achevé leur action ; il se nourrit de l'acide lactique, et le transforme en acide butyrique. Le bacille butyrique a été trouvé dans le lait aussitôt après la traite ; il doit avoir une origine analogue à celle des ferments lactiques.

(1) M. ED. DE FREUDENREICH (*Les microbes et leur rôle dans la laiterie.* Paris, 1894) cite encore comme ferments lactiques : le *bacterium acidi lactici de Grotenfelt* qui, en outre de l'acide carbonique et de l'acide lactique, produit aussi de l'alcool ; le *micrococcus lactis I et II de Hueppe* ; le *micrococcus acidi lactici de Marpmann* ; le *streptococcus acidi lactici de Marpmann* ; le *micrococcus acidi lactici de Krueger* ; le *streptococcus acidi lactici de Grotenfelt* ; le *bacillus prodigiosus* et la liste n'est sans doute pas close.

Certaines bactéries pathogènes ensemencées dans le lait peuvent le coaguler en l'acidifiant ; les *staphylococcus pyogenes*, le *pneumocoque* de Talamon-Frænkel, le *micrococcus de la mammite contagieuse de la vache* (Nocard et Mollereau), le *micrococcus de la mammite gangréneuse de la brebis* (Nocard), le *bacille du choléra* (Netter, de Hann et A. C. Huysse). Le streptococcus de l'érysipèle acidifie le lait sans le coaguler (Lœffler).

(2) Mais il ne paraît pas identique au *bacillus butyricus* de Hueppe qui n'est pas exclusivement anaérobie, coagule le lait comme les ferments de la caséine et paraît analogue à un des *tyrothrix* de M. DUCLAUX (*tyrothrix turgidus*). Voyez plus loin : *Ferments de la caséine.* Il faut probablement aussi en distinguer le *bacille amylozyme* de Perdrix, le *bacille butyrique* de Botkin, le *bacille saccharobutyricus* de Klecki.

D'ailleurs l'acide butyrique du lait peut avoir plusieurs origines. Il peut provenir : 1º de l'action de certains microbes sur l'acide lactique ; 2º de l'action de certains autres sur la caséine, comme nous allons le voir ; 3º de la saponification du beurre qui renferme normalement de la butyrine, saponification qui peut s'accélérer sous l'influence des microbes, mais qui peut se faire en dehors d'eux.

La fermentation butyrique n'est pas la seule qui puisse succéder à la fermentation lactique ; on a observé encore la formation d'acide propionique et d'acide valérique ; la fermentation propionique qui s'accompagne de formation d'acide acétique et la fermentation valérique sont aussi l'œuvre de microbes particuliers, encore peu connus, mais dont quelques-uns semblent appartenir à l'espèce des coli-bacilles.

M. Duclaux a décrit une levure qui fait fermenter le sucre de lait, comme la levure de bière fait fermenter le sucre de l'orge, et qui le transforme en alcool et acide carbonique (*saccharomyces lactis*). Des levures, ayant des effets analogues, mais non identiques, ont été découvertes par Grotenfelt, Kayser, Adametz, Weigmann et Mix. La levure du *Kephir* et celle du *Koumys* rentrent dans ce groupe (1). D'après Duclaux, l'*actinobacter polymorphus* provoque aussi dans le lait la fermentation alcoolique.

Ferments de la caséine. — Les ferments de la caséine sont pour la plupart des saprophytes qui se rattachent au groupe un peu confus du *bacillus subtilis* et à un microbe voisin du groupe du *subtilis*, le *bacillus mesentericus vulgatus*. Tous ces microbes agissent sur la caséine par l'intermédiaire de produits solubles sécrétés par eux ; ils coagulent la caséine sans acidifier le lait à l'aide d'un ferment analogue ou identique à la présure de l'estomac des animaux, et ils liquéfient le coagulum en le peptonisant à l'aide d'un autre ferment découvert par M. Duclaux et dénommé par lui ca-

---

(1) Le *Kephir* et le *Koumys* sont des breuvages originaires du Caucase. Le premier est fabriqué avec du lait de vache, le second avec du lait de jument ; des levures font fermenter ces laits et transforment leur lactose en alcool et acide carbonique (d'où le nom de champagne du Caucase donné au Kephir) ; mais, à elles seules, ces levures ne sont pas capables de décomposer le lait. Il leur faut le concours d'autres microbes (*bacillus caucasicus*) qui modifient le sucre de lait de façon à le rendre attaquable par la levure et qui provoquent en même temps une fermentation lactique. L'histoire du Kephir offre donc un exemple de symbiose de microbes. Les produits de leur action sont l'alcool, l'acide lactique et l'acide carbonique. Le Kephir est aujourd'hui employé en médecine (alimentation des dyspeptiques et des phtisiques).

séase (1). La peptone issue de la caséine est appelée *caséone*.

Dans le lait abandonné à lui-même, l'action des ferments de la caséine semble ne commencer que lorsque celle des ferments lactiques est à peu près achevée. On en a conclu que la présence du sucre de lait empêche la décomposition bactérienne de la matière protéique (2) et on a pensé que cette propriété, s'exerçant dans le tube digestif, contribuait à prévenir les putréfactions. Il suffit de savoir que, dès les premières portions de l'intestin, le lactose est transformé ou absorbé, pour ne pas admettre que cette prétendue protection de la nature azotée par le sucre de lait puisse s'exercer dans le tube digestif.

Les ferments de la caséine comprennent plusieurs espèces de microbes.

On peut presque toujours isoler dans le lait le *bacillus subtilis* (bacille du foin), bactérie aérobie très répandue dans l'air, la poussière, l'eau, les couches supérieures du sol, les plantes fraîches ou sèches (surtout le foin); absorbé par les herbivores, il est tué par le suc gastrique ; mais les spores résistent et se retrouvent dans la matière fécale. Ce microbe brunit le lait et le peptonise sans le coaguler (3).

On rencontre aussi très fréquemment dans le lait (4) le *bacillus mesentericus vulgatus*, ou bacille de la pomme de terre, qu'il faut rapprocher du *subtilis ;* c'est une bactérie aérobie très répandue qui existe dans les couches supérieures

(1) DUCLAUX. *Le lait*, 2ᵉ tirage, 1894. — FLÜGGE. Die Aufgaben und Leistungen der Milchsterilisirung gegenüber den Darmerkrankungen der Säuglinge. *Zeitsch. für Hyg.*, t. XVII, 2ᵉ fasc. — STERLING. Les micro-organismes peptonisants du lait de vache. *Centralbaltt für Bakt. und Parasitenkr.*, 1895, p. 473, 482.

(2) SEELIG. *Virchow's Archiv*, 1896, t. CXLVI, p. 53 ; et BLUMENTHAL *Ibid*, 1896, t. CXLVI, p. 65.

(3) Un certain nombre de microbes saprophytes, cultivés artificiellement dans le lait, semblent agir comme ceux du groupe du *bacillus subtilis*. Tels sont : le *bacterium termo* qu'on trouve dans la plupart des putréfactions et qui habite souvent la bouche ; le *leptothrix buccalis*, parasite ordinaire de la bouche, le *spirillum rugula* qu'on trouve dans le tartre dentaire; le *bacillus fluorescens liquefaciens* (Vignal).

(4) EMMA STRUB. *Centralb. f. Bact.*, 1890, t. VII.

du sol (aussi l'obtient-on souvent dans les laboratoires, sur les pommes de terre mal stérilisées auxquelles on a conservé de la pelure) et dans les excréments de l'homme et des animaux. Ce bacille coagule le lait, puis liquéfie le coagulum et le transforme en caséone ; il produit aussi un peu d'acide lactique (1).

Les deux espèces précédentes sont encore assez mal définies ; elles semblent dans tous les cas renfermer un grand nombre de variétés ; la plupart des microbes de la maturation des fromages, décrits par M. Duclaux sous le nom de *tyrothrix*, représentent sans doute des espèces ou des races de la tribu du *subtilis*.

Dans la fabrication du fromage, lorsque le lait a été coagulé par la présure de l'estomac du veau, le caillé est égoutté, et soigné de façon à être amené à maturation ; or ce qu'on appelle la maturation n'est autre chose qu'une fermentation et une putréfaction qui s'opèrent dans le caillé par la vie de certains microbes, dont quelques-uns deviennent prédominants et forment le groupe des *tyrothrix*. Ces tyrothrix se divisent en aérobies et anaérobies. Ce sont les premiers qu'il faut sans doute rattacher au *bacillus subtilis*.

Nous n'en mentionnerons qu'une variété, le *tyrothrix tenuis*, qui peut servir de type et qui, d'après M. Lesage, jouerait peut-être un rôle dans la pathogénie de certaines formes de choléra infantile ; mais cette dernière question est loin d'être éclaircie.

Le *tyrothrix tenuis* est un microbe aérobie qui se présente sous forme de bâtonnets grêles, mobiles, assez souvent en chaînettes. Recueilli dans le fromage et cultivé dans le lait, il sécrète un ferment semblable à la présure qui coagule le lait (2) ; mais il ne sécrète pas que de la présure ; il élabore aussi un autre ferment soluble qui redissout le caillot, à la manière de la pepsine ou de la trypsine pancréatique, quoique avec des différences ; M. Duclaux l'appelle *caséase*. Si l'action de ce microbe s'arrê-

____

(1) VIGNAL. *Le bacillus mesentericus vulgatus.* Paris, 1889.

(2) Certains microbes pathogènes, cultivés dans le lait, le coagulent à la manière des *tyrothrix* : la bactéridie charbonneuse par exemple.

tait à la coagulation de la caséine et à sa transformation en caséone soluble, elle serait en somme bienfaisante et serait l'auxiliaire de la digestion.

Mais la caractéristique de tous ces ferments, c'est qu'après ces premiers actes de digestion, la caséine étant devenue assimilable, ils l'utilisent et la transforment pour les besoins de leur existence en produits variés, que l'on retrouve d'ailleurs partout où des microbes détruisent de la matière albuminoïde : leucine, tyrosine, urée et carbonate d'ammoniaque, acides de la série grasse (formique, acétique, propionique, butyrique, valérique), ammoniaque et composés ammoniacaux (valérianate d'ammoniaque), acide carbonique, eaux, gaz hydrocarbonés, hydrogène, azote. Ces corps sont d'ordinaire associés ; mais la nature ou la proportion du mélange varie beaucoup d'un microbe à l'autre, assez, d'après M. Duclaux, pour permettre de différencier des variétés.

Les bactéries peptonisantes du lait ont presque toutes la remarquable propriété de donner des spores qui résistent à des températures supérieures à 100°, ce qui est un des écueils de la stérilisation. Flügge et son élève A. Lübbert (1), ont utilisé cette propriété pour isoler et étudier les bactéries peptonisantes. Si on chauffe du lait à 90°-95°, on détruit les ferments du sucre de lait, mais on ne détruit pas les ferments de la caséine. On voit alors que ceux-ci sont représentés par deux groupes de bactéries : les anaérobies obligatoires, qui ne paraissent pas jouer un rôle pathogène ; les aérobies ou anaérobies facultatives, qui appartiennent au groupe du *bacillus subtilis* ou du *bacillus mesentericus vulgatus* et dont quelques variétés seraient pathogènes. Sur 12 variétés de cette seconde espèce, 3 seraient susceptibles de provoquer des accidents graves.

Lübbert a surtout étudié celle de ces trois bactéries que Flügge désigne du nom de *bacille I*. Ensemencé sur le lait, ce bacille laissait intacts le sucre et la graisse, mais transformait

---

(1) LUBBERT. Ueber die Natur der Giftwirkung peptonisirender Bakterien der Milch. *Zeitsch. f. Hyg. und Inf.*, t. XXII, 1896.

la caséine, sans modifier l'aspect, le goût et l'odeur de ce liquide.
Quatre lapins qui avaient pris une certaine quantité de lait ensemencé depuis 24 heures avec une culture de ce bacille ont tous
succombé en l'espace de quatre jours ; trois jeunes chiens ont
présenté, après la première prise de ce lait, une diarrhée violente et ont succombé respectivement aux cinquième, sixième et
septième jours après l'ingestion. Les chiens âgés sont réfractaires. Le bacille n'est donc pathogène que pour les jeunes animaux. A l'autopsie de ceux qui avaient succombé, on trouve une
infection et une tuméfaction notable de l'intestin. Les bacilles
se trouvaient dans l'intestin, mais faisaient défaut dans le sang ou
dans les autres organes. L'inoculation d'une petite quantité de
culture pure et récente sous la peau ou dans le péritoine de
cobayes est sans effet ; mais avec une quantité plus grande (plus
de 2 centimètres cubes), la mort survient dans la dyspnée et les
convulsions, et, à l'autopsie, on trouve une entérite intense, prin-
cipalement au niveau de l'intestin grêle, une injection du péritoine qui renferme parfois du liquide hémorrhagique. Lübbert
en conclut que ce microbe agit par une toxine. Il suppose que
cette toxine est contenue dans le corps même du bacille ; ce
qui expliquerait pourquoi il faut une grande quantité de culture
pure pour provoquer des accidents. Mais cette partie de son
travail est obscure et pleine de contradictions. Toutefois Flügge
et Lübbert ont mis en lumière des faits intéressants et bons à
retenir pour la pratique de la stérilisation et pour la pathogénie
du choléra infantile.

Quoi qu'il en soit, les travaux de Flügge et de Lübbert
tendent à démontrer que les ferments de la caséine considérés
jusqu'ici comme de purs saprophytes, sont susceptibles de devenir pathogènes. · Lesage a également rencontré dans le lait
fermenté un *bacillus mesentericus* pathogène (1). Il est intéressant de rapprocher ces faits des recherches de Charrin et de
Nittis qui, au moyen de passages par l'animal, ont pu donner au

(1) LESAGE. Infections et intoxications digestives. In *Traité des maladies
de l'enfance*, publié sous la direction de MM. Grancher, Comby et Marfan,
t. II, p. 556.

bacillus subtilis, regardé comme non pathogène, une virulence extrême qui paraît liée à une élaboration de toxines mortelles à faible dose (1).

Microbes des laits colorés. — Les laits abandonnés à eux-mêmes deviennent quelquefois colorés ; on a vu des laits bleus, des laits jaunes, des laits rouges. Ces maladies du lait sont transmissibles d'un lait à un autre, fait qui permet déjà de supposer leur nature parasitaire. La maladie du lait bleu est due au *bacillus cyanogenus* ou *syncyanus* qui donne son pigment seulement dans le lait acide, ou au *bacillus cyaneo-fluorescens* de Zangemeister. La maladie du lait rouge est causée par divers parasites chromogènes (*Micrococcus prodigiosus, sarcina rosea, bacterium lactis erythrogenes, saccharomyces ruber*). La maladie du lait jaune est due au *bacillus synxanthus*. Lorsqu'une de ces espèces a pénétré dans une laiterie, tous les échantillons du lait peuvent être inoculés jusqu'à ce qu'on ait pris les mesures de désinfection nécessaires. Les observations de Mossler et de Zundel prouvent que l'ingestion de laits colorés peut provoquer de la gastro-entérite avec phénomènes d'intoxication. Celles de Demme mettent nettement en cause la levure rouge.

En 1888, Demme a trouvé à la surface et sur les coupes d'un morceau de fromage blanc, de nombreux points framboisés formés par le *saccharomycète rouge*. Le phénomène disparut après désinfection de la laiterie et des ustensiles. En 1889, il a retrouvé le même champignon dans du lait qui avait donné lieu à de la diarrhée et à des vomissements chez sept enfants au-dessous de trois ans ; la même levure se rencontrait dans les selles des petites malades. Dans la ferme qui fournissait le lait, on avait remarqué un sédiment rougeâtre dans les vases, depuis qu'on se servait comme litière de feuilles de hêtre sèches, et l'on découvrit la même levure rouge dans les couches inférieures de la litière (*Hyg. Rundsch.*, 1er mars 1892).

____

(1) CHARRIN et DE NITTIS. Le bacillus subtilis rendu pathogène. *Société de biologie,* 10 juillet 1897.

Microbes des laits amers. — M. de Freudenreich cite comme espèces qui peuvent rendre le lait amer : le *bacille du lait amer* de Weigmann ; le *microcoque du lait amer* de Conn ; le *tyrothrix geniculatus* de Duclaux.

Microbes des laits filants ou visqueux. — La maladie du lait visqueux peut être engendrée par le *microcoque* de Schmidt Mühlheim, l'*actinobacter* (Duclaux), le *bacillus lactis pituitosi* (Lœffler), le *bacillus lactis viscosus* (Adametz, le *streptococcus hollandicus* (Weigmann) qui paraît exister sur les feuilles de la grassette (*Pinguicula vulgaris*), le *micrococcus* de Freudenreich, le *bacillus* de Guillebeau, le *bacterium Hessii*, etc. On ignore quelles modifications ces bactéries font subir au lait pour le rendre visqueux.

Levures et moisissures. — Nous avons déjà signalé l'action de certaines levures sur le lait (*saccharomyces lactis, saccharomyces ruber*).

Lorsqu'on laisse du lait se cailler et qu'on l'abandonne à lui-même, il se forme à la surface une peau épaisse qui est constituée par l'*oïdium lactis* dont il importerait de connaître les relations avec l'*oïdium albicans* du muguet.

Le *penicillium glaucum* (moisissure du pain) se développe souvent à la surface du lait aigri ; dans le fromage de Roquefort, c'est ce parasite qui provoque la formation des stries verdâtres.

Dangers des saprophytes. — *Poisons du lait corrompu.* — Nous pouvons maintenant apprécier les dangers qui résultent de la contamination et de la corruption du lait par des microbes saprophytes.

Les microbes des laits colorés, des laits filants, des laits amers sont beaucoup moins à craindre que les ferments du sucre de lait et de la caséine ; outre que leur présence est rare, ils déterminent des modifications grossières, qui frappent de suite l'attention et qui font d'ordinaire écarter le lait qui les présente.

Au contraire, les ferments du lactose ou de la caséine sont toujours présents ; les modifications qu'ils engendrent restent cachées tant que le lait n'est pas franchement aigre ou n'est pas coagulé.

Les ferments de la caséine et du lactose sont en général des saprophytes ; ils ne possèdent pas de propriétés pathogènes. On peut supposer que leur présence dans le lait, si elle n'entraînait pas une altération des éléments constituants de ce liquide, serait sans danger. Cependant cette supposition n'est pas toujours légitime. Le *bacterium coli*, dont les ferments lactiques ne sont que des variétés, inoffensif habituellement, peut, dans certains cas, acquérir une grande virulence (1) ; nous venons de voir qu'il en est peut-être de même pour les ferments de la caséine. A virulence égale, les microbes d'une même espèce sont d'autant plus nuisibles qu'ils sont plus nombreux. Pour ces raisons, il est permis de penser que quelquefois ce sont les ferments lactiques ou peptonisants eux-mêmes, et non les produits de leur vie, qui sont nuisibles. La fréquence et la gravité des diarrhées estivales des nourrissons tient peut-être en partie à la rapide multiplication de ces ferments et à l'augmentation de leur virulence sous l'action d'une température éminemment favorable à leur vie. De même, dans les longs tubes de biberons tenus sans propreté, la végétation des microbes se fait probablement dans des conditions telles que leur virulence peut augmenter beaucoup.

Mais, dans d'autres cas, ce n'est pas à l'augmentation du nombre ou de la virulence des ferments qu'il faut attribuer les propriétés nuisibles du lait corrompu ; c'est à l'altération de ses principes constituants par ces microbes. Les ferments lactiques engendrent d'abord une acidité qui peut être nuisible aux actes de la digestion ; ensuite les produits de leur vie, acide lactique, acide butyrique, acide propionique et valérique sont de véritables poisons. Les ferments de la caséine, utiles peut-être lorsque leur action ne s'étend pas au delà de la peptonisation, deviennent certainement nuisibles dès qu'ils transforment

(1) Voir LESAGE. Infections et intoxications digestives. *Traité des maladies de l'Enfance*, de Grancher, Comby, Marfan, t. II, p. 552 et suivantes, 1897.

la matière azotée en leucine, tyrosine, composés ammoniacaux
et acides gras.

Les laits qui ont subi l'influence trop prolongée ou trop
active de ces ferments sont donc impropres à l'allaitement. Ils
renferment des produits plus ou moins toxiques. Nous verrons
d'en nommer quelques-uns ; mais il peut s'en produire d'autres,
encore peu connus. Deux pourtant méritent d'être signalés en
raison de leur extrême activité.

Dans des crèmes et des fromages putréfiés qui avaient
engendré des accidents de gastro-entérite cholériforme, Vaughan a pu isoler un poison, le *tyrotoxicon*, qui se présente
sous forme d'aiguilles cristallines; on pourrait l'obtenir en
faisant agir de l'acide butyrique sur la caséine du fromage ;
peut-être le tyrotoxicon est-il identique au diazobenzol. Vaughan
pense que ce poison se produit sous l'influence de certains
microbes et qu'il est la cause du choléra infantile. Newton et
Wallace ont découvert le même poison dans du lait avarié dont
l'usage avait déterminé aussi des accidents de gastro-entérite
cholériforme. Le tyrotoxicon, très pathogène pour le chien, le
chat, le cobaye, le rat et la souris, a une action qui se rapproche
de celle de la muscarine ; il résiste à l'action des hautes températures.

Brieger a signalé un autre poison provenant du lait putréfié,
la *spasmotoxine*, qui cause des convulsions graves.

Microbes pathogènes du lait. — *Transmission des maladies infectieuses par le lait.* — On a cité, dans ces dernières
années, un assez grand nombre de faits montrant que le lait
peut être l'agent de la transmission de certaines maladies infectieuses. Ces faits sont de valeur inégale ; mais si tous ne sont
pas probants au même titre, il en est de fort clairs, dont on peut
extraire des conséquences d'une haute portée.

Les microbes pathogènes qui ont été rencontrés dans le lait
peuvent avoir les deux origines déjà signalées : une maladie
infectieuse de la femelle laitière ; une souillure accidentelle du
lait.

L'expérimentation a fixé quelques-unes des conditions de

l'élimination des microbes par le lait. Il faut d'abord que les microbes circulent avec le sang ; il faut ensuite que ces microbes altèrent l'épithélium de la glande mammaire ; on trouve ici une application de cette loi de Wyssokowitsch : les épithéliums glandulaires sains ne laissent point passer de microbes (1). En outre, Lustig et V. Trinci ont montré que l'élimination des microbes ne s'opérait guère qu'à travers une mamelle en activité (2).

Les recherches de Basch et Weleminsky ont apporté une nouvelle contribution à ce sujet. Elles ont été faites avec des bactéries pathogènes (bactéridie charbonneuse, streptocoque, bacille diphtérique, bacille pyocyanique, etc.), ou non pathogènes (bacille prodigiosus et bacilles cyanogènes).

Ces microbes étaient injectés dans le péritoine, dans les veines et sous la peau des cobayes femelles ; on examinait ensuite le lait au point de vue de la présence des bactéries injectées. Ces recherches ont montré que, parmi les nombreuses bactéries examinées, seul le bacille pyocyanique passait dans le lait et était ainsi éliminé par la glande mammaire. Les auteurs attribuent cette particularité à la propriété que possède le bacille pyocyanique, de produire des hémorrhagies viscérales ; dans ces conditions, les bacilles pyocyaniques sont entraînés avec le sang hors des vaisseaux, passent dans les canaux galactophores et sont éliminés avec le lait. C'est ainsi que s'expliquerait l'absence, dans le lait des cobayes femelles infectées, des bactéries qui ne possèdent pas de propriétés hémorrhagiques (3). Mais, il ne faut accepter cette dernière conclusion qu'avec réserves. Les faits que nous allons exposer tendent à

---

(1) D'après BIEDL et KRAUS, cette loi ne s'appliquerait pas au rein et au foie qui auraient pour fonction en quelque sorte physiologique l'élimination des bactéries. (*Zeitsch. f. Hyg. und Infectionskr.*, 1898, t. XVI, n° 3, p. 353.)

(2) LUSTIG et TRINCI. L'élimination des bactéries à travers la glande mammaire en activité. *La Settimana medica*, 13 juin 1896, n° 24. — TRINCI. I batteri nella secrezione lattea. *Lo Sperimentale*, 1898, p. 112.

(3) BACH et WELEMINSKY. De l'élimination des bactéries par les glandes mammaires *Berl. klin. Woch.*, 1897, 8 novembre, n° 45, p. 977.

prouver que si, pour éliminer des micro-organismes, il est en général nécessaire que la glande mammaire soit le siège d'une lésion, il n'est pas indispensable que cette lésion soit hémorrhagique.

Tuberculose. — Chauveau en 1868, Villemin et Parrot en 1869, ont prouvé expérimentalement que l'ingestion de matière tuberculeuse peut infecter l'organisme. D'autre part, la clinique montre tous les jours que le phtisique qui déglutit ses crachats peut tuberculiser son intestin. Or, la tuberculose est fréquente chez les bovidés. On s'est donc demandé si le lait et la viande de ces animaux tuberculeux ne seraient pas capables d'infecter l'organisme.

Bien que la contagion par le lait paraisse assez rare, son existence n'en est pas moins établie d'une manière indiscutable. Le lait étant l'aliment essentiel du premier âge, les sujets jeunes ayant une réceptivité beaucoup plus grande pour la tuberculose par ingestion, il nous importe de connaître ce mode de contagion.

Il est certain que le lait des vaches phtisiques peut rendre tuberculeux les animaux de laboratoire auxquels on le fait ingérer (Gerlach), ou auxquels on l'inocule sous la peau ou dans le péritoine (H. Martin), et partant, il est certain qu'il peut renfermer le virus. Mais, d'accord sur le fait, les auteurs sont loin de s'entendre sur sa fréquence et ses conditions. Bollinger, Nocard et Galtier avancent que le lait d'une vache n'est sûrement virulent que lorsque le pis est atteint par la tuberculose; si la tuberculose est limitée au poumon par exemple, le lait n'est pas virulent. Nocard affirme que la tuberculose mammaire est rare; Dégive et van Hersten, Bang la croient assez fréquente. D'autre part, Bang, Csokor, Ernst, Hirschberger, Koubassoff ont trouvé le lait virulent alors même que les animaux dont il provenait ne présentaient point de tuberculose mammaire. Il est vrai qu'on s'accorde à reconnaître que le diagnostic de la mammite tuberculeuse au début est très difficile. Il importe aussi de noter que, d'après Gaffky, la souillure stercorale des trayons d'une vache tuberculeuse peut introduire des bacilles dans le lait sans qu'il existe de la tuberculose mammaire. Quoi qu'il en soit, il reste avéré que le lait d'une vache phtisique peut être virulent. Ajoutons que la virulence se conserve dans les produits du lait, dans le fromage (Galtier) ; dans le beurre (Heim, Gasperini) (1).

D'autre part, il existe nombre de faits cliniques prouvant que l'usage du lait de vaches phtisiques peut déterminer la tuberculose, particulièrement chez l'enfant. Nous en citerons quelques-uns.

Stang a rapporté le fait suivant. Un médecin est appelé pour donner ses soins à un garçon de 5 ans, bien constitué en apparence, né de parents sains, dont les familles du côté du père et de la mère étaient exemptes de toute maladie héréditaire ; l'enfant succomba quelques semaines plus tard à une tuberculose miliaire des poumons avec hyper-trophie énorme des ganglions mésentériques. On apprit que, peu de temps auparavant, les parents avaient fait abattre une vache que le vétérinaire de l'abattoir avait reconnue atteinte de phtisie. Cette vache était bonne laitière et, pendant longtemps, l'enfant avait bu de son lait aussitôt après la traite.

M. Brouardel a raconté que dans une grande institution de jeunes filles, cinq pensionnaires de 14 à 17 ans moururent tuberculeuses dans un espace de deux années. Elles ne présentaient aucune tare héréditaire ; le médecin connaissait les familles dans lesquelles n'existait aucun tuberculeux. Il ne savait à quelle cause attribuer ces décès, lorsque le vétérinaire de l'abattoir eut à examiner, avant qu'elle ne fût livrée à la consommation, la vache appartenant à cette institution. L'animal avait une mammite tuberculeuse.

Ollivier et Boulay ont relaté une histoire analogue : dans un pension-nat, 6 cas de tuberculose se développèrent durant le séjour d'une vache laitière tuberculeuse dans l'étable de la maison.

Bang a relaté plusieurs observations d'infection par le lait. Nous lui empruntons la suivante. Un marchand, dont les deux filles étaient

(1) D'après LIDIA RABINOWITSCH, dans les expériences faites avec le beurre, on peut être facilement induit en erreur, car il existe souvent dans cette substance un bacille pseudo-tuberculeux (*Zeitsch. f. Hyg. und Infectionskr.*, 1898, n° 1, p. 90).

HERMANN et MORGENROTH ont fait des recherches en tenant compte de cette cause d'erreur ; ils ont reconnu que sur dix échantillons de beurre préle-vés dans le commerce, trois ont déterminé par l'inoculation aux animaux une tuberculose indéniable (*Hyg. Rundschau*, 1er mars 1898).

atteintes de chlorose, voulut leur faire boire du lait fraîchement recueilli du pis ; il se procura une bonne vache et la nourrit abondamment; elle devint néanmoins tuberculeuse et il dut la faire abattre. Une autre vache, qui prit la place de la première, contracta la pommelière à son tour, avec des lésions (probablement tuberculeuses) de la mamelle. Les deux filles moururent tuberculeuses à l'âge de 16 et 18 ans. Deux enfants plus jeunes de ces mêmes parents ont actuellement 20 et 24 ans et sont en bonne santé.

Pruemers voit, dans une même famille, trois enfants succomber à la tuberculose, à l'âge de 3 ans, bien que leurs parents et leurs grands-parents fussent en bonne santé. Ces enfants avaient été nourris avec le lait d'une vache qu'on croyait absolument saine et à qui on donnait une alimentation spéciale. Après l'abatage, on reconnut que cette bête était profondément tuberculeuse.

Il y a lieu de se demander si le lait d'une femme tuberculeuse est capable d'infecter le nourrisson. Demme a cité le fait d'un enfant qui tétait sa mère phtisique ; vers la troisième semaine de la vie, il fut pris de diarrhée rebelle, puis présenta deux fistules rectales. La mort survint à l'âge de trois ans. A l'autopsie, on trouva un abondant semis de tubercules miliaires sur le péritoire, 6 à 8 ulcérations tuberculeuses sur la muqueuse de l'intestin, une tuméfaction notable de tous les ganglions mésentériques dont un certain nombre étaient caséifiés, quelques tubercules isolés dans le foie; aucune lésion ne fut rencontrée dans le cerveau, le poumon, les plèvres, les ganglions bronchiques et le cœur (1).

Bang a fait des expériences d'inoculation avec du lait provenant de 8 femmes phtisiques. Quoique toutes ces femmes fussent atteintes d'une tuberculose avancée, il n'a jamais trouvé leur lait virulent. M. A. Moussous a obtenu des résultats analogues. Mais ces recherches ne doivent pas faire fléchir la règle qui veut qu'on interdise à toute femme tuberculeuse d'allaiter; d'abord parce que dix expériences négatives ne prouvent pas que la onzième n'eût été positive et ensuite parce qu'une femme

____

(1) DEMME. Beiträge zur Kenntniss der Tuberculöseninfection. *Wiener med. Woch.*, 1885, n° 14.

phtisique est d'ordinaire incapable de mener à bien l'allaitement.

Citons, pour terminer, des faits de tuberculose alimentaire d'une origine très spéciale et sans doute absolument exceptionnels. Ces faits ont été racontés par Demme.

Trois petits enfants, confiés à une nourrice sèche, et sans antécédents héréditaires, succombèrent, dans le cours de leur première année, à une tuberculose intestinale primitive constatée à l'autopsie. Un quatrième enfant, placé dans les mêmes conditions chez la nourrice sèche, mourut également ; et à l'autopsie, on constata des ulcérations tuberculeuses de l'intestin grêle, avec dégénérescence caséeuse des ganglions mésentériques; les autres organes étaient sains. L'examen de la nourrice sèche révéla l'existence d'une affection tuberculeuse de la mâchoire droite; il y avait une fistule communiquant avec la cavité buccale. Cette femme avait l'habitude de prendre préalablement dans sa bouche la bouillie qu'elle faisait avaler aux enfants pour en apprécier la température; il est probable que l'infection tuberculeuse des enfants provenait de cette contamination de la bouillie par la salive chargée de bacilles de cette femme.

La tuberculose par ingestion est à coup sûr beaucoup plus rare que la tuberculose par inhalation. Mais on se tromperait si on jugeait de sa fréquence d'après celle de la tuberculose intestinale. Le bacille ingéré peut traverser la muqueuse sans la léser d'une manière appréciable et se développer seulement dans les ganglions mésentériques. On est donc autorisé à compter comme faits de tuberculose alimentaire ceux dans lesquels, à l'autopsie, on trouve des lésions tuberculeuses de ces ganglions manifestement plus anciennes que toutes les autres, même quand il n'y a pas de lésions de la muqueuse intestinale. De cette manière, on constate que la tuberculose alimentaire se rencontre surtout de 1 à 5 ans et qu'elle comprend environ 8 p. 100 des cas de tuberculose observés dans cette période de la vie ; ce sont les chiffres donnés par Fadyean et Woodhead (1) ; ils concordent avec ce que j'ai observé moi-même.

(1) *Congrès international d'hygiène*, 1891.

La rareté de la contagion par le lait tient à diverses causes. Sans compter que l'ébullition et la stérilisation détruisent sûrement le virus, il ne suffit pas qu'un lait soit virulent pour qu'il transmette la tuberculose. Imlach, Gallavardin, Bollinger, Wurzburg, Nocard ont réuni des observations d'animaux ou d'enfants ayant pris longtemps du lait de vache phtisique, sans qu'ils soient devenus tuberculeux.

Dans les expériences, on fait ingérer aux animaux, en grande quantité, d'une manière répétée, des produits très virulents. Ce n'est pas ainsi que les choses se passent dans la pratique ; des bacilles très rares, très dilués, comme ils le sont d'ordinaire dans le lait, peuvent traverser le tube digestif sans produire l'infection. Ou bien, dans les laboratoires, on a recours, pour déceler la virulence du lait, à l'inoculation sous-cutanée ou intra-péritonéale infiniment plus dangereuses que l'ingestion du lait tuberculeux. Il est très vraisemblable qu'un épithélium intestinal, préalablement altéré par des lésions vulgaires, est susceptible de laisser passer plus facilement le bacille de la tuberculose. Enfin, il faut tenir compte de l'état plus ou moins réfractaire de l'organisme.

Le chauffage du lait à 70 degrés pendant une demi-heure, à 80 degrés pendant 10 minutes, à 85 degrés pendant 5 minutes, et une ébullition de 2 ou 3 minutes, détruisent sûrement le bacille de la tuberculose. Puisque les vaches sont fréquemment phtisiques, puisque lorsqu'elles le sont, leur lait est assez souvent virulent pour qu'en pratique on doive le regarder comme toujours dangereux, il faut bouillir ou stériliser le lait destiné à l'alimentation, surtout chez les très jeunes enfants.

Mais quand on a détruit le bacille de la tuberculose par la chaleur, a-t-on enlevé au lait qui le renfermait toutes ses propriétés nuisibles ?

Pasquale de Michele (1), dans des recherches exécutées au laboratoire de Maffucci, a rapporté des faits qui, s'ils étaient vérifiés, auraient une grande importance. Ayant rendu des

(1) _La Pediatria_, août 1894.

femelles tuberculeuses après le part, il a constaté que leur lait ne renfermait pas de bacilles, mais que cependant les petits qui les tétaient mouraient de cachexie ; cette cachexie était due aux toxines tuberculeuses, mais non au virus lui-même. Il en résulterait que les toxines s'éliminent par la mamelle et qu'elles peuvent créer chez les êtres nourris du lait qui les renferme une cachexie toxique, sans infection bacillaire. Les toxines tuberculeuses paraissent avoir une influence favorisante sur le bacille de la tuberculose : leur absorption ne pourra-t-elle préparer un organisme à le laisser germer ou aggraver une lésion bacillaire préexistante ? Les faits avancés par P. de Michele appellent une vérification. S'ils se confirment, il en faudra conclure qu'il ne suffit pas de soumettre le lait à l'action de la chaleur, mais qu'il faut interdire l'usage du lait provenant d'un animal tuberculeux. On ne doit pas se fier à l'aspect extérieur pour supposer qu'une bête est saine ; des vaches primées dans les concours n'en étaient pas moins tuberculeuses. Mais l'usage de la tuberculine permet de déceler sûrement la pommelière. Il faudrait donc ne faire servir à l'alimentation que le lait des animaux qui ont subi l'épreuve de cette substance.

Fièvre aphteuse. — Les bovidés sont sujets à une maladie contagieuse, bénigne chez les adultes, grave chez les jeunes, qu'on désigne sous le nom de cocotte ou de fièvre aphteuse. On a avancé que cette maladie est identique à la stomatite aphteuse des enfants et que le lait des vaches atteintes pouvait la transmettre à l'espèce humaine. Mais toutes ces assertions ont été contredites. Une cause de confusion réside dans l'absence d'une bonne définition. Les vétérinaires paraissent bien fixés sur la signification du mot *aphte*. Il n'en est pas de même des médecins : en France, en Allemagne et en Autriche, je les ai entendus appliquer le mot stomatite aphteuse à des affections très dissemblables.

Ceci étant dit, il ne paraît pas contestable qu'il existe, dans l'espèce humaine, une affection de la bouche caractérisée par de grosses vésicules, localisées surtout à la face dorsale de la langue, confluentes le plus souvent, qui s'affaissent vite et sont remplacées par une sorte d'exsudat pseudo-membraneux, que cette affection peut se communiquer de l'homme à l'homme et qu'elle sévit sur des agglomérations d'enfants qui ont bu le lait provenant de vaches atteintes de cocotte (1).

Le lait des vaches aphteuses n'est pas toujours virulent : et on avait supposé que pour qu'il le fût, il fallait que la cocotte fût intense et généralisée. Mais M. Nocard nous a fait voir que la condition principale de la souillure du lait est le siège ces aphtes sur la mamelle, et que c'est pendant la traite que le lait est mélangé au virus (2).

La contamination par le lait paraît très efficace. Les veaux nourris avec du lait de vaches atteintes de cocotte meurent dans les proportions de 50 p. 100.

En Allemagne et en Italie, on a interdit la vente du lait ces animaux atteints de cocotte. Mais il est établi que l'ébullition lui enlève sûrement sa virulence (3).

Pneumonie. — Le pneumocoque se cultive bien dans le lait. Foa et Bordoni Ufreduzzi, inoculant ce microbe à ces lapines pleines, le retrouvèrent dans le lait; l'inoculant à des lapines en lactation, ils le mirent en évidence dans le sang des petits. Ces expériences ont été répétées avec succès par M. Aymard. Il est vrai que chez les animaux, l'infection pneumonique est presque toujours généralisée, tandis que chez l'homme, surtout chez l'adulte, elle est ordinairement localisée. Il faut donc se demander si les cas où le pneumocoque passe dans le lait de la femme ne sont pas des infections généralisées. Or, justement, les deux seuls faits que nous possédions permettent de répondre par l'affirmative.

(1) DAVID. *Stomatite aphteuse et son origine.* Paris, 1887.

A. OLLIVIER. La stomatite aphteuse. *Études d'hygiène publique,* 1893. Paris, G. Steinheil (4° série).

(2) NOCARD et LECLAINCHE. *Maladies microbiennes des animaux.* Paris, 1896, p. 344.

(3) Tout récemment, Siegel a décrit un micro-organisme qu'il considère comme spécifique de la stomatite aphteuse. *Deutsche med. Woch.,* 1894, p. 426.

Bozzolo a trouvé le pneumocoque dans le lait d'une nourrice atteinte de pneumonie et d'endocardite. L'enfant resta indemne (1).

M. P. Aymard (2) a relaté l'histoire d'une nourrice qui mourut de pneumonie et dont le nourrisson succomba peu de jours après à une méningite cérébro-spinale et une péritonite fibrino-purulente à pneumocoques.

Ce dernier cas nous porte à conseiller de suspendre l'allaitement chez toute femme atteinte de pneumonie, car on ne sait jamais si une pneumonie, d'abord localisée, ne deviendra pas infectante à un moment donné.

Le microbe de la péripneumonie contagieuse des bêtes à corne est-il identique au pneumocoque ? C'est ce qu'affirment Poels et Nolen, en contradiction avec Arloing et Cornil. Dans tous les cas, Dupré et Lecuyer ont cité des observations de pneumonie infectieuse chez de jeunes enfants qui auraient bu du lait provenant de vaches atteintes de cette affection ; le lait paraît donc pouvoir transmettre la maladie.

Le pneumocoque virulent, pouvant être transporté par l'atmosphère sous forme de poussières de crachats desséchés de pneumonique, il est possible qu'il puisse souiller le lait et transmettre la maladie dans l'allaitement artificiel.

Fièvre typhoïde. — Une nourrice atteinte de fièvre typhoïde peut-elle transmettre la maladie à son nourrisson ? Schädler, Hérard et Uffelmann ont cité des cas d'enfants nourris par des mères typhiques qui prirent la maladie et moururent en quelques jours. Par contre, Gerhardt a vu cinq nouveau-nés qui ont été nourris sans inconvénients par leur mère atteinte de dothiénentérie. Mais, en pareille matière, les faits négatifs ne prouvant rien contre les faits positifs, il en résulte que toute femme atteinte de fièvre typhoïde doit suspendre l'allaitement.

Microbes de la suppuration. — Même chez les femelles

(1) *Giornale d. R. Accad. di Torino*, juin 1890, p. 536.

(2) P. AYMARD. *Recherches sur le passage des micro-organismes (et en particulier du pneumocoque) de la mère à l'enfant par le lait.* Thèse de Paris, 1891, n° 304.

saines, l'extrémité superficielle des canaux galactophores renferme des staphylocoques qui souillent les premières gouttes de la sécrétion lactée ; mais ces microbes, en petit nombre, peu ou pas virulents, n'altèrent pas le lait et n'ont aucune action nuisible sur le nourrisson.

Il n'en est plus de même dans certains états morbides ; alors le lait renferme des microbes de la suppuration (streptocoques ou staphylocoques) nombreux, doués de virulence et pouvant provoquer des accidents plus ou moins graves chez le nourrisson qui les ingère.

En 1880, Doléris a vu des streptocoques dans le lait d'une femme atteinte de fièvre puerpérale. Escherich a montré en 1886 que les pyogènes virulents se trouvent dans le lait ces femmes qui ont une inflammation de la mamelle, superficielle ou profonde, ou qui ont de la septicémie puerpérale ; dans ce dernier cas, les microbes de l'infection s'éliminent par la mamelle, tantôt en la lésant, plus souvent sans la léser.

Paul Dubois (cité par Donné) et Bouchut avaient déjà remarqué que l'ingestion d'un lait purulent est une cause de maladie pour les nourrissons. De nos jours, les recherches cliniques de M. Budin et de ses élèves ont confirmé cette remarque. M. Damourette classe ainsi les accidents qu'on peut observer chez les nourrissons dont les nourrices sont atteintes de galactophorite :

1° Accidents gastro-intestinaux, légers ou graves ;

2° Accidents d'inoculation aux muqueuses des premières voies (stomatite, abcès rétro-pharyngien, otites moyennes, conjonctivite catarrhale ou purulente, abcès sous-maxillaires, abcès sous-cutanés multiples superficiels de la tête et du cou) ;

3° Accidents d'inoculation périanale (abcès des fesses et des cuisses) ;

4° Accidents d'inoculation cutanée (furoncle, ecthyma, otite externe, abcès sous-cutanés superficiels multiples) ;

5° Accidents pyosepticémiques (septicémie suraiguë sans

manifestation locale, pyohémie, abcès cutanés multiples profonds) (1).

On a cité aussi des cas d'infection chez des nourrissons qui avaient tété le lait d'une femme atteinte de fièvre puerpérale. Quinquaud, dans sa thèse sur le *Puerpérisme infectieux*, rapporte l'histoire d'un enfant qui, dans ces conditions, mourut de péritonite, et M. Karlinski a signalé le cas d'un nouveau-né qui succomba à une parotidite suppurée. Mais les faits de cet ordre sont pour la plupart passibles d'une objection. Est-ce bien le lait qui a été l'agent de la transmission infectieuse ? Celle-ci ne s'est-elle pas opérée de la mère infectée à l'enfant par une autre voie ? A ce point de vue, la question appelle de nouvelles recherches. Je rappelle, à ce propos, que, d'après M. Roger, le lait des femmes atteintes d'érysipèle ne provoque aucun trouble chez le nourrisson.

Mammites des animaux. — Dans la *mammite suppurée contagieuse de la vache*, Nocard et Mollereau (2) ont trouvé un *streptocoque* qui coagule le lait et qu'il serait intéressant de comparer aux streptocoques de la pathologie humaine. — Nul doute que le lait qui provient des vaches atteintes de cette affection ne doive être rejeté de l'alimentation, malgré les inoculations négatives de Nocard et Mollereau, car il renferme du pus.

La *mammite grangréneuse de la brebis* (mal de pis, araignée) est une maladie contagieuse très grave, due à un micrococcus étudié par Nocard et qui fourmille dans le lait provenant des animaux malades.

Malaria. — La transmission de la malaria de la mère au nourrisson par le lait admise par Boudin, Luc, Ebrard, Leroux, Aymard, paraît peu probable à M. Rouvier (de Beyrouth) (3).

Charbon. — Les expériences de Feser (1879) et d'Emler (1880), de Garreau (1883), de Chambrelent et Moussous (1884), ont montré que si on inocule le charbon à des femelles en gestation ou en lactation, la bactéridie peut passer dans le lait. Bien qu'on n'ait pas cité de cas de

(1) DAMOURETTE. *Affections des nourrissons déterminées par la galactophorite de la nourrice.* Thèse de Paris, 1893. Même sujet *in Revue mensuelle des maladies de l'enfance,* janvier 1894. — Voir aussi : RAFFAELE SARRA. Étiologie des abcès multiples du nourrisson, *La Pediatria,* juillet 1893.

(2) NOCARD et MOLLEREAU. Sur une mammite contagieuse des vaches laitières. *Ann. de l'Institut Pasteur,* 1887, n° 3, p. 109.

(3) ROUVIER. *Le lait,* Paris, 1893, p. 179.

transmission du charbon à l'homme par le lait d'un animal charbon-
neux, la connaissance du charbon intestinal doit faire proscrire
l'usage du lait des mammifères infectés.

Rage. — Les expériences de Bardach, Nocard, Pasteur et Roux ont
montré que le lait de femelles rabiques est rarement assez virulent
pour déterminer la rage ; cependant leurs expériences prouvent que,
dans quelques cas, la rage pourrait bien se transmettre par le lait
d'une femelle atteinte de cette maladie. Aussi serait-il légitime d'interdire, comme en Allemagne et en Italie, la vente du lait de femelles
atteintes de rage.

Choléra des poules. — Le microbe du choléra des poules, inoculé à
des lapines en lactation, a été retrouvé par M. Chamberlent dans le
lait ; pourtant les petits qui les avaient tétées restèrent indemnes

Syphilis. — Une nourrice qui ne présente pas de lésions de syphilis
secondaires au niveau du mamelon peut-elle contaminer son nourrisson,
par le seul effet de la virulence du lait ? La majorité des auteurs répond
par la négative (1). Cependant il existe des faits publiés par Melchior
Robert qui invitent au doute (2). Woss aurait déterminé la syphilis
chez une femme saine en lui injectant sous la peau du lait fourni par
une syphilitique (3).

Voici maintenant des maladies qui ont pu se transmettre par
le lait souillé accidentellement au moment de la traite ou après
la traite.

Fièvre typhoïde. — Il est très probable, nous l'avons vu,
qu'une nourrice atteinte de fièvre typhoïde peut transmettre la
maladie à son nourrisson. Il paraît certain que le lait de vache
peut aussi transmettre la dothiénentérie lorsqu'il a été souillé
accidentellement par le bacille typhique qui s'y cultive très
bien. Elgar Buck a donné la relation d'une épidémie ayant cette
origine. A l'infirmerie de Leicester survinrent 12 cas de fièvre
typhoïde parmi les pensionnaires qui buvaient le lait non
bouilli. Un seul fournisseur desservait l'infirmerie ; il succomba
à une fièvre typhoïde. Le puits de sa ferme était voisin d'une
fosse d'aisances non étanche et débordant. *L'eau servant à
laver les vases à lait était souillée par des matières fécales.*

---

(1) Mireur. *La syphilis et la prostitution.* Paris, 1886.
(2) Rouvier. *Le lait.* Paris, 1893, p. 162.
(3) *Ann. de gynécol.*, 1877, t. I, p. 158.

Il suffit de changer l'approvisionnement du lait pour mettre fin
à l'épidémie. Les exemples de ce genre se sont multipliés depuis
quelques années.

Diphtérie. — Le bacille de Klebs-Lœffler, agent pathogène
de la diphtérie, se cultive assez bien dans le lait. Le lait peut
donc théoriquement servir d'agent de transmission de la diphtérie, et les Anglais admettent qu'il en est ainsi (Klein, Thorne-
Thorne). On cite, entre autres, l'épidémie d'Addlestone en
1879 : dans une soirée chez l'attorney général, 14 personnes
contractèrent la diphtérie pour avoir bu de la crème qu'on y
servait.

Mais d'où provient, en pareil cas, le bacille qui infecte le
lait ? Il est probable que lorsque la diphtérie existe dans une
ferme, le lait est souillé par les personnes qui font la mulsion
et par les vases qui le renferment. Mais Klein admet que la
vache peut être atteinte de diphtérie sous une forme spéciale
(éruption particulière de la mamelle et du pis) et que son lait
peut renfermer le bacille spécifique. Ces affirmations demandent
à être vérifiées. Quoi qu'il en soit, la transmission de la diphtérie par le lait est assez rare (1).

Le bacille de diphtérie a été retrouvé dans le fromage. Voici
un fait relaté par la *Médecine moderne* du 6 octobre 1894.

« Une épidémie de diphtérie éclate dans une localité de l'État de
New-York et atteint plusieurs habitants d'une fromagerie des environs,
tels que l'enfant du propriétaire et un des ouvriers occupés à la fabrication des fromages. Le conseil d'hygiène fit immédiatement fermer
la fromagerie et procéder à l'examen bactériologique des fromages
préparés depuis l'apparition de la maladie. Les recherches faites au
laboratoire de bactériologie de New-York ont démontré que ces fromages contenaient le bacille de Lœffler. C'est la première fois qu'on
constate la présence du bacille diphtérique dans le fromage. »

D'après Schottelius, dans le lait frais, les bacilles de la diphtérie trouvent un milieu exceptionnellement favorable à leur

(1) Vladimirow. Contribution à l'étude du rôle du lait dans l'étiologie
de la diphtérie. *Archives russes des sciences biologiques*, 1894, n° 2.

développement et à leur multiplication. Mais, dans le lait stérilisé, leur développement est beaucoup moins abondant.

Feinberg (1) a fait une série d'expériences pour étudier :
1° les modifications du lait ensemencé avec des bacilles diphtériques ; 2° les modifications du lait dans lequel on avait cultivé le *bacillus subtilis* et qui avait été ensemencé avec des
bacilles diphtériques ; 3° les modifications du lait ensemencé
simultanément avec les bacilles du foin et les bacilles diphtériques. Ces recherches ont montré que, dans le lait stérilisé,
le bacille diphtérique laisse intacte la caséine, mais provoque,
aux dépens du sucre du lait, une fermentation s'accompagnant
de formation d'alcool, d'aldéhyde et d'acides volatils et non
volatils. Il en est de même du lait préalablement infecté avec
des bacilles du foin, avec cette différence que, dans ce cas, il
n'y a pas de formation d'acide lactique. La prolifération des
bacilles diphtériques dans le lait n'est pas en rapport direct
avec la formation des toxines. La réaction neutre du lait exerce
une influence défavorable sur la formation de celles-ci. Si l'on
alcalinise le lait, la formation des toxines est plus active et
est en rapport avec le degré d'alcalinité du lait. Si celle-ci
dépasse un certain degré, la production des toxines diminue.
C'est dans le lait additionné de bicarbonate de soude, dans la
proportion de un demi-centimètre cube d'une solution de bicarbonate de soude à 10 p. 100 pour 50 centimètres cubes de lait,
que la production des toxines est le plus active.

Choléra asiatique. — On n'a pas trouvé le bacille virgule
dans le lait des femmes cholériques. Mais le lait de vache
coupé avec de l'eau souillée peut transmettre la maladie.
L'équipage du navire *Ardenclutha,* de Hambourg, fut à Calcutta
la proie d'une épidémie de choléra ; les hommes atteints avaient
bu du lait mélangé à de l'eau contaminée par des déjections de
cholériques. Le microbe du choléra asiatique se cultive bien
dans le lait stérilisé mis à l'étuve à 37° ; il le rend acide et
coagule la caséine ; dès que l'acidité devient trop grande, le

(1) *Zeitsch. f. klin. Med.,* t. XXXIII, nᵒˢ 5 et 6, p. 432, 1897.

bacille meurt ; mais, à 20°, l'acidification est lente et on peut retrouver des bacilles vivants après trois semaines. Dans le lait non stérilisé, l'acidification étant rapide par le fait d'autres microbes, le microbe succombe très vite.

Scarlatine. — Depuis assez longtemps, les Anglais citent des cas de transmission de la scarlatine par le lait de vache. Mais des discussions se sont élevées sur le mode de transmission.

Les assertions de Klein et Power, d'après lesquelles les vaches seraient sujettes à la scarlatine sous des formes variées (perte des poils et état languissant, ou pustules de la mamelle), ont été combattues victorieusement par Crookshank. Le *streptococcus* décrit par Klein comme le microbe de la scarlatine, n'est autre que le *streptococcus pyogenes*. L'opinion de W. Stickler, pour qui la scarlatine prendrait chez les bovidés l'aspect de la fièvre aphteuse, ne repose sur aucune base solide.

Il ne paraît pas douteux cependant que, dans certaines épidémies, la scarlatine frappe uniquement la clientèle de certaines laiteries. Un fait de L. H. Müller semble prouver que, dans ce cas, il y a un sujet scarlatineux dans la ferme, et par conséquent il serait permis de supposer que le lait a été souillé accidentellement par le virus pendant ou après la mulsion.

Entérite hémorrhagique de la vache. — Gaffky vit survenir chez trois personnes attachées à l'Institut d'hygiène de Giessen des phénomènes d'entérite typhoïdique. Ces personnes consommaient du lait cru. On découvrit que la vache qui fournissait le lait était atteinte d'entérite hémorrhagique. Les déjections de la vache et des malades renfermaient le *bacterium coli commune* doué d'une virulence extrême. Ni le sang, ni le lait de la vache recueillis avec précaution, ne renfermaient ce microbe ; la matière fécale avait donc souillé le lait au moment de la traite.

D'après Oglesby, le lait d'une vache qui buvait de l'eau souillée directement par une fosse d'aisance et qui devint malade par la suite, communiqua à tous ceux qui le buvaient une septicémie ictérique grave.

Épidémie de diarrhée dysentériforme engendrée par le lait. — Klein (1)

(1) KLEIN. Sur un bacille pathogène, anaérobie, de l'intestin (bacillus enteritidis sporogenes). *Centralbl. f. Bakteriologie*, t. XVIII, n° 24, p. 737.

a observé dans un hôpital de Londres, une épidémie de diarrhée qui éclata subitement au mois d'octobre. Dans la même nuit il y eut 59 cas, quelques-uns graves, mais aucun ne fut mortel.

L'examen microscopique du mucus sanguinolent des selles montrait une grande quantité de bacilles, au milieu desquels se trouvaient des spores ovales, réfringentes, isolées ou agminées, libres ou enfermées, dans des bâtonnets cylindriques fréquemment disposés en chaînettes.

Des ensemencements faits avec des parcelles de liquide diarrhéique sur les milieux ordinaires donnaient d'innombrables cultures de bacillus coli; mais les flocons de mucus intestinal ensemencés en culture anaérobie dans la gélatine glucosée, ce milieu étant d'abord placé pendant dix à quinze minutes à 78° ou 80° centigrades, puis à 20°, donnaient après 24 heures de petites colonies sphériques et translucides. Au bout de 48 heures, la gélatine était liquéfiée jusqu'à sa partie supérieure et légèrement trouble. Les colonies qui s'étaient ainsi développées étaient formées de bâtonnets cylindriques, isolés ou bien par deux ou trois, ou encore en chaînettes plus longues avec des spores libres ou enfermées dans les corps bacillaires. Ces cultures dégageaient des gaz et avaient une forte odeur d'acide butyrique.

Ensemencé dans le lait, ce bacille coagulait la caséine lentement, au bout de 72 heures.

Ces bacilles avaient 6 à 4, 8 μ de longueur et 0,8 μ d'épaisseur; leurs spores libres 0,8 μ d'épaisseur et 1,6 μ de longueur. Ils présentaient des mouvements lents et peu étendus et portaient des flagelles à une de leurs extrémités et souvent aux deux. Ils ne se coloraient pas par la méthode de Gram. Avec 0,5 à 1 c. c. d'une culture vieille de quelques jours injectée sous la peau, on tuait un cobaye en 24 heures; il présentait de l'œdème gazeux sous la peau et un épanchement péritonéal. Ces deux exsudats contenaient le bacille inoculé à l'état de culture pure. Ce microbe était également pathogène pour la souris.

Une enquête faite au moment où éclata cette épidémie de diarrhée montra que tous les malades qui avaient été atteints avaient bu du lait provenant d'une même origine. Une infirmière avait également eu la diarrhée, c'était la seule qui eût bu de ce lait. Or dans ce lait suspect, Klein trouva le bacille anaérobie isolé dans les selles diarrhéiques et en conclut que ce bacille était bien la cause de l'épidémie.

L'auteur montre que les caractères de ce bacille le distinguent des bacilles butyriques de Hueppe et de Botkin, du *clostridium butyricum* et du bacille de l'œdème malin et il propose de l'appeler *bacillus enteritidis sporogenes*.

Vitalité de divers microbes pathogènes dans le lait. — Combien de temps peuvent vivre les microbes pathogènes dans le lait ?

Notons d'abord, d'après M. Honigmann, que le lait ne possède aucun pouvoir bactéricide, du moins à l'égard des bacilles cholérique et typhique et des staphylocoques.

M. Sabrazès (1) a stérilisé du lait de vache à l'autoclave, deux à trois heures après la traite ; il l'a ensemencé ensuite en surface avec du bacille de Koch et laissé pendant deux mois et demi à l'étuve à 39°. A cette date, il n'existe aucune différence entre ce lait et un lait témoin ; le bacille tuberculeux ne s'est pas développé ; l'analyse démontre que la composition du milieu n'a pas varié. Par contre, l'inoculation en série au cobaye des laits ensemencés reste positive. Si le bacille tuberculeux ne se développe pas dans le lait, même à la température optima de 39°, il n'en reste pas moins vivant dans ce milieu et cela pendant plusieurs mois.

M. Galtier a étudié la vitalité du bacille de la tuberculose dans les produits du lait. En faisant coaguler à la façon ordinaire du lait normal auquel il ajoutait du virus tuberculeux, il a obtenu du fromage et du sérum dans lesquels le bacille se conservait plusieurs mois, voire même pendant une année. M. Bang a fait des constatations analogues. Gasperini après avoir intimement mélangé à du lait le virus tuberculeux, en fait du beurre, dans lequel il retrouve des bacilles de Koch. Ce beurre s'est encore montré virulent après 100 à 120 jours.

M. Heim a cherché combien de temps peuvent vivre dans le lait et ses produits les microbes du choléra, du typhus abdominal et de la tuberculose. Pour se tenir sur le terrain de la pratique, il a expérimenté spécialement sur du lait *non stérilisé*. Mais avec cette méthode, les résultats obtenus sont très variables ; ce que nous venons de dire au sujet de la vitalité du bacille du choléra dans le lait en donne la raison. Quoi qu'il en soit, voici le tableau dans lequel M. Heim a consigné la durée

_____

(1) *Soc. de biologie*, 23 avril 1898.

maxima de vitalité dans le lait non stérilisé ou ses produits :

	CHOLÉRA	FIÈVRE TYPHOÏDE	TUBERCULOSE
Lait............	6 jours	35 jours	10 jours
Beurre.........	32 —	21 —	30 —
Fromage blanc ..	0 —	1 —	2 —
Petit lait........	2 —	1 —	14 —
Fromage........	1 —	3 —	15 —

Dans le lait *stérilisé*, Heim a vu que le bacille du choléra garde sa vitalité plus de quatre semaines, celui de la fièvre typhoïde quatre mois. Ces différences montrent à quel point la concurrence vitale des microbes et l'acidité du milieu peuvent changer les résultats (1).

(1) Duclaux. De la vitalité des divers microbes pathogènes dans le lait. *Annales de l'Institut Pasteur*, 1890, p. 185.

CHAPITRE V

Falsifications du lait. Analyse pratique du lait.

Sommaire. — I. Falsifications communes du lait.
II. Analyse pratique du lait. Action de la chaleur. Phénomène de la décoloration du carmin d'indigo. Densité. Réaction. Dosage de la matière grasse. Examen microscopique.
III. Conclusion.

I. — Falsifications. — Le lait de vache, lorsqu'il passe par un certain nombre d'intermédiaires avant d'arriver au consommateur, est presque toujours l'objet de falsifications. Les plus usitées sont l'écrémage et le mouillage; le premier consiste à enlever au lait une partie de sa crème, environ la moitié; le second dans l'addition d'eau. Sous l'influence de ces opérations, l'opacité du lait diminue, sa teinte passe du blanc jaunâtre au blanc bleuâtre, sa saveur devient sèche et plate. Pour lui restituer ses qualités physiques, on y introduit diverses substances :

1º Des substances colorantes : carottes, oignons torréfiés, caramel, pétales de souci, extrait de chicorée, rocou, etc.

2º Des substances qui ont pour but d'en augmenter la densité et d'en relever la saveur : décoction de son ou diverses farines, gélatine, gomme, jaune d'œuf, sucre, dextrine, sel, blanc d'œuf battu.

3º Des cervelles d'animaux pour remplacer les globules gras enlevés par l'écrémage.

Un autre genre de falsification consiste à introduire dans le lait pour le conserver des substances plus ou moins toxiques : acide borique, acide salicylique, etc. ; ou, pour masquer la fermentation lactique, des alcalins, surtout du bicarbonate de soude.

M. Denigès (de Bordeaux) a découvert une sophistication dangereuse : l'addition de chromates qui agissent comme antiseptiques et comme colorants. Le même auteur a attiré l'attention sur une autre falsification, usitée d'abord à l'étranger, mais qui commencerait à l'être en France : l'addition d'aldéhyde formique (formaline), à la dose de 30 à 50 centig. de produit anhydre. Certains industriels auraient même poussé l'audace jusqu'à renfermer le lait additionné de formaldéhyde dans des récipients semblables à ceux dans lesquels le public a l'habitude de trouver le lait stérilisé par la chaleur (1).

Pour éviter les inconvénients très graves qui résultent de ces falsifications, il faut se procurer le lait d'une vache du voisinage, à la traite de laquelle on peut assister; ou, quand cela est impossible, comme dans les grandes villes, acheter du lait stérilisé d'une marque connue. Si toutefois on a des doutes sur la pureté du liquide, on le soumettra à un chimiste qui en fera une analyse complète.

II. — ANALYSE PRATIQUE DU LAIT. — L'analyse complète du lait est une opération longue et délicate que des chimistes exercés peuvent seuls mener à bien ; nous renvoyons là-dessus aux traités spéciaux.

Dans la pratique, on se contente de procédés d'examen rapides, approximatifs, dont il faut essayer de déterminer la valeur relative.

On apprécie sommairement les qualités et la richesse du lait en recherchant :

1° Comment ce liquide se comporte sous l'influence de la chaleur.

2° En étudiant le phénomène de la décoloration du carmin d'indigo par le lait.

3° En mesurant sa densité.

(1) LANGLOIS. Les conservateurs du lait. *La Presse médicale*, 12 août 1897, n° 66, t. VII.

4° En déterminant sa réaction.

5° En dosant sa matière grasse.

6° En pratiquant l'examen microscopique.

Action de la chaleur. — D'après la commission municipale du lait de 1897, le lait ne pourra être considéré comme acceptable que s'il supporte sans se coaguler les deux opérations suivantes : 1° séjour d'un quart d'heure à une température comprise entre 30° et 40° centigrades ; 2° ébullition prolongée pendant 5 minutes. Le lait qui se coagule sous l'influence de la chaleur a subi un commencement de fermentation et est impropre à l'alimentation.

Décoloration du carmin d'indigo par le lait. — D'après M. Vaudin, il est assez difficile d'être fixé sur l'âge du lait par sa coagulation ou sa non-coagulation sous l'influence de la chaleur et il est préférable d'utiliser la propriété que possède un lait de décolorer le carmin d'indigo d'autant plus rapidement que la flore microbienne de ce lait est plus développée. Le carmin d'indigo se décolore sous l'influence des agents réducteurs et reprend sa coloration sous l'influence des agents oxydants. Si on ajoute à du lait une ou deux gouttes de carmin d'indigo de façon à le colorer en bleu pâle, au bout d'un temps variable suivant l'âge du liquide et la température ambiante, le lait reprend sa teinte blanche ; la réduction qui s'est produite est le fait des bactéries aérobies du lait qui en se multipliant ont absorbé de l'oxygène. Le lait décoloré bleuit à nouveau, si on le transvase avec lenteur et en mince filet, de façon qu'il puisse s'aérer pendant l'opération. Le carmin d'indigo, réoxydé au contact de l'air, ne tarde pas à se décolorer et plus rapidement que la première fois, en raison de la multiplication des microbes. Une température élevée hâte la décoloration.

M. Vaudin propose d'utiliser cette propriété pour la surveillance du commerce du lait. Un agent prélèverait les échantillons de lait dans des flacons contenant la dose prescrite de solution d'indigo ; il inscrirait sur l'étiquette le nom du marchand, l'heure de la coloration et celle de la décoloration. La fixation du temps minimum pendant lequel le lait doit rester coloré est une chose délicate, car on doit tenir compte de la température. D'après l'auteur, le temps minimum pendant lequel un échantillon de lait doit rester coloré est de :

12 heures au-dessous de 15 degrés ;
8   —   de 15 à 20 degrés ;
4   —   au-dessus de 20 degrés.

Réaction. — Le lait de femme fraîchement recueilli est très légèrement acide (Vaudin). Un lait fortement acide provoque de la diarrhée chez le nourrisson ; cet excès de réaction acide s'observe dans les maladies de la mamelle et au moment de la menstruation (Monti). Le lait de vache fraîchement trait possède une réaction acide légère (Vaudin) ; une réaction acide franche indique une fermentation lactique avancée.

Densité. — Cadet de Vaux, Chevalier et Henry ont proposé d'apprécier la valeur du lait en mesurant sa densité à l'aide d'aéromètres spéciaux qu'on appelle galactomètres ou pèse-laits. On se sert aujourd'hui du lacto-densimètre de Quevenne pour le lait de vache et de celui de Conrad pour le lait de femme. Ce sont des aéromètres dont la tige porte les chiffres de 14 à 42, ce qui correspond aux densités comprises entre 1014 et 1042.

D'après Monti, le lait de femme de bonne qualité doit avoir un poids spécifique compris entre 1030 et 1034.

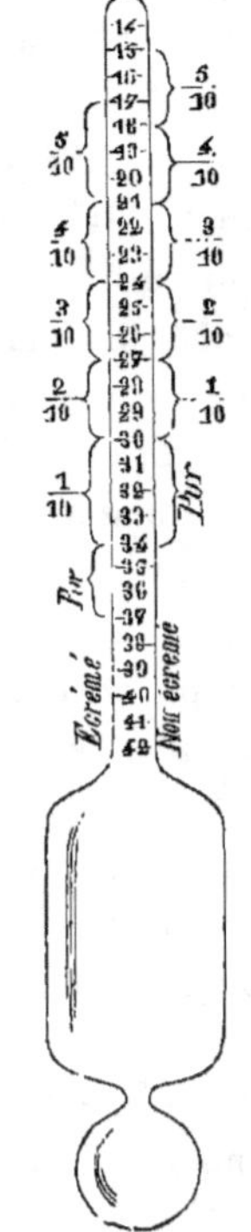

FIG. 3. — Lacto-densimètre de Quevenne.

Quand on veut connaître la qualité d'un lait de vache par la recherche de la densité, il faut déterminer d'abord s'il n'a pas été écrémé et partant il faut au préalable doser la graisse ; l'écrémage modifie en effet la densité et l'addition d'une certaine quantité d'eau compense à ce point de vue l'enlèvement d'une certaine quantité de crème. C'est pour ce motif que le lacto-densimètre de Quevenne porte deux graduations accessoires, placées à droite et à gauche de la principale, indiquant en dixième quelle quantité d'eau a été ajoutée, l'une dans le cas où le lait a été écrêmé, l'autre dans celui où il ne l'a pas été. Ainsi l'affleurement se faisant dans le lait de vache entre 1030 et 1034, le lait doit être considéré comme pur s'il n'a pas été écrêmé, et comme coupé d'un dixième d'eau si on lui a enlevé une partie de sa crème.

La graduation des lacto-densimètres est établie pour une température de 15°. Une table indique la correction à faire pour les autres températures.

Les pèse-laits exposent à des erreurs ; ils sont souvent inexacts et mal construits (Duclaux). Pour donner des résultats de quelque valeur, ils exigent le dosage préalable de la graisse. La lacto-densimètre ne constitue donc pas un bon procédé clinique.

DOSAGE DU BEURRE. — On a imaginé une foule de procédés pour doser rapidement le beurre du lait, car on a supposé que, de la quantité de cette substance, on pouvait déduire celle des sels, du lactose, de la caséine, en se fondant sur le rapport que les analyses ont établi entre ces substances et la graisse ; or cette manière de voir est erronée, puisque ce rapport est variable, même à l'état normal. Il ne faut donc demander à ces procédés que ce qu'ils peuvent donner, c'est-à-dire le dosage approximatif du beurre. Ce résultat est assez précieux par lui-même.

Pour doser rapidement et avec facilité la quantité de graisse qui existe dans le lait, on en a mesuré l'opacité ou la viscosité ; on a compté les globules gras au microscope ; ces procédés sont très incertains. La méthode de lacto-butyrométrie découverte par Marchand (de Fécamp) et perfectionnée par Adam et par Gerber donne des résultats supérieurs.

Lactoscopes. — Le lait est d'autant plus transparent qu'il est plus pauvre en matière grasse. Donné eut l'idée de doser le beurre en mesurant l'opacité du liquide avec un instrument

spécial. C'est un récipient où l'on introduit le lait et dont les
deux faces sont formées de glaces parallèles ; on rapproche
ces glaces pour déterminer l'épaisseur maxima de la couche
de lait qui permet d'apercevoir les contours de la flamme d'une
bougie, placée à un mètre de distance, dans une chambre obscure. Une graduation donne l'écartement des glaces d'où l'on
déduit la quantité de beurre au
moyen d'une table spéciale. Le
lactoscope de Vogel dérive du
même principe que celui de Donné.

Le lactoscope, construit par
Hénocque sur le modèle de son
hématoscope, n'est aussi qu'une
application de la méthode diapha-
nométrique (1).

Conrad et de Wencki, Tarnier
et Chantreuil ont indiqué les nombreuses causes d'erreur des lactoscopes.

Un moyen plus simple et presque
que aussi sûr d'apprécier l'opacité
du lait, c'est d'en mettre quelques gouttes sur l'ongle ou dans
une cuiller d'argent. Si le liquide
est opaque, il est très riche en

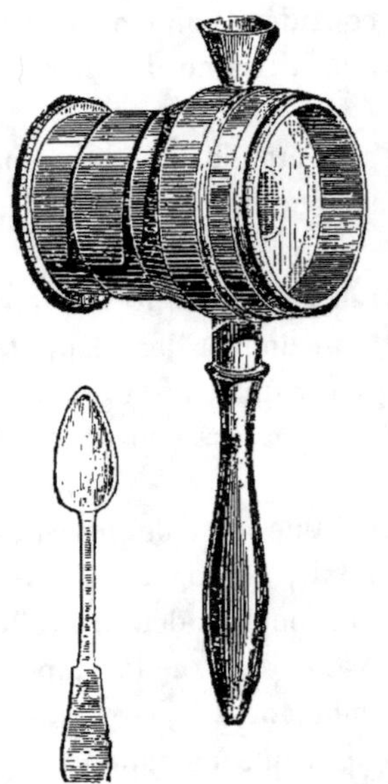

FIG. 4. — Lactoscope de Donné.

graisse ; s'il est opalescent, il est d'une richesse moyenne ; le
lait pauvre est presque transparent.

Compte-gouttes. — M. Helot (de Rouen) a imaginé de calculer la richesse du lait d'après sa viscosité mesurée au compte-
gouttes. Une seringue de Pravaz dont l'aiguille a été limée à
la pointe est successivement remplie d'eau et de lait ; chacun
de ces liquides est évacué goutte à goutte ; pour le même volume,
il y a environ 7 gouttes de lait pour 6 d'eau. Par exemple, pour
30 gouttes d'eau, on aura 35 gouttes de lait ; du lait don-

(1) GERSON. Thèse de Paris, 1892.

nant de 33 à 40 gouttes est bon ; au-dessous de 33, il est mauvais. Ce procédé ne paraît pas appelé à rendre plus de services que le simple examen du lait sur l'ongle ou dans une cuiller d'argent.

Lactomètre. — Lorsqu'on met une goutte de lait sous le champ du microscope, on peut apprécier, comme le faisait Donné, sa richesse approximative en beurre, suivant que les globules gras sont plus ou moins rapprochés.

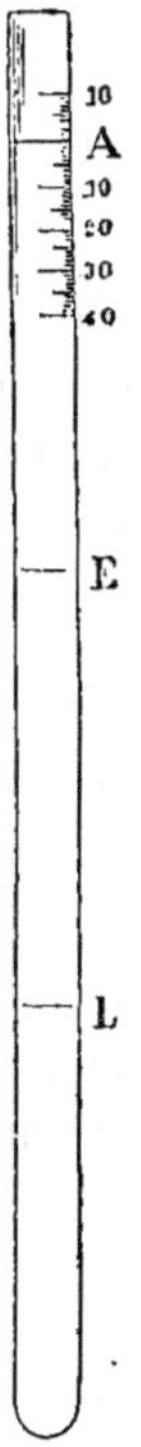

Bouchut (1) a proposé de pratiquer la numération des globules gras à l'aide d'un appareil semblable à celui qui permet de compter les globules du sang.

Cette méthode est compliquée et très sujette à erreur en raison de la nécessité d'une dilution préalable et de l'inégalité de volume des globules.

Lacto-butyromètres. — E. Marchand (de Fécamp) a imaginé, en 1854, un appareil de dosage du beurre qui a été perfectionné depuis par Amand Adam et par Gerber. Les lacto-butyromètres sont très usités aujourd'hui ; ils donnent avec rapidité, sans outillage compliqué, des résultats suffisamment exacts pour la pratique. La description du lacto-butyromètre de Marchand permettra de se faire une idée du principe qui a présidé à la construction de tous ces appareils.

FIG. 5.- Lacto-butyromètre de Marchand.

Une éprouvette de verre est divisée par des traits en trois parties de 10 centim. cubes chacune ; dans la première on verse du lait, on y ajoute une ou deux gouttes de lessive de soude caustique et on agite ; la seconde est remplie d'éther ; on agite et on remplit la troisième avec de l'alcool à 90° versé goutte à goutte. L'éprouvette est maintenue pendant une demi-heure dans un bain-

(1) BOUCHUT. *C. R. de l'Acad. des Sciences*, 12 octobre 1877.

marie à 40° C. environ. A cette température, la graisse est liquide et monte à la surface, sauf une certaine quantité évaluée à 12 gr. 6 par litre, qui est retenue par l'éther. On lit le nombre de degrés occupés par la couche de graisse ; chacun d'eux correspond à 2 gr. 33 de beurre par litre de lait. Soit x la quantité de beurre cherchée et n le nombre de degrés ; on aura :

$$x = 12\,\text{gr. } 6 + n \times 2\,\text{gr. } 33.$$

L'emploi des lacto-butyromètres exige une certaine habitude ; un léger excès d'éther peut fausser les résultats. Aussi ce procédé est-il resté entre les mains des pharmaciens et des chimistes.

On doit considérer comme lait de vache très bon celui qui renferme plus de 40 gr. de beurre par litre ; — comme lait bon, celui qui en renferme de 35 à 40 gr. ; — comme lait médiocre, celui qui en renferme 30 à 35 gr. ; — comme lait mauvais et à rejeter celui qui en renferme moins de 30 gr.

Quand on veut procéder au dosage du beurre dans le lait de femme, il faut avoir présent à l'esprit que la proportion de cette substance est différente dans le lait du commencement et dans celui de la fin de la tétée. Pour éviter toute erreur, l'analyse devra porter sur un mélange de parties recueillies avant et après la tétée ; ou mieux encore, deux heures environ après une tétée, on videra complètement les deux seins avec une téterelle armée d'une pompe.

Quand il s'agit de lait de vache, on devra s'assurer s'il a été soumis ou non à l'action de la chaleur ; d'après Cazeneuve et Haddon, quand il s'agit d'apprécier la matière grasse dans les laits pasteurisés, les crémomètres sont infidèles (1).

Examen microscopique. — L'examen microscopique donne sur le lait des renseignements qu'on ne peut demander à une autre méthode d'investigation ; de plus, il peut, dans une certaine mesure, suppléer l'analyse chimique sommaire. Tout médecin possédant aujourd'hui un microscope, cet examen ne doit jamais être négligé.

(1) *Journal de pharmacie et de chimie*, 1894.

Il permet d'abord de voir si le nombre des globules gras est suffisant. Dans un lait normal, ces éléments sont presque aussi rapprochés les uns des autres que les hématies dans une goutte de sang. Quand on a pratiqué souvent cet examen, on arrive à juger sa richesse en graisse assez sûrement.

Il montre en outre le volume des globules gras et nous avons déjà montré quelles inductions on peut tirer de ce caractère.

L'examen microscopique permettra surtout de chercher les corpuscules du colostrum dont la réapparition indique que la quantité de lait diminue et que sa qualité s'altère.

Il fera connaître la présence de globules du pus en cas de galactophorite ou d'abcès, la présence du sang en cas d'hémorrhagie.

Lorsqu'on a ajouté au lait, dans un but frauduleux, des farines, des fécules ou de la cervelle de mouton, le microscope permet aisément de déceler les grains d'amidon et les cellules nerveuses.

Lorsqu'on suppose qu'une maladie épidémique s'est transmise par le lait, l'examen bactériologique devra être pratiqué ; mais il ne pourra l'être avec fruit que par un spécialiste.

III. — CONCLUSION. — Il s'agit maintenant, en manière de conclusion, de déterminer ce que doit faire le médecin, à quel point son examen doit s'arrêter, celui du chimiste intervenant.

En ce qui concerne le lait de vache, le médecin doit en rechercher la source, les qualités physiques (ce sont deux points sur lesquels nous reviendrons en étudiant la stérilisation du lait) et en pratiquer l'examen microscopique. Pour tout le reste, il confiera l'analyse à un chimiste.

Pour le lait de femme, il appréciera le degré d'opacité du lait à l'aide de quelques gouttes mises sur l'ongle ou dans une cuiller d'argent ; il le goûtera pour savoir s'il est assez sucré et s'il ne possède pas de saveur anormale ; il en pratiquera l'examen microscopique pour s'assurer sommairement de sa richesse en beurre, pour déterminer le volume des globules gras, et pour constater la présence ou l'absence de corps granuleux. Il n'oubliera pas d'ailleurs qu'un lait peu opaque, un lait à petits globules

                                   LE LAIT

ou renfermant des corpuscules du colostrum, peuvent très rapidement récupérer leurs qualités normales, lorsque la nourrice est en bonne santé et l'allaitement bien dirigé. Il ne jugera pas sur ces seuls caractères les qualités de la nourrice ; il y joindra la connaissance de son état de santé et de celui de l'enfant.

Quand son exploration, forcément limitée, ne lui fournira pas l'explication de troubles qu'il suppose être dus aux qualités du lait, il demandera une analyse à un chimiste (1).

(1) Pour les procédés d'analyse du lait de femme, voir particulièrement : F. GUIRAUD. *Le lait de femme à l'état physiologique.* Thèse de Bordeaux, 1897. — CH. MICHEL. Lait de femme et utilisation de ses matériaux nutritifs dans l'organisme du nouveau-né sain. *L'Obstétrique*, 1897, n° 6, p. 518.

CHAPITRE VI

La digestion du lait chez le nourrisson.

Dans la première enfance, la digestion ne s'accomplit pas tout à fait de la même manière qu'aux autres époques de la vie. Le tube digestif est encore inachevé et incapable de digérer les aliments communs ; le nourrisson ne peut élaborer que l'aliment spécial que la nature lui prépare dans les mamelles de sa mère.

DIGESTION BUCCALE

La bouche est dépourvue de dents jusqu'au septième mois et par conséquent incapable de mastiquer ou de broyer des aliments solides. Les glandes salivaires renferment le ferment saccharificateur quelques jours après sa naissance, au moins la glande parotide (Zweifel) ; mais elles sécrètent très peu de liquide pendant les trois premiers mois, ce qui explique la sécheresse de la bouche et la fréquence du muguet à cette période de la vie. Mais la nature de l'aliment du nouveau-né rend inutile la digestion buccale. L'aliment est liquide ; il n'est donc pas nécessaire qu'il soit mastiqué et imbibé. Il renferme du sucre et ne contient pas d'amidon ; donc l'enfant peut se passer de ferment saccharifiant.

Si elle n'est pas encore organisée pour la mastication, l'imbibition et la saccharification, la bouche du nouveau-né l'est par contre très bien pour la succion. Dès la naissance, l'enfant à terme et bien portant a les muscles des lèvres, des joues, de la langue et du pharynx bien développés ; l'isthme du gosier est très étroit, se ferme facilement, ce qui favorise la transformation de la cavité buccale en ventouse. Le nouveau-né peut donc tirer le lait de la mamelle en tétant, c'est-à-dire en suçant le mamelon ; il entoure le mamelon avec ses lèvres et ses mâchoires ; il abaisse le voile du palais ; il ferme l'isthme du gosier, et opère la succion par un mouvement en arrière et en bas de la langue et du maxillaire inférieur, mouvement qui fait le vide, attire le lait dans la bouche et se trahit par la dépression des joues. Lorsqu'une série de succions ont rempli la bouche et gonflé les joues, l'enfant avale et le bruit de la déglutition est perçu à distance. La succion est, chez le nourrisson, un phénomène réflexe dont le centre, double et symétrique, serait situé des deux côtés du corps restiforme (Basch) ; la voie centrifuge est représentée par la branche sensitive du trijumeau, la voie centripète par l'hypoglosse, le facial et le rameau moteur du trijumeau.

D'après Kussmaul, le nouveau-né distingue assez bien les substances douces de celles qui sont amères, acides, salées ; mais le *sens du goût* est généralement obtus chez le nourrisson.

Peu à peu, le développement de la bouche s'opère et ses fonctions se perfectionnent. Le phénomène le plus saillant de cette évolution est la sortie des dents.

Dentition. — Les premières dents sortent en général vers six mois et demi ; ce sont les incisives inférieures médianes. Presque aussitôt après apparaissent les incisives supérieures médianes. Vers le dixième mois, se montrent les incisives supérieures latérales ; les incisives, inférieures latérales sortent du dixième au douzième mois. A un an, le groupe des incisives a d'ordinaire opéré sa sortie. A partir de ce moment, les dents font leur éruption par groupes qui sortent d'une façon assez régulière, à des intervalles déterminés. Sauf pour les incisives, dont je viens d'indiquer le mode spécial d'éruption, les dents inférieures sortent en général avant les supérieures.

Les 4 incisives médianes sortent vers.... 6 ou 7 mois.
Les 4 incisives latérales sortent vers..... 1 an.
Les 4 premières prémolaires sortent vers 1 an et demi.
Les 4 canines sortent vers............. 2 ans.
Les 4 dernières prémolaires sortent vers.. 2 ans et demi.

A 30 mois environ, l'enfant possède les 20 dents qui constituent la première dentition (dents de lait) ; ces dents sont temporaires ; vers l'âge de 7 ans, elles commencent à tomber et sont remplacées successivement, dans l'ordre même de leur apparition, par des dents définitives. Vers la sixième année, sortent les 4 premières grosses molaires qui sont définitives (21e, 22e, 23e, 24e dents) ; les secondes grosses molaires sortent vers 12 ans (25e, 26e, 27e, 28e dents) ; les dernières sortent vers la vingtième année (dents de sagesse) (29e, 30e, 31e, 32e dents).

Le retard et l'irrégularité dans l'éruption des dents indiquent un trouble dans le développement de l'enfant; ils dépendent le plus souvent de la gastro-entérite et du rachitisme; mais ils peuvent être la conséquence de toutes les maladies de longue durée.

DIGESTION GASTRIQUE ET INTESTINALE

Notions anatomiques. — L'estomac du nouveau-né et du nourrisson, rappelant les dispositions de la vie intra-utérine, a une direction presque verticale, ce qui laisse supposer que le bol alimentaire peut passer rapidement du cardia au pylore en vertu de son propre poids et ce qui explique la facilité des régurgitations chez le jeune enfant. La grosse tubérosité et l'antre pylorique sont à peine développés. L'estomac a une situation profonde ; il est presque complètement caché par le foie et le côlon transverse. Sa capacité varie avec le poids, la taille, le régime alimentaire ; en comparant les chiffres de Beneke, Fleischmann, Frolowsky, d'Astros et Zucarelli, on arrive aux moyennes suivantes :

A la naissance.............	40 à 50	centim. cubes.
A 1 mois..................	60 à 70	—
A 3 —	100	—
A 5 —	150 à 200	—
De 6 — à 1 an...........	200 à 250	—
A 2 ans.................	350	—

Bien qu'ils ne représentent que des moyennes, ces chiffres sont intéressants à connaître. Ils constituent un point de repère pour apprécier sur le cadavre l'existence de la dilatation de l'estomac. On s'en est servi aussi pour déterminer approximativement la quantité de lait à donner à chaque tétée dans l'allaitement artificiel. Mais on ne doit pas là-dessus faire des inductions trop rigoureuses, car la capacité de l'estomac est sans doute plus petite sur le vivant que sur le cadavre (1). En outre, il n'est pas prouvé qu'il soit nécessaire qu'un repas remplisse totalement l'estomac. Enfin, autre cause d'erreur, il est probable que, pendant la tétée, une partie du lait ingéré passe immédiatement de l'estomac dans l'intestin.

A la naissance, la tunique musculaire est faiblement développée ; la couche à fibres circulaires est la plus avancée (Fleischmann), sauf au niveau du cardia où le sphincter fait défaut ; la couche à fibres longitudinales vient ensuite ; quant à la couche à fibres obliques, elle est parfois absente. A partir du dixième mois, la tunique musculaire ne se distingue plus de celle de l'adulte.

(1) Pfaundler. Ueber Magencapacität im Kindesalter. *Wiener klin. Woch.*, 1897, n° 44.

La *muscularis mucosæ* n'est nettement différenciée qu'à partir du sixième mois.

Pendant la vie intra-utérine, les cellules des glandes sont d'abord globuleuses ou polyédriques : elles deviennent ensuite un peu granuleuses. A quelle époque apparaît la différenciation en cellules de revêtement et cellules principales ? Les opinions les plus contradictoires ont été émises. D'après mes recherches, cette époque est très variable suivant les sujets. Il y a des enfants qui, à la naissance, possèdent des glandes gastriques très serrées et très bien développées, avec des cellules principales et cellules de revêtement nettement différenciées ; d'autres, au contraire, qui ont des glandes courtes, peu serrées, avec des cellules à peine différenciées. On s'explique ainsi les divergences des auteurs qui ont étudié le contenu de l'estomac du fœtus, les uns ayant trouvé, les autres n'ayant pas trouvé, soit de l'acide chlorhydrique, soit de la pepsine.

L'orifice et la lumière des glandes gastriques sont plus larges chez le nourrisson que chez l'adulte. D'après Soltau Fenwick (1), les cellules mucipares de la surface sont plus nombreuses, d'où on peut déduire que, dans les premiers temps de la vie, la sécrétion de mucus est plus abondante.

Les amas lymphoïdes qui existent chez l'adulte entre le fond des glandes et la *muscularis mucosæ* sont petits et mal développés jusqu'à six mois, sauf dans la région de la petite courbure ; à partir de cet âge, ils se développent graduellement (2).

(1) Soltau Fenwick. *Disorders of digestion in infancy and childhood.* London, 1897.

(1) Soltau Fenwick, à qui nous empruntons ces détails, se sert, pour compter les amas lymphoïdes, du procédé suivant. La muqueuse étant séparée de la musculaire sous-jacente, est plongée pendant quelques heures dans une solution étendue d'acide acétique cristallisé ; les amas lymphoïdes apparaissent comme des taches opaques au milieu du tissu gonflé et gélatineux. Si, au préalable, on a coupé la muqueuse en morceaux de un centimètre carré, il est facile de déterminer le nombre relatif des glandes dans les différentes régions de l'organe.

Soltau Fenwick a vu ainsi que le nombre de ces amas atteint son maximum à 10 ans ; à cet âge, on en trouve 5 ou 6 par centimètre carré dans la grosse tubérosité et 10 ou 12 au voisinage du pylore. A partir de la puberté

L'*intestin* du nouveau-né et du nourrisson est remarquable par sa longueur proportionnellement plus grande que chez l'adulte. A l'état normal et pour un même âge, il existe un rapport assez constant entre la longueur de l'intestin et la longueur de la taille. Si on représente par les lettres L t i la longueur totale de l'intestin (intestin grêle et gros intestin), et par la lettre T la taille du sujet, on trouve en moyenne que (_) :

A la naissance...............	L $t\,i$ = 6 T
De 3 mois à 3 ans............	L $t\,i$ = 7 T
Chez l'adulte...............	L $t\,i$ = 5 T 1/2

Le duodénum a la forme d'un anneau au lieu de la forme en fer à cheval habituelle chez l'adulte. Sa longueur est proportionnellement beaucoup plus grande que chez l'adulte. La deuxième portion est la partie la plus basse de l'anse duodénale ; elle constitue un réservoir où peuvent s'accumuler et séjourner la bile et le suc pancréatique.

Le cæcum, à la naissance, est presque lisse, sans bosselure ; ses limites sont mal déterminées, ainsi que celles qui le séparent de l'appendice ; le cæcum a une situation très élevée, il n'est pas encore descendu dans la fosse iliaque.

L'anse sigmoïde est très longue et représente à la naissance près de la moitié du gros intestin ; elle offre des flexuosités multiples et très marquées qui la mettent en rapport avec le cæcum : elle est presque complètement contenue dans l'abdomen et non dans la cavité pelvienne très étroite.

Au point de vue de la structure, l'intestin du nourrisson est remarquable par : 1° le faible développement des parties musculaires ; 2° le développement relativement avancé de la muqueuse, particulièrement de son appareil lymphoïde ; seules les glandes de Brünner, quoique nombreuses, sont au stade initial de leur

les glandes solitaires commencent à disparaître de la région du centre, et à 40 ans, il est très difficile de retrouver leur présence sans l'aide du microscope dans la portion cardiaque.

(1) MARFAN. Le gros ventre des nourrissons dyspeptiques et l'augmentation de longueur de l'intestin. *Revue mensuelle des mal. de l'enfance,* février 1895, p. 56.

développement ; 3° la vascularisation plus grande des villosités;
4° la richesse en nerfs imparfaitement myélinisés.

Le développement et la vascularisation des villosités, l'évolution presque complète du tissu lymphoïde sont des conditions
très favorables à l'absorption du chyle. Mais l'appareil sécrétoire est moins achevé, ce qui nécessite un aliment de digestion
facile. Les caractères du tissu nerveux expliquent l'excitabilité
facile de l'intestin, mais aussi la rapidité de l'épuisement.

A l'état normal, l'*abdomen* des nourrissons est un peu proé-
minent, un peu volumineux; d'autre part, le rachis lombaire est
presque rectiligne et non curviligne comme chez l'adulte. La
cavité abdominale du nourrisson est donc très grande. C'est
qu'en effet, elle est destinée à contenir les organes de la digestion,
c'est-à-dire de la fonction la plus active à cette époque de la
vie; elle est destinée à contenir un intestin plus long; en outre,
à la naissance, le côlon pelvien n'est pas dans le bassin, mais
dans les fosses iliaques; enfin, le foie est aussi proportionnellement plus volumineux que chez l'adulte.

Les microbes du tube digestif. — Toutes les cavités de
l'organisme qui communiquent avec l'extérieur sont habitées
par des parasites, même à l'état de parfaite santé; parmi elles, il
n'en est pas de plus peuplées que le tube digestif, et dans
celui-ci, deux segments sont plus peuplés que les autres, la
bouche et l'intestin.

Dès la naissance, les parasites y sont introduits par le lait,
ou y pénètrent par l'intermédiaire de l'air et de tout objet qui
arrive au contact de la bouche. Il en est qui paraissent ne prospérer que dans le tube digestif, car on ne les retrouve pas facilement dans le milieu extérieur. Certains se rencontrent dans
tous les segments du tube digestif; d'autres semblent habiter
plus spécialement telle ou telle région. Si on ne retrouve pas
dans l'intestin tous les parasites de la bouche, c'est sans doute
que l'estomac en détruit quelques-uns, et si on trouve dans
l'intestin des parasites qui ne se rencontrent que rarement dans
la bouche, c'est que le milieu buccal constitue un milieu défa-

vorable à leur vie et qu'ils ne font que la traverser sans s'y multiplier.

Ces parasites, dont le rôle en pathologie est considérable, interviennent peut-être dans la digestion normale et c'est pourquoi nous devons en faire ici mention.

Dans la bouche, on a trouvé: 1° des saprophytes : *bacillus subtilis, bacillus mesentericus vulgatus, bacterium termo, bacillus butyricus, spirillum (buccale et rugula), leptothrix buccale, oïdium albicans*, des moisissures diverses ; 2° des espèces susceptibles de devenir pathogènes: *streptococcus, staphylococcus aureus et albus, pneumococcus, diplobactérie de Friedländer, bacterium coli commune, micrococcus tetragenes, pseudo-bacille diphtérique* de Lœffler.

Toutes les bactéries de la bouche sont entraînées dans l'estomac par la déglutition du bol alimentaire. Mais toutes n'y peuvent pas pulluler. L'acidité du milieu gastrique met obstacle au développement de quelques-uns. On est d'accord toutefois pour ne plus attribuer au suc gastrique les propriétés microbicides puissantes qu'on tendait naguère à lui accorder.

On a trouvé dans l'estomac: 1° des saprophytes : *bacillus subtilis*, et variétés voisines (*bacillus ou tyrothrix geniculatus*), *bacillus lactis erythrogenes, bacillus butyricus, bacillus megaterium, spirillum rugula, leptothrix, sarcina ventriculi, oïdiums* divers, *levure alcoolique* et moisissures ; 2° des espèces susceptibles de devenir pathogènes: *staphylocoques, bacterium coli commune, bacterium lactis aerogenes, bacillus pyocyaneus*.

Dans l'intestin, les microbes trouvent une série de conditions favorables à leur pullulation : humidité, température, alcalinité, nourriture abondante, obscurité, abri dans les anfractuosités de la muqueuse. Le milieu intestinal est très pauvre en oxygène: si on songe que certains microbes aérobies s'emparent de ce gaz, on comprendra que les anaérobies peuvent aussi prospérer dans ce milieu. D'après Miller, la bile et le suc pancréatique n'ont aucune action destructive sur ces microbes.

De toutes les parties du tube digestif, c'est le duodénum où les microbes sont les moins nombreux, ce qui tient, d'après Gilbert et Dominici, à ce qu'ils y sont dilués dans le suc pancréatique et la bile. Du pylore à la valvule iléo-cæcale, leur nombre s'accroît et c'est à la fin de l'iléon qu'il atteint son maximum. A partir de la valvule iléo-cæcale, leur nombre semble décroître jusqu'à l'anus.

Escherich, étudiant les selles des nouveau-nés élevés au sein, montra qu'on y trouvait constamment et exclusivement deux bactéries dont il décrivit les caractères et qu'il dénomma : *bacterium coli commune* et *bacterium lactis aerogenes*. Plus tard, on vit que le *bacterium coli commune* est l'hôte habituel de l'intestin de tous les mammifères, qu'il peut devenir pathogène en certains cas et qu'il est le prototype d'une série de microbes variés auxquels on peut donner le nom de *bactéries coliformes* et que le *bacterium lactis aerogenes* n'en est sans doute qu'une variété : Ces bactéries sont décrites avec détails dans les traités de bactériologie. J'ai déjà exposé, au chapitre des microbes du lait, quelques notions sur leur action fermentative.

M. Peré a découvert une intéressante particularité du coli-bacille du nourrisson. Le coli-bacille de certains animaux fait de l'acide lactique *droit* dans la solution de glucose-peptone et de carbonate de chaux. Celui de l'homme adulte fait de l'acide lactique *gauche*, dont le sel de zinc est dextrogyre. Le coli-bacille du nourrisson fait de l'acide lactique *droit*, dont le sel de zinc est lévogyre. Pour expliquer cette différence, on peut se demander s'il n'y a pas, du fait du changement de l'alimentation, lorsqu'un enfant est sevré, une substitution d'un bacille à l'autre ou si le changement du régime alimentaire ne suffit pas à produire cette modification. M. Peré est porté à accepter cette dernière hypothèse, car il a démontré que les coli-bacilles donnent de l'acide lactique droit ou de l'acide lactique gauche, suivant la forme des corps azotés du milieu de culture. Ainsi le microbe du nourrisson peut faire aussi de l'acide lactique gauche comme celui de l'adulte. Il suffit, pour obtenir ce corps, soit de substituer les sels ammoniacaux à la peptone dans la solution de glucose-carbonate de chaux, soit de cultiver le microbe dans une solution neutre renfermant de l'acide lactique racémique, comme source unique de carbone, et des sels ammoniacaux comme source unique d'azote (1).

Les bactéries coliformes sont les premières qui apparaissent dans l'intestin du nouveau-né. Les recherches d'Escherich ont montré qu'il n'existe pas de germes dans l'intestin au moment de la naissance. Quelques heures après, même lorsque l'enfant n'a rien ingéré, le tube digestif renferme des microbes coliformes. Comment y sont-ils introduits ? Sans doute par l'air qui est dégluti, par la salive qui a pu être souillée au moment du passage du fœtus à travers le vagin. Cependant Escherich suppose qu'ils peuvent pénétrer aussi par l'anus. D'après Popoff, cette hypothèse est fausse et l'infection provient uniquement de la bouche. Cet auteur prend des chiens nouveau-nés et place une ligature aux deux bouts d'une anse de leur intestin ; quelques heures après, les animaux n'ayant rien ingéré, il ouvre le ventre et trouve que les parties sus-jacentes à la ligature et l'anse isolée renferment des micro-organismes, tandis que les parties sous-jacentes à la ligature sont restées stériles (2). Cependant, dans un mémoire récent, Schild admet la pénétration par la voie rectale ; l'eau du premier bain sera t une source de contamination (3).

Chez le nourrisson exclusivement nourri au sein, les selles ne renfermeraient en général, d'après Escherich, que le *bacterium coli commune* et le *bacterium lactis aerogenes*. Ces deux bactéries se retrouvent dans l'intestin de l'adulte, mais associées à d'autres microbes. Il est vrai que certaines circonstances peuvent faire disparaître ces derniers et ramener le milieu intestinal à être une culture pure de *bactéries coliformes*. C'est un point sur lequel MM. Bard et Aubert ont insisté (4).

(1) PÉRÉ. Le colibacille du nourrisson et le colibacille de l'adulte. *Société de biologie*, 2 mai 1896.

(2) *Vracht*, nᵒˢ 39, 40, 41, 1891, et *Archives de méd. expérimentale*, 1891, nᵒ 6.

(3) *Zeitsch. f. Hyg. und Infectionskrankh.*, XIX, p. 113, 1895.

(4) *Gazette hebdomadaire*, 1891, nᵒ 5.

Ces auteurs ont démontré que la *diète lactée* et la *fièvre* peuvent amener la pullulation de bacterium coli à tel point qu'il se trouve dans les selles à l'état de culture pure. Pour la fièvre, le phénomène est tout à fait remarquable; plus la température est élevée, plus on a de chance de trouver le *bacterium coli* à l'état de pureté.

Mais dans cet ordre de recherches, il faut savoir qu'il y a une cause d'erreur. M. Schmidt a vu que dans les selles des nourrissons, l'examen microscopique révèle la présence de nombreuses formes microbiennes, tandis que les cultures ne démontrent que le seul développement du *bacterium coli*; il se demande d'ailleurs si, dans les selles des nourrissons, la présence des matières grasses ne permettrait pas au bacterium coli de se colorer par la méthode de Gram (1). M. Sanarelli pense que les bactéries qui ne cultivent pas sont mortes (2). Quoi qu'il en soit, on voit que la méthode usuelle des cultures est insuffisante à résoudre la question.

Un travail récent de M. Eberle, fait sous l'inspiration d'Escherich, sur la numération des bactéries des fèces chez un nourrisson bien portant et élevé avec le lait gras de Gärtner, vient à l'appui de ces remarques. La numération des microbes sur lamelles montrait 33.021.206 bactéries par milligramme de matière ; la numération des colonies sur agar 3.518.232 et sur gélatine 1.494.104. C'est donc que nos moyens de culture sont insuffisants ou que nombre de bactéries sont mortes ou si affaiblies qu'elles ne peuvent plus germer (3).

Nous nous bornerons à dire qu'on a trouvé dans les matières fécales des nouveau-nés bien portants, mais d'une manière inconstante, voire même exceptionnelle, le *bacillus fluorescens* (non liquéfiant et liquéfiant), le *coccus porcelainé* d'Es-

<hr>

(1) SCHMIDT. Zur Kenntniss der Bakterien der Säuglings Fäces. *Wien. med. Woch.*, 1892, n° 45.

(2) SANARELLI. *Étude de la fièvre typhoïde expérimentale.* Deuxième mémoire. *Ann. de l'Institut Pasteur*, 1894, avril, n° 4, p. 218.

(3) R. EBERLE. Zählung der Bakterien und normalen Säuglingskot. *Centralbl. f. Bakt.*, 1896, n° 1.

cherich, le *bacillus subtilis*, le *proteus vulgaris*, le *bacillus pyocyaneus*.

Les bactéries de l'intestin envahissent souvent la partie adjacente des voies pancréatiques et biliaires. Les canaux pancréatiques contiennent des microbes visibles au microscope jusqu'à un et deux centimètres de leur orifice intestinal. (Duclaux. *Le lait*, p. 125.) Les voies biliaires en renferment dans le canal cholédoque (Netter) et dans la vésicule biliaire (Hanot et Létienne).

Rôle accessoire des microbes dans la digestion normale.— Avant d'exposer les principaux actes de la digestion du lait chez le nourrisson, nous devons faire une remarque. Avant la naissance de la microbie, les physiologistes admettaient que la transformation des aliments s'opère uniquement par l'influence des sucs digestifs : suc gastrique, bile, suc pancréatique, suc intestinal. En étudiant *in vitro* l'action de ces liquides sur les diverses substances alimentaires, ils étaient arrivés à la conception d'une digestion s'opérant toujours de la même manière, suivant un type déterminé, au moins à l'état normal.

Dès l'avènement de la microbie, on constata que le tube digestif est peuplé de parasites. Pasteur et Duclaux émirent l'idée que les microbes qui habitent constamment le tube digestif sont des auxiliaires utiles, peut-être indispensables des sucs digestifs. Cette idée a soulevé des objections. M. Frémy disait : « Il paraît impossible de subordonner un acte physiologique aussi nécessaire que la digestion au hasard des germes venus de l'extérieur » (1). M. Duclaux se retrancha derrière les résultats obtenus avec les tyrothrix (voir *Ferments de la caséine*). Il remarqua d'ailleurs que le fait d'une digestion microbienne n'est pas en contradiction avec les lois de la physiologie générale. Les travaux de Laurent, Schlœsing et Muntz, Frankland et Winogradsky nous ont appris qu'il y a dans le sol des microbes (*micrococcus nitrificans*) qui sont chargés de transformer l'azote des détritus organiques, lesquels sont représentés sui-

____

(1) *Sur la génération des ferments,* p. 22.

tout par l'ammoniaque, en nitrates, forme sous laquelle la plante absorbe l'azote.

M. Duclaux admet donc que les microbes servent en quelque sorte de doublure aux cellules qui sécrètent les liquides digestifs et que les actions sont si intimement mêlées qu'il est difficile de faire la part de l'une et de l'autre. Comme conséquence, la digestion d'un individu ne ressemble pas à celle d'un autre; il n'y a pas un type de digestion normale. On put alors se demander si vraiment la digestion était possible sans bactéries.

Des expériences ingénieuses de MM. Nuttal et Thierfelder (1) ont résolu la question et ont prouvé que la digestion peut s'opérer parfaitement sans microbes. Voici le principe de leurs expériences.

Ils font l'opération césarienne à une cobaye pleine avec toutes les précautions aseptiques nécessaires ; les fœtus sont mis aussitôt dans un espace clos aseptique, dans lequel circule un air pur, débarrassé de germes, et d'où les produits d'élimination, urines et excréments, sont évacués de suite. On leur fait parvenir de l'extérieur une nourriture stérile. Dans ces conditions l'animal se développe normalement et quand on le sacrifie, on ne trouve aucune bactérie dans son canal intestinal.

La digestion est donc possible sans bactéries. A la vérité, dans la pratique, il n'y a pas de digestion absolument débarrassée de l'intervention des microbes; mais il est probable qu'une digestion se rapproche d'autant plus du type normal que les bactéries ont moins d'action sur les aliments. On doit donc, dans la description de la digestion normale, s'occuper surtout de l'action des sucs digestifs et mettre au second plan, sans pourtant la négliger, l'influence des microbes.

DIGESTION GASTRIQUE

La digestion dans l'estomac est l'œuvre du suc gastrique, liquide sécrété par les glandes de cette cavité et composé

____

(1) *Zeitsch. f. phys. Chemie*, t. **XXI**, p. 109, 1895.

essentiellement de trois substances : 1° un ferment soluble qui coagule la caséine : c'est la *présure*, ou *ferment lab*, ou *pexine*; 2° un ferment soluble qui dissout et transforme en peptone le coagulum : c'est la *pepsine*; 3° des composés chlorés qui se combinent à la caséine en voie de transformation, forment des composés chloro-organiques analogues aux acides amidés (Ch. Richet), et qui, lorsque cette transformation touche à sa fin, peuvent dégager de l'acide chlorhydrique libre; mais chez le nourrisson bien portant, l'HCl libre fait défaut ou est en petite quantité.

On voit par là que les modifications du lait dans l'estomac portent surtout sur la caséine; étudions donc tout d'abord les transformations de la caséine.

Presque aussitôt après son arrivée dans l'estomac, la caséine se coagule; cette modification n'est pas due aux acides, puisque, au commencement de la digestion, le suc gastrique est neutre ou légèrement alcalin; elle s'opère sous l'influence de la présure.

La présure est toute formée chez le nourrisson, tandis que chez l'adulte, d'après Hammarsten, Arthus et Pagès, elle est à l'état de proferment (*proprésure* ou *labzymogène*), substance analogue à la propepsine, et qui donne de la présure dans une solution faiblement acide.

La présure existe dans l'estomac des fœtus nés avant terme, dans l'estomac des enfants sains ou malades. Sa présence est constante chez tous les mammifères en lactation.

La coagulation de la caséine dans l'estomac sous l'influence de la présure est achevée en moins de quinze minutes. La majorité des auteurs admet, avec M. Duclaux, que la coagulation est le résultat d'une simple modification dans le mode d'agrégation des molécules; toute la caséine du lait est coagulée par la présure; puis une partie, attaquée par les composés chlorés et la pepsine, se liquéfie et se transforme en peptone (caséone ou caséose) directement absorbable; une autre partie passe dans l'intestin à l'état de caillots et sa transformation est opérée ou achevée par le suc pancréatique. Mais

Hammarsten, Arthus et Pagès conçoivent autrement la coagulation de la caséine et partant sa digestion gastrique. La coagulation par la présure est un dédoublement en albumine soluble et en caséogène qui forme avec les sels de chaux un composé insoluble, qui est le caillot ou caséum. L'albumine soluble serait directement absorbée par l'estomac, sans avoir subi d'autres modifications ; quant au caséum, il ne serait pas digéré dans l'estomac, mais uniquement dans l'intestin par l'action du suc pancréatique. La digestion gastrique se bornerait donc à la coagulation de la caséine par la présure.

Il est probable que la différence des résultats obtenus par les expérimentateurs tient en partie à ce que les uns ont eu en vue le lait de la femme et les autres le lait de vache.

Nous avons déjà noté les différences du coagulum *in vitro*, suivant qu'il s'agit de lait de vache ou de lait de femme. Le caillot du premier forme un bloc homogène, riche en graisse, qui doit être d'une digestion difficile ; le caillot du second est en flocons très fins, pauvres en graisse, sans doute plus accessibles à l'action du suc gastrique. Cependant le caillot du lait de vache tend à se rapprocher de celui du lait de femme, lorsque le lait de vache a été stérilisé, bouilli ou pasteurisé, lorsqu'il est étendu d'eau ou d'une solution alcaline, lorsqu'il est à une basse température, lorsqu'il est agité au moment de la coagulation.

Si on extrait le contenu gastrique une demi-heure après le repas chez un enfant nourri au sein, on voit que le chyme est presque complètement liquide et filtre facilement ; chez un nourrisson élevé au lait de vache, il y a encore des caillots de caséine au bout de trois quarts d'heure. Donc le lait de femme est digéré presque en totalité dans l'estomac, tandis que le lait de vache ne l'est qu'en partie.

Une demi-heure après le repas, on trouve toujours les réactions des peptones dans le contenu gastrique, aussi bien chez les enfants sains que chez les enfants malades, qu'ils soient alimentés avec du lait de femme ou avec du lait de vache (1).

(1) SIEGFRID TOCH. *Archiv für Kinderheilkunde*, 1893, vol. XVI.

Mais les digestions artificielles avec la pepsine en liqueur ac de montrent des différences entre le lait de femme et le lait de vache. Le premier donne une peptone qui diffère par son pouvoir rotatoire de celle qui provient de la digestion du lait de vache. On a, pour le lait de femme digéré : $[\alpha]_D = -79°,5$; pour le lait de vache digéré : $[\alpha]_D = -53°,2$.

La caséine du lait de vache, qu'on suppose mélangée de nucléo-albumine, est décomposée dans ces digestions en protéoses et nucléine ou pseudo-nucléine ; celle du lait de femme, d'après Szontagh et Wroblewski, ne contient pas de nucléo-albumine et, par la digestion pepsique, ne donne que des peptones sans résidu (1).

Hayem et Winter, qui ont rencontré dans le suc gastrique retiré par la sonde les produits intermédiaires de transformation des albuminoïdes en peptones (syntonine et propeptone précédant la peptone), ont remarqué qu'avec le lait de vache, la syntonine est plus abondante et apparaît au bout d'une demi-heure.

On trouve aussi dans le contenu de l'estomac, au cours de la digestion du lait, des composés ammoniacaux (chlorhydrate d'ammoniaque), de la tyrosine, de la leucine, produits qui se forment ordinairement pendant la digestion des matières albuminoïdes.

Nous pouvons donc conclure que la caséine n'est pas seulement coagulée dans l'estomac des nourrissons, mais encore que le coagulum y est en partie liquéfié et peptonisé, et que cette seconde partie de la digestion gastrique est beaucoup plus complète lorsque l'enfant est nourri au sein que lorsqu'il est nourri avec du lait de vache.

Le sucre de lait subit en partie la fermentation lactique ; l'acidité qui apparaît 15 ou 20 minutes après le repas proviendrait pour une part de l'acide lactique. La fermentation lactique est due à certains microbes de l'estomac ; sans doute au *bacterium coli commune* et au *bacillus lactis aerogenes*. Le rôle et la destinée de cet acide lactique sont mal connus.

(1) GAUTIER. *Chimie biol.*, 2e édition, p. 704 et 705.

Il importe toutefois de noter que Zotow (1) n'a jamais pu déceler la présence de l'acide lactique dans l'estomac du nourrisson sain ; la fermentation lactique serait donc un phénomène de dyspepsie ; l'acidité normale du chyme, d'ailleurs faible, serait due surtout à l'acide chlorhydrique combiné (à ce que MM. Hayem et Winter appellent la valeur C).

Quoi qu'il en soit, on suppose que le lactose non attaqué est absorbé tel quel ou qu'il se dédouble en glycose et galactose directement absorbables, soit sous l'influence de HCl, soit sous l'influence des microbes, soit sous l'influence d'un ferment particulier (lactase); mais ces points sont encore obscurs. Ce qui paraît certain, c'est que le lactose, sous une forme ou sous une autre, est absorbé en grande partie dans l'estomac ; une minime partie est absorbée dans l'intestin.

Les sels sont absorbés en majeure partie par l'estomac.

Le beurre n'est pas modifié dans l'estomac ; il passe dans l'intestin soit libre, soit emprisonné dans des caillots de caséine.

On admet en général que l'eau est en grande partie absorbée par l'estomac ; seul, von Mering affirme qu'elle passe tout entière dans l'intestin.

Telles sont les principales modifications du lait dans l'estomac du nourrisson.

Chimisme gastrique. — Pour apprécier en clinique les troubles de la sécrétion et de la digestion gastrique, on a proposé d'examiner le chyme à diverses phases de la digestion.

Avec MM. Hayem et Winter, on étudie surtout les combinaisons du chlore du chyme. On prend pour type d'étude le chyme retiré une heure après le repas d'épreuve d'Ewald, parce que chez l'adulte sain, la digestion atteint son maximum au bout d'une heure. La digestion du lait, chez le nourrisson élevé au sein et bien portant, atteint son maximum au bout d'une demi-heure ; il faut donc, pour l'apprécier correctement, retirer

(1) Zotow. *Détermination de H Cl dans l'estomac des enfants à la mamelle, d'après le procédé de Winter.* Thèse de Saint-Pétersbourg, 1895.

le chyme une demi-heure après la tétée. Voici les chiffres normaux fournis par MM. Hayem et Winter pour les combinaisons chlorées : ces chiffres sont rapportés à 100 centim. cubes de liquide et exprimés en HCl. Dans cette nomenclature, T représente le chlore total, — F, les chlorures fixes, — H, l'acide chlorhydrique libre, — C, l'acide chlorhydrique combiné aux matières organiques et à l'ammoniaque, — A, la mesure de l'acidité totale. Lorsque l'acidité est due exclusivement aux combinaisons de l'acide chlorhydrique et à l'acide chlorhydrique libre, $A = H + C$ et le rapport $\alpha = \dfrac{A - H}{C} = 1$. S'il existe, en outre de HCl libre et combiné, des acides organiques (lactiques, acétiques, butyriques, etc.), le rapport α est plus grand que 1. Si, au contraire, HCl a formé des combinaisons volatiles autres que les chlorhydrates d'acides amidés et ne possédant pas la réaction acide, α est plus petit que 1.

	Adulte sain, une heure après le repas d'épreuve d'Ewald.	Nourrisson bien portant au sein, une demi-heure après la tétée.
$T =$	0,321	0,136
$F =$	0,109	0,045
$H =$	0,044	0,000
$C =$	0,168	0,091
$A =$	0,189	0,024
$\dfrac{A - H}{C} = \alpha : =$	0,86	0,26

Clopatt (1) et Thiercelin (2) ont obtenu des chiffres à peu près équivalents.

On doit remarquer que chez le nourrisson, 1° l'acidité totale est faible ; elle est due à l'acide lactique et surtout à C ; 2° que C est relativement fort ; 3° que T est très faible, ce qui indique que le lait détermine une excitation stomacale faible ou que l'aptitude sécrétoire de l'estomac est encore faiblement développée

____

(1) CLOPATT. Contribution à l'étude du chimisme gastrique chez le nourrisson. *Revue de médecine*, 10 avril 1892.

(2) THIERCELIN. *De l'infection gastro-intestinale chez le nourrisson*. Thèse de Paris, 1894.

chez le nourrisson ; 4° que, après une demi-heure, le rapport $\frac{T}{F}$ est le même que chez l'adulte au bout d'une heure $\left(\frac{T}{F} = 3\right)$; ce qui montre que, après une demi-heure, la digestion est à peu près aussi avancée que la digestion du repas d'épreuve chez l'adulte après une heure.

MM. Marcel et Henri Labbé (1) ont montré que le chimisme gastrique présentait quelques différences suivant l'âge des enfants. Voici les chiffres moyens qu'ils ont obtenus :

	NOUVEAU-NÉS	DE 1 à 6 MOIS	DE 6 MOIS à 1 AN	DE 1 AN à 2 ANS
T =	0,09	0,23	0,22	0,24
F =	0,05	0,16	0,17	0,12
H =	0,00	0,00	0,00	0,00
C =	0,04	0,06	0,04	0,11
A =	0,03	0,11	0,13	0,14
α =	0,75	1,75	3,68	1,11

D'où on peut tirer les conclusions suivantes :

1° Le suc gastrique des enfants au-dessous de deux ans est toujours dépourvu de HCl libre pendant la digestion ; 2° les chlorures fixes existent en proportion assez constante chez les nourrissons : leur quantité augmente rapidement pendant les premiers mois ; ils atteignent à un an leur maximum, puis décroissent ensuite ; 3° le chlore combiné et le chlore total augmentent avec l'âge ; 4° l'acidité totale, faible chez le nouveau-né, augmente très vite pendant les premiers mois, grâce aux fermentations stomacales, puis elle s'élève ensuite plus lentement, parallèlement au chlore combiné organique ; 5° le rapport α, inférieur à l'unité chez le nouveau-né, s'élève rapidement pendant les premiers mois et reste supérieur à l'unité pendant les deux premières années pour redescendre ensuite.

Chez les enfants nourris avec du lait de vache pur, et en apparence bien portants, on note que l'acidité totale est plus forte ; cette acidité n'est pas due à HCl libre, mais à l'acide lactique

(1) MARCEL et HENRI LABBÉ. Du chimisme gastrique normal chez les nourrissons. Ses modifications dans le rachitisme et au cours des entérites. *Revue mensuelle des maladies de l'enfance*, septembre 1897, p. 401.

qui se produit en plus grande abondance qu'avec le lait de femme et à la valeur de C qui est aussi plus forte. La valeur de T est plus élevée et arrive après trois quarts d'heure presque aussi haut que chez l'adulte, une heure après le repas d'épreuve. Mais le rapport $\frac{T}{F}$ est assez inconstant, tantôt plus petit, tantôt plus grand, ce qui indique une anomalie dans le chimisme, en rapport d'ailleurs avec l'élévation exagérée de α. L'élévation de α indique un excès d'acides de fermentation. Ces caractères peuvent être considérés comme l'effet d'un certain degré de gastrite avec hyperpepsie relative et fermentations anormales.

Tous les auteurs s'accordent à reconnaître que l'acide chlorhydrique libre est absent dans le chyme pendant toute la durée de la digestion stomacale du lait, chez le nourrisson sain ou malade. Mais il y a désaccord sur la question de savoir si HCl n'apparaît pas à la fin de la digestion, ou après l'évacuation du contenu gastrique dans l'intestin. D'après Reichmann, Leo, Cassel et Heubner, Wohlmann, A. Czerny, l'acide chlorhydrique apparaît vers la fin de la digestion ou après l'évacuation de l'estomac. D'après A. Czerny, chez l'enfant au sein, il se montre une heure un quart après l'ingestion, pour atteindre son maximum une heure et demie ou deux heures après ; chez l'enfant au biberon, l'HCl n'apparaît qu'environ deux heures après la tétée. Einhorn et Hayem n'auraient point trouvé d'HCl libre. M. Thiercelin n'a pas trouvé d'HCl libre chez les nourrissons bien portants ; mais chez les enfants dyspeptiques, il en a rencontré quelquefois.

L'absence d'HCl libre, au moins pendant la digestion, est attribuée à ce que la caséine et les phosphates du lait en fixent une grande quantité ; on explique ainsi pourquoi HCl apparaît plus tardivement avec le lait de vache qu'avec le lait de femme.

Marche et durée de la digestion gastrique. — On peut diviser la digestion gastrique en trois phases. Dans la première, qui dure un quart d'heure environ, la réaction du chyme restant neutre ou alcaline, la présure coagule la caséine. Dans la seconde, la réaction du chyme devient acide ; cette phase correspond à la formation de l'acide lactique et aux combinai-

sons de la caséine avec les composés chlorés du suc gastrique ;
la réaction acide est due aux combinaisons chloro-organiques
et à l'acide lactique ; cette phase terminée, l'estomac se vide ;
et alors, mais alors seulement, apparaissent chez le nourrisson
les réactions de l'acide chlorhydrique libre.

La durée totale de la digestion stomacale varie avec les sujets
et avec le régime alimentaire. D'une manière générale, chez un
nourrisson bien portant élevé au sein, l'estomac se vide une
heure et demie à deux heures après la tétée. Chez les enfants
nourris avec du lait de vache, mais bouilli et stérilisé, l'estomac
ne se vide guère que deux heures et demie à trois heures après
le repas ; si le lait de vache est pur et cru, l'évacuation n'a lieu
qu'après quatre heures, d'après Reichmann.

La paroi musculaire de l'estomac est relativement mince, au
début de la vie, et les mouvements péristaltiques sont sans
doute assez faibles chez le nouveau-né. Mais le lait de femme,
après coagulation de la caséine, reste presque liquide ; il peut
être digéré sans être brassé dans l'estomac ; il s'évacue d'autant
plus facilement dans l'intestin que, l'estomac étant presque vertical, la pesanteur aide au passage. L'insuffisance du brassage
doit faire sentir ses effets quand l'enfant est nourri avec du lait
de vache pur, à cause du volume des caillots. C'est là sans doute
une des causes de l'imperfection et du retard de sa digestion.

DIGESTION INTESTINALE. — PANCRÉAS ET FOIE

Lorsque le lait a été élaboré par l'estomac, il se présente
dans l'intestin sous la forme suivante.

L'eau, qui n'a pas été absorbée par l'estomac, mélangée au
liquide muqueux, s'évacue dans le duodénum par jets successifs. La caséine passe, en partie sous forme de petits caillots
peu modifiés, en partie sous forme de syntonine, de propeptone, de peptones, avec des composés chlorés et ammoniacaux,
des acides gras, de la leucine, de la tyrosine, des gaz (CO_2 surtout). Le lactose n'arrive qu'en petite quantité ; il a été en partie absorbé par l'estomac ; l'acide lactique passe probablement

en partie dans l'intestin. La graisse arrive non modifiée ; une partie est en suspension dans l'eau ; une autre est incorporée aux petits caillots de caséine. Les sels non dissous arrivent aussi dans ces caillots pour la plus grande partie. L'ensemble de la pâte alimentaire qui passe dans le duodénum a une réaction acide.

Quand le chyme lacté arrive dans le duodénum, il est soumis à l'action de trois sucs : le suc pancréatique, la bile, le suc intestinal.

Quelques notions sont nécessaires sur les caractères et les propriétés de ces trois liquides chez le nourrisson.

A la naissance, le *pancréas* a sa forme et sa structure normales ; ses dimensions relatives sont considérables ; il pèse 32 gr., c'est-à-dire la 1/100e partie du poids du corps, tandis que chez l'adulte il pèse de 80 à 100 gr., c'est-à-dire environ la 1/600e partie du poids du corps.

Le suc pancréatique renferme chez l'adulte trois ferments : un ferment qui, en milieu alcalin, transforme les albuminoïdes en peptones : *trypsine* ; un second qui saccharifie l'amidon : *ptyaline* ou *amylapsine* ; un troisième qui émulsionne les graisses : *stéapsine*. La trypsine existe dès la naissance, et même avant la naissance (Albertoni, Langendorff, Hammarsten) ; mais, dans les premières semaines, sa sécrétion est peu abondante. La stéapsine existe aussi dès le début de la vie. Mais il n'en est pas de même du ferment saccharifiant.

D'après Korowin, l'amylapsine fait défaut jusqu'au 20e jour ; et jusqu'au 4e mois on n'en trouve que des traces ; à partir de 6 mois le pouvoir saccharifiant est net. Zweifel a trouvé l'extrait pancréatique sans action sur l'amidon jusqu'au 18e jour. Krüeger a obtenu les mêmes résultats en opérant sur des animaux nouveau-nés. Seul E. Moro a trouvé des traces de ferment saccharifiant dans le pancréas des nouveau-nés. En somme, ce ferment est absent ou en très petite quantité dans les premiers temps de la vie ; à la vérité, le jeune enfant n'en a pas besoin, puisque le lait ne renferme point d'amidon. Mais on comprend les dangers qu'il y a à alimenter les nouveau-nés et les nourrissons avec des féculents avant la fin de la première année.

Gillet a avancé que l'extrait pancréatique des enfants morts de diarrhée a perdu toute action sur les albuminoïdes et les amylacés (1). D'après Jacubowitsch, dont les recherches ont été faites avec le suc pancréatique d'enfants ayant succombé à des affections diverses, le ferment saccharifiant garde en général son activité, la trypsine est très affaiblie, la stéapsine est absente ou très affaiblie (2).

A la naissance, le *foie*, encore très volumineux, perd sa propriété hématopoiétique et acquiert les fonctions qu'il possède chez l'adulte : biligénie, glycogénie, toxicolyse, uropoïèse. Seule, la fonction biligénique nous intéresse ici. Elle commence dès le troisième mois de la vie fœtale et la *bile* forme la majeure partie du méconium. Il semble que la quantité totale de bile excrétée par le nouveau-né et le nourrisson soit relativement plus considérable que chez l'adulte. D'après Jacubowitsch, la bile du nouveau-né est pauvre en cholestérine, en lécithine, et en graisse ; les sels minéraux y sont peu abondants, à l'exception des sels de fer. Elle ne contient qu'une faible proportion de taurocholate de soude et le glycocholate fait presque entièrement défaut : comme on a attribué aux acides biliaires une action antifermentative, on a vu là un des facteurs de la facilité des putréfactions intestinales chez le nourrisson. Par contre, la bilirubine et la biliverdine sont en grande quantité dans la bile du jeune enfant. D'après Schützenberger, la bile du nouveau-né est riche en urée. La bile n'intervient que faiblement dans la digestion ; elle paraît cependant contribuer à l'émulsion des corps gras. Cl. Bernard a montré que la bile seule n'émulsionne pas la graisse ; mais Dastre a vu que le suc pancréatique n'émulsionne la graisse qu'imparfaitement sans la bile. La bile n'est pas anti-

----

(1) H. GILLET. Note sur quelques digestions pancréatiques artificielles chez l'enfant à l'état normal et à l'état pathologique. *Annales de la policlinique de Paris*, 5 septembre 1890, n° 2.

(2) *Jahrb. f. Kinderh.*, 1898, t. XLVII, p. 195.

septique, mais peut être antitoxique (J. Teissier). Chez le nourrisson, sa faible teneur en acides biliaires est considérée par Baginski comme favorable à la digestion pancréatique ; celle-ci, peu prononcée chez le jeune enfant, s'arrêterait en milieu trop acide. La réaction de la bile chez l'adulte passait pour être alcaline ; il semble bien que la bile de la vésicule est légèrement acide, au moins chez les animaux.

Que deviennent dans l'intestin les principaux éléments constituants de la bile ? La cholestérine n'est ni absorbée ni modifiée ; elle s'élimine telle quelle avec les fèces. Les sels biliaires sont décomposés dans l'intestin en acides amidés (taurine et glycocolle) et noyau cholique ; les premiers sont réabsorbés presque entièrement et retournent au foie ; le second est réabsorbé en partie, éliminé en partie avec les fèces. Le dédoublement serait opéré par les microbes, car dans l'intestin du fœtus où les bactéries sont absentes, on trouve de l'acide taurocholique inaltéré (Zweifel).

Chez l'adulte, la bilirubine et la biliverdine se réduisent et forment l'hydrobilirubine ou urobiline ; on suppose que la réduction s'opère sous l'influence de l'hydrogène à l'état naissant produit par les fermentations microbiennes (f. butyrique en particulier). La destinée de l'urobiline est mal connue ; on suppose qu'une partie s'élimine avec les fèces auxquelles elle donne leur coloration, qu'une autre partie est réabsorbée et fixée par le foie, qu'une troisième passe dans le sang et est éliminée par l'urine sous forme de chromogène.

Dans l'intestin du fœtus, il n'y a point de microbes ; aussi, dans le méconium, rencontre-t-on les pigments biliaires normaux inaltérés (bilirubine et biliverdine) et un pigment rouge d'oxydation (Zweifel). Tandis que dans l'intestin de l'adulte, il se produit des réductions, dans celui du fœtus, il se fait des oxydations (Hoppe-Seyler).

Dans l'intestin du nouveau-né et du nourrisson, il y a réduction d'une partie seulement des pigments normaux, en sorte que les matières renferment à la fois de la bilirubine et de l'hydrobilirubine ; de plus, les phénomènes d'oxydation se produisent facilement à l'état pathologique et les selles renferment alors de la biliverdine (diarrhée verte biliaire).

Le *suc intestinal*, sécrété par les glandes de Lieberkühn, est un liquide très alcalin, qui ne paraît doué que de faibles propriétés digestives ; son rôle semble se borner à alcaliniser et à diluer le chyle pour en favoriser l'absorption et la progression. Cependant quelques auteurs admettent qu'il renferme chez les jeunes sujets un ferment capable de dédoubler le sucre du lait : lactase (1). Miura a constaté que l'intestin grêle du fœtus et du nouveau-né possède déjà le ferment qui invertit le sucre de canne et le rend absorbable (2).

Le suc particulier des glandes duodénales de Brünner, d'ailleurs peu développées chez le nouveau-né, est également alcalin et renferme du mucus ; il ne paraît pas jouer non plus de rôle digestif.

Revenons maintenant à la digestion intestinale. L'action la plus importante est la transformation de la *caséine* non modifiée dans l'estomac par la trypsine du suc pancréatique. Celle-ci est surtout active en milieu alcalin, bien qu'elle puisse agir en milieu faiblement acide. Or, justement l'acidité du chyme gastrique est neutralisée, dans le duodénum, par le suc pancréatique, le suc des glandes de Brünner et de Lieberkühn. La trypsine liquéfie la caséine coagulée et la dédouble en une peptone inaltérable qui est absorbée telle quelle (antipeptone) et en une autre (hémipeptone) qui sous l'action prolongée du suc pancréatique donne des acides amidés (leucine, tyrosine, hypoxanthine) et divers produits mal connus. Si l'enfant est nourri au sein, le chyme gastrique arrive dans le duodénum avec une partie de la caséine transformée ; son acidité est faible, les caillots non encore digérés sont très menus ; en sorte que l'action de la trypsine s'accomplit vite et bien. Mais s'il est nourri avec du lait de vache, la transformation de la caséine dans l'estomac est beaucoup moins avancée, le chyme est plus acide, les caillots plus volumineux et d'une attaque

(1) PORTIER. *Société de biologie*, 2 avril 1898.
(2) MIURA. *Zeitsch. f. Biologie*, XXXII, p. 255.

plus difficile ; et la digestion pancréatique de la matière albuminoïde est lente et imparfaite.

Le lactose a été absorbé en partie dans l'estomac ; le reste arrive dans l'intestin sous forme d'acide lactique dont la fonction bien douteuse serait de s'opposer aux putréfactions et sous forme de lactose non modifié. Celui-ci est peut-être absorbé tel quel. M. Dastre admet qu'il est dédoublé par les microbes en galactose et glycose directement absorbables. D'autres admettent comme cause de ce dédoublement l'existence dans le suc intestinal d'un ferment particulier : la lactase (1). Il ne paraît pas douteux qu'une partie du lactose subit dans l'intestin la fermentation lactique.

Le beurre arrive dans le duodénum non modifié ; une partie est libre, l'autre emprisonnée dans le coagulum de caséum ; mais celle-ci est mise en liberté dès que la trypsine a dissous le coagulum. Une petite partie de la matière grasse est dédoublée en acides gras et glycérine ; les acides gras se combinent aux alcalis des sucs digestifs pour former des savons ; cette saponification, qui est du reste faible, a été attribuée longtemps à la stéapsine ; en réalité, elle semble être le fait des microbes. La stéapsine se borne à émulsionner la graisse ; mais l'action émulsive de ce ferment, favorisée par la viscosité naturelle et la réaction alcaline du suc pancréatique, l'est aussi par la présence des savons et des acides gras libres. La graisse, qui est émulsionnée en très fines gouttelettes, est directement absorbée par les lymphatiques chylifères des villosités. L'autre partie traverse l'intestin en subissant pour une part des saponifications et des fermentations microbiennes.

Chez un nourrisson sain, alimenté avec du lait de femme, le fait le plus remarquable de la digestion intestinale, c'est sa rapidité. Après le passage du chyle dans le duodénum, elle est à peu près achevée. L'*absorption* s'opère également dans les parties supérieures de l'intestin grêle ; cela est surtout vrai pour les matières albuminoïdes ; on n'en trouve plus trace dans les portions inférieures. Comme l'a remarqué Sénator, c'est dans cette digestion et

(1) PORTIER. *Soc. de biologie*, 2 avril 1898.

cette absorption si rapides que sont les véritables causes du faible degré des putréfactions intestinales chez l'enfant nourri au sein. C'est dans le duodénum que le nombre des microbes est le plus faible. Ce nombre augmente au delà, mais la prompte disparition des matériaux putrescibles ne leur permet pas d'agir d'une manière efficace.

Après absorption des principes alimentaires, le chyle est surtout constitué en effet par les substances suivantes : les résidus biliaires dont nous connaissons la destinée ; des acides amidés, divers acides de fermentation microbienne, des savons, produits qui sont en partie absorbés par la veine porte et transformés par le foie (ainsi la leucine et la tyrosine sont changées en urée) et en partie éliminés avec les fèces ; un peu de graisse neutre et des acides qui passent dans les matières. Toutefois, il reste encore quelques parcelles de matière alimentaire non digérée et, avec les autres résidus, elles sont la proie des microbes et donnent naissance à des produits de putréfaction : indol, skatol, phénol, ammoniaque, toxines diverses, qui sont en partie aussi absorbés et transformés par le foie et en partie éliminés avec les fèces. Les phénomènes de putréfaction atteignent leur maximum dans le gros intestin. Mais, dans l'état normal, ils restent toujours peu marqués. La preuve en est dans la minime quantité des gaz du côlon et l'absence d'odeur fécale des matières.

Le trait caractéristique de la digestion normale du lait de femme est donc le faible degré de la putréfaction. Chez les enfants nourris au lait de vache pur, même quand il est stérilisé, même quand le sujet est bien portant, il n'est pas rare au contraire de constater des phénomènes de putréfaction. Nous verrons mieux d'ailleurs, en étudiant les matières fécales, quelles différences il y a dans la digestion intestinale, suivant que l'enfant est nourri avec du lait de vache ou avec du lait de femme.

Mais la facilité avec laquelle se produisent des accidents toxiques sous l'influence des troubles de la digestion permet de se demander si l'organisme du nourrisson possède les mêmes moyens de défense que celui de l'adulte contre l'infection et l'intoxication d'origine intestinale : à savoir, l'action toxico-lytique de l'épithélium intestinal admise par Stich, Heiden-ham, Charrin et Queirolo, l'action toxicolytique du foie bien établie aujourd'hui et l'action phagocytique du tissu lymphoïde de l'intestin que les travaux de Metchnikoff ont démontrée. Bien que Roger et Charrin aient reconnu le pouvoir anti-toxique du foie chez le fœtus et le nouveau-né, Hanot pense que ce pouvoir est faible chez le jeune enfant. Pour l'épithé-lium et le tissu lymphoïde de l'intestin, il est probable, si on en juge par leur développement, que leur pouvoir protecteur doit s'exercer, mais on ne sait dans quelle mesure.

DÉFÉCATION

Chez le nouveau-né et chez le nourrisson, la tunique muscu-laire de l'intestin est imparfaitement développée et les mouve-ments péristaltiques sont faibles. Zweifel a fait la remarque que, chez le fœtus, les matières contenues dans l'intestin pro-gressent avec une extrême lenteur ; chez un fœtus de trois mois, l'iléon et le côlon sont vides ; à la fin du quatrième mois seulement, le cæcum renferme du méconium ; le côlon n'en contient qu'au cinquième mois.

Après la naissance, par le fait de l'introduction d'un aliment et de l'établissement des sécrétions digestives, le tube digestif se remplit de matière et la progression devient plus active. Mais elle s'opère sans doute plus par une sorte de *vis a tergo* que sous l'influence des mouvements péristaltiques encore fai-bles. On a avancé que le chyle met six heures environ à tra-verser l'intestin du nourrisson.

En tout cas, ce qui caractérise la défécation du jeune enfant, c'est la fréquence des évacuations. D'une manière générale le nourrisson bien portant a tous les jours trois ou quatre éva-cuations pendant le premier mois de la vie ; deux ou trois pendant les cinq ou six mois qui suivent ; une ou deux dans le reste de la première année et dans la seconde année. Cette fréquence des évacuations est due à diverses causes. Le grand

nombre des repas, l'abondance relative de l'aliment, et par suite
la proportion relative plus considérable des matières fécales,
sont les facteurs principaux de cette fréquence. Il faut y joindre
l'état semi-liquide des fèces et la faiblesse du sphincter anal.
Il faut remarquer enfin que, si la tunique musculaire de
l'intestin est encore peu développée à la naissance, le cerveau
encore imparfait ne réfrénant pas les fonctions de la moelle
plus avancée en évolution, l'excitabilité réflexe est plus grande
chez le nouveau-né et le nourrisson. L'enfant du premier âge
ne résiste pas au besoin d'évacuer.

MÉCONIUM

On donne le nom de *méconium* au contenu de l'intestin
avant la naissance ; on l'appelle ainsi à cause de sa ressem-
blance avec le suc de pavot. C'est une pâte molle, homogène,
brune ou verdâtre, quelquefois presque noire, visqueuse, adhé-
rant aux doigts et aux linges, d'ordinaire inodore. Il est constitué par du mucus, des granulations grisâtres (Ch. Robin),
des granulations graisseuses, provenant peut-être de ce que
l'enfant a avalé un peu d'eau amniotique renfermant des parcelles de l'enduit sébacé qui le recouvre, des leucocytes, des
cellules épithéliales diverses : les unes pavimenteuses, provenant du pharynx (Ch. Robin) ou de l'amnios (Fœrster) ; les
autres cylindriques, provenant de l'estomac ou de l'intestin ou
de la vésicule biliaire (Ch. Robin); des cristaux de cholestérine
de petites dimensions : des cristaux d'hématoïdine. La matière
colorante, très abondante, dérive des pigments biliaires ; elle
est constituée par de la bilirubine, de la biliverdine et un
pigment rouge d'oxydation ; elle apparaît au microscope sous
la forme de petits grains isolés ou agglutinés les uns aux
autres par du mucus ; ils sont verts et deviennent violets par
addition d'acide nitrique. Le méconium a donc pour origine principale la desquamation épithéliale et la sécrétion
muqueuse de la muqueuse digestive, ainsi que la sécrétion
biliaire.

Parfois le microscope montre dans le méconium des poils qui ont été avalés avec un peu d'eau amniotique.

L'analyse chimique a permis de constater dans le méconium la présence de chlorures et de sulfates alcalins ; d'une très faible quantité de phosphates ; de l'acide taurocholique, de la mucine, une minime quantité de fer (1). Le microscope nous apprend qu'il contient de la cholestérine, de la biliverdine et un pigment rouge, de la graisse, des traces d'acides gras.

On n'y trouve pas d'urobiline, d'albuminoïdes, de peptones, de glycogène, de glycose, d'acide lactique, de leucine, de tyrosine ; on n'y rencontre aucun des produits habituels de la putréfaction, ce qui tient à l'absence de microbes ; pas de gaz, d'indol, de skatol, de phénol (2).

Ces caractères sont ceux du méconium examiné aussitôt après la naissance. Plus tard, la pénétration des microbes et l'introduction des aliments dans le tube digestif les modifient notablement.

Le méconium commence à être expulsé de 6 à 12 heures après la naissance. S'il n'y a pas eu d'évacuation après

---

(1) GUILLEMONAT. Présence du fer dans le méconium. *Soc. de biologie,* 26 mars 1898.

(2) Une ancienne analyse de méconium faite par John Davy indique dans 1000 parties :

Eau..	= 727,0
Matières solides	= 273,0
Comprenant : Mucus et épithélium	= 236,0
Cholestérine et corps gras	= 10,9
Matières colorantes biliaires	= 30,0

D'après un travail plus récent, M. Zweifel donne pour la composition de ce produit :

Eau	= 800
Cendres	= 10
Corps gras	= 7,72
Cholestérine	= 7,97

Les cendres renferment 3,41 p. 100 de phosphate ; 23 p. 100 d'acide sulfurique ; 2,53 p. 100 de chlore ; 3,44 p. 100 d'acide phosphorique ; 3,7 p. 100 de chaux ; 4 p. 100 de magnésie ; 8,6 p. 100 de potasse ; 41 p. 100 de soude. (GORUP-BESANEZ. *Traité de Chimie physiologique.*)

24 heures, l'attention du médecin doit être en éveil. Quand ce défaut d'évacuation n'est pas dû à ce que le contenu intestinal a été déjà rejeté dans l'amnios pendant le travail de la parturition, ce qui arrive surtout dans les accouchements laborieux, c'est qu'il y a rétention du méconium. Cet accident n'offre en général aucune gravité ; il est dû à l'insuffisance de l'allaitement ou à la consistance poisseuse du méconium ; d'ordinaire, soit après un lavement, soit spontanément, l'intestin finit par se libérer. Mais il faut s'assurer qu'aucune oblitération ou rétrécissement n'existe du côté de l'intestin et, si cela a lieu, agir selon les circonstances pour rétablir les voies.

Les premières évacuations de l'enfant sont exclusivement composées de méconium ; après 2 ou 3 jours, les selles n'en renferment plus ; la totalité du méconium expulsé est en moyenne de 72 grammes (Depaul).

SELLES DES NOURRISSONS

Après l'évacuation complète du méconium, les selles du nouveau-né gardent quelques jours encore une coloration verdâtre. Vers la fin de la première semaine, elles prennent la couleur jaune d'or qu'elles auront pendant toute la durée de l'allaitement naturel exclusif, si l'enfant est bien portant.

1. — Les matières fécales du nourrisson sain, élevé avec du *lait de femme*, sont remarquables par leur couleur et leur consistance. Elles ont une couleur jaune clair ou jaune d'or rappelant celle des œufs brouillés. Leur consistance est celle d'une pâte molle, semi-liquide. Elles sont homogènes, bien liées ; cependant, même à l'état normal, elles présentent parfois de petits grumeaux d'un blanc jaunâtre, constitués, non par de la caséine comme on le supposait naguère, mais par des amas de graisse. Cette consistance fluide, favorable à l'absorption, l'est aussi par cela même à l'auto-intoxication.

Les matières du nourrisson sont dépourvues d'odeur fécaloïde ; elles ont une odeur fade, ou de lait aigri qui n'est pas trop désagréable. Chez les enfants bien portants, nourris au sein, la réaction est faiblement acide ; cette réaction est due à l'acide lactique, à l'acide acétique, peut-être aux acides butyrique et valérique qui proviennent de la fermentation du lactose. Ces acides doivent se former en certaine abondance puisqu'ils sont capables de neutraliser le suc intestinal toujours alcalin. Formés par les microbes aux dépens du lactose, on a supposé qu'ils protègent la matière albuminoïde contre la putréfaction.

Un enfant au sein, âgé de moins d'un mois, et prenant un demi-litre de lait chaque jour, expulse en moyenne chaque jour 15 gr. de selles humides, soit 3 gr. de selles sèches (Michel) ; dans les mois suivants, cette quantité peut aller jusqu'à 80 gr. ; l'adulte rend en moyenne 170 gr. de selles par jour.

Parmi les caractères précédents, il en est un très important, surtout au point de vue des déductions pathologiques : la coloration. Elle dépend des pigments biliaires.

Les deux principaux pigments qu'on trouve dans la bile de la vésicule du foie, chez tout homme sain, sont la bilirubine et la biliverdine. La bilirubine, d'une couleur jaune orangé, est le pigment primitif, le seul formé par la cellule hépatique normale. La biliverdine, d'un vert foncé, résulte de l'oxydation d'une partie de la bilirubine ; cette oxydation commence dans le foie et se poursuit dans la première partie de l'intestin ; M. Dastre suppose qu'elle s'opère sous l'influence d'un ferment oxydant de la bile. Chez l'adulte, bilirubine et biliverdine, arrivées dans le gros intestin, perdent une certaine quantité d'oxygène, et, ainsi réduites, donnent de l'hydro-bilirubine (encore appelée urobiline ou sterco-biline). Cette réduction est probablement l'œuvre des microbes. Chez l'adulte, l'urobiline est le seul pigment des matières fécales. On n'y constate pas la réaction de Gmelin ; il n'y a donc pas de bilirubine ni de biliverdine. Au contraire, chez le nouveau-né et chez le nourrisson, à l'état normal, le pigment des matières fécales est surtout la bilirubine. Zweifel et Hoppe Seyler ont nié la présence de l'hydrobilirubine ; mais Wegscheider en a trouvé des traces. Puisqu'on admet que la réduction des pigments biliaires est due aux microbes, il faut supposer que l'absence de réduction chez le nourrisson tient au peu d'action des microbes ou à ce que les actions microbiennes sont différentes. Les selles jaunes du nourrisson verdissent parfois à l'air ; c'est sans doute qu'il y a un excès de bilirubine qui s'oxyde sous l'influence de l'air atmosphérique. Ce phénomène peut être regardé comme normal. Mais les selles vertes à l'émission représentent toujours un phénomène pathologique.

L'analyse chimique (1) montre que les matières fécales du nourrisson renferment une grande quantité d'eau : 80 à 85 p. 100 environ. Le résidu sec est constitué par des résidus alimentaires, des restes des liquides sécrétés, des bactéries.

Chez le nourrisson bien portant élévé au sein, l'assimilation atteint un haut degré de perfection, puisqu'il y a absorption de 96 p. 100 de la nourriture ingérée (chez l'adulte 93 p. 100).

Examinons d'abord ce qui reste des divers principes constituants du lait.

On trouve dans les matières, à peine quelques traces de matière protéique, sous forme de peptone. D'après Wegscheider, on n'y rencontrerait pas les résidus habituels de la digestion pancréatique de la caséine : leucine ou tyrosine. Mais Uffel-

(1) On doit à M. Wegscheider (*) l'analyse suivante des fèces de nourrissons :

Eau......................................	85.13
Matières organiques....................	13.71
Sels.....	1.16
	100.00

Les parties solides étaient composées des matériaux suivants (moyenne de 10 analyses) :

Mucine, restes d'épithélium, savons calcaires...........	3.39
Cholestérine..	0.32
Graisses et acides gras.................................	1.44
Extrait alcoolique......................................	0.82
Extrait aqueux...	5.35
Sels minéraux...	1.36

Parmi les matériaux provenant de la bile, M. Wegscheider a signalé la bilirubine, l'hydrobilirubine et la cholestérine. Les acides biliaires et la biliverdine n'ont pas été rencontrés.

(*) WEGSCHEIDER. *Ueber die normale Verdauung bei Saüglingen.* Diss. inaug. Strasbourg, 1875.

mann (1) prétend qu'on y voit parfois de la leucine, plus rarement de la tyrosine. Les produits de la putréfaction des matières
protéiques sont absents ; ce qui explique la faible toxicité des
matières fécales des nourrissons (Bouchard). L'indol fait o di-
nairement défaut ; on le rencontre dès qu'il y a un processus
de putréfaction ; une partie absorbée étant transformée dans
le foie en indican et s'éliminant par les urines, l'indicanu-
nurie permet de se renseigner sur le degré des putréfactions
intestinales. Le phénol et le skatol n'ont pas été rencontrés.
On a calculé que 94 à 99 p. 100 de la caséine ingérée étaient
absorbés chez le nourrisson normal, élevé au sein. D'après
Michel (2), les fèces normales d'un enfant nourri de lait de
femme, ne doivent pas renfermer plus de 6,4 p. 100 de l'azote
ingéré.

On ne trouve pas de traces de sucre dans les fèces, mais on
y rencontre des produits des fermentations du lactose, surtout
de l'acide lactique, puis les acides acétique, butyrique, valérique. La petite quantité de gaz que renferme l'intestin provient
surtout de ces fermentations (CO^2, H, CH.).

La graisse constitue la majeure partie des fèces du nourrisson.
On l'y trouve sous forme de graisse neutre (globules graisseux),
de cristaux d'acides gras, et surtout de savons calcaires
(oléate, palmitate, stéarate de chaux). On ne s'entend guère
sur la teneur des fèces desséchées du nourrisson en matières
grasses : chez les enfants au sein, Wegscheider l'évalue de
9 à 12 p. 100 ; Tchernow de 20 à 30 p. 100 ; Michel à
20 p. 100 (3). Cette forte proportion de graisse non assimilée
est remarquable. Il semble qu'une bonne digestion du lait
exige un excès de beurre, dont une partie n'est pas absorbée.

Les grumeaux blanchâtres, semblables à des morceaux de fromage
blanc, que l'on rencontre fréquemment dans les selles d'enfants qui
souffrent de troubles digestifs ne sont pas, comme on l'a dit, formés

(1) UFFELMANN. Untersuchungen über das microscopische und chemische
Verhalten der Fœces. *Deutsch. Archiv f. klin. Med.*, XXVIII. 137-175.
(2) MICHEL. *L'Obstétrique*, 1897, n° 6, p. 518.
(3) MICHEL. *L'Obstétrique*, 1897, n° 6, p. 518.

de caséine non digérée. Ceux qui sont mous sont constitués, ainsi qu'Uffelmann l'a bien montré, de gouttelettes graisseuses agglutinées par une substance spéciale (innominée) ; les grumeaux plus durs sont formés de savons calcaires en aiguilles et de bactéries.

Les matières minérales représentent 10 p. 100 des matières desséchées. L'absorption des sels du lait se fait dans la proportion de 80 à 89 p. 100 ; celle de la chaux de 59,42 p. 100 et celle de l'acide phosphorique dans la proportion de 91,63 p. 100 (Michel). C'est donc l'utilisation des substances minérales et en particulier de la chaux qui est la plus imparfaite.

Les résidus biliaires sont abondants; on retrouve dans les selles des pigments biliaires (voir plus haut) et de la cholestérine. On admet en général la présence de l'acide cholalique, quoique Wegscheider ne l'ait pas constatée. On retrouve dans les selles un ferment saccharifiant (Wegscheider, Moro), un ferment inversif (Jacks, Miura), un ferment peptonisant (Baginski) ; ce dernier serait identique à la trypsine et non à la pepsine. On trouve enfin dans les matières une petite quantité de mucine.

L'*examen microscopique* montre partout des globules gras du lait et des savons calcaires sous forme de plaques vitreuses polygonales, incolores ou jaunâtres. On peut voir aussi, mais d'une manière inconstante, des acides gras, libres sous forme d'aiguilles réunies en gerbe ou en barbe de plume, et des savons alcalins sous forme d'aiguilles courtes, réunies en agglomérations plus trapues. On aperçoit encore des granulations de bilirubine qui sont jaunes et par addition d'acide nitrique passent au vert, au bleu, au rose violacé ; des masses de mucus qui présentent des stries sous l'influence de l'acide acétique; des débris d'épithélium ; quelques rares leucocytes. Enfin le microscope montre une innombrable quantité de bactéries. Celles-ci ont déjà été étudiées.

II. — Les matières fécales des nourrissons alimentés avec du *lait de vache*, même stérilisé, surtout lorsque ce lait est donné pur, diffèrent notablement de celles des enfants au sein. Tout d'abord, il existe une constipation plus ou moins marquée; l'enfant expulse, parfois péniblement, une assez grande quantité de matières pâteuses, mais fermes, un peu sèches, d'une couleur jaune pâle ; ces matières ressemblent au mastic des vitriers. Elles ont une odeur faiblement ammoniacale. Au lieu d'avoir une tendance à passer au vert après émission comme les selles du nourrisson au sein, la teinte jaune tend parfois à passer au gris (Uffelmann). J'ai remarqué qu'en agitant alors les matières avec l'éther, la teinte jaune reparaît, plus intense souvent qu'au moment de l'émission. La réaction est en général neutre ou plus souvent alcaline ; cependant je l'ai trouvée parfois faiblement acide. La réaction alcaline serait due soit à la fermentation ammoniacale, soit à l'excès de sécrétion muqueuse liée à un certain degré de catarrhe ; ce qui revient à dire qu'un enfant élevé au lait de vache a presque toujours un certain degré de gastro-entérite.

Les matières fécales du nourrisson élevé avec du lait de vache renferment plus de matière protéique, plus de graisse, plus de sels ; elles sont plus copieuses relativement à la quantité de lait ingéré que chez les enfants au sein. L'assimilation de la nourriture ne se ferait que dans la proportion de 93 p. 100, au lieu de 96 p. 100.

D'après les recherches de Raudnitz (1), Lange (2), Bendix (3), Grosz (4), Lange et Berend (5), Knöpfelmacher (6), Keller (7), Michel (8), le chiffre de la matière azotée résorbée par l'intestin chez les enfants nourris de lait de vache serait très variable, mais en général inférieur à celui qui a été trouvé chez le nourrisson au sein ; il oscille entre 93 et 70 p. 100. Chez les enfants atteints de troubles digestifs, il pourrait même descendre au-dessous de ce dernier chiffre. Knöpfelmacher a été frappé de ce que les matières fécales renferment 120 fois plus de phosphore en combinaison organique que celles de l'enfant au sein. Ce

(1) *Prager med. Woch.*, 1893, t. XVIII, p. 369.
(2) *Jahrbuch für Kinderheilk.*, 1895, t. XXXIX, p. 216.
(3) *Jahrbuch für Kinderheilk.*, 1896, t. XLIII, p. 23.
(4) *Jahrbuch für Kinderheilk.*, 1897, t. XLIV, p. 380.
(5) *Jahrbuch für Kinderheilk.*, 1897, t. XLIV, p. 339.
(6) *Beiträge zur klin. Med. und Chirurgie*, 1898, fasc. 18.
(7) *Centralblatt für innere Medicin*, 1898, n° 51.
(8) *France médicale*, 1er juillet 1898, p. 402.

phosphore proviendrait de la caséine du lait de vache qui serait éliminée sous forme d'une pseudo-nucléine de la para-caséine. La présence de l'indol est plus fréquente chez les enfants nourris au lait de vache que chez ceux nourris au sein (Uffelmann).

L'utilisation du beurre et du lactose est à peu près la même chez l'enfant au sein et chez l'enfant au biberon, quand il n'y a pas de phénomènes dyspeptiques. Mais l'utilisation de la matière minérale, surtout de la chaux et de l'acide phosphorique, est beaucoup moins parfaite dans l'alimentation artificielle que dans l'allaitement naturel (1).

DIFFÉRENCES ENTRE LA DIGESTION DU LAIT DE FEMME ET CELLE DU LAIT DE VACHE

L'exposé qui précède a mis en lumière les différences de la digestion suivant que le nourrisson est élevé avec du lait de femme et du lait de vache. Avec le lait de vache, coagulum de caséine à grosses masses, qui se liquéfie lentement et imparfaitement ; retard dans l'évolution de la digestion gastrique et séjour plus prolongé du chyme dans l'estomac ; l'étude chimique montre un certain degré d'hyperpepsie relative avec fermentations anormales. La digestion pancréatique de la caséine est également plus lente, plus imparfaite. Tandis que la digestion intestinale du lait de femme a pour caractère sa rapidité et partant le faible degré des putréfactions et l'utilisation parfaite de l'aliment, celle du lait de vache est retardée, incomplète, s'accompagne de putréfactions plus accusées et n'aboutit qu'à une utilisation incomplète de l'aliment. Les causes de ces différences sont diverses ; mais aujourd'hui où la stérilisation nous permet de donner un lait privé de microbes et nous débarrasse d'un facteur qui troublait naguère l'analyse, nous pouvons dire que l'excès de caséine est le facteur principal de la difficile digestion du lait de vache.

(1) MICHEL. Utilisation des matériaux nutritifs du lait. Comparaison, chez le nourrisson, des deux modes d'alimentation : lait de femme et lait de vache. *France médicale*, 1er juillet 1898, p. 402.

CHAPITRE VII

Les échanges nutritifs chez le nourrisson.

Sommaire. — I. Données générales sur la nutrition des adultes.
II. Les échanges nutritifs chez le nourrisson bien portant. Quantité d'aliments. Accroissement de poids. Calorigénie du nourrisson. Les excreta.
III. Les échanges nutritifs chez le nourrisson malade.

Le lait maternel représente un aliment parfait et complet pour le nourrisson ; il renferme, sous la forme qui convient à son appareil digestif, tous les principes nécessaires à son entretien, à ses activités fonctionnelles (minimes au début de la vie), et à son accroissement si considérable : de l'eau et des sels, de la matière protéique sous forme de caséine, des hydrates de carbone sous forme de lactose, de la graisse sous forme de beurre. Il est intéressant de rechercher comment ces divers principes se comportent dans son organisme lorsqu'ils ont été modifiés par la digestion et absorbés. Je rassemblerai donc les notions encore incomplètes que nous possédons sur la nutrition des enfants du premier âge. Mais, au préalable, je rappellerai quelques données primordiales sur la nutrition normale des adultes (1).

I. — L'alimentation a pour but de fournir à l'organisme : 1° de la matière destinée à rénover sa substance ; 2° de la matière destinée à se brûler ou à se transformer en produisant de l'énergie. La fraction la plus considérable de cette énergie (les $9/10^e$) se dissipe sous forme de chaleur et sert au maintien de la température du corps ; l'autre fraction sert à la production de travaux fonctionnels (travail musculaire ou autre).

(1) Bien que très étudiée de nos jours, cette question offre nombre d'incertitudes et d'obscurités. Je n'exposerai ici que les notions le plus utiles et aussi le plus claires. Pour de plus amples renseignements, on se reportera aux publications de Bouchard, de A. Gautier, de A. Robin et de Van Noorden.

Bien que toute la substance alimentaire ne soit pas dépensée pour la production d'énergie, bien que l'énergie qu'elle représente soit dépensée aussi bien sous la forme de chaleur que sous la forme de travail, on tend à exprimer la valeur de l'alimentation en calories et à considérer comme équivalents le besoin nutritif et le besoin calorique.

C'est l'application des données thermo-chimiques établies par Berthelot qui a conduit à admettre cette équivalence. On suppose d'abord que les graisses et les hydrates de carbone ingérés sont brûlés en totalité et donnent finalement de l'eau et de l'acide carbonique ; que les substances protéiques se transforment en urée, eau et acide carbonique. Ce n'est qu'une approximation, mais elle est assez voisine de la réalité. Or, si on calcule la quantité de chaleur produite par ces transformations pour une ration alimentaire normale de 24 heures (c'est-à-dire pour celle d'un homme bien portant, dont l'alimentation suffit aux efforts qu'il accomplit), on arrive à ce résultat que cette quantité est à peu près équivalente à celle que dégage l'organisme en 24 heures, telle que l'enregistre le calorimètre. D'autre part, si on mesure dans les fèces la quantité d'aliments inutilisés et dans les excreta (urine, air expiré, sueur) la quantité d'eau, d'acide carbonique et d'urée éliminée en 24 heures, et si on calcule la quantité de chaleur qui a dû se produire pour transformer les aliments utilisés en ces substances, on arrive à un chiffre qui concorde à peu près avec la valeur calorique des aliments ingérés et avec la quantité de chaleur émise par l'organisme.

Dans le calorimètre un gramme de sucre en se brûlant et en se transformant totalement en eau et acide carbonique dégage quatre calories ; dans l'organisme, on peut donc admettre qu'il en est de même.

Bien que l'identification du besoin nutritif et du besoin calorique soit passible de critiques (1), que les calculs sur lesquels

(1) MUNK et EWALD. Alimentation de l'homme normal et malade. *Traité de diététique*. Traduction française de J. F. HEYMANN et T. MASOIN, 1897, p. 121. — CHAUVEAU. Sur l'importance du sucre comme aliment. *Acad. des sciences*, 14 mars 1898.

elle repose soient faits avec des chiffres obtenus par des analyses forcément incomplètes (combien il est difficile de doser la
totalité des excreta et combien imparfaits les calorimètres où
on place l'être vivant), cependant, en raison de la concordance
approximative des résultats empiriques et des résultats théoriques, en raison de la commodité que cette identification apporte
dans l'établissement de la ration alimentaire et du bilan des
échanges nutritifs, elle tend à être adoptée.

Cette identification une fois admise, on calcule souvent la
quantité de calories que dégage l'organisme en 24 heures d'après
la valeur thermique des aliments ingérés (calorimétrie indirecte);
ce calcul fournit ce qu'on appelle des calories *brutes*, parce
qu'elles sont calculées sur la ration brute telle qu'elle est ingérée et non telle qu'elle est absorbée. Le déchet à déduire est
d'environ 10 p. 100. Dans ce qui suit, c'est ordinairement de
calories brutes qu'il s'agit.

Les chiffres suivants, dus à Rubner, représentent la chaleur
de combustion des principes alimentaires.

<pre>
1 gramme d'albumine.................... 4,1 calories (1)
1   —   de graisse.................... 9,3   —
1   —   d'hydrate de carbone.......... 4,1   —
</pre>

L'organisme de l'adulte sain produit par kilogramme de son
poids et en 24 heures un nombre de calories différent suivant
que le sujet est en repos ou en activité :

<pre>
Repos............... 32 à 38 calories) par kilogr. de
Travail modéré....... 35 à 55   —   }   poids en
Travail considérable.. 50 à 70   —   ) 24 heures.
</pre>

Pour produire ce nombre de calories, l'organisme absorbe
une quantité d'aliments dont la chaleur de combustion est équivalente. Mais l'expérience apprend qu'une alimentation qui
serait exclusivement composée d'albumine ou exclusivement

---

(1) Il s'agit ici de la grande calorie, c'est-à-dire de la quantité de chaleur nécessaire pour élever de 1 degré centigrade la température de 1 kilogr.
d'eau distillée.

composée de graisse et d'hydrates de carbone ne pourrait entretenir la vie normale. Pour qu'une ration d'adulte soit suffisante, il faut qu'elle renferme :

1° Une quantité minima d'albumine, soit environ 1 gramme d'albumine par kilogramme et en 24 heures.

2° Un complément d'hydrates de carbone et de graisse qui peuvent être associés en proportions variables, mais dont la quantité totale doit être telle qu'elle couvre le besoin de calories non fournies par l'albumine.

Ces deux données fondamentales exigent un bref commentaire.

Les graisses et les hydrates de carbone peuvent se suppléer dans une large mesure. On peut, dans un régime, presque entièrement supprimer la graisse, à la condition qu'on fournisse en hydrates de carbone le nombre nécessaire de calories. Toutefois, si on composait un régime uniquement avec la quantité minime d'albumine indispensable et avec des hydrates de carbone, comme le pouvoir calorigène de ces derniers est faible, il en faudrait une telle quantité qu'il y aurait surcharge gastro-intestinale et que des troubles digestifs éclateraient. Les corps gras doivent donc entrer presque forcément dans le régime, car leur pouvoir calorigène est considérable et une petite quantité de graisse équivaut à une quantité considérable d'hydrates de carbone (100 grammes de graisse équivalent à 240 grammes d'hydrates de carbone). D'autre part, une alimentation qui serait composée uniquement de la quantité minima d'albumine indispensable et de corps gras, à l'exclusion d'hydrates de carbone, ne peut être poursuivie longtemps parce que la digestion de la graisse qu'il faudrait ingérer en abondance, se fait plus difficilement que celle des amylacés et des sucres.

Si la graisse et les hydrates de carbone peuvent se suppléer dans des limites fort larges, par contre on ne peut abaisser la quantité d'albumine au delà d'un certain minimum : les aliments protéiques ne peuvent être suppléés par aucun autre.

On a calculé qu'en moyenne, un adulte, pesant environ 70 kilogr., compose sa ration d'entretien au repos de la manière suivante :

Albumine.................................. 100 gr.
Graisse................................... 50 —
Hydrates de carbone....................... 450 —

Ce qui lui donne environ 37 calories en 24 heures par kilogramme de poids. Dans cette ration normale, on voit que le rapport des matières protéiques aux autres substances alimentaires est de un cinquième.

Les chiffres précédents mettent en lumière le rôle secondaire de l'albumine et le rôle prédominant des hydrates de carbone et des graisses dans la production de l'énergie. Sur 2,515 calories que représente la ration normale, l'albumine n'en fournit que 410, soit la sixième partie environ.

Il nous reste à étudier le rôle de l'eau et des sels dans la nutrition.

L'eau qui se trouve dans les tissus et les humeurs provient pour une part de la combustion ou des modifications des aliments organiques. Mais, l'eau résiduelle serait tout à fait insuffisante pour les besoins de la vie et l'alimentation doit en faire pénétrer une quantité considérable. En effet, l'eau sert de substratum à presque toutes les mutations chimiques qui s'accomplissent dans l'organisme. Elle sert à l'élimination des produits de désassimilation ; les reins ne peuvent excréter les combinaisons azotées qu'en solution aqueuse. La diffusion des gaz n'est possible dans les poumons que si la surface des alvéoles est humide ; l'air expiré est saturé d'humidité. Enfin, l'évaporation à la surface de la peau joue un rôle considérable dans la régulation de la chaleur animale.

Les aliments organiques usuels, qu'ils soient d'origine végétale ou animale, renferment une quantité de sels minéraux relativement considérable et en tout cas bien suffisante pour les besoins de l'organisme. On s'est même demandé si ces substances étaient vraiment nécessaires à l'organisme adulte. En effet, si on reconnaît facilement la nécessité de l'absorption d'une certaine quantité d'eau, il n'en va plus de même pour l'absorption des substances minérales. Une fois que l'organisme possède un taux suffisant de substance minérale, comme celle-ci ne produit pas d'énergie, qu'elle ne peut être ni usée ni mise hors d'état de servir, ne peut-il retenir sa réserve minérale, utiliser les sels résultant de la destruction des tissus pour leur rénovation et finalement se passer d'aliments inorganiques? Aucune raison théorique ne permet de répondre par la négative. Et pourtant l'expérience prouve que la vie ne peut subsister sans une alimentation minérale suffisante et peut-être, comme nous l'allons voir, d'une qualité spéciale.

Forster, ayant nourri des animaux avec des aliments dépouillés artificiellement de substances minérales, observa le dépérissement et la mort rapide de ces animaux. Bunge donna de ce résultat une intéressante explication. Les matières albuminoïdes renferment du soufre qui, lors de leur dédoublement et de leur oxydation, se transforme en acide sulfurique. A l'état normal, l'acide sulfurique s'unit aux bases des sels des aliments (surtout aux bases des carbonates) qui le neutralisent. Si on supprime toute substance minérale, l'acide sulfurique, ne trouvant plus de bases pour le neutraliser, s'attaque aux alcalis faisant partie intégrante des tissus et arrachant aux cellules une partie de leurs éléments, en détermine la destruction. Pour vérifier l'hypothèse de Bunge, Lunin reprit les expériences de Forster ; il remarqua que les animaux qui reçoivent une nourriture déminéralisée, survivent plus longtemps si on alcalinise celle-ci avec du carbonate de soude. Ce n'est pas l'addition d'une faible quantité de matière minérale qui les fait survivre, mais bien l'addition d'un alcalin, car l'addition du chlorure de sodium ne donne pas de survie. Ces premières expériences semblaient en faveur de l'hypothèse de Bunge. Mais il faut remarquer que, si par la neutralisation de l'acide sulfurique, la longévité des animaux était doublée, elle n'en était pas moins remarquablement courte. L'absence de neutralisation de l'acide sulfurique n'explique pas entièrement les effets de la déminéralisation des aliments.

D'autres expériences de Lunin vinrent démontrer qu'il faut faire intervenir d'autres facteurs. Si, à du lait préalablement déminéralisé, on ajoute tous les sels inorganiques du lait dans les proportions naturelles, les animaux nourris de ce lait, qui a la même composition que le lait normal, périssent dans le même temps que ceux qui reçoivent du lait déminéralisé et additionné de bicarbonate de soude. Il est fort difficile d'expliquer le dernier résultat. Peut-être faut-il admettre que, dans les aliments usuels, les substances minérales se trouvent sous une certaine forme, par exemple en combinaison avec la matière organique, et qu'elles ne peuvent être absorbées et assimilées que sous cette forme (Samson). Peut-être aussi que, dans les expériences précédentes, les procédés employés pour déminéraliser les aliments font subir à la matière organique des modifications profondes qui la rendent inapte à l'alimentation.

En règle générale, l'animal trouve dans les aliments organiques tous les sels nécessaires. Pourtant, il en est un que l'homme tire de la nature pour l'ajouter à son alimentation : le chlorure de sodium. Cette exception est d'autant plus surprenante que le sel de cuisine est contenu en quantité notable dans nos aliments. Bunge semble avoir trouvé l'explication de ce fait. Il remarque que les carnivores ont de la répugnance pour le sel, tandis que les herbivores en sont très avides. Pourtant, les quantités de NaCl absorbées avec la nourriture par les herbivores et rapportées au poids du corps ne sont pas inférieures aux quantités absorbées par les carnivores.

La grande différence entre les cendres des tissus végétaux et celles de tissus animaux réside dans la proportion de potasse. L'herbivore absorbe trois ou quatre fois plus de potasse que le carnivore. « Or, dit Bunge, si un sel de potasse, par exemple le carbonate de potasse, se rencontre en solution aqueuse avec NaCl, une transposition partielle se produira ; il se formera du chlorure de potassium et du carbonate de soude. Mais NaCl est le composant inorganique principal du plasma sanguin. Si donc des sels de potasse entrent dans le sang par la résorption de la nourriture, une double décomposition identique se produira. Il se formera du chlorure de potassium et le sel de soude de l'acide auquel la potasse était unie. Au lieu de chlorure de sodium, le sang contient un sel de soude ne faisant pas partie de sa composition normale. Un corps étranger ou tout au moins un excès d'un composant normal (par exemple du carbonate de soude) se trouve dans le sang ; mais le rein a pour fonction de maintenir la composition du sang dans des limites constantes et d'éliminer par conséquent tout corps étranger ou tout excès d'un composant normal. C'est pourquoi le sel de soude ainsi formé sera éliminé en même temps que le chlorure de potassium et le sang aura perdu une certaine quantité de chlore et de sodium. Pour remplacer cette perte, l'organisme doit absorber une quantité de sel supplémentaire, et c'est ce qui explique le besoin de sel de cuisine que l'on observe chez les animaux vivant de substances riches en potasse. »

II. — Les principes que nous venons d'exposer sont, d'une manière générale, applicables au nourrisson, en tenant compte toutefois d'une différence fondamentale. Chez l'adulte, l'aliment sert à rénover sa substance, à entretenir sa chaleur, et à subvenir aux besoins de ses activités fonctionnelles ; chez l'enfant, il doit en plus fournir les matériaux de la croissance.

Le caractère physiologique primordial de l'enfance, celui qui domine tous les autres, c'est qu'elle est par excellence la période d'accroissement. C'est dans l'enfance que l'accroissement est le plus rapide et il l'est d'autant plus que l'enfant est plus près de la naissance. Pour ne parler que du nourrisson, le poids, qui est à la naissance de 3 kilogr. 250, est de 9 kilogr. à un an et de 12 kilogr. à 2 ans. Par suite, chez l'enfant et surtout chez le nourrisson, l'assimilation doit l'emporter sur la désassimilation.

Pour établir le bilan de la nutrition dans la première enfance, nous devons noter : 1° la quantité d'aliments qu'il prend ; 2° l'accroissement de poids ; 3° le nombre de calories dégagées par son organisme ; 4° le chiffre de l'urée, de l'eau et de l'acide carbonique excrétés. Malheureusement, sur les deux derniers points, nos connaissances sont encore imparfaites.

Pour fixer les idées, prenons un nourrisson de 4 mois, nourri au sein et en bonne santé. Ce nourrisson pèse en moyenne

5 kilogr., prend en 24 heures près de 800 gr. de lait et augmente de 25 gr. à 30 gr. par jour.

Le lait de femme qu'il reçoit renferme pour 1000 gr. :

Caséine.. 15 p. 1000
Beurre... 40 —
Lactose.. 63 —

L'adulte n'ingère par jour et par kilogr. que 1 gr. 7 d'albumine, 0 gr. 85 de graisse, 7 gr. 5 d'hydrate de carbone. Le nourrisson ingère, par kilogr., 2 fois plus d'albumine et 5 fois plus de graisse que l'adulte (la quantité de sucre de lait étant réduite en graisse en la multipliant par le rapport 10/24 et étant ajoutée à la graisse du lait). Il y a donc une assimilation très active dans la première enfance.

Le rapport de la matière protéique aux autres aliments qui est de 1/5 dans la ration alimentaire de l'adulte, est de 1/6 dans le lait de femme et de 1/3 dans le lait de vache.

D'après les chiffres obtenus par divers expérimentateurs et reproduits par Bunge (1), la chaleur de combustion est : pour 1 gr. de caséine, environ de 5,8 calories ; pour 1 gr. de lactose, de 4 calories, et pour 1 gr. de beurre, de 9 calories. On a calculé qu'un litre de lait de femme représente environ 650 à 700 calories et un litre de lait de vache environ 700 à 750 calories.

Un nourrisson de trois mois, en prenant 800 gr. de lait de femme, absorbe une ration d'environ 520 calories ; comme il pèse 5 kilogr., cela fait à peu près 100 calories par kilogr. et par jour.

La calorimétrie *directe* des nourrissons faite par M. Bonniot (2), avec un appareil imaginé par le D^r d'Arsonval, donne un chiffre à peu près concordant. M. Bonniot a trouvé que le nourrisson de 2 à 8 mois dégage 7 à 9 calories par heure, soit 168 à 216 calories par 24 heures. Ce chiffre, d'après d'Arsonval,

(1) *Chimie biologique*, p. 63.
(2) D'ARSONVAL et BONNIOT. Calorimétrie clinique. *Société de biologie*, 1898, 5 mars, p. 248 et 249.

doit être doublé parce que l'enfant était placé dans le calorimètre *tout habillé*, ce qui fait de 336 à 432 calories par 24 heures. On en peut conclure que le nourrisson produit environ
80 calories par kilogr. en 24 heures. Si on se rappelle que le
calcul des calories brutes, c'est-à-dire de la valeur thermique
des aliments ingérés, donne un chiffre qui doit être réduit de
10 p. 100, on voit que les nombres fournis par la calorimétrie
directe et ceux fournis par la calorimétrie indirecte diffèrent peu.

Donc, par kilogr., un enfant de 3 mois dépense un nombre
de calories double de celui qui suffit à un adulte appliqué à un
travail moyen. Le chiffre de 100 calories par kilogr. est à peu
près constant jusqu'à 2 ans (1).

Ce taux élevé de la calorigénie tient, d'après Rubner, à ce que
les enfants ayant par rapport à leur poids une surface plus
grande que celle des adultes, perdent, dans le même temps, des
quantités de chaleur plus considérables. Ils ne peuvent maintenir leur température qu'à la condition d'avoir des échanges
très actifs. Ce qui démontre que c'est bien la grandeur de la
surface de déperdition qui règle le phénomène, c'est que si l'on
rapporte le nombre de calories dégagées, non plus à l'unité de
poids, mais à l'unité de surface, on trouve une dépense égale
pour l'enfant et pour l'adulte (2).

Pour la part que prennent les divers principes du lait dans
la genèse de la chaleur totale, le calcul a conduit Lambling
aux chiffres suivants :

	SUR 100 CALORIES FOURNIES, L'ORGANISME EN A TROUVÉ :	
	Chez l'adulte.	*Chez le nourrisson.*
Dans l'albumine	19	18
Dans les graisses	30	53
Dans les hydrates de carbone	51	29

(1) D'après LAMBLING (Notes sur l'alimentation. *Le Nord médical*, 1er janvier 1898, p. 2), l'enfant consomme :

jusqu'à 2 ans	100 calories par kilogr. et par jour
de 2 à 5 ans	80 à 90 — — —
de 5 à 12 ans	60 à 80 — — —

(2) LAMBLING. Notes sur l'alimentation. *Le Nord médical*, 1er janvier 1898,
p. 2.

Tandis que l'alimentation des adultes est caractérisée par la prépondérance de l'apport calorifique des hydrates de carbone, celle du nourrisson se distingue donc au contraire par le rôle prépondérant des graisses dans l'apport thermique total.

Cette prépondérance des corps gras est destinée à restreindre la décomposition de l'albumine, dont une partie doit être retenue pour servir à l'édification des tissus eu voie d'accroissement. Le rôle considérable des corps gras dans la croissance du nourrisson est donc indirect. Ce rôle diminue à partir du sevrage ; dès que le lait n'est plus l'aliment unique, l'apport thermique des graisses va s'affaiblissant, tandis que celui des hydrates de carbone va augmentant, jusqu'à devenir prépondérant comme chez l'adulte.

Après un an, le développement est moins intense que dans la première année ; la ration d'albumine et de graisse diminue, tandis que celle des hydrates de carbone augmente et dépasse finalement de près du double la graisse et l'albumine réunies. Cependant les échanges nutritifs sont encore très actifs ; de 1 an à 2 ans, l'enfant absorbe par kilogr. 2 fois plus d'albumine que l'adulte, 3 fois plus de graisse, 1 fois et demi plus d'hydrate de carbone.

Voici des chiffres empruntés aux travaux de Camerer, Forster, Uffelmann, Voit, Riedel, concernant les besoins alimentaires d'enfants de divers âges.

AGE	POIDS	ALBUMINE	GRAISSE	HYDRATES DE CARBONE
		PAR KILOGR.		
3 jours.........	3 kg.	2 gr. 4	2 gr. 8	2 gr. 9
6 jours.........	3 kg. 200	3 gr. 7	4 gr. 3	4 gr. 4
3 semaines	3 kg. 500	4 gr. 8	5 gr. 6	5 gr. 7
7 à 10 semaines	4 kg.	4 gr. 5	5 gr. 2	5 gr. 4
4 mois.........	6 kg.	3 gr. 8	4 gr. 5	4 gr. 6
1 an et demi...	9 kg.	4 gr. 4	4 gr.	8 gr. 9
2 ans et demi..	10 kg.	3 gr. 6	2 gr. 7	15 gr.
3 ans	12 kg. 6	3 gr. 4	3 gr. 1	7 gr. 7
4 ans	17 kg.	3 gr. 5	2 gr. 5	11 gr.
6 ans	18 kg.	3 gr. 5	2 gr. 5	11 gr.
9 ans	22 kg. 7	2 gr. 7	2 gr.	9 gr. 1
11 ans.........	23 kg. 4	2 gr. 8	2 gr.	11 gr. 4
Adulte........	70 kg.	1 gr. 7	0 gr. 85	7 gr. 5

En ce qui concerne le rôle des sels dans la nutrition du jeune enfant, on doit faire une seule remarque. L'enfant nourri de lait reçoit, par kilogr. de poids du corps, une proportion de sels minéraux plus grande que l'adulte dans sa ration ordinaire. C'est que l'organisme du premier a besoin d'une quantité assez considérable de sels inorganiques pour l'édification de son corps en voie d'accroissement, tandis que celui du second, en état d'équilibre, peut se maintenir avec de plus petites quantités.

Pour compléter cette étude, il faut évaluer les principaux *excreta* du nourrisson : l'urée, l'eau, l'acide carbonique. Malheureusement, les analyses, assez rares, que nous possédons, présentent souvent des lacunes et, chose plus grave, elles n'ont pas toujours porté sur des enfants sains, comme celle de Rubner et Heubner (1).

A défaut d'analyses directes, l'induction nous avait permis depuis longtemps de savoir qu'une bonne partie de l'azote des matières protéiques est retenue par l'organisme.

Pendant la première année, l'enfant prend en moyenne 4 grammes d'albumine par kilogr. de son poids, c'est-à-dire deux fois plus que l'adulte ; or, jusqu'au cinquième ou sixième mois, les analyses d'urine montrent que l'enfant élimine moins d'urée par kilogramme que l'adulte en équilibre nutritif ; vers le cinquième mois, l'enfant élimine à peu près la même quantité d'urée que l'adulte (2). Vers le quinzième mois, l'enfant élimine plus d'urée que l'adulte et le taux d'urée augmente jusqu'à 10 ans pour redescendre ensuite et atteindre le chiffre de l'âge adulte (3) ; mais, proportionnellement, l'enfant ingère plus de matière azotée qu'il n'en élimine. Ces faits sont en rapport avec ceux qui résultent des pesées aux diverses périodes de l'enfance. C'est dans les 5 ou 6 premiers mois de la vie que la crois-

____

(1) MAX RUBNER et O. HEUBNER. Die natürliche Ernährung eines Säuglings. *Zeitschrift für Biologie*, t. XXXVI, fasc. I, 1898.

(2) Voir le tableau dressé par J. RENAULT. *Traité des maladies de l'enfance*, de Grancher, Comby et Marfan, t. III, par 259.

(3) CARRON DE LA CARRIÈRE et MONFET. L'urine normale de l'enfant (après 15 mois). *Académie de médecine*, 20 juillet 1897.

sance est le plus active et qu'il y a le plus d'azote retenu. La seconde moitié de la première année occupe le second rang pour l'activité de la croissance et la quantité d'azote retenue dans l'organisme.

Ce que l'induction nous avait permis de voir indirectement, les recherches de M. Michel (1), nous l'ont montré avec précision.

Elles ont porté sur 5 enfants âgés de 5 à 15 jours, bien portants et nourris au sein. La méthode de M. Michel a consisté à rechercher les gains d'azote et de sels minéraux dont les portions excrétées se retrouvent dans les fèces ou dans l'urine et non dans l'air expiré. On mesure, pendant quatre à six jours, l'azote et les sels (particulièrement la chaux et l'acide phosphorique), d'une part dans le lait de la mère, d'autre part dans les urines et les fèces du nourrisson. On rapporte les différences au jour et au poids. Voici les moyennes obtenues par M. Michel.

Un nouveau-né, pesant entre le cinquième et le quinzième jour une moyenne de 3 kilogr. 635, ingère par jour une moyenne de 589 gr. 36 de lait. Il élimine les quantités suivantes :

Urine éliminée par jour.	225^{gr}94	
Fèces................	11^{gr}98	(dont 75 p. 100 d'eau).
Azote..............	0^{gr}355	0,249 par urine 0,106 par fèces
Sels	0^{gr}745	0,384 par urine 0,361 par fèces
Chaux............	0^{gr}0945	0,0105 par urine 0,084 par fèces
Acide phosphorique...	0^{gr}051	0,025 par urine 0,026 par fèces

Les gains journaliers sont, par conséquent :

Azote.................................	1^{gr}255
Sels..................................	0^{gr}605
Chaux................................	0^{gr}177
Acide phosphorique....................	0^{gr}225

(1) CH. MICHEL. Recherches sur la nutrition normale du nouveau-né, Échanges nutritifs azotés et salins. L'*Obstétrique*, 15 mars 1896, p. 141.

L'augmentation de poids correspondant à ces gains élémentaires est de 35 gr. 25.

Parmi ces résultats, il en est un qui doit nous arrêter ; on trouve comme gain d'azote 1 gr. 255 ; cette quantité d'azote correspond à 8 gr. 14 d'albumine. Il s'ensuit que le gain de l'organisme en albumine constitue à lui seul *plus du quart* du gain de poids total (35 gr. 25).

Sur l'excrétion de l'eau par rapport à celle qui a été absorbée, les recherches de Rubner et Heubner faites sur un nourrisson de 10 semaines, élevé au sein (mais qui n'était pas absolument bien portant) ont montré ce qui suit : l'enfant prenait en moyenne 613 gr. de lait par jour ; il absorbait 530 centim. cubes d'eau dont il rendait seulement 505,5 (314,5 par l'urine, et 191 par la transpiration cutanée et l'exhalation pulmonaire). Donc, une partie de l'eau était retenue ; mais on voit par là que, comme l'ont déjà avancé Camerer et Bendix, chez le nourrisson, les reins éliminent plus de la moitié de l'eau ingérée. Rubner et Heubner pensent que le poumon et la peau éliminent chacun une égale quantité d'eau.

Pour l'acide carbonique, les recherches de Voit et Pettenkofer, de Forster, celles plus récentes de Mensi (de Turin) (1) sont d'accord ; elles établissent que l'organisme des enfants, de la naissance à 10 ans, élimine 1 1/2 à 2 1/2 fois plus de CO^2 que l'organisme des adultes. Dans le cas étudié par Heubner, le nourrisson, un peu souffrant il est vrai, rendait même plus de carbone qu'il n'en recevait. Cette excessive désassimilation carbonée se fait peut-être aux dépens de la graisse et est en rapport avec l'économie d'albumine exigée par la croissance. Cependant Munk l'attribue en partie à la décomposition des matières albuminoïdes, se fondant sur ce que, chez les enfants, l'élimination de CO^2 est parallèle à celle de l'urée (2).

Malgré les lacunes et les imperfections qu'elles présentent, les notions qui précèdent sont très précieuses. Elles comportent

(1) Congrès international de Rouen, avril 1894.
(2) MUNK et EWALD. *Traité de diététique.* Trad. française, p. 76.

des applications très utiles, particulièrement en ce qui concerne l'allaitement artificiel.

Reprenons l'exemple d'un nourrisson de 3 mois, pesant 5 kilogr. Supposons qu'on le veuille nourrir avec du lait de vache. Au sein, il prenait environ 800 gr. de lait. Si on lui fait absorber une égale quantité de lait de vache, on lui donne un aliment bien différent, car il renferme 35 gr. de caséine par litre (au lieu de 20 que renferme le lait de femme), 50 gr. de lactose (au lieu de 60), 36 gr. de beurre (au lieu de 37) ; 7 gr. de sels (au lieu de 3). Dans le lait de vache, le rapport des matières protéiques aux autres substances alimentaires est de un tiers, tandis qu'il est de un sixième dans le lait de femme et de un cinquième dans la ration d'adulte. L'excès de caséine rend le lait de vache indigeste (voir le chapitre précédent et plus loin le chapitre : *Correction du lait de vache*). Si on le coupe de un tiers d'eau, on réduit suffisamment la proportion de caséine. On devra donc faire prendre au nourrisson 560 gr. de lait de vache additionné de 280 gr. d'eau, ce qui fait 840 gr. de lait coupé. Mais ce mélange est beaucoup trop pauvre en sucre et en graisse ; il ne représente que 377,44 calories. Il lui manque 127,36 calories pour qu'il ait la valeur de 800 gr. de lait de femme. Il est difficile, pour des raisons que nous exposerons plus loin, d'ajouter à ce mélange un corps gras ; mais rien n'est plus simple que d'y ajouter du sucre en proportions suffisantes pour obvier au déficit. Si on ajoute à ce mélange 30 gr. de sucre (1 gr. équivaut à 4 calories), on lui donne les 120 calories qui lui manquent. On en peut conclure que, dans les premiers mois de la vie, le lait de vache doit être donné coupé d'un tiers d'eau, et que l'eau de coupage doit renfermer 10 p. 100 environ de sucre.

III. — Sur la nutrition du nourrisson malade, nous possédons à peine quelques documents, souvent contradictoires, comme ceux qui concernent le rachitisme. Je ne résumerai ici que ceux qui se rapportent à la nutrition dans l'alimentation insuffisante, dans la suralimentation et dans les affections du tube digestif.

D'une manière générale, dans l'alimentation insuffisante et dans l'inanition, le chiffre des calories fournies par l'organisme reste d'abord à peu près normal et la température ne s'abaisse pas. C'est que, dans ces états, l'organisme prélève sur sa propre substance de quoi fournir au besoin calorique. Il commence par brûler les réserves graisseuses, puis il sacrifie l'albumine ; il néglige les réserves d'hydrates de carbone représentées par le glycogène, car elles sont très faibles. Ce n'est qu'assez tardivement et peu avant la mort que la température s'abaisse.

Chez le nourrisson, les choses se passent comme chez l'adulte, avec cette différence que la marche des phénomènes est beaucoup plus rapide. Chez le jeune enfant, la nutrition est bien plus active que chez l'adulte ; l'assimilation et la désassimilation se font avec une grande intensité ; si on supprime ou si on diminue la première, la seconde continue à s'opérer avec la même énergie ; les réserves s'épuisent vite ; l'amaigrissement est précoce et l'hypothermie survient beaucoup plus tôt que chez l'adulte. Toutefois, aussi bien dans le très jeune âge que dans l'âge mûr, le jeûne produit ses effets avec une très grande lenteur, si on fait absorber une suffisante quantité d'eau. C'est pourquoi, comme je l'ai indiqué à plusieurs reprises, chez le nourrisson, la suppression des aliments doit être réglée par ce précepte : il faut remplacer la quantité de lait qu'on ne donne pas par une quantité au moins équivalente d'eau bouillie.

Dans l'alimentation insuffisante, on voit apparaître dans l'urine, particulièrement chez le nourrisson, de l'acétone et de l'acide butyrique. Ces substances proviendraient, d'après quelques travaux récents (1), de la désintégration de la graisse du corps et non pas de celle de la matière protéique, comme on le croit généralement.

La suralimentation est fréquente chez le nourrisson, surtout

(1) NEBELTHAU. Acétonurie. *Centrabl. f. inn. Med.*, 1897, 4° 38. — GEELMUYDEN. *Zeitsch. f. phys. Chemie*, t. XXIII, fasc. 4 et 5, p. 431. — HEUBNER. Säuglingsdarm und Mehlverdauung. *Jahrb. f. Kinderheilk.*, 1898, t. XLVII, fasc. 1.

la suralimentation azotée. Quand on donne un surplus de matière protéique à un adulte dont la digestion est normale, cet excès est détruit et sa destruction économise celle des hydrates de carbone et de la graisse. Comme les hydrates de carbone se transforment pour une bonne part en corps gras, il en résulte que l'excès d'albuminoïdes engraisse le sujet. C'est ce qui se passe aussi chez le nourrisson, mais avec deux différences. La première, c'est que l'enfant dans l'état de croissance est capable de retenir une quantité d'azote considérable, plus considérable que celle de sa ration normale. La seconde c'est que la suralimentation azotée provoque, bien plus souvent chez le nourrisson que chez l'adulte, des troubles digestifs qui l'empêchent d'aboutir à la surnutriton. Que la suralimentation azotée est une des causes de la gastro-entérite des nourrissons, c'est un fait dont on peut discuter la physiologie pathologique (1), mais que la clinique démontre d'une manière irréfutable. Si le lait de vache pur est mal digéré par le nourrisson, cela tient pour une bonne part à sa trop grande richesse en caséine.

Quand la suralimentation est due à un excès d'hydrate de carbone ou de graisse, il y a épargne d'une certaine quantité d'albumine et la quantité d'azote total éliminé par les urines diminue. Ce gain d'albumine est réalisé surtout sous forme de chair musculaire. Il s'obtient plus facilement avec un excès d'hydrate de carbone qu'avec un excès de graisse ; mais il ne s'obtient qu'au prix d'une fixation de graisse dans l'organisme dix fois plus forte et on aboutit encore à l'obésité. Chez le nourrisson, il est rare d'observer des cas de suralimentation dus exclusivement à un excès d'hydrate de carbone ou de graisse, parce que la composition du lait ne le permet pas. Quant aux enfants nourris trop tôt avec des farineux en excès, ils ont des troubles digestifs qui empêchent la suralimentation d'aboutir à la surnutrition.

En ce qui concerne la suralimentation quantitative et non

---

(1) KELLER. Sur la question de la suralimentation azotée chez le nourrrisson. *Centralblatt für inn. Med.*, 1898, n° 21.

plus qualitative, l'observation clinique nous apprend que ses effets sont différents suivant les cas. Tantôt, elle provoque des troubles digestifs sérieux et alors elle ne peut réaliser la surnutrition : bien au contraire, les enfants maigrissent. Tantôt, elle ne provoque pas de troubles digestifs ou elle n'en provoque que de légers, et alors les enfants deviennent obèses. M. A. Robin a pu analyser les urines d'une fillette de 17 mois qui était dans ce dernier cas ; elle avait des coliques violentes toutes les nuits ; les urines renfermaient du sable composé d'acide urique et d'oxalate de chaux, ce qui expliqua les crises douloureuses (coliques néphrétiques). Elle prenait tous les jours un litre de lait de chèvre, des soupes grasses, de la viande bouillie ou rôtie, des biscuits, des croûtes de pain, de l'eau rougie. Les urines renfermaient un grand excès d'urée, d'acide urique et de divers extractifs azotés ; de l'acide hippurique en abondance, de l'oxalate de chaux, de la graisse libre, de l'albumine et des peptones, de l'indican (1). Ainsi la suralimentation avait engendré un état de la nutrition analogue à celui qu'on constate dans la goutte de l'adulte.

M. Czerny (de Breslau) et ses élèves, particulièrement son assistant M. Keller (2), ont soutenu que, chez les nourrissons

(1) A. ROBIN. Lithiase urique et oxalique chez les enfants du premier âge. *Journal de thérapeutique*, 1878.

(2) CZERNY. De l'intoxication dans la gastro-entérite des nourrissons. *Jahrbuch für Kinderheilk.*, t. XLIV, 5 février 1897, 1er fascicule. — KELLER. Élimination d'ammoniaque dans la gastro-entérite des nourrissons. *Ibid.* Même fascicule. — VAN DEN BERGH. Influence des alcalins sur l'élimination de l'ammoniaque dans la gastro-entérite des nourrissons. *Ibid.*, t. XLV, p. 265, octobre 1897. — CZERNY et KELLER. Aux dépens de quelle partie constituante du lait se forment les acides qui engendrent une excrétion ammoniacale exagérée dans les affections gastro-intestinales des nourrissons ? *Centralblatt für inn. Med.*, 7 août 1897. — KOLSKY. Dissertation inaugurale. Leipzig, 1897. — CZERNY. Troubles de la respiration dans la gastro-entérite des nourrissons. *Jahrbuch für Kinderheilk.*, t. XLV, octobre 1897, p. 271. — CZERNY et KELLER. Formation des acides dans la gastro-entérite des nourrissons. *Ibid.* Même fascicule. — KELLER. De la transformation des sels ammoniacaux dans l'organisme des nourrissons dyspeptiques. *Centralblatt f. inn. Med.*, 1898, 12 février.

atteints de *gastro-entérite*, il existe des troubles de la nutrition révélant une intoxication acide.

Le fondement de cette théorie est la constatation faite par M. Keller, d'un excès d'ammoniaque dans les urines des nourrissons atteints de gastro-entérite. Cette élimination excessive d'ammoniaque ne pourrait avoir que deux causes : ou bien elle serait l'effet d'une insuffisance de la fonction uropoiétiqne du foie, dans lequel, à l'état normal, l'ammoniaque se transforme en urée ; ou bien, d'après une théorie de Walter, elle serait la conséquence d'une intoxication acide, l'organisme se défendant contre ces substances en les neutralisant par l'ammoniaque de ses tissus. Pour savoir laquelle de ces deux causes il faut invoquer, Van den Bergh administra du bicarbonate de soude à des nourrissons atteints de gastro-entérite. Si l'élimination abondante d'ammoniaque trahit une défense contre l'intoxication acide, le bicarbonate de soude, en neutralisant les acides de circulation dans le sang, doit diminuer considérablement la quantité d'ammoniaque éliminée et augmenter le taux de l'urée. Par contre, si l'élimination abondante d'ammoniaque tient simplement à l'incapacité du foie à transformer ce corps en urée, l'administration d'un alcalin ne doit pas l'influencer. Van den Bergh aurait constaté que le bicarbonate de soude supprime presque complètement l'élimination d'ammoniaque. Il en conclut que celle-ci révèle une intoxication acide. Keller, de son côté, a administré du carbonate d'ammoniaque à des nourrissons atteints de troubles digestifs ; et il a constaté que, pendant les jours suivants, les urines renferment une bien plus grande quantité d'azote total et d'urée, tandis que la quantité d'ammoniaque ne subit aucune modification ; il en conclut que l'organisme du nourrisson dyspeptique conserve la propriété de transformer les sels ammoniacaux en urée et que la présence d'une grande quantité d'ammoniaque, dans son urine, est due à une formation abondante d'acides. Ces acides se forment sans doute dans le tube digestif. Aux dépens de quel principe du lait ? Czerny et Keller nourrissent des enfants avec des laits préparés spécialement et qu'on a rendus riches ou pauvres soit en caséine, soit en sucre, soit en beurre; puis ils dosent l'ammoniaque urinaire; les résultats obtenus leur auraient montré que c'est la graisse qui est la source principale de la formation des acides dans le tube digestif. Dans leurs plus récents mémoires, les auteurs se demandent si cette formation des acides est vraiment excessive chez les nourrissons atteints de troubles digestifs; peut-être, disent-ils, l'intoxication ne tient-elle pas à une formation plus abondante des acides dans le tube digestif, mais à ce que les tissus de l'enfant dyspeptique ne sont plus capables de les brûler.

Je me suis efforcé de faire un exposé aussi clair que possible des recherches de Czerny et de ses élèves. Elles font surgir un grand nombre d'objections. Je passe sous silence les contradictions, quelquefois bien grandes, que l'on constate d'un mémoire au suivant; le savant qui cherche n'est que trop exposé à formuler des hypothèses que des travaux ultérieurs viennent ruiner.

Il faut remarquer d'abord que toute cette théorie est fondée sur le dosage de l'ammoniaque dans l'urine, opération chimique assez délicate et sujette à erreur. Il sera bon que des recherches nouvelles viennent établir solidement le fait de l'élimination excessive d'ammoniaque. Sur ce point, on trouve déjà quelques analyses discordantes dans un travail de Bendix (1) et un autre de Limbeck (2); et un mémoire de M. Sonnié-Moret (3) montre les difficultés du dosage de l'ammoniaque urinaire. Quant aux expériences desquelles M. Czerny déduit l'absence de toxicité des produits de la digestion et le rôle des graisses dans la formation des acides, elles sont bien sommaires et demanderaient à être exécutées dans des conditions expérimentales plus rigoureuses.

---

(1) BENDIX. Nouvelles recherches sur les échanges nutritifs chez le nourrisson. *Jahrbuch f. Kinderheilk.*, t. XLVI, p. 308, 1898.

(2) LIMBECK. Recherches expérimentales sur l'intoxication acide. *Zeitsch. f. klin. Med.*, 1898, t. XXXIV, nos 5 et 6, p. 418.

(3) SONNIÉ-MORET. Sur l'ammoniaque urinaire. *La Médecine scientifique,* mars 1898, p. 38.

Somme toute, nous nous doutions bien, depuis longtemps, qu'il y a dans la gastro-entérite des nourrissons une intoxication acide ; nombre de recherches chimiques et expérimentales sur le rachitisme en sont la preuve (1) ; et, sur ce point, les assertions de M. Czerny ne nous surprennent pas. Mais nous pensons qu'il y a d'autres choses que cette intoxication et d'autres choses sans doute plus importantes.

(1) Voir : BABEAU. *Contribution à l'étude de la pathogénie du rachitisme. Élimination de la chaux par les urines et par les fèces.* Thèse de Montpellier, 1898. — Bien que l'auteur de ce mémoire soutienne encore que le rachitisme consiste essentiellement en une absence de calcification des os, alors qu'il n'est sans doute qu'une ostéite toxique ou infectieuse dont un des effets est la décalcification ou l'absence de calcification, on y trouvera, en outre de recherches personnelles intéressantes, l'exposé des travaux antérieurs.

DEUXIÈME PARTIE

L'ALLAITEMENT

SECTION I

L'ALLAITEMENT MATERNEL

La mère doit nourrir son enfant : telle est la règle primordiale
de l'allaitement. Il paraît banal de la formuler ; elle est pourtant violée tous les jours. La rupture du lien établi par la nature
entre la mère et le nouveau-né est assez fréquente pour qu'on
puisse la considérer comme une plaie sociale. Le mal n'est pas
nouveau ; de grandes voix se sont élevées pour le signaler (1).
Mais celle de Jean-Jacques Rousseau domine toutes les autres ;
dans une page célèbre de l'*Émile*, il a mis la plaie à nu et conseillé l'allaitement maternel avec une éloquence passionnée.

Toutes ces objurgations n'ont eu aucun résultat ; elles n'ont

(1) « La femme n'est qu'à moitié mère pour avoir enfanté », dit Marc Aurèle.
« Quelle différence entre une pauvre femme et une dame de qualité, dit
saint Jean Chrysostome ; la première se fait un devoir de nourrir son enfant ; la
seconde en rougit ou s'en fait une peine, et, dépourvue de tendresse maternelle,
elle livre à des mains étrangères son bien le plus précieux. » En 1584, Scevole
de Sainte-Marthe écrit un poème en vers latins, la *Pædotrophie*, où se trouve un
plaidoyer en faveur de l'allaitement maternel : « Les ourses, les tigresses et
généralement toutes les bêtes sauvages, suivant en cela les droits de la nature,
présentent à leurs petits leurs mamelles pour les allaiter ; et vous, que la nature
a douées d'une âme plus douce, aurez-vous plus de cruauté que les bêtes sauvages ? Cela ne vous touche-t-il pas ? Les larmes et les plaintes de votre enfant
ne vous inspirent-elles pas de la compassion ? Et par une injustice criante,
lui refuserez-vous le secours que vous êtes obligées de lui donner et qui ne
dépend que de vous seule ? »

pu triompher de l'égoïsme des riches, de la cupidité ou de la misère des pauvres, des préjugés de tous. Il faut ajouter que les médecins n'ont pas toujours lutté assez énergiquement en faveur de l'allaitement maternel.

Certes, le médecin sait mieux que personne qu'en l'état présent de la civilisation — et sans parler des maladies qui s'opposent nettement à ce que la mère nourrisse — l'allaitement maternel offre parfois des difficultés. Mais il lui appartient d'étudier ces difficultés et de rechercher si, dans beaucoup de cas, elles ne peuvent pas être surmontées. Il doit engager toute femme saine à faire un essai loyal d'allaitement, la surveiller et s'efforcer de parer aux obstacles qui peuvent se présenter. En agissant ainsi, il se convaincra que beaucoup de mères peuvent être d'excellentes nourrices.

Le nouveau-né a besoin du lait de sa propre mère. Celui d'une femme étrangère et, à plus forte raison, celui d'un animal ne s'adaptent pas aussi bien aux besoins de l'enfant et ne sont pas susceptibles d'une aussi parfaite digestion. La nature a sans doute établi une relation entre les organes du nourrisson et le lait de sa mère.

Quoiqu'elle soit bien méconnue de nos jours, cette vérité n'est pas nouvelle. Un vieil auteur, Jacques Guillemeau, s'exprimait ainsi à la fin du XVIe siècle : « Le plus expédient serait que l'en-
« fant fût nourri de sa propre mère, plutôt que d'une étrangère,
« pour ce que le lait, qui n'est que le sang blanchi (duquel il a
« été fait et nourri neuf mois au ventre de sa mère) lui sera
« toujours plus familier que celui d'une autre femme. Si la
« propre mère le peut nourrir, elle sera appelée mère entière,
« ce qu'elle ne doit refuser... » (1).

(1) Une croyance ancienne était que le lait peut transmettre à l'enfant les défauts et les qualités de la nourrice. C'est ce qu'exprime un distique connu de Sennert :

Sugimus ingenium matris cum lacte ; cuique
Morum tempericm dant alimenta suam.

« Nous suçons avec le lait l'esprit de notre mère : les aliments donnent à chacun leurs qualités. »

Linné a pleinement accepté cette opinion et l'a défendue dans une disser-

Le médecin, pénétré de la nécessité de l'allaitement maternel, doit prévoir certaine objection, savoir y répondre, et, à l'occasion, faire valoir certains arguments.

L'allaitement ne nuit pas à la beauté. On l'accuse de déformer la taille, quand c'est le corset qui est d'ordinaire le coupable. On l'accuse aussi d'amollir les seins ; or, la flaccidité des mamelles est aussi bien la conséquence d'une grossesse non suivie d'allaitement. Au dire de M. Rouvier (de Beyrouth), les Géorgiennes, réputées les plus belles femmes du monde, pratiquent l'allaitement maternel sans exception.

Il semble aussi démontré que les femmes qui allaitent se rétablissent plus vite après l'accouchement et sont moins exposées que les autres aux affections utérines.

D'une manière générale, toute femme bien portante est capable de nourrir son enfant. J'exposerai plus loin la casuistique des contre-indications et je montrerai que le motif le plus souvent invoqué pour excuser l'abandon de l'enfant par la mère, à savoir l'insuffisance de la sécrétion lactée, est un de ceux qui en réalité mettent le plus rarement obstacle à l'allaitement. Les difficultés sont ailleurs, dans les gerçures de mamelon, dans le retard de la montée laiteuse ; or, ces difficultés, avec de bons conseils et un peu de persévérance, la femme pourra souvent les surmonter.

Je suis convaincu que si les médecins étudient sérieusement la question de l'allaitement maternel et, si bien armés de leurs connaissances, ils soutiennent, suivant l'expression du professeur Pinard, « le droit de l'enfant à sa mère », ils ont de grandes chances de réussir. Dans les classes aisées, le succès viendra

tation sur la « Nourrice marâtre » (*Nutrix noverca*). Les nourrices pléthoriques et lascives communiqueraient leurs vices aux enfants qui leur sont confiés ; celles qui abusent des liqueurs spiritueuses prédisposeraient leurs nourrissons à l'alcoolisme. (Voir le résumé de cette dissertation dans l'ouvrage suivant : *Essais historiques sur l'art des Accouchements*, par M. SUE le jeune, Paris, 1779, t. I, p. 409 et suivantes.) On refuse aujourd'hui d'accepter et même de discuter cette manière de voir ; et, cependant, tout n'y est sans doute pas faux ; par exemple, l'influence des nourrices alcooliques est assez plausible.

sans doute rapidement. Il sera plus tardif dans les classes pauvres, les femmes de celles-ci étant obligées de quitter leur foyer pour travailler et se trouvant d'ailleurs dans de mauvaises conditions d'hygiène. Mais le problème n'est pas insoluble. Il faut faire appel à la charité publique et privée. Il faut rechercher si la formule de Lagneau (1) n'est pas réalisable : « La mère pauvre doit être la nourrice payée de son enfant » (2).

(1) *Revue d'hygiène*, décembre 1890.

(2) On trouvera des indications bibliographiques sur l'allaitement maternel dans les ouvrages suivants : JACQUEMIER. Allaitement, article du *Dictionnaire encyclopédique des sciences médicales*, 1re série, t. III, p. 249. — TARNIER, CHANTREUIL et BUDIN. *Allaitement et hygiène des enfants nouveau-nés*, 2e édition, 1888.— BIEDERT. *Die Kindernährung im Säuglingsalter*, 2e édition, 1893. — F. GUIRAUD. *Le lait de femme à l'état physiologique*. Thèse de Bordeaux 1897.

CHAPITRE PREMIER

Une femme grosse pourra-t-elle nourrir ?

Sommaire. — Examen de la femme grosse (tuberculose, cardiopathies, cancer, albuminurie et néphrite ; affections du foie, de l'estomac, du système nerveux ; anémies ; syphilis). Cas des maladies aiguës qui se développent vers la fin de la grossesse. Cas de l'accouchement laborieux.
Examen de la mamelle. — Peut-on prévoir si la sécrétion lactée sera suffisante ? Malformations du mamelon.

Lorsqu'une femme est grosse, dans certaines familles, on décide le mode d'allaitement du futur nouveau-né sans consulter le médecin ; dans d'autres, on demande son avis. Je laisserai de côté le premier cas où il est difficile d'intervenir, et je supposerai le médecin en présence d'une femme qui, sous sa direction, désire nourrir son enfant.

La première question à poser est celle-ci : la femme a-t-elle déjà allaité ? Si, antérieurement, elle a fait une nourriture avec succès et si, depuis, sa santé n'a pas subi d'altération, on peut répondre qu'elle a toutes les qualités requises pour allaiter, car l'expérience apprend qu'une femme qui a déjà nourri est beaucoup plus capable d'un nouvel allaitement.

S'il y a eu une tentative loyale qui n'a pas réussi, on s'informera des causes de l'insuccès, et on acquerra ainsi des notions très utiles pour la direction du futur allaitement.

Dans ce qui suit, je prendrai pour exemple le cas d'une primipare qui veut nourrir.

C'est d'ordinaire vers le septième ou le huitième mois de la grossesse que le médecin est consulté sur la question de l'allaitement. S'il l'est par une femme qui n'est pas sa cliente ordinaire et dont il ne connaît pas les antécédents héréditaires, les antécédents personnels et l'état de santé, son devoir est de pratiquer un examen complet.

Il sera dirigé par les préceptes suivants que je vais développer. « Les seuls cas où une mère a sûrement le droit de ne pas allaiter son enfant sont ceux où elle est atteinte d'une maladie contagieuse qu'elle peut communiquer à son enfant, comme la tuberculose, ou d'une maladie sérieuse, telle que le cancer, une maladie organique du cœur, ou du rein, etc., et enfin ceux où il existe une malformation du mamelon impossible à corriger. Quant à l'insuffisance possible de la sécrétion lactée, à la fin de la grossesse, aucun signe ne permet de la prévoir avec certitude, et d'ailleurs elle sera assez rarement un obstacle si la femme est saine et bien dirigée. »

On cherchera d'abord la tuberculose. Toute affection tuberculeuse en évolution est un obstacle à l'allaitement. La chose n'est pas contestée pour la phtisie pulmonaire ; l'allaitement fatigue la mère poitrinaire et précipite la consomption ; il est funeste au nourrisson qui tette un lait insuffisant et peut-être chargé, sinon de bacilles, du moins de toxines tuberculeuses ; de plus, les contacts intimes et continus de la mère et de l'enfant peuvent créer des occasions de contagion très fréquentes.

On cite des femmes atteintes de tuberculoses externes, de lupus étendus, qui, jouissant d'un bon état général, ont allaité leurs enfants avec succès ; ces cas ne doivent pas faire fléchir la règle ; certains nourrissons ont pu échapper au danger qui les menaçait ; qui nous dit que les autres y échapperont ?

Pour les femmes qui portent les stigmates d'une tuberculose guérie ou paraissant telle, il y a lieu de distinguer plusieurs cas. Ainsi il faut défendre l'allaitement à toute femme qui a eu une atteinte de tuberculose pulmonaire, si légère qu'elle ait été. Il faut le défendre aussi à une femme qui a eu récemment une pleurésie dont la nature tuberculeuse peut être soupçonnée. Mais, à une femme qui a été atteinte plusieurs années auparavant d'une pleurésie, qui depuis a toujours eu une santé générale parfaite, qui présente un aspect florissant, on peut accorder la permission de nourrir. Pareillement pour les femmes qui ont eu, il y a longtemps, une coxalgie, ou des écrouelles bien guéries aujourd'hui ; leur santé générale est-elle bonne et n'ont-elles jamais eu une affection locale pouvant faire penser que la tuberculose n'est pas éteinte, qu'elles essaient alors de nourrir ; dans plusieurs cas de ce genre, j'ai vu l'allaitement couronné d'un plein succès.

Une maladie organique du cœur, si bien compensée qu'elle soit, contre-indique aussi l'allaitement. La formule de Peter reste vraie pour la très grande généralité des cas d'affection du cœur : « Fille, pas de mariage ; femme, pas de grossesse ; mère, pas d'allaitement. »

Sans contestation possible, toute femme atteinte d'un cancer ou d'une tumeur maligne devra renoncer à l'allaitement.

En ce qui concerne les affections rénales, on était d'accord jusqu'ici pour les considérer comme une contre-indication à l'allaitement. On estimait que la femme albuminurique ne doit pas allaiter, parce qu'elle est obligée de se soumettre au régime lacté et que ce régime l'empêche de fournir une sécrétion mammaire suffisante. M. Pinard s'est élevé contre cette manière de voir ; d'après lui, les femmes albuminuriques soumises au régime lacté exclusif peuvent être des nourrices très suffisantes. Je crois qu'il faut distinguer ici entre l'albuminurie (l'albuminurie gravidique dans l'espèce) et le mal de Bright.

Voici une femme grosse qui est albuminurique ; elle accouche ; le symptôme persiste et exige la continuation du régime lacté ; mais il ne s'accompagne d'aucun des phénomènes qui caractérisent le vrai mal de Bright d'ordinaire incurable, comme les œdèmes, les troubles cardiaques et les accidents urémiques légers ou graves ; la femme peut, dans ces conditions, faire une bonne nourriture, comme le prouvent les faits publiés par M. Gramulin, élève de M. Pinard (1). Mais il faut certainement interdire l'allaitement à toute femme atteinte d'un vrai mal de Bright, avec albuminurie notable, œdèmes et désordres urémiques, car dans ce cas la sécrétion lactée est d'ordinaire insuffisante, et

____

(1) GRAMULIN. *L'allaitement chez les albuminuriques*. Thèse de Paris, 1896, n° 395.

le lait, peut-être chargé de toxines, ne présente plus les qualités d'un bon aliment.

Des coliques hépatiques rares, éloignées, et n'ayant laissé aucune trace, ne doivent pas empêcher l'allaitement; mais une affection organique et chronique du foie est une contre-indication formelle.

Un état dyspeptique léger ne contre-indique pas l'allaitement; mais une dyspepsie grave (une hypersécrétion permanente, un ulcère de l'estomac) est un empêchement, en raison des obstacles qu'elle apporte à l'alimentation de la nourrice.

Les affections organiques du système nerveux, surtout celles qui laissent après elles des paralysies incurables, sont des contre-indications à l'allaitement. Il en est de même de la plupart des névroses : folie, hystérie, épilepsie. D'après Vogel, des enfants mis au sein, immédiatement après que la mère a été prise d'un accès d'hystérie, deviennent agités et peuvent même avoir des convulsions. D'ailleurs, les mères atteintes de ces maladies sont d'ordinaire incapables de donner au nourrisson les soins matériels nécessaires, et une nourrice épileptique peut laisser tomber son enfant, le blesser ou le brûler grièmement. La neurasthénie vraie avec dépression profonde ne permet pas l'allaitement. Mais les femmes du monde atteintes de nervosisme simple, peuvent et doivent essayer d'allaiter ; dans nombre de cas, elles font d'excellentes nourrices, et l'allaitement est susceptible d'améliorer leur état ; on les voit parfois, sous cette influence, recouvrer l'appétit et le sommeil, engraisser et reprendre des couleurs.

Si une anémie grave, comme la leucémie ou l'anémie pernicieuse, ne permet évidemment pas l'allaitement, il ne faut pas interdire aux anciennes chlorotiques de nourrir ; car celles qui ont été améliorées par le mariage le sont presque toujours aussi par l'allaitement.

Dans cet examen, on doit s'enquérir avec soin de la syphilis chez le père et chez la mère. Si on en découvre ou si on en soupçonne l'existence, on se trouve en présence d'un problème

complexe dont nous chercherons plus loin les solutions. (Voir
2ᵉ *partie, section II.*)

Ce qui précède concerne les maladies chroniques. Examinons
le cas des maladies aiguës. Une femme, au voisinage du terme
de la grossesse, est atteinte d'une maladie aiguë sérieuse. Peut-
elle nourrir ? Il faut distinguer deux ordres de faits, suivant
qu'au moment de la parturition, la maladie est à la période de
convalescence ou est encore en évolution.

Si la femme est convalescente, dans certains cas, elle pourra
nourrir. J'ai soigné une femme qui fut atteinte de fièvre typhoïde
de moyenne intensité au septième mois de la grossesse ; elle
accoucha à peu près à terme, en pleine convalescence ; elle
allaita son enfant avec succès. Il y a un an, j'ai observé une
femme qui fut prise, un mois avant l'accouchement, d'une angine
diphtérique qui guérit rapidement grâce au sérum ; elle put
nourrir son enfant sans incident. Mais si la convalescence laisse
la femme déprimée, très amaigrie, on doit déconseiller l'allaitement, d'autant mieux que dans ces conditions, l'enfant est
souvent atteint de débilité congénitale.

Lorsque l'accouchement surprend la femme en pleine maladie
aiguë, à moins qu'il ne s'agisse d'une affection légère ne faisant
courir aucun risque de contagion à l'enfant, il faut interdire
l'allaitement. L'érysipèle, les fièvres éruptives, la pneumonie
et la broncho-pneumonie, la pleurésie, le rhumatisme articulaire
aigu, la fièvre typhoïde, provoquent souvent l'interruption de
la grossesse ; si l'enfant naît vivant et viable, il reste débile ; la
mère ne lui fournira pas un aliment suffisant, sans compter le
danger de contagion. On cite, il est vrai, des femmes qui ont
accouché avec un érysipèle, une scarlatine, et qui ont pu allaiter
leurs bébés sans inconvénients : dans l'espèce, les faits négatifs
ne prouvent rien.

Dans le cas où l'accouchement a été laborieux et s'est accompagné d'incidents, d'hémorrhagies abondantes en particulier, il
sera souvent impossible que la femme nourrisse. Toutefois, nous
citerons des faits de ce genre où la montée laiteuse s'est effec-

tuée tardivement, mais d'une manière si active que la mère a pu donner le sein à l'enfant, nourri jusque-là au biberon, et poursuivre l'allaitement jusqu'au bout.

Je n'ai pas la prétention d'avoir passé en revue, dans les lignes qui précèdent, tous les cas qui peuvent se présenter. Mais je pense en avoir assez dit pour montrer dans quel sens le médecin doit diriger son enquête et sur quels éléments il doit appuyer sa décision. Ce qu'il doit rechercher surtout, c'est l'existence des maladies qui, par le danger de contagion ou par leur tendance à produire la cachexie, contre-indiquent l'allaitement. Après cela, il importe peu que la femme soit blonde ou brune, grasse ou maigre, grande ou petite, qu'elle ait la peau délicate ou rugueuse.

Après avoir examiné l'état général, le médecin explorera les glandes mammaires. De ce côté, il est rare que l'on trouve des obstacles insurmontables.

La grande préoccupation de beaucoup de médecins est de prévoir si la *sécrétion lactée* sera suffisante comme quantité et comme qualité. C'est une préoccupation qu'il ne faut pas exagérer. M. Pinard, qui a entrepris en France l'œuvre du relèvement de l'allaitement maternel (1) et qui a groupé autour de lui nombre de bonnes volontés (2), nous fournit à ce sujet un argument péremptoire. La statistique faite dans son service par Mme Dluski montre que, sur 100 femmes saines, se trouvant dans les conditions voulues d'alimentation et de repos, 99 ont des chances de pouvoir nourrir leur enfant.

Voici les conclusions textuelles de Mme Dluski, conclusions déduites de l'examen de 500 cas :

(1) PINARD. De l'assistance des femmes enceintes, des femmes en couches et des femmes accouchées. *Revue d'hygiène*, 1890, décembre ; *ibid.*, 20 février 1894.

(2) Mme BRONISLAS DLUSKI. *Contribution à l'étude de l'allaitement maternel*. Thèse de Paris, 1894. — WALLICH. Sur la façon de diriger l'allaitement maternel. *Revue d'obstétrique et de pédiatrie*, 1894, p. 193, 307, 353 (juillet, octobre, décembre). — LÉON PETIT. *Le droit de l'enfant à sa mère*. Thèse de Paris, 1895.

1° Les femmes, à peu d'exception près, peuvent être toutes de bonnes nourrices.

2° Plus de 4/5 des femmes le sont dès le début de l'allaitement.

3° Presque toutes les autres le deviennent après un temps plus ou moins long.

4° Les cas d'agalactie sont excessivement rares ; l'agalactie absolue n'existe pas.

5° La nécessité d'interdire l'allaitement s'impose très rarement.

6° Les multipares qui ont allaité leurs enfants sont meilleures nourrices que les primipares.

7° Les complications du côté des seins (gerçures, lymphangites, etc.) sont, chez les anciennes nourrices, plus rares et moins graves.

Je dois ajouter qu'un homme qui s'est beaucoup occupé de l'allaitement, M. Biedert, professe une opinion analogue (1).

On a indiqué un certain nombre de signes qui permettraient de prévoir à l'avance si une femme grosse aura assez de lait pour nourrir. L'importance de ces signes diminue beaucoup après ce qui vient d'être dit. Aucun d'eux n'a d'ailleurs de valeur absolue et tou s peuvent se trouver en défaut.

Les plus sérieux sont tirés de l'état des seins. Ceux-ci doivent présenter pendant la grossesse les indices d'une activité qui se prépare. Ils doivent avoir grossi et s'être sillonnés de veines apparentes, l'aréole doit avoir bruni, les tubercules de Montgomery et les mamelons doivent être plus saillants. Par la pression de la base du mamelon (et non du mamelon lui-même), on doit pouvoir faire sourdre un liquide clair, grisâtre ou blanchâtre, qui est le colostrum. Or, il est très peu de femmes grosses qui ne présentent pas ces modifications. Et si on ne les trouvait pas réunies et très prononcées, il ne faudrait pas en conclure que la femme ne pourra pas allaiter ; j'ai observé une femme chez

____

(1) Dʳ Pʜ. Biedert. *Die Kinderernährung im Säuglingsalter*, 2ᵉ édition. Stuttgart, 1893.

laquelle les modifications de la mamelle avaient été presque nulles pendant la grossesse ; cependant la montée du lait fut très intense et la sécrétion très difficile à tarir.

Donné a avancé qu'il existait un rapport entre la sécrétion du colostrum et la sécrétion lactée après l'accouchement. Il a affirmé qu'i l était possible, d'après les caractères de la sécrétion colostrale, de reconnaître d'avance si une femme aura du lait en suffisante quantité pour nourrir son enfant. Il a distingué les cas suivants :

1º Sécrétion de colostrum presque nulle, liquide visqueux, très pauvre en globules gras et en corps granuleux : la femme sera mauvaise nourrice.

2º Colostrum plus ou moins abondant, mais pauvre en globules gras qui sont petits, mal formés et souvent entremêlés, outre les corps granuleux, de globules muqueux : la femme sera une médiocre nourrice.

3º Colostrum riche en globules graisseux, réguliers et gros, ne renfermant en outre que des corps granuleux : la femme sera bonne nourrice.

Il serait intéressant de vérifier si le plus grand nombre des cas ne rentre pas dans la troisième catégorie. Mais au point de vue pratique, ce qu'il importe de dire, c'est que les règles de Donné souffrent des exceptions : telle femme dont les seins ne fournissaient que quelques gouttes de colostrum pendant la grossesse, peut avoir beaucoup de lait après l'accouchement (TARNIER et CHANTREUIL).

Trousseau pensait que l'état habituel de la menstruation pouvait fournir un indice sérieux ; d'après lui, la femme qui a des règles peu abondantes et irrégulières ne sera pas une très bonne nourrice. Cette règle présente tant d'exceptions qu'elle n'est plus acceptable.

M. Féré a observé des cas d'agalactie chez des filles et petites-filles de femmes atteintes de cancer du sein. Il ne faudrait pas en conclure qu'une mère ne pourra pas nourrir lorsqu'on trouve, dans ses ascendants, une femme morte de cancer du sein (1). Tout récemment, j'ai vu un nourrisson allaité par sa propre mère avec succès ; on me montra en même temps la grand'mère maternelle du bébé qui était atteinte d'un cancer du sein.

Il est donc rare que chez une femme dont la santé générale est bonne, l'insuffisance de la sécrétion lactée soit assez marquée pour empêcher totalement l'allaitement, et aucun signe ne permet d'ailleurs de prévoir avec certitude ce que sera la fonction

____

(1) *Soc. de biologie*, 1896.

mammaire. Si toutefois, comme cela arrive chez les primipares appartenant à des familles où, depuis plusieurs générations, l'habitude d'allaiter est perdue, la sécrétion du lait est insuffisante au début, il ne faut pas exagérer la difficulté; l'allaitement mixte, que nos connaissances sur la stérilisation permettent de régler avec une grande sûreté, suffira presque toujours pour la surmonter.

La *forme des mamelons* doit être examinée avec soin. Il faut que le mamelon soit suffisamment saillant pour pouvoir être pris par le nouveau-né. Il y a des mamelons *plats* et des mamelons *ombiliqués* (1). Les mamelons plats sont parfois susceptibles de devenir saillants, grâce à quelques précautions. Si cette malformation doit faire formuler des réserves sur le succès possible de l'allaitement, celui-ci pourra être toujours tenté.

Quant aux mamelons ombiliqués, ils sont presque toujours une contre-indication à l'allaitement. Cependant, avant d'émettre une opinion définitive, on devra s'assurer qu'ils ne sont pas susceptibles de devenir saillants, à l'aide des pratiques indiquées dans le chapitre suivant.

Les femmes sujettes à des poussées d'eczéma sur le mamelon et sur l'aréole sont exposées, si elles nourrissent, à avoir des fissures douloureuses; elles devront s'attendre à des difficultés; mais elles ne devront pas à *priori* renoncer à l'allaitement; certaines d'entre elles ont pu nourrir leurs enfants et l'allaitement a quelquefois amélioré leur eczéma.

En résumé, lorsqu'il est consulté par une femme qui désire nourrir son enfant, le médecin doit se montrer aussi facile à lui

---

(1) Sur 302 femmes qui allaitaient pour la première fois, 201 avait le mamelon bien conformé, 83 l'avaient un peu court, 4 l'avaient plat, 14 l'avaient ombiliqué (DLUSKI).

Wallich a cité un exemple d'une malformation tout à fait exceptionnelle. Il s'agit d'une femme dont les bouts de seins étaient si volumineux qu'ils ne pouvaient pénétrer dans la bouche de l'enfant ; on ne put arriver à faire entrer l'extrémité du mamelon dans aucun des bouts de seins artificiels que l'on trouve dans le commerce ; on fut obligé de lui en faire construire de spéciaux et cette mère fut une très bonne nourrice.

en accorder l'autorisation qu'il doit se montrer exigeant avant d'accepter une nourrice mercenaire. Si, dans le cours de son examen, il ne découvre pas une maladie sérieuse ou une maladie exposant le nouveau-né à la contagion, s'il ne trouve pas une malformation du mamelon impossible à corriger, il lui dira qu'elle peut et qu'elle doit essayer d'allaiter. Il fera valoir les raisons morales et physiologiques qui doivent engager la mère à ne pas se soustraire à ce devoir ; il exposera qu'aucune autre femme ne sera pour son enfant une meilleure nourrice qu'elle-même, que l'allaitement a des avantages pour la santé et ne nuit pas à la beauté. Il se trouvera peu de femmes qui ne soient sensibles à ces arguments.

CHAPITRE II

Des soins que doit prendre une femme grosse qui veut nourrir.

SOMMAIRE. — *Soins généraux.* — *Soins des mamelles et des mamelons.*

Pendant les dernières semaines de la grossesse, la femme peut vivre de sa vie ordinaire, tout en évitant de se fatiguer et en se soumettant à une alimentation substantielle. Elle ne négligera aucun des soins de propreté qu'elle prend d'habitude. Elle surveillera sa bouche et ses dents avec une grande sollicitude; elle fera leur toilette deux fois par jour, et, si cela est nécessaire, elle demandera à un dentiste d'enlever le tartre, de désinfecter et d'obturer les dents cariées.

Elle préparera les seins à l'allaitement. Elle supprimera le corset ou elle ne portera qu'un corset très lâche, sans baleines, et évitera avec le plus grand soin de comprimer les mamelons. La compression par le corset est certainement une des principales causes des malformations du mamelon.

Si ceux-ci sont suffisamment saillants, elle usera simplement des pratiques qui ont pour but de nettoyer la peau et de donner de la solidité à l'épiderme, de façon à se prémunir autant que possible contre les gerçures qui surviennent si fréquemment. Tous les jours, dans les derniers temps de la grossesse, elle frottera doucement le mamelon et sa base avec un linge fin ou un morceau de coton hydrophile trempé dans de l'eau-de-vie pure; elle ne craindra pas d'appuyer assez fort pour enlever la matière sébacée, les écailles épidermiques, et les parcelles de colostrum qui souillent la peau.

Cette petite opération, par les titillations qu'elle réalise nécessairement, fait parfois saillir les mamelons courts et plats ; elle permet donc de prévoir si la succion de l'enfant sera capable d'en améliorer la conformation.

En dehors de ces soins, faut-il user d'autres pratiques pour remédier aux malformations du bout de sein ? Peut-on employer les succions avec la bouche ou un instrument ?

« La plupart de ces moyens échouent, dit Varnier (1), et ceux qui pourraient être efficaces sont considérés comme capables de déterminer des contractions utérines prématurées. Qu'on les emploie avant ou après l'accouchement, ils deviennent souvent par eux-mêmes cause de ce qu'ils prétendent empêcher et j'ai vu plusieurs cas d'abcès du sein pendant la grossesse qui ne reconnaissaient pas d'autre origine. »

Il faut donc être très réservé dans leur emploi. Toutefois, nous donnons ci-après quelques indications à leur sujet, dans la pensée que, dans certains cas exceptionnels, ils pourront être utilisés.

Le plus simple de ces moyens est l'emploi d'un tire-lait (voir les figures du chapitre III de cette section) ; il permet à la mère d'exercer quelques succions légères qui feront saillir le mamelon (2). Ces succions doivent être employées avec beaucoup de modération, car elles peuvent provoquer des contractions utérines et déterminer un accouchement prématuré. L'appareil devra être plongé dans l'eau bouillante avant de servir.

On a proposé de faire exercer ces succions par une autre personne et on a dit que le mari était la personne toute indiquée en pareil cas. A défaut du mari, on a eu recours à un petit chien. Dans l'occurrence, c'est un conseil qu'on pourra suivre.

Mais, en aucun cas, il ne faut accepter les services des « tireuses de lait » professionnelles. En 1825, l'une d'elles, à Condé, communiqua la syphilis à 14 personnes. A. Fournier rapporte le cas d'une jeune villageoise qui, désolée de n'avoir pas de bout de sein pour nourrir son enfant, se prêta à des manœuvres de succion opérées par son beau-père qui se disait très expert en la matière ; cet homme, ayant alors

---

(1) VARNIER. Gerçures, lymphangites et abcès du sein chez les nourrices. *Revue pratique d'obst. et de pédiatrie*, septembre 1891.

(2) On a proposé, dans le même but, l'usage d'une pipe en terre.

des plaques muqueuses à la bouche, contamina sa bru sur l'un et l'autre sein.

Pour remédier à l'aplatissement du mamelon, Cazeaux conseillait d'appliquer sur la mamelle, pendant les derniers mois de la grossesse, un bout de sein un peu large, comprimant l'aréole et permettant au contraire au mamelon de se développer. On a proposé aussi de se servir d'anneaux de bois soigneusement polis qui sont appliqués sur le sein puis recouverts de ouate et qui se maintiennent en place par le simple contact des vêtements ; l'appareil est enlevé la nuit. On peut retenir le procédé ; mais on ne trouvera pas souvent l'occasion de l'appliquer.

Je cite pour mémoire l'opération de Kehrer. Pour remédier à l'ombilication du mamelon, cet auteur a proposé d'enlever un lambeau de peau dans le voisinage et de suturer les deux bords de la plaie.

Pendant la grossesse, le mieux sera de se borner aux soins de propreté et d'endurcissement du mamelon. Après l'accouchement, on se servira, s'il y a lieu, du bout de sein artificiel. Les mamelons courts sont presque toujours susceptibles de s'allonger par la succion ; les mamelons plats s'améliorent quelquefois ; mais la chose doit être regardée comme improbable lorsque les lavages et les frictions ne provoquent aucune saillie.

CHAPITRE III

Direction de l'allaitement pendant les premières semaines. — Les gerçures du mamelon et les abcès de la mamelle.

SOMMAIRE. — Sécrétion colostrale. — Première tétée. — Les premiers jours. La montée laiteuse.

L'hypogalactie primaire. — Dans quels cas on peut employer l'allaitement mixte.

Les gerçures du mamelon. — Description. — Causes. — La douleur provoquée par la tétée. — Soins du mamelon et traitement des gerçures.

Galactophorite, lymphangite et abcès du sein.

Le succès de l'allaitement dépend souvent de la manière dont il est dirigé pendant les trois ou quatre premières semaines. Les difficultés qui surgissent alors peuvent être le fait du nourrisson ou de la nourrice. Nous laisserons ici de côté les difficultés venant du nourrisson (débilité, malformations buccales, etc.); elles sont étudiées à part à la fin de ce livre (2ᵉ partie, section V). Parmi celles qui viennent de la mère, il en est deux principales : l'hypogalactie primaire et les gerçures du sein. La première, plus rare qu'on ne pense, peut être assez aisément surmontée; la seconde est plus sérieuse, mais on en vient souvent à bout avec des soins et de la patience.

1

Depuis l'accouchement jusqu'au moment de la montée du lait qui survient le 3ᵉ jour environ chez les multipares et le 4ᵉ seulement chez les primipares, la mamelle ne sécrète que du colostrum et en faible quantité. Ce n'est pas sans raison que la nature veut que les choses soient ainsi. Sans doute, le colostrum constitue la nourriture qui convient à l'enfant pendant les premiers jours. Il semble avoir des propriétés laxatives et passe pour favoriser l'expulsion du méconium. Il faut donc que le nouveau-né prenne cet aliment. La mise au sein pendant la période colostrale a d'ailleurs pour avantages d'habituer l'enfant à prendre le sein, de stimuler par la succion le réflexe de la sécrétion mammaire et de faire saillir le mamelon.

A quel moment doit-on donner sa première tétée au nouveau-né ?

Après l'accouchement, la toilette de la mère étant faite, l'enfant ayant été lavé et habillé, il faut les laisser reposer tous les deux, la première dans son lit, le second dans son berceau. En aucun cas, pour le dire en passant, l'enfant ne doit dormir dans le même lit que sa mère, que sa nourrice ou qu'une autre personne (1).

Une fois dans son berceau, l'enfant s'endort et se débarrasse du méconium, de l'urine et des glaires. Pendant les premières heures de la vie, il ne manifeste aucun appétit. En attendant qu'on le mette au sein, on ne lui fera prendre, contrairement à la coutume de quelques matrones, ni de l'eau sucrée, ni de l'eau de fleurs d'oranger, ni surtout du sirop de chicorée ; on ne lui donnera rien, pas même de l'eau pure.

L'enfant sera mis au sein pour la première fois de 6 à 12 heures après l'accouchement, suivant les circonstances. La mère étant au lit, se penchera légèrement du côté du sein qu'elle va donner et le nouveau-né sera placé parallèlement à elle ; la mère mettra l'index et le médius sur l'aréole de chaque côté du mamelon, introduira le bout du sein dans la bouche et exercera de douces pressions de manière à faire couler quelques gouttes de lait. On veillera à ce que le nez ne soit pas écrasé et à ce que la respiration nasale s'effectue librement, sous peine de voir

____

(1) Cette habitude tend à disparaître ; mais à la fin du XVIIIe siècle, Rosen de Rosenstein évaluait à 700 par an le nombre de nourrissons, qui, de son temps en Suède, mouraient étouffés par leur mère ou par leur nourrice.

l'enfant asphyxier et quitter le sein. L'enfant tette d'abord mollement et se fatigue vite ; il se repose de temps à autre pour recommencer ensuite.

Il sera bon, si cela ne fatigue pas trop la mère, de donner les deux seins successivement pendant 5 ou 6 minutes chacun. Avant et après la tétée, le mamelon doit être soigné avec minutie, comme je l'indiquerai plus loin. (Voyez *Gerçures du mamelon.*)

Les premières tétées sont parfois douloureuses, même lorsqu'il n'y a pas de gerçures du sein. En outre, elles provoquent des douleurs utérines, qui peuvent être très vives. Mais, somme toute, ces contractions constituent un phénomène favorable, car elles aident au retrait et à l'involution de la matrice.

La seconde tétée aura lieu quatre heures après la première et à partir de ce moment jusqu'à la fin du deuxième jour, on mettra l'enfant au sein toutes les quatre heures, en le laissant reposer pendant la nuit de 11 heures du soir à 5 heures du matin.

Le troisième jour, il faut rapprocher les tétées et ne mettre entre elles qu'un intervalle de trois heures environ ; on laissera encore l'enfant au repos la nuit suivante, de 11 heures du soir à 5 heures du matin (7 tétées en 24 heures).

Le troisième et le quatrième jour environ, la montée laiteuse s'établit. Les seins se tendent et deviennent durs ; le mamelon s'aplatit un peu ; le nouveau-né le prend difficilement et, en pressant à sa base, on fait sourdre très peu de lait. Ce phénomène normal ne doit pas faire croire à une insuffisance de la sécrétion lactée ; car, quelques heures après, la tension de la glande diminue et le lait s'écoule avec abondance.

Pendant que la montée laiteuse s'opère, on continue à mettre l'enfant au sein toutes les trois heures ; la première tétée étant donnée à 5 heures du matin et la dernière à 11 heures du soir (7 tétées en 24 heures). A partir du cinquième jour environ, on rapproche encore un peu les repas et on met l'enfant au sein toutes les deux heures et demie ; la première tétée aura lieu vers 5 heures du matin et la dernière vers 11 heures du soir (8 tétées

en 24 heures). Il n'y a que des avantages à laisser la mère
et l'enfant au repos de 11 du soir à 5 heures du matin, non seulement au début, mais encore, ainsi que je l'indiquerai plus loin,
pendant toute la durée de l'allaitement.

Dans les premiers temps, la durée du repas doit être plus
longue que par la suite; l'enfant, tétant avec peu de vigueur un
sein dont le lait s'écoule lentement, met parfois près d'une demi-
heure à prendre toute sa nourriture.

Telles sont les règles à suivre quand l'établissement de la
sécrétion lactée s'opère d'une manière normale. Mais il n'en
est pas toujours ainsi et voici le moment d'étudier les difficultés qui peuvent surgir.

II

Pendant   emiers jours, avant la montée laiteuse, l'enfant
prend parfois très peu de colostrum, surtout si la mère est primipare : 5 à 15 grammes par tétée environ. Il en résulte que la
perte de poids, que subit toujours l'enfant après la naissance,
est très grande et peut, dans ces conditions, atteindre 300 et
400 grammes. Pour la réduire à un chiffre plus faible, M. Budin
conseille de donner, après avoir mis l'enfant au sein, un peu de
lait de vache stérilisé. Mais M. Lepage (1) a montré que cette
pratique de l'allaitement mixte dès les premiers jours a un grand
inconvénient; elle retarde l'établissement de la sécrétion lactée
normale. Il ne faut pas perdre de vue en effet que cette sécrétion
est le résultat d'un acte réflexe dont le point de départ est la succion du mamelon; or, si on satisfait l'appétit de l'enfant en lui
donnant le biberon, il tétera avec moins d'énergie le sein maternel
et ne stimulera pas suffisamment le réflexe; cette pratique de
l'allaitement mixte dès les premiers jours peut ainsi devenir
une cause d'hypogalactie. Nous croyons donc, avec M. Lepage,

(1) LEPAGE. Note sur l'allaitement des nouveau-nés à terme par leur mère.
Revue d'hygiène et de police sanitaire, 20 juin 1897, n° 6, p. 515. — Voir aussi
le travail suivant, inspiré par M. Lepage : HÉRY. *Sur l'allaitement des nouveau-nés*. Thèse de Paris, 1897, n° 166.

qu'une condition du succès de l'allaitement maternel est de ne donner au nouveau-né d'autre aliment que celui qu'il retire lui-même des seins de sa propre mère. Cependant cette règle souffre des exceptions, comme nous l'indiquerons dans un instant, tout au moins à partir du troisième ou quatrième jour.

Il arrive parfois, surtout chez les primipares, que la montée laiteuse retarde ; elle ne se produit que le cinquième ou le sixième jour, quelquefois plus tard. Dans d'autres cas, non seulement la montée laiteuse est en retard, mais elle est faible et progressive ; il faut plusieurs jours, quelquefois plusieurs semaines, pour que la sécrétion soit suffisante. Enfin, il est des cas où la montée laiteuse s'étant faite, d'une manière précoce ou tardive, brusque ou progressive, presque tout de suite après qu'elle s'est opérée ou au bout de quelques jours, la sécrétion de la mamelle diminue plus ou moins ; ce n'est que dix, quinze, vingt jours après que le lait va de nouveau être produit d'une manière régulière. Dans quelques cas exceptionnels, la sécrétion ne parvient pas à se rétablir normalement. C'est à l'ensemble de ces faits qu'on a donné le nom d'*hypogalactie primaire*, par opposition à l'hypogalactie secondaire qui survient après le deuxième mois et qui a d'ordinaire des causes pathologiques.

Il est rare, lorsque la femme est saine et bien dirigée, et lorsqu'on y met de la patience, que l'hypogalactie primaire impose la cessation de l'allaitement. Elle est ordinairement un phénomène passager et on peut, quand elle est trop accentuée, en supprimer les effets sur le nourrisson en complétant l'allaitement au sein avec du lait de vache stérilisé, c'est-à-dire en recourant à l'allaitement mixte. Mais, pendant les premiers temps, l'allaitement mixte ne doit être mis en pratique que s'il y a vraiment nécessité. Il ne faut jamais perdre de vue qu'il présente l'inconvénient, signalé par M. Lepage, de retarder l'établissement définitif de la sécrétion lactée.

Avant de recourir à l'allaitement mixte, il faudra user de certaines pratiques propres à stimuler la sécrétion lactée. J'étudierai plus loin le régime alimentaire qui convient à la nourrice ; j'indiquerai quelques substances qui passent pour augmenter la production du lait et dont l'efficacité n'est pas d'ailleurs bien démontrée. Mais, avant tout, il faut se rappeler que le meilleur galactogène, c'est la succion du mamelon par la bouche du nourrisson. Aussi, dans les cas d'hypogalactie, devra-t-on rapprocher les repas, mettre l'enfant au sein toutes les deux heures (et c'est le seul cas où un si faible intervalle entre les tétées doive être autorisé) et, à chaque repas, lui faire prendre successivement les deux seins. Si, grâce à ces pratiques, la sécrétion du lait n'augmente pas rapidement et reste au-dessous d'un certain taux, il faut mettre en œuvre l'allaitement mixte.

Pour juger de l'opportunité de l'allaitement mixte, les pesées devront servir de guide. A partir du cinquième jour, le poids de l'enfant augmente normalement de 20 à 30 grammes par jour. Si on constate que le poids est stationnaire ou qu'il tend à s'abaisser, après quatre ou cinq jours d'observation, on est autorisé à mettre en œuvre l'allaitement mixte. Mais si le poids augmente de 10, 15 grammes par jour, il y a lieu d'attendre et de continuer l'allaitement au sein, sans recourir au lait de vache ; très souvent, dans ces conditions, on assistera à l'augmentation progressive de la sécrétion lactée et on verra la courbe des poids reprendre son caractère normal.

On devra d'ailleurs s'assurer, par des pesées avant et après la tétée, que le défaut d'augmentation de poids tient réellement à l'insuffisance de la sécrétion lactée et non à une autre cause (lait de mauvaise qualité, maladie du nourrisson). Comme on le verra plus loin, le troisième jour, un enfant prend en moyenne 40 à 50 grammes de lait par tétée (280 à 350 grammes par 24 heures) ; le quatrième jour, 50 à 60 grammes (350 à 420 grammes par 24 heures) ; du cinquième au trentième jour, 60 à 80 grammes (420 à 620 grammes par 24 heures).

Donc, lorsque le poids de l'enfant n'augmente pas suffisamment et qu'il est bien démontré que le défaut d'accroissement est dû à l'insuffisance de la sécrétion lactée, on emploiera l'allaitement mixte.

L'allaitement mixte peut être pratiqué de deux manières : soit en remplaçant une ou deux tétées par un ou deux biberons,

soit en donnant le biberon après chaque tétée reconnue insuffisante. On réussit beaucoup mieux avec le second mode, qui est,
il est vrai, un peu compliqué, parce qu'il exige des pesées avant
et après les tétées. Mais, en mettant l'enfant au sein avec assi-
duité, on stimule beaucoup mieux la sécrétion lactée. Quelques
médecins ont conseillé de donner le biberon d'abord, le sein
ensuite ; c'est une mauvaise pratique ; si on satisfait l'appétit
de l'enfant en lui donnant d'abord le biberon, il tétera avec
moins d'énergie les mamelles maternelles et ne stimulera pas
suffisamment le réflexe ; la sécrétion lactée ne s'établira jamais
d'une manière convenable.

On donnera donc les deux seins toutes les deux heures et
demie; l'enfant étant pesé avant et après la tétée, si la quantité de lait qu'il a prise est insuffisante, on complète le repas
avec du lait de vache stérilisé et, suivant l'âge, coupé à
moitié ou au tiers avec de l'eau bouillie sucrée. Pour les quantités de lait à donner, pour le mode de coupage, on s'inspirera
des préceptes formulés au chapitre de l'allaitement artificiel. Il
suffit d'ordinaire de donner après la tétée un mélange de
30 gr. de lait stérilisé et de 15 gr. d'eau bouillie sucrée, ou de
40 gr. de lait stérilisé et de 20 gr. d'eau bouillie sucrée.

L'écueil de l'allaitement mixte réside dans la tendance
qu'ont les parents à faire prédominer le lait de vache sur le
lait maternel, en sorte que, finalement, la mise au sein devient
un simple simulacre d'alimentation. Il faut donc surveiller à ce
point de vue l'allaitement mixte et empêcher l'usage du lait
stérilisé de devenir prépondérant.

De cette manière, l'allaitement mixte aura de réels avantages
et aboutira à rendre possible l'allaitement maternel exclusif.
Après une, deux, trois semaines d'alimentation mixte, le lait
finira par affluer dans les mamelles et la mère suffira à nourrir
seule son enfant. J'ai dirigé plusieurs femmes qui, après s'être
aidées du lait stérilisé pendant plus d'un mois, sont devenues
ensuite des nourrices parfaites. Biedert et Pinard ont cité des
faits nombreux où l'allaitement mixte institué au début a pu être
transformé en allaitement maternel exclusif au bout d'un temps

plus ou moins long, quelquefois seulement au bout de 2 ou
3 mois. Biedert déclare qu'il fait toujours allaiter les femmes
pendant 6 semaines ou 2 mois, même lorsque la quantité de
lait sécrété est insuffisante ; il ajoute qu'en fin de compte, le
résultat est bon pour la mère et pour l'enfant.

Les avantages du lait stérilisé au début de l'allaitement peuvent
s'étendre plus loin, ainsi que le montre un fait observé par Budin et
Chavane (1). Une femme fut atteinte d'une hémorrhagie *post par-
tum* des plus graves ; pendant les huit premiers jours, l'enfant ne
reçut que du lait de vache stérilisé ; la montée du lait se produisit
après huit jours et l'enfant fut mis au sein ; pendant la semaine
qui suivit, on pratiqua l'allaitement mixte en diminuant la
quantité de lait de vache à mesure que la sécrétion laiteuse
augmentait ; quelques jours après, l'enfant ne prenait plus que
le sein maternel.

Ainsi, d'une part la mise au sein régulière et persévérante,
d'autre part et seulement en cas de nécessité l'allaitement
mixte, permettront en général d'obvier à l'hypogalactie primaire.
Si toutefois on échoue, si on reconnaît que la sécrétion lactée
reste insuffisante, on abandonnera l'allaitement maternel et on
aura à choisir entre l'allaitement par une nourrice et l'allaitement artificiel avec du lait de vache stérilisé. Les éléments de
ce choix seront indiqués plus loin.

III

Les gerçures du mamelon. — Dès les premiers jours de
l'allaitement, on peut voir se produire sur le mamelon des lésions en apparence minimes, mais qui vont devenir une source
de difficultés. Ce sont des érosions, des gerçures, des fissures,
des crevasses, suivant leur forme et leur profondeur.

Si on regarde l'ensemble des femmes qui nourrissent, on
voit que ces lésions se montrent dans la moitié des cas. Mais si
on entre dans les détails, on voit qu'elles sont plus fréquentes

(1) Voir CHÁVANE. *Le lait stérilisé*. Thèse de Paris, 1893, p. 68.

chez les primipares que chez les secondipares, chez les secondipares que chez les multipares, quoique cette loi de décroissance n'ait rien d'absolu (1).

Elles débutent par une exfoliation de l'épiderme qui, en un ou plusieurs points, met la surface du derme à nu. Quand le derme s'entame un peu plus profondément, il y a fissure. La crevasse est une petite plaie linéaire à bords écartés et tuméfiés. Le fond de la perte de substance est rouge, humide, fongueux, saignant facilement sous l'influence de la tétée. Après la tétée, une croûte se forme, que la bouche de l'enfant fait ultérieurement tomber en provoquant un saignement.

Ces lésions siègent au sommet ou à la base du mamelon. Au sommet, elles forment des fissures rayonnées ou des érosions grandes comme un grain de millet ou une lentille ; elles peuvent, dans les cas sérieux, diviser le bout de sein en deux ou trois tronçons ; à la base, elles suivent les sillons et les rainures curvilignes qui s'y trouvent à l'état normal et, parfois, entraînent un décollement du mamelon plus ou moins prononcé. Dans quelques cas fort rares, l'érosion envahit la totalité du mamelon qui présente alors l'aspect d'une framboise, d'un rouge vif, sanguinolent.

La cause essentielle de ces lésions ulcéreuses est le traumatisme exercé au moyen de la succion par la bouche de l'enfant. Mais il y a des causes prédisposantes.

Les gerçures sont plus fréquentes chez les primipares ; chez les femmes qui ont déjà allaité, elles sont plus rares, la peau du mamelon ayant acquis une certaine accoutumance ou une certaine solidité. Les vices de conformation du mamelon en rendent la production beaucoup plus facile, car, dans ce cas, pour avoir du lait, l'enfant est obligé de tirailler et de mâchonner le mamelon. La malpropreté y prédispose ; si on ne nettoie pas le bout de sein, le mélange de salive et de lait qui séjourne dans les replis cutanés peut fermenter et irriter le tégument du

____

(1) VARNIER. Gerçures, lymphangites et abcès du sein chez les nourrices. *Revue prat. d'obst. et de pædiatrie*, 1891.

mamelon. La macération prolongée du mamelon, lorsque la nourrice s'endort avec l'enfant pendu au sein, agit aussi très défavorablement en ramollissant l'épiderme. Les femmes sujettes à l'eczéma du sein sont prédisposées aux gerçures.

Les maladies de la bouche du nouveau-né sont une cause de gerçure du mamelon. Dans les stomatites contagieuses, il peut y avoir inoculation du mamelon et les lésions de celui-ci s'accompagnent de gerçures ou de crevasses. C'est ce qui s'observe en particulier dans le muguet et la diphtérie.

Gubler a observé une nourrice dont l'enfant avait du muguet, et qui, sur l'aréole et à la base du mamelon, présentait avec des fissures des productions blanchâtres à surface ondulée, assez adhérentes. Dans ces productions, le microscope décela le champignon du muguet (1). Mignot a observé une femme de 32 ans, vivant isolée au milieu des champs, qui présenta quinze jours après l'accouchement, des fissures, de la tuméfaction et de petites plaques caséeuses sur l'aréole et le mamelon; presque en même temps, l'examen de la bouche de l'enfant montra du muguet. La mère, croyant avoir trop de lait, donna à téter à un autre enfant ; celui-ci prit à son tour le muguet (2). Les faits de cet ordre sont sans doute assez rares.

Ce qui est fréquent, ce qui est presque la règle, c'est que, lorsque des nourrissons sont atteints de muguet, les seins de la nourrice offrent des fissures et des crevasses sans plaques caséeuses. Les sécrétions buccales étant acides et septiques, elles ont sans doute une action destructive sur l'épiderme du mamelon. Ces faits sont importants à connaître. Il y a plusieurs années, j'ai observé une femme secondipare qui s'était placée comme nourrice mercenaire, ayant un lait déjà âgé de trois mois ; quelques jours après, elle fut atteinte de gerçures du mamelon très douloureuses et que les divers topiques employés ne réussissaient pas à cicatriser ; au bout de quelques jours, elle

____

(1) GUBLER. Sur l'origine et les conditions de développement de la mucédinée du muguet. *Mémoire de l'Acad. de médecine*, 1858, t. XXII.

(2) MIGNOT. *Traité de quelques maladies du premier âge.* Paris, 1859, p. 223.

attira mon attention sur la bouche de l'enfant ; comme celui-ci était dans un état très satisfaisant, je n'avais pas songé à l'examiner ; sur l'indication de la nourrice, je regarde et je découvre de larges plaques de muguet sur chacune des deux joues. Des attouchements avec une solution de sublimé à 1 p. 4000 guérirent ce muguet en trois ou quatre jours ; or, en même temps, les gerçures de la nourrice se cicatrisaient.

Fischer a cité un cas de transmission de diphtérie de la bouche du nourrisson au sein de la mère. Un enfant de 7 mois présentait deux larges taches, l'une à la pointe de la langue, l'autre au voile du palais ; elles étaient d'une couleur jaune verdâtre et avaient une forme irrégulière ; au début il n'y eut pas de fièvre ; mais les ganglions du cou étaient considérablement tuméfiés. On fit le diagnostic de stomatite ulcéreuse. Au bout de deux jours, la situation empira ; la température monta à 39°,3 ; le pouls devint petit ; les taches envahirent la luette et l'amygdale gauche.La mère avait au mamelon gauche une large fissure circulaire recouverte d'un enduit blanchâtre ; le sein était gorgé de lait et douloureux au toucher ; les glandes axillaires étaient engorgées. L'examen bactériologique des membranes buccales du nourrisson et de l'enduit de la gerçure du mamelon de la mère décela la présence du bacille de la diphtérie. L'auteur se crut autorisé à laisser donner à l'enfant la mamelle saine. La mère et l'enfant guérirent ; l'enfant eut par la suite une paralysie périphérique du nerf facial droit (1).

Abstraction faite des cas de muguet et de diphtérie, les gerçures du sein sont des lésions septiques banales, et elles se montrent en général vers le troisième jour de l'allaitement. Lorsqu'elles ne se sont pas produites après le sixième jour, il y a de grandes chances pour que la femme y échappe.Cependant, elles peuvent se montrer tardivement. Je les ai vues se produire dans un cas au cinquième mois, et dans un autre au septième mois de l'allaitement.

La douleur est l'obstacle principal que les gerçures du mame

____

(1) *Archivs of Pediatrics,* janvier 1894.

lon apportent à l'allaitement. D'ordinaire insensibles dans l'intervalle des tétées, ces petites lésions deviennent douloureuses dès que l'enfant prend le sein. L'intensité de la douleur dépend en grande partie du siège ; dans les fissures du sommet, elle est supportable ; mais dans celles de la base, dans celles de la rainure qui sépare le mamelon de l'aréole, elle est extrêmement marquée et les femmes les plus courageuses ne peuvent retenir leurs plaintes quand l'enfant prend le sein. La douleur est surtout vive au début de la tétée ; elle s'atténue après les premières succions.

Souvent la tétée provoque le saignement des érosions ; l'enfant déglutit du sang ; les matières vomies et les selles pourront présenter alors le caractère hémorrhagique. C'est là un fait que le médecin doit connaître pour ne pas s'inquiéter sans nécessité.

Les gerçures du sein ont une fâcheuse influence sur le nourrisson. La violence de la douleur diminue la sécrétion mammaire ; en outre elle modifie sans doute la qualité du lait. Peut-être aussi la présence des érosions exalte-t-elle la virulence des microbes qui vivent à l'état normal sur la peau du mamelon. En tout cas, j'ai remarqué que très souvent les enfants qui tettent un sein fissuré ont de la diarrhée, d'ordinaire légère, et n'augmentent pas de poids d'une manière normale.

Enfin, les gerçures du sein sont l'origine habituelle de la lymphangite, de la galactophorite et des abcès du sein.

Heureusement, un traitement approprié permet d'atténuer les effets des gerçures et de prévenir les infections de la glande mammaire. Si on prend les soins qui conviennent, il sera rare que les lésions érosives du mamelon deviennent un obstacle sérieux à l'allaitement.

IV

Soins du mamelon. Traitement des gerçures. — Tant qu'il n'existe pas de fissures du sein, on doit, avant la tétée, laver le mamelon avec des compresses conservées après ébullition dans l'eau bouillie. Après la tétée, on lave et on essuie avec

une de ces compresses, trempée dans une des liqueurs mercurielles faibles dont il est question un peu plus loin.

Dès que les fissures se sont produites, on met en œuvre un
traitement qui consiste dans un pansement approprié et dans
l'emploi de bouts de sein artificiels ou de téterelles.

Pour le pansement, on a préconisé les topiques les plus
variés ; il n'y en a qu'un petit nombre à retenir.

M. Pinard a employé les pansements boriqués humides. On
fait bouillir des compresses de tarlatane dans de l'eau boriquée saturée et on conserve le tout dans un bocal bouché à
l'émeri ; aussitôt après la tétée, le sein ayant été lavé comme
d'habitude, on exprime une de ces compresses, on l'applique
sur le mamelon et l'aréole et on la recouvre d'une plaque
débordante de taffetas gommé ; compresse boriquée et taffetas
sont maintenus par une couche d'ouate antiseptique et un bandage de corps peu serré. Avant la tétée, le pansement est défait
et le sein lavé à l'eau bouillie pure.

On a reproché aux pansements humides avec des solutions
aqueuses (boriquées ou autres) de ramollir l'épiderme et de
favoriser le développement des gerçures. On peut répondre que
les pansements secs sont infiniment plus nuisibles, car ils provoquent la formation de croûtes qui sont arrachées soit avec le
pansement, soit au moment de la tétée, ce qui irrite et fait
saigner le mamelon. D'ailleurs, l'inconvénient attribué aux solutions aqueuses est certainement très atténué dans les topiques
suivants.

M. Lepage a recommandé les liqueurs mercurielles faibles
additionnées de glycérine et d'alcool : soit un mélange à parties
égales de liqueur de van Swieten et de glycérine, soit la liqueur
suivante :

Glycérine......................	250 gram.
Eau stérilisée..................	225 —
Alcool.........................	25 —
Biiodure de mercure............	0,05 à 0,10 centigr.
Iodure de potassium............	q. s. pour dissoudre.

On découpe, dans de la tarlatane pliée en huit épaisseurs, des ron-

delles un peu plus grandes qu'une pièce de cinq francs ; on les fait
bouillir dans de l'eau pendant un quart d'heure et on les laisse ensuite
tremper en permanence dans la mixture antiseptique. Après chaque
tétée, on lave le mamelon avec la solution ci-dessus formulée, puis on
la recouvre d'une rondelle de tarlatane imbibée de ce même liquide ;
enfin on applique encore par-dessus une compresse boriquée, du taffetas
gommé, une couche d'ouate et un bandage de corps. A la tétée suivante,
on enlève le pansement, on lave avec soin, avec de l'eau bouillie tiède,
le mamelon et l'aréole, puis on met le nourrisson au sein. Ce mode de
traitement ne donne pas lieu à la production d'érythèmes mammaires intenses et ne produit chez les nouveau-nés aucun symptôme
d'intoxication pouvant être rattaché à l'hydrargyrisme.

Je me suis servi avec succès d'une préparation qui renferme
de la teinture de benjoin. On a beaucoup vanté autrefois l'usage
de cette substance ; on l'étendait sur le mamelon avec un pinceau à aquarelle et, par évaporation de l'alcool, elle laissait
déposer à la surface de la lésion une couche de benjoin qui,
théoriquement, devait la mettre à l'abri de tout contact.
En réalité, je crois que la teinture de benjoin agit comme un
topique antiseptique et astringent. Je l'utilise sous la forme
suivante :

Eau de roses	40	gram.
Glycérine	20	—
Borate de soude	8	—
Teinture de benjoin	12	—

Après la tétée, le mamelon est lavé et essuyé avec des linges
fins, ou de la tarlatane, ou de la ouate conservées après ébullition dans l'eau bouillie. Puis, un de ces linges, préalablement
exprimé, est imbibé de cette mixture et maintenu en permanence
sur le mamelon et recouvert d'un taffetas gommé comme dans
les pansements précédents.

Le Dr Audebert recommande l'emploi du stérésol dans les
cas d'érosions et de gerçures du mamelon. Ce vernis antiseptique renferme de la teinture de benjoin ; il hâterait la cicatrisation, préviendrait les complications septiques, empêcherait le
contact des lèvres de l'enfant et supprimerait la douleur. Étant
donné qu'on peut limiter facilement son application sur le ou

les points malades, il ne s'oppose nullement à l'excrétion du lait. Pour appliquer le stérésol, on pratique, au préalable, un nettoyage minutieux du sein, du mamelon et de la gerçure en particulier, avec une solution boriquée. Puis on sèche avec du coton aseptique, et, après avoir rapproché les lèvres de l'érosion, on les réunit à l'aide d'une mince couche de stérésol. Dix minutes après, on remet une seconde couche de stérésol : quand celle-ci est séchée, la nourrice peut donner le sein. La seule contre-indication à l'emploi du stérésol, est la multiplicité des érosions ; dans ce cas, on serait obligé de couvrir toute la surface du mamelon et d'oblitérer ainsi tous les orifices galactophores (1).

L'acide picrique a été vanté par Charrier. Après avoir nettoyé le mamelon à l'eau tiède, on trempe un petit pinceau de blaireau dans une solution forte d'acide picrique (à 1 p. 100) et on le promène plusieurs fois de suite sur les gerçures. Ce pansement n'est fait qu'une fois par jour. Mais, après chaque tétée, on trempe le mamelon pendant trois ou quatre minutes dans un petit verre rempli d'une solution faible d'acide picrique (à 1 p. 1000). L'acide picrique provoque une sorte de tannage de l'épiderme ; après vingt-quatre heures, les douleurs déterminées par la succion se calmeraient et la cicatrisation commencerait (2).

(1) *Arch. de tocologie*, 1896.

(2) Voici encore la formule de quelques topiques :

Ichtyol		4 gram.
Lanoline	âả	5 —
Glycérine		
Huile d'olives		1 —
Appliquez avec un pinceau stérilisé.		(OCHREN.)
Vaseline		20 gram.
Aristol		4 —
		(VINAY.)
Baume du Pérou	âả	2 gram.
Teinture d'arnica		
Huile d'amandes douces		30 —
Eau de chaux		15 —
		(SOARFF.)

(*Lire la suite de la note 2 page 185.*)

Il est très important que la personne qui fait le pansement des seins réalise autant que possible l'asepsie de ses doigts et de ses mains.

Enfin, il est une pratique qui doit être ajoutée à ce pansement : le nettoyage de la bouche du nourrisson. C'est une condition essentielle de la guérison rapide des gerçures de la mère. Je me sers pour cette opération d'une solution de sublimé à 1/4000 et d'un stylet garni de ouate. Après la tétée, on entr'ouvre la bouche du nouveau-né et on regarde s'il n'y séjourne pas quelques grumeaux de lait qui vont fermenter et produire de l'acide lactique ; dans l'affirmative, on les enlève avec le stylet trempé dans la solution de sublimé. Mais, sauf ce cas, pour ne pas provoquer de vomissements, cette opération doit être faite avant la tétée. On pratique, avant la mise au sein, un léger attouchement des lèvres, de la langue, des joues et des gencives ; il faut que ce nettoyage soit fait très légèrement ; un frottement un peu trop fort risque de provoquer la formation des ulcérations palatines dites « aphtes de Bednar ».

Grâce à ces pansements et à ces soins, les gerçures se cicatrisent en moins de trois semaines, et il est bien rare qu'on observe de l'infection du sein.

Quand les crevasses sont petites, quand elles siègent au sommet du mamelon et qu'elles ne provoquent qu'une douleur supportable, on peut mettre l'enfant au sein directement, sans l'intermédiaire d'aucun appareil. Mais quand la tétée provoque une douleur intense et des hémorrhagies, il faut se servir des bouts de sein artificiels ou des téterelles dans le but de protéger les mamelons malades contre le mâchonnement de la bouche de l'enfant ; de cette manière on n'atténue pas les hémorrhagies qui du reste n'ont pas de gros inconvénients, mais on diminue la douleur et la cicatrisation de la lésion est plus rapide.

Sucre blanc...............................	
Oxyde de zinc.............	ãã 5 gram.
Mucilage de gomme arabique................	
Glycérine................................	

En cas d'eczéma du mamelon.   (UNNA.)

Le bout de sein le plus simple est celui de Bailly ; il se compose d'une cupule de verre qui coiffe le mamelon, l'aréole et

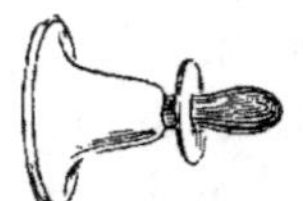

FIG. 6. — Bout de sein artificiel du Dr E. BAILLY.

que surmonte une tétine de caoutchouc vulcanisé sans odeur, percée au sommet et sur laquelle l'enfant exerce la succion. L'appareil doit être tenu très proprement ; on doit veiller à ce qu'il n'y reste pas de parcelle de lait ; on doit le plonger dans l'eau bouillante au moins une fois par jour, et, le reste du temps, après chaque tétée, on le nettoiera soigneusement avec de l'eau boriquée, dans laquelle on peut le laisser immergé.

Smester et Auvard ont imaginé les téterelles dites bi-aspiratrices, dont Budin a proposé un modèle perfectionné que nous allons décrire.

L'appareil consiste en une sphère de verre reliée à une base très large par un pédicule rétréci. Deux petits embouts de

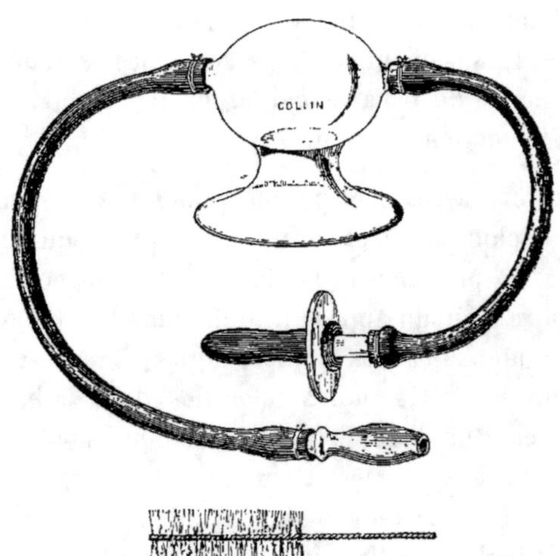

FIG. 7. — Téterelle bi-aspiratrice du Dr BUDIN.

verre se détachent de la sphère et on y adapte deux tuyaux de caoutchouc bien fixés avec un fil serré. Chacun de ces tubes est terminé par une tétine, l'une destinée à la mère, l'autre à l'enfant. La mère commence par aspirer ; le lait arrive dans la cupule sphérique ; l'enfant aspire le liquide à son tour. Dans la tétine de l'enfant se trouve une soupape qui permet à la mère de faire le vide dans la cupule, même quand l'enfant abandonne l'appareil.

Les inconvénients de cette téte-relle sont le fonctionnement défec-tueux de la soupape et les soins mi-nutieux de propreté qu'elle exige à cause des tubes en caoutchouc. Il faut nettoyer les tubes avec un écou-villon et de l'eau boriquée ; une fois par jour, l'appareil doit être plongé dans l'eau bouillante. Comme il est

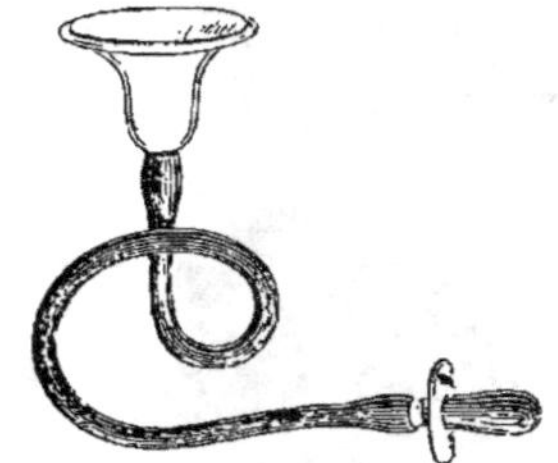

Fig. 8. — Tire-lait du Dʳ Bailly.

fragile, ces opérations l'altèrent vite et on est obligé de le changer souvent.

Quand, malgré l'usage des bouts de sein artificiels ou des téterelles, la douleur reste très vive, on pourra chercher à réa-liser l'anesthésie du mamelon. La cocaïnisation, que j'ai un des premiers utilisée pour cet objet (1), ne doit être employée qu'avec la plus grande réserve ; elle est capable d'abolir, au moins

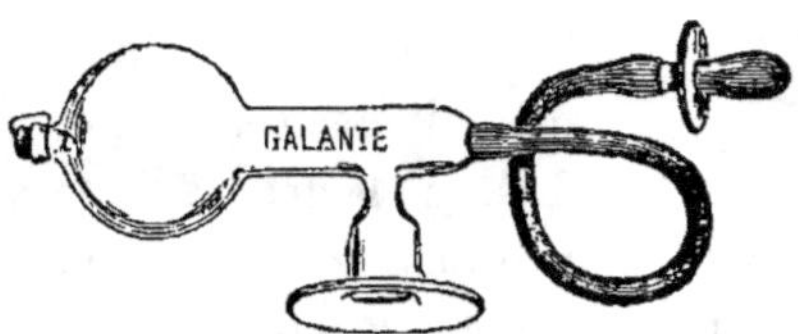

Fig. 9. — Tire-lait (modèle anglais).

momentanément, la sécrétion lactée ; l'amertume de la cocaïne empêche parfois l'enfant de prendre le sein, en dépit des lavages à l'eau tiède que l'on effectue après l'application de l'anesthé-

(1) Marfan. Emploi du chlorhydrate de cocaïne dans les gerçures du ma-melon chez les nouvelles accouchées. *La Thérapeutique contemporaine*, 1884, nº 52, p. 818.

sique ; enfin on a cité des cas d'intoxication légère du nouveau-né survenue dans ces conditions.

Le Dr Molinier (de Dreux) a utilisé avec succès les propriétés analgésiques du gaïacol. Il badigeonne les gerçures avec une solution huileuse de cette substance au 1 p. 10 ; après deux minutes, on essuie avec un peu d'ouate, on applique la téterelle et le nouveau-né se met à téter ; la douleur serait presque complètement supprimée (1).

Enfin, si tout cela échoue, on peut tenter de supprimer la mise au sein de l'enfant pendant deux ou trois jours et de mettre en œuvre l'allaitement artificiel pendant ce laps de temps. Soustraire le mamelon au traumatisme à répétition dont il est l'objet est le plus sûr moyen de guérir vite les gerçures ; mais si la femme désire reprendre l'allaitement, il faudra, trois ou quatre fois par jour, extraire le lait des mamelles avec les instruments désignés sous le nom de « tire-laits ». Cette pratique a pour but de diminuer l'engorgement pénible des seins et d'entretenir la sécrétion lactée. Elle ne se propose pas de prévenir les inflammations de la mamelle ; les doctrines microbiennes ont fait justice de l'opinion qui considérait la cessation de l'allaitement comme une des causes des abcès de la mamelle. Les tire-laits doivent être nettoyés et désinfectés de la même manière que les bouts de sein et les téterelles.

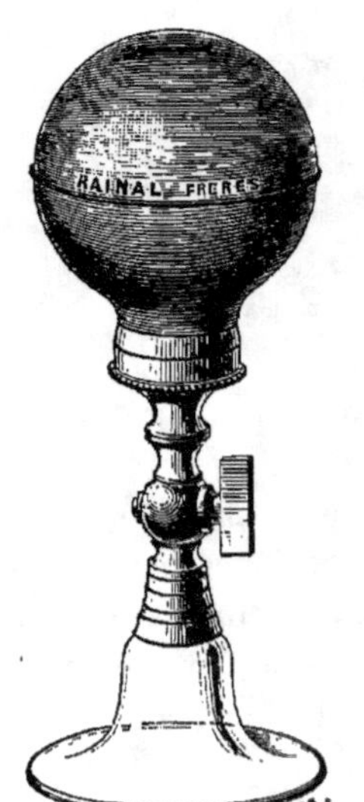

Fig. 10. — Tire-lait du Dr Triaire, de Tours.

Quand la femme est courageuse et ne demande qu'à continuer l'allaitement pourvu qu'on atténue les conséquences des gerçures, il est rare que les moyens précédents ne conduisent pas au succès et qu'au bout de 10 ou 15 jours, au bout

(1) *Journal de médecine et de chirurgie pratiques*, 1895, p. 809.

de trois semaines au plus, la guérison ne soit pas obtenue.

Mais, si les lésions sont tenaces et les douleurs très vives, si la mère subit l'allaitement plutôt qu'elle ne le désire, on sera obligé d'y renoncer définitivement.

V

Galactophorite, lymphangite et abcès du sein. — Grâce aux pansements antiseptiques, on diminue notablement le nombre des infections de la mamelle : lymphangite, galactophorite, avec ou sans abcès du sein consécutif. Toutefois, en présence de ces complications, que convient-il de faire?

La galactophorite (1) a pour signe caractéristique l'écoulement de pus soit pur, soit mélangé au lait ; son début est insidieux ; il faut la rechercher dès qu'une femme récemment accouchée présente une légère élévation de température ; pour la découvrir, on exerce une pression à la base des seins et l'on voit sourdre alors à la surface du mamelon par les orifices des conduits un liquide dans lequel on reconnaîtra la présence du pus à sa couleur gris verdâtre, à sa consistance plus grande et plus homogène, à sa viscosité, au défaut d'imbibition de la ouate sur laquelle on le recueille (Budin). Dès que la galactophorite est reconnue on suspend immédiatement l'allaitement du côté du sein malade ; on le suspend totalement si la maladie a envahi les deux seins simultanément ou successivement. Nous savons, en effet, quelle influence néfaste la déglutition du pus peut avoir sur le nourrisson.

Quant au traitement, M. Budin conseille l'expression. On vide le pus contenu dans les canaux galactophores en exerçant des pressions à *la base du sein* malade et en allant de la circonférence au centre ; le pus s'écoule en bavant et on continue jusqu'à ce qu'il ne s'en écoule plus une goutte. Cette opération est parfois si douloureuse qu'elle nécessite l'emploi du chloroforme. Après l'expression, on fait une pulvérisation avec une solution de

____

(1) BUDIN. *Sem. médicale*, 1889, p. 122. — BOISSARD. *Ibid.*, 1893, p. 160. — DAMOURETTE. Thèse de Paris, 1893.

sublimé et on applique un pansement compressif. Il est rare que l'on soit obligé d'employer plus de trois ou quatre séances.

Pour que l'on puisse remettre l'enfant au sein, il faut que toute trace d'écoulement purulent ait cessé au moins depuis 48 heures. Mais une galactophorite double compromet souvent le succès de l'allaitement.

Après la suspension de la mise au sein, le nouveau-né sera nourri avec du lait stérilisé. Si la suspension doit être définitive, on aura à décider s'il vaut mieux prendre une nourrice que de continuer l'allaitement artificiel.

La lymphangite s'annonce par un frisson et une élévation thermique ; elle se caractérise par l'apparition sur la mamelle de la plaque rouge caractéristique de l'inflammation du réseau lymphatique ; la glande est empâtée, dure, douloureuse et les ganglions axillaires plus ou moins tuméfiés. Dès que l'affection est reconnue, on suspend l'allaitement du côté malade ; mais on peut donner le côté sain et compléter les repas avec du lait stérilisé ; si la lésion est double, on suspend entièrement la mise au sein et on met en œuvre l'allaitement artificiel exclusif. Comme traitement, on applique un large pansement humide à l'eau boriquée ; on le recouvre de ouate pour exercer une compression assez énergique. Tantôt la lymphangite se résout sans suppuration et alors au bout de peu de jours on essaiera de reprendre l'allaitement ; tantôt elle aboutit à un abcès au sein.

L'abcès du sein succède soit à la galactophorite (abcès intraglandulaires) ou à la lymphangite (abcès périglandulaires), souvent aux deux processus réunis ; l'incision et le drainage en constituent le seul traitement efficace. La maladie durant assez longtemps, la mamelle atteinte est souvent perdue pour l'allaitement présent ; pourtant, il y a de nombreuses exceptions à cette règle ; l'abcès guéri, la sécrétion peut reprendre son cours normal et l'enfant peut être remis au sein.

En résumé, toute glande mammaire infectée, c'est-à-dire atteinte de galactophorite, de lymphangite ou d'abcès, ne doit pas être tétée. Si l'infection est unilatérale, on donnera la mamelle saine et on complétera l'alimentation, s'il y a lieu, avec

du lait stérilisé ; si elle est bilatérale, on mettra en œuvre l'allai-
ment artificiel. La suspension de l'allaitement, en cas d'infection unilatérale et même bilatérale, n'est parfois que temporaire. Si elle est définitive, on examinera l'enfant et s'il prospère
avec l'allaitement artificiel ou l'allaitement mixte, on pourra
se dispenser de prendre une nourrice. Dans tous les cas, on
aura présent à l'esprit que nombre de femmes ont pu nourrir
leur enfant avec un seul sein, sans recourir à aucun autre
aliment.

CHAPITRE IV

Réglementation de l'allaitement maternel.

Sommaire. — Nombre et intervalle des repas. — La tétée. — Quantité de lait par tétée et par vingt-quatre heures.

Il ne suffit pas d'assurer au nouveau-né le lait maternel, c'est-à-dire le meilleur des aliments ; il faut encore le lui donner en observant certaines règles. Distribuée d'une manière irrationnelle, la plus parfaite des nourritures peut devenir nuisible ; c'est dans l'irrégularité de l'alimentation que se trouve l'origine de la plupart des troubles digestifs du nourrisson élevé au sein de sa mère. Il faut régler le nombre et l'intervalle des repas ; il faut aussi régler la manière dont on donne chaque repas.

Nombre et intervalle des repas. — Le nourrisson doit être mis au sein à des intervalles réguliers ; c'est un précepte sur lequel les médecins et les accoucheurs sont à peu près d'accord aujourd'hui. Cependant son utilité a été contestée ; on a avancé qu'il faut suivre l'instinct de l'enfant et lui donner la mamelle dès qu'il crie la faim, parce que la quantité et la composition du lait de femme varient d'un moment à l'autre et que nous n'avons pas de moyen pratique d'estimer la valeur nutritive d'une tétée (1). Cet argument est purement théorique ; il doit céder devant les résultats de l'observation clinique ; aucun enfant n'est devenu malade pour avoir tété d'une manière régulière ; beaucoup le sont devenus pour avoir été mis au sein sans aucune autre règle que leur caprice exprimé par leurs cris ou que la fantaisie de la nourrice.

(1) J. Grangé. De la réglementation des tétées. *Journal des connaissances médicales*, 20 février 1879.

On prescrit d'ordinaire de donner le sein toutes les deux heures pendant le jour et une ou deux fois pendant la nuit, c'est-à-dire 9 à 10 fois dans les 24 heures, au moins dans les six premiers mois.

J'ai adopté pour ma part les règles suivantes. Pendant les trois premiers mois, abstraction faite des premiers jours durant lesquels on suit les règles indiquées plus haut, l'enfant est mis au sein toutes les deux heures et demie, la première tétée ayant lieu vers cinq heures du matin et la dernière vers onze heures du soir, ce qui fait environ huit tétées en vingt-quatre heures. Pendant les mois suivants, les tétées doivent être un peu plus éloignées ; il faut arriver à mettre l'enfant au sein toutes les trois heures, la première tétée ayant toujours lieu vers cinq heures du matin et la dernière vers onze heures du soir, ce qui fait environ sept tétées en vingt-quatre heures. Ce n'est que lorsque la mère n'a pas beaucoup de lait, ce qui arrive surtout au début de la nourriture, que les tétées doivent être plus rapprochées et plus fréquentes, de manière à stimuler la sécrétion languissante. Mais il doit toujours s'écouler au moins deux heures entre deux tétées.

Depuis six années que je me guide d'après ces règles, j'ai obtenu les meilleurs résultats. Mais comme elles s'écartent de celles qu'indiquent les auteurs classiques, elles ont besoin d'un commentaire.

D'une manière générale, l'intervalle de deux heures entre les tétées est un peu trop faible. L'estomac d'un enfant nourri au sein et bien portant se vide environ une heure et demie à deux heures après la tétée ; il faut donc attendre au moins ce laps de temps avant de remettre l'enfant à la mamelle ; mais l'expérience apprend qu'il est bon d'augmenter encore cet intervalle et M. A. Czerny en a donné une explication plausible (1). Quand l'estomac a chassé son contenu dans l'intestin, il continue à sécréter du suc gastrique et cette sécrétion à vide a sans doute pour effet de réaliser dans une certaine mesure l'antisepsie de la

____

(1) A. CZERNY. Die Ernährung des Säuglings auf Grundlage des physiologischen Functionen seines Magen. *Prag. med. Woch.*, 1893, nᵒˢ 41 et 42.

cavité, car alors l'acide chlorhydrique devient libre, n'étant plus neutralisé par la caséine et les phosphates du lait. Or la bouche de l'enfant et même le lait de la femme renferment des microbes. Pour permettre au suc gastrique d'exercer sur eux une action suffisante, il faut espacer les repas de manière à ce que l'estomac reste vide un certain temps. Se fondant sur ces considérations, M. Czerny pense que, dans l'allaitement naturel, l'intervalle entre les tétées doit être au moins de trois heures. Mais il va trop loin; certains faits montrent que les repas ne doivent pas être séparés par un temps qui dépasse certaines limites.

Le lait qui séjourne dans la mamelle s'appauvrit en matériaux solides. C'est ce que Lhéritier (1) a constaté chez la femme, Péligot (2) chez l'ânesse, Reiset (3) et Wolff chez la vache. Joly et Filhol ont même montré que si la traite est longtemps retardée, le lait finit par prendre les caractères du colostrum, ce qui est en rapport avec ce que nous avons appris sur la signification des corpuscules du colostrum. D'autre part, E. Wolff a constaté que la fréquence des traites augmente à la fois la quantité totale du lait et sa richesse en beurre et en caséine. Pour l'entretien d'une bonne activité sécrétoire de la mamelle, il est donc nécessaire que les repas ne soient pas trop espacés.

En adoptant deux heures et demie comme intervalle des repas pendant les trois premiers mois, et trois heures pendant les mois suivants alors que l'enfant prend chaque fois une quantité plus grande de nourriture, il m'a semblé, par les résultats obtenus, qu'on adoptait les règles convenables, que ces intervalles n'étaient ni trop grands ni trop petits.

Reste la question des tétées de la nuit. Beaucoup d'auteurs en prescrivent une ou deux et j'ai observé cette règle assez longtemps, car elle me semblait très rationnelle. D'une part, on sait que le lait du matin est parfois moins riche que le lait du soir et cette différence a été attribuée à la diminution de

---

(1) LHÉRITIER. *Traité de chimie pathologique*, p. 632.

(2) PÉLIGOT. Composition du lait d'ânesse. *Ann. de phys. et de chimie* 1836, et *Répertoire de chimie*, 1838.

(3) REISET. *Ann. de phys. et de chimie*, 1849.

l'alimentation pendant la nuit. D'autre part, j'étais influencé par cette remarque que l'organisme du jeune enfant, en raison des besoins de sa croissance rapide, exige des repas nocturnes. J'ai été conduit à modifier cette règle pour réduire la fatigue de la mère. J'ai remarqué d'abord que les cris nocturnes de l'enfant bien portant et bien nourri ne sont pas dus d'ordinaire à la faim, mais à une position vicieuse, à une gêne dans les vêtements, à une souillure des langes. J'ai observé en outre que des mères donnaient d'elles-mêmes la dernière tétée à onze heures du soir et la première à cinq ou six heures du matin, que leurs enfants prenaient l'habitude de dormir dans l'intervalle et avaient une santé remarquablement bonne. J'ai donc fini par adopter comme règle générale la suppression des repas entre onze heures du soir et cinq heures du matin.

En résumé, les règles que j'ai énoncées sont déduites à la fois de l'observation clinique et de données physiologiques précises.

Si on veut bien les observer, on évitera la surcharge stomacale, cause de beaucoup de gastro-entérites. Rien n'est plus funeste que l'habitude de mettre l'enfant au sein pour l'empêcher de crier, et rien n'est plus facile que de corriger les nourrissons capricieux ou gourmands qui crient à tout propos et ne sont calmés que par la mise au sein. Quand on a acquis la certitude qu'il est suffisamment alimenté (1), il faut laisser crier l'enfant et ne lui donner son repas qu'à l'heure voulue. Il importe d'ailleurs de le réveiller, s'il dort lorsque l'intervalle réglementaire est écoulé. Il ne se passera pas en général plus d'un ou deux jours et d'une ou deux nuits sans qu'il soit débarrassé de sa fâcheuse habitude ; il s'endormira dès lors après sa tétée et ne se réveillera que lorsque le moment de la nouvelle tétée sera venu.

Toutefois, s'il faut insister sur l'observation de ces règles, il ne faut pas les considérer comme inflexibles. Elles constituent des points de repère précieux ; mais on peut les modifier à l'occasion. On peut, en cas de nécessité, ou si le sommeil de l'enfant

____

(1) Voyez chap. VI et VII de cette section.

est plus court ou plus long que d'ordinaire, ne les suivre qu'à un quart d'heure près. Il est des enfants qui ne se réveillent que toutes les deux heures trois quarts; on peut les régler d'après cet intervalle.

LA TÉTÉE. — Les femmes qui allaitent ne devraient point porter de corset. L'usage s'est établi pourtant de leur laisser mettre un corset spécial, dit corset de nourrice, très large, n'exerçant qu'une faible compression, et disposé de telle sorte qu'au moment de la tétée, il permet de découvrir les seins sans difficultés.

Avant la mise au sein, la mère doit laver le mamelon avec un linge fin très propre, trempé dans l'eau bouillie, de façon à désobstruer les orifices et d'enlever la petite quantité de lait qui peut s'y être répandue et avoir subi la fermentation lactique. Après la tétée, elle prendra les mêmes soins, et elle essuiera de la même manière, mais très doucement, les lèvres de l'enfant.

Quand la mère ne garde plus le lit, elle doit pour donner le sein se tenir assise et placer l'enfant à peu près transversalement, devant sa poitrine, la tête un peu plus élevée que les pieds (1). Lorsque l'enfant, après avoir suffisamment tété, s'endort, il faut le mettre aussitôt dans son berceau et ne pas lui laisser prendre l'habitude de dormir sur les bras de sa mère ou de sa nourrice. Dans cette manœuvre, il faut éviter de le secouer pour ne pas provoquer de régurgitations.

Dans les premiers temps de l'allaitement, à moins de gerçures très douloureuses du mamelon, il faut donner successivement les deux seins à chaque tétée, pour que le nourrisson prenne une quantité suffisante de nourriture et pour que la succion stimule l'activité des glandes mammaires. Plus tard, quand la sécrétion lactée est bien établie, on doit ne donner qu'un seul sein ; et alors il faut avoir soin de ne pas donner deux fois de suite le même, mais alterner régulièrement. Si la sécrétion ne s'établit pas franchement et si l'augmentation du

____

(1) Sur l'attitude de la nourrice et de l'enfant chez les différents peuples, voir : REGNAULT. De la façon d'allaiter chez les différents peuples. *Médecine moderne,* 7 septembre 1893.

poids du nourrisson ne dépasse pas 20 grammes par jour, il faut continuer à donner les deux seins à chaque tétée. Vers la fin de l'allaitement, lorsque l'enfant prend déjà des bouillies et que le nombre des tétées est moins élevé, il sera bon de donner les deux seins à chaque tétée.

Il est quelques circonstances où ces règles ne sont plus applicables.

Certaines nourrices ont pu allaiter avec un seul sein, l'autre s'étant atrophié à la suite d'un abcès. D'ailleurs, il arrive parfois que la quantité et la qualité du lait varient d'un sein à l'autre et que l'enfant manifeste sa préférence ou sa répulsion pour tel ou tel sein. Alors, c'est d'ordinaire le sein droit qui sécrète un lait plus abondant et plus riche (Sourdat, Brunner, J. Grangé) (1). Mais il faut ajouter que, d'après les travaux récents, ces faits sont rares et, d'une manière générale, on peut dire que les différences dans la sécrétion de l'un ou l'autre sein sont insignifiantes.

Abstraction faite des premiers jours et en supposant qu'il ne survienne aucune complication, il faut laisser l'enfant au sein plus longtemps pendant les premières semaines que plus

---

(1) Sourdat a observé une femme chez laquelle le sein droit fut, à trois nourritures successives, l'objet d'une préférence marquée de la part du nourrisson. Non seulement ce sein, qui était plus développé que l'autre, fournissait une quantité de lait environ deux fois plus abondante, mais ce lait contenait parfois jusqu'à deux fois plus de matières azotées et neuf fois plus de beurre que celui du sein gauche. *C. R. Acad. des sciences*, t. LXXI, p. 87, 1870.

Brunner a trouvé aussi des différences plus ou moins accusées dans la sécrétion des deux mamelles chez une vingtaine de femmes. *Arch. f. gesammte Physiol.*, t. VII.

« Je viens de voir une nourrice, dit le D⁰ Grangé, dont les seins et les mamelons sont également bien conformés, le lait donné par chacun d'eux est assez abondant; mais toutes les fois que l'enfant est mis au sein gauche, il crie et refuse. Croyant à un caprice, je conseille d'insister et de commencer par le sein gauche quand l'enfant paraît affamé; l'enfant, après avoir crié, finit par téter, mais les tétées sont longues, pénibles, interrompues, l'enfant se fatigue et il s'endort au sein. Tout cela n'a pas lieu si l'enfant est mis au sein droit. Je recherchai alors la quantité de matériaux solides contenus dans les deux échantillons de lait, et je trouvai que le lait du sein droit en contenait 114 pour 1000, tandis que le lait tiré du sein gauche n'en contenait que 65. » (*Loc. cit.*)

tard, mais il est impossible de fixer la durée que doit avoir chaque tétée ; elle varie avec l'appétit et la vigueur de l'enfant, avec la forme du mamelon, avec la quantité de lait fournie par les seins, qui est elle-même sujette à varier suivant les heures de la journée. Un enfant robuste qui tette une mamelle bien pleine et possédant un bout de sein bien conformé s'endort souvent après sept à huit minutes, ayant absorbé la quantité de nourriture nécessaire, ayant épuisé la mamelle. Tel autre au contraire, ou débile, ou distrait, ou tétant un sein à sécrétion lente, s'arrête, se repose, puis reprend la mamelle et tette pendant une vingtaine de minutes. Dans certains cas douteux, la balance permettra de savoir s'il faut augmenter ou diminuer la durée de la tétée. Mais, en général, celle-ci ne doit pas dépasser 20 minutes.

En tout cas, il est bon que le sein soit vidé complètement par la tétée. En effet, le lait ne présente pas la même composition du commencement à la fin d'une même tétée ou d'une même traite. A la fin, le lait est plus concentré, le sucre et la caséine sont en plus grande abondance ; mais c'est surtout le beurre qui augmente dans des proportions parfois considérables (1). Toutefois, ces différences tendent à s'effacer lorsque les traites ou les tétées sont très rapprochées.

En général, l'enfant dont l'appétit a été satisfait, s'endort après la tétée. Il ne doit guère se réveiller qu'au moment du repas suivant. Il est exact de dire avec le vulgaire que, dans les premiers mois, le nourrisson bien portant doit passer une partie de son temps à téter et l'autre à dormir.

QUANTITÉ DE LAIT PAR TÉTÉE ET PAR VINGT-QUATRE HEURES. — Natalis Guillot (2) a eu le premier la pensée de peser les

(1) C'est ce qu'ont vu Joly et Filhol, Reiset, Heynsius, Lhéritier, Bouchardat et Quevenne, Vernois et Becquerel, et de nos jours MENDES DE LÉON (*Zeitsch. f. Biol.*, Bd 17, p. 501), et P. BAUM et R. ILLNER (Le lait de femme, ses modifications et leur influence sur la nutrition des nourrissons. *Sammlung klinische Vorträge*, n° 105, 1894).

(2) NATALIS GUILLOT. De la nourrice et du nourrisson. *Union médicale*, 1852, p. 61, 65.

enfants avant et après la mise au sein et de déterminer la
quantité de lait prise à chaque tétée et partant celle qui est
prise dans les vingt-quatre heures. Bouchaud (1), Segond (2),
E. Pfeiffer (3) et d'autres auteurs (4) ont employé la même
méthode. En exprimant en chiffres ronds les moyennes des
quantités qu'ils ont ainsi déterminées, nous pouvons construire un tableau où on trouve, pour les divers âges du nourrisson, le nombre des repas, la quantité de lait par repas, et la
quantité de lait prise en vingt-quatre heures.

AGE	NOMBRE DE TÉTÉES EN 24 HEURES	INTERVALLES DES TÉTÉES	QUANTITÉ DE LAIT PAR TÉTÉE	QUANTITÉ DE LAIT PAR 24 HEURES
1er jour.....	4	toutes les 4 h.	8 gr.	32 gr.
2e jour......	6	toutes les 3 h.	20 gr.	120 gr.
3e jour......	7	id.	40 à 50 gr.	280 à 350 gr.
4e jour......	7	id.	50 à 60 gr.	350 à 420 gr.
1er mois.....	8	toutes les 2 h. 1/2	60 à 80 gr.	480 à 640 gr.
2e et 3e mois.	8	id.	80 à 100 gr.	640 à 800 gr.
4e et 5e mois.	7	toutes les 3 h.	120 à 130 gr.	840 à 910 gr.
6e au 9e mois.	7	id.	140 à 150 gr.	980 à 1050 gr.

Ces chiffres ne doivent évidemment être considérés que
comme des moyennes. La première tétée du matin est souvent
la plus abondante ; les tétées du soir sont parfois moins
copieuses. On ne peut établir de règle à ce sujet. J'ai observé
un enfant de 3 mois qui prenait le matin près de 130 gr. et le
soir seulement 75 à 80 gr. Il augmentait de poids assez régu-

(1) BOUCHAUD. *De la mort par inanition et études expérimentales sur la nutrition chez le nouveau-né.* Thèse de Paris, 1864.

(2) SEGOND. Du poids des nouveau-nés. *Annales de gynécologie*, Paris, 1874, t. II, p. 336.

(3) E. PFEIFFER. Verschiedenes über die Muttermilch. *Berl. klin. Woch.*, 1883, n° 11.

(4) CAMERER. *Zeitsch. f. Biol.*, 1878, p. 388, et 1896, p. 522. — AHLFELD. *Ernährung des Säuglings.* Leipzig, 1878. — HAHNER. *Jahrb. f. Kinderh.*, 1880, t. V, et *Henoch's Festchrift*, 1890, p. 99. — FEER. *Jahrb. f. Kinderh.*, 1896, t. XLII, p. 195. — A. JOHANNESSEN et E. WANG. *Hoppe-Seyler's Zeitsch. für phys. Chemie*, t. XXIV, 1898.

lièrement ; mais on avait remarqué que ses cris survenaient particulièrement après la tétée de 6 heures du soir ; on fut ainsi conduit à rechercher par la balance la quantité de lait qu'il prenait à chaque repas ; on trouva les chiffres que je viens d'indiquer ; on donna le soir un biberon avec 100 gr. de lait stérilisé et les cris cessèrent.

Si on compare la quantité de lait que prend un nourrisson en 24 heures au poids de son corps, on voit que le rapport est jusqu'au 10e mois de 13 p. 100 environ. Il y a là un point de repère intéressant. Suivant la remarque de Feer (1), quand la ration quotidienne d'un enfant devient inférieure à 13 p. 100 de son poids, on peut en déduire qu'elle est insuffisante.

Remarquons en outre que les quantités de lait par tétée sont aussi en rapport avec la capacité de l'estomac et qu'elles lui restent d'ordinaire inférieures. En effet, à la naissance, l'estomac a une capacité de 40 à 50 centim. cubes ; à la fin du premier mois, 100 centim. cubes ; à la fin du troisième, 140 centim. cubes ; à la fin du quatrième, il atteint 150 centim. cubes ; vers le sixième mois, il atteint 250 à 300 centim. cubes ; il semble donc que l'estomac puisse contenir plus qu'on ne lui donne ; mais il faut se souvenir que nous ne connaissons sa contenance qu'en la mesurant sur le cadavre ; d'ailleurs, il est certainement inutile et peut-être nuisible d'atteindre les limites de sa capacité.

La quantité de lait fournie par une femme en 24 heures peut augmenter beaucoup par l'entraînement. Lampérière a cité le cas d'une nourrice chargée de deux nourrissons qui arriva à donner 2,143 grammes de lait en vingt-quatre heures. D'après Budin (2), dans le service des débiles de la Maternité, 14 nourrices sont arrivées à pouvoir nourrir 50 enfants, plus les leurs. On parvenait, en les fatiguant il est vrai, à faire produire à chacune jusqu'à 2,800 gr. de lait par jour. On peut déduire de ces faits une conclusion pratique. Dans la clientèle de la ville, quand

(1) FEER. *Jahrbuch für Kinderheilk.*, 1896, t. XLII, p. 195.
(2) BUDIN. Note sur la production du lait par les nourrices. Variations dans la quantité. *Société obstétricale de France*, 23 avril 1897.

on choisit une nourrice pour un enfant débile, il est bon de conseiller à la famille de prendre à la fois la nourrice et l'enfant. Nous savons que quand une nourrice n'est pas tétée par un enfant vigoureux, la sécrétion lactée diminue; quand au contraire l'enfant de la nourrice continue à téter sa mère, le petit débile peut boire facilement un lait qui, pour ainsi dire, coule tout seul.

CHAPITRE V

Hygiène et régime de la femme qui allaite.

SOMMAIRE. — La ration alimentaire des nourrices. — La quantité et la qualité des boissons. — Alcoolisme des nourrices et retentissement sur le nourrisson. — Des médicaments que peuvent prendre les nourrices. — Régime de vie. — Rapports sexuels. — Influence des émotions morales.

La mère qui allaite doit surveiller son alimentation et régler sa vie d'une manière spéciale.

Guidée par un appétit et une soif plus intenses, la femme qui nourrit mange et boit plus qu'à l'état normal. Mais il importe de savoir si on ne peut déterminer scientifiquement sa ration alimentaire.

A priori, on pourrait penser qu'il suffit d'ajouter à la ration quotidienne de la nourrice les quantités d'albumine, de graisse et d'hydrate de carbone qu'elle perd par la mamelle. La question n'est pas aussi simple. Qu'on se rappelle d'abord que le lait ne provient pas d'une simple filtration, que ses éléments ne sont pas préformés dans le sang, mais qu'il est le produit de l'activité propre de l'épithélium de la glande mammaire. Qu'on se rappelle ensuite que toutes les fois qu'un excès d'albumine est ingéré, une notable partie est brûlée, en sorte qu'une fraction seulement de l'excès d'albumine des aliments reste disponible, et à ce propos, notons que les nourrices éliminent plus d'urée par les urines et plus d'acide carbonique par le poumon.

Il faut donc demander la solution du problème, non à des déductions théoriques, mais à l'observation et à l'expérimentation.

De toutes les substances alimentaires, c'est l'albumine qui

exerce la plus grande influence sur la formation du lait. Fr. Simon (1) et Decaisne (2) ont montré qu'un excès d'albumine dans l'alimentation de la nourrice augmente la quantité totale de lait, sa richesse en principes substantiels, particulièrement en graisse. Un excès de graisse ne détermine une augmentation de beurre dans le lait que lorsqu'il y a en même temps un excès d'albumine, ce qui semble prouver que la graisse n'intervient que pour économiser la destruction de l'albumine et permettre à celle-ci de servir à la sécrétion du lait. Les hydrates de carbone ont une influence analogue à celle de la graisse, mais beaucoup plus faible ; il semble d'ailleurs que le lactose puisse se former dans la mamelle aux dépens de l'albumine, puisque, sous un régime exclusivement carné, les chiennes fournissent un lait très riche en sucre. Par contre, une alimentation insuffisante en albumine diminue la quantité et la richesse du lait. Il en résulte que la sécrétion lactée exige avant tout une augmentation notable de la ration azotée et qu'il est bon d'y joindre un excès de graisse et même un excès d'hydrate de carbone pour diminuer la destruction de l'albumine.

En s'inspirant de ces remarques et des recherches directes de Forster (3), on arrive aux conclusions suivantes. Si la femme qui ne travaille pas et qui n'allaite pas a besoin, chaque jour, de 85-90 gr. d'albumine, de 40 gr. de graisse et de 320-350 gr. d'hydrate de carbone, une ration quotidienne de 150-160 gr. d'albumine, 100 gr. de graisse, et 400 gr. d'hydrate de carbone est nécessaire et suffisante pour couvrir les besoins nutritifs d'une nourrice et pour entretenir chez elle une sécrétion abondante de bon lait.

L'alimentation de la nourrice sera tirée en parties à peu près égales du règne animal et du règne végétal. Elle sera présentée sous forme de substances laissant peu de résidus, d'une digestion et d'une absorption faciles. Les soupes et les potages

(1) FR. SIMON. *Handb. d. med. Chemie*, 1846, Bd. 11, p. 286.
(2) DECAISNE. *Comptes rendus de l'Acad. des sciences*, 1873, p. 119.
(3) *Ziemssen und Pettenkofer's Handb. d. Hyg.*, 1882, t. I, première partie, p. 127.

gras, les soupes et les potages au lait, les viandes de boucherie, la volaille, les œufs, les poissons frais, les sardines à l'huile, les haricots verts, le beurre, le lard, le saindoux, le fromage peu fermenté occuperont le premier rang. Viendront ensuite les féculents (pommes de terre, lentilles, petits pois, haricots, marrons), de préférence sous forme de purée. Les légumes verts, comme la chicorée, les épinards, la laitue, les fruits cuits ou crus, la pâtisserie seront donnés en très petite quantité. Les aliments seront préparés avec le moins possible d'épices et de condiments.

La femme qui allaite s'abstiendra de gibier, de charcuterie, de coquillage et de crustacés. Le Dr Firmin a cité le cas d'un enfant de 6 mois qui fut pris d'urticaire, de collapsus et de diarrhée violente, sa mère ayant mangé des huîtres, des crabes et des coquillages. La nourrice s'abstiendra aussi d'ail qui donne parfois au lait une odeur désagréable. Elle ne mangera que par exception des choux, des choux-fleurs, des oignons, des asperges et du cresson.

Aux trois repas, petit déjeuner, grand déjeuner et dîner, qui se font d'ordinaire en France, la femme qui nourrit pourra en ajouter un quatrième, goûter ou lunch, vers le milieu de l'après-midi.

Les femmes qui nourrissent, obligées de fournir une certaine quantité d'eau à la sécrétion de la mamelle, sont plus altérées qu'à l'état normal. Le meilleur breuvage sera celui dont elles ont l'habitude : vin, bière légère ou cidre, pris en quantité modérée et additionnés d'eau. La ration quotidienne doit être au maximum : pour le vin et le cidre de trois quarts de litre, pour la bière de un litre. Il ne faut donner qu'une variété de boissons fermentées. En plus de celle-ci, la nourrice prendra à volonté de la décoction d'orge ou de la tisane de réglisse (vulgairement « coco »).

La bière passe, à tort ou à raison, pour favoriser la sécrétion du lait. Si cette boisson agrée à la femme qui allaite, on pourra lui donner la préférence ; mais elle devra marquer un faible degré d'alcool (5 ou 6 au plus).

En tout cas, il faut combattre l'abus qui se commet dans beaucoup de familles aisées et qui consiste à donner à la nourrice de la bière à volonté et une certaine quantité de vin. Il faut surtout proscrire avec énergie l'usage de toutes les liqueurs spiritueuses. L'alcool ingéré par la nourrice en trop grande quantité a sur le nourrisson une influence très fâcheuse que nous avons déjà relevée. En Grèce, au dire de Zinnis, les femmes qui allaitent la redoutent tellement qu'elles s'abstiennent même de vin et de toute boisson fermentée.

Des faits bien observés ont démontré que, lorsqu'une nourrice abuse des boissons fermentées, on peut observer chez l'enfant des troubles qui relèvent de l'intoxication alcoolique.

M. Charpentier fut appelé auprès d'un nourrisson qui tétait fort bien le sein de sa nourrice lequel donnait une abondante quantité de lait ; l'enfant, très bien portant jusqu'à l'âge de trois semaines, avait été pris d'agitation, présentait de la rougeur du visage, sans qu'on puisse expliquer ces troubles ; puis survinrent des convulsions. Une enquête minutieuse finit par démontrer que la nourrice, très altérée, buvait en cachette quatre litres de vin par jour. On la mit au régime et en quelques jours les troubles du nourrisson disparurent (1).

M. Toulouse a raconté l'histoire d'une fillette issue d'un père et d'une mère alcooliques et absinthiques. La femme nourrissait son enfant, et depuis son accouchement, elle buvait un litre de bordeaux par jour et quelquefois de l'absinthe ; elle était sujette à de l'insomnie, à des cauchemars, et présentait des signes de catarrhe gastrique. A la fin du premier mois, l'enfant fut prise de convulsions répétées, puis de vomissements, de diarrhée, de dépérissement ; au bout de quinze jours, l'allaitement maternel fut supprimé. Trois jours après, les convulsions cessèrent, les troubles digestifs disparurent et le poids augmenta régulièrement (2).

(1) *Bulletin de la Soc. prot. de l'enfance*, 1873, p. 201, Paris.
(2) TOULOUSE. Convulsions infantiles par l'alcoolisme de la nourrice. *Gazette des hôpitaux*, 25 août 1891, n° 98, p. 914.

« Appelé en consultation, dit le D' Combe (de Lausanne), dans une ville voisine, je me trouvai en présence d'un cas singulier. Un enfant, nourri au sein par une nourrice, avait tous les lundis et tous les jeudis une crise de convulsions ; il était très bien le reste de la semaine. Cette régularité avait frappé mon confrère, qui cherchait depuis longtemps l'explication de ce fait. J'en fus aussi frappé, d'autant plus que l'enfant ne présentait aucune cause pouvant donner lieu à des convulsions. Je m'informai quelle particularité distinguait ces deux jours, et les parents nous apprirent que c'était le lendemain des sorties de la nourrice, qui avait un congé de deux heures le mercredi et le dimanche. De là à conclure que la nourrice profitait de ces quelques heures pour boire, il n'y avait qu'un pas. On la surveilla, on vérifia le fait ; elle fut prise en flagrant délit et jura de ne plus recommencer. Elle a tenu sa promesse, puisque dès lors les convulsions ne se sont pas renouvelées » (1).

M. Vallin a relaté des faits du même genre (2) et M. H. Meunier (3) a raconté le cas d'une fillette de cinq semaines qui fut atteinte de convulsions graves, apyrétiques, avec anurie, qui durèrent cinq jours et disparurent immédiatement après le changement de la nourrice ; pendant la durée des accidents, celle-ci avait donné le sein à une autre enfant (trois tétées seulement) qui eut à la suite une anurie de 16 heures. Informations prises, la nourrice buvait du vin en cachette et sans doute d'autres boissons spiritueuses. Dans un fait de M. E. Périer, les convulsions se montrent chez un enfant nourri par sa propre mère qui, pour se donner des forces et du lait, prenait beaucoup de vin de quinquina, du bordeaux, du champagne, des bières de diverses espèces ; le changement de nourrice amena immédiatement

(1) *Journal de méd et de chir. pratiques*, 10 juin 1898, p. 419.

(2) VALLIN. L'alcoolisme par l'allaitement. *Académie de médecine*, 20 octobre 1896.

(3) MEUNIER. Convulsions du nouveau-né provoquées par l'alcoolisme de la nourrice. *Journal de médecine et de chirurgie pratiques*, 25 avril 1898, p. 293.

la cessation des accidents (1). De tous ces faits on peut tirer quelques inductions.

Les enfants nourris par des femmes alcooliques sont agités, nerveux, crient souvent, s'endorment difficilement et paraissent atteints d'une hyperesthésie générale. Quelques-uns ont des troubles digestifs; la plupart n'en présentent pas. Si les premiers peuvent maigrir, les autres ont souvent un poids au-dessus de la normale, sont gros, obèses, et offrent des signes de surnutrition. On peut observer chez tous ces enfants des convulsions qui ne diffèrent point de l'éclampsie clonique, mais se font remarquer par le nombre rapidement croissant des attaques et par l'apyrexie. Ces deux caractères doivent faire soupçonner leur origine alcoolique (H. Meunier). Il semble que les convulsions se produisent surtout chez les enfants prédisposés par l'hérédité névropathique.

On peut autoriser les femmes qui ont l'habitude de prendre du café ou du thé à en user pendant l'allaitement une fois par jour; mais on leur recommandera de ne se servir que d'infusions très légères. Toutefois, l'abstention vaut encore mieux.

Une femme qui allaite ne doit prendre de médicaments qu'en cas de nécessité absolue. Un certain nombre de remèdes s'éliminent par la mamelle et peuvent avoir sur l'enfant une action nuisible; nous les avons déjà étudiés : les principaux sont l'opium, la belladone, la jusquiame, le datura, la rhubarbe, le séné, le colchique, les bromures, l'iode, le mercure, l'arsenic. D'autres diminuent la sécrétion du lait : ce sont l'antipyrine, le chloral, le camphre. Au cas où l'on serait forcé d'administrer une substance pouvant diminuer ou altérer la sécrétion lactée, on la fera prendre à doses faibles et fractionnées et en exerçant une surveillance attentive.

La question du purgatif est celle qui se pose le plus souvent. Il est de notion commune que toute évacuation diarrhéique abondante diminue la sécrétion lactée. Cependant, lorsqu'il y a lieu

(1) E. PERIER. Convulsions d'origine alcoolique chez un nourrisson élevé au sein de sa mère. *Annales de médecine et de chirurgie infantiles*, 15 juillet 1898, n° 14, p. 479.

de combattre une constipation habituelle, on n'hésitera pas à donner un purgatif salin léger (15 à 20 grammes de citrate de magnésie par exemple) ou mieux encore un laxatif (15 à 20 grammes d'huile de ricin, 0,40 à 0,50 centigrammes de cascara sagrada). Il faut s'abstenir de la podophylle, trop drastique, et de la rhubarbe dont le principe actif passe sûrement par le lait.

La femme qui allaite doit mener une vie calme et régulière. Elle sortira tous les jours, à moins que l'état de l'atmosphère ne soit trop défavorable; elle fera un exercice modéré, sans aller jusqu'à la fatigue; les analyses du lait montrent qu'un exercice modéré augmente la proportion de caséine et celle du beurre et que la fatigue diminue la quantité et la richesse du lait. La nourrice supprimera, jusqu'au sixième mois au moins, tous les actes de la vie mondaine : dîners en ville, bals, soirées théâtrales ou autres; elle se couchera tôt et restera environ neuf heures dans son lit; d'après Playfair, un long séjour au lit augmente la quantité de beurre du lait. Elle prendra ses repas toujours aux mêmes heures. Elle usera des bains ou de l'hydrothérapie comme elle avait accoutumé de le faire.

Lorsqu'une mère allaite son propre enfant, les rapports sexuels ne doivent pas être défendus, mais ils doivent être très mesurés et accomplis à des intervalles éloignés. De cette manière, ils n'auront d'autre inconvénient que celui d'une grossesse possible, grossesse qui pourrait obliger la mère à cesser l'allaitement (1).

Il faut écarter de la femme qui nourrit toutes les sources d'odeurs fortes; Siebold a connu une femme chez laquelle l'odeur exagérée du camphre allait jusqu'à suspendre la sécrétion mammaire.

(1) Galien a dit : « A Venere omninò abstinere jubeo mulieres quæ pueros lactant ». Dans un livre intitulé *Erreurs populaires du fait de la médecine* (Bordeaux, 1570), Joubert répond : « La femme de ce monde que je chéris le plus a nourri tous mes enfants tant qu'elle a eu du lait, et je n'ai pas laissé pour cela de coucher avec elle, et luy faire l'amour comme un bon mary doit à sa bonne moitié suivant la conjonction du mariage, et Dieu mercy, nos enfants ont été bien nourris et sont bien avenus. Je ne donne point conseil aux autres que je ne prenne pour moi. »

Certaines émotions morales, la colère, la frayeur, le chagrin, ont une influence très fâcheuse sur la sécrétion lactée ; elles peuvent la tarir ou la vicier. Il y a des vaches, des chèvres, des ânesses qui ne donnent pas de lait, si la traite est faite avec brutalité ou par une personne qu'elles n'ont pas l'habitude de voir. De tout temps, on a cité des faits où l'on voit l'enfant pris d'accidents, de diarrhée ou de convulsions, après une colère ou une frayeur de la nourrice. La plupart de ces faits ont été contestés ; car beaucoup ne présentaient pas un caractère d'authenticité suffisant (1). Mais ceux que M. Budin a rapportés dans l'*Obstétrique* (juillet 1896) ne permettent plus de mettre en doute le retentissement immédiat sur le nourrisson (sous forme de diminution de poids) des colères ou des frayeurs de la nourrice. Il faudra donc, dans la mesure du possible, éviter aux femmes qui allaitent toutes les causes d'émotions vives. Le meilleur moyen d'y parvenir sera de leur imposer le régime de vie dont nous venons de tracer les règles.

---

(1) Levret rapporte qu'une femme était dans l'usage d'employer pour former les bouts de sein la bouche d'un petit chien ; un jour elle se livra à un violent accès de colère ; mais avant de donner à téter à son enfant, elle eut recours à son chien qui fut atteint d'une attaque d'épilepsie.

Voici des faits recueillis par Tarnier et Chantreuil.

D'Ardenne cite une vache chez laquelle la sécrétion lactée fut supprimée à la suite d'une violente frayeur. Le même auteur dit avoir vu un enfant qui aurait présenté des phénomènes d'agitation toutes les fois que sa nourrice s'était abandonnée à une excitation génésique prolongée. On cite le fait d'un enfant qui, ayant pris le sein de sa mère à la suite d'une violente frayeur que celle-ci venait d'éprouver, le quitta bientôt en présentant des phénomènes d'agitation et mourut en quelques instants. Meslier aurait observé des attaques épileptiformes chez un enfant à la suite de chagrins éprouvés par la mère ; le lait de celle-ci était très acide. Parmentier et Déyeux ont vu une hystérique dont le lait, recueilli après les attaques, était transparent et devenait en moins de deux heures visqueux comme du blanc d'œuf. Bordeu a vu le lait d'une nourrice s'épaissir à la suite d'une frayeur.

CHAPITRE VI

Surveillance de l'allaitement.

L'aspect extérieur de l'enfant, les caractères de ses digestions et la courbe de son poids sont les principaux indices qui servent à apprécier le résultat de l'allaitement.

Le nourrisson bien allaité a la figure pleine et ronde, le teint frais, la physionomie éveillée et gaie, le regard vif, la peau souple et douce, les tissus fermes. Sa grande fontanelle est large et souple, ni déprimée, ni tendue ; son ventre est légèrement saillant, ni trop résistant, ni trop mou. Il prend le sein avec avidité, satisfait son appétit, se calme et s'endort ; durant les premiers mois, le sommeil occupe presque tout l'intervalle des tétées ; pendant qu'il dort, la respiration est calme, régulière, silencieuse. Au réveil, le cri est clair et vigoureux. L'examen des langes montre que les urines sont abondantes.

La méthode des pesées régulières et fréquentes, inaugurée par Natalis Guillot, donne sur la croissance du nourrisson, et, par suite, sur le succès de l'allaitement des renseignements d'une haute valeur, car ils ont une précision mathématique ; elle doit donc être employée toutes les fois que cela est possible ; on ne peut guère s'en dispenser lorsque surgissent des difficultés, particulièrement en cas de maladie de la mère et de l'enfant.

Le meilleur instrument pour la pesée est la balance du commerce dans laquelle on remplace un des plateaux par une corbeille en osier. Dans celle-ci on met d'abord une couverture ou des langes chauffés ; après avoir fait la tare, on y place l'enfant

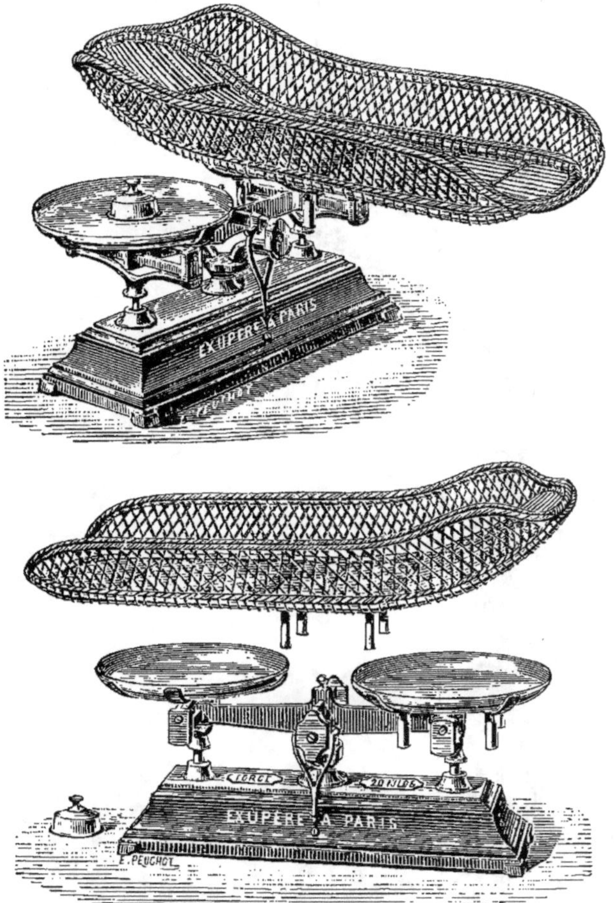

Fig. 11. — Balance à plateaux pour peser les nourrissons montée, et
démontée pour servir de balance ordinaire.

tout nu et on le recouvre bien. Bouchut et Sutils (1) pour per-

(1) Sutils. *Guide pratique des pesages*, Paris, 1889. Application des pesées
régulières à la surveillance des enfants du premier âge. Congrès national
d'Assistance publique de Rouen, 17 juin 1897. *Méd. infantile*, n° du 1er novembre 1897 et suivants.

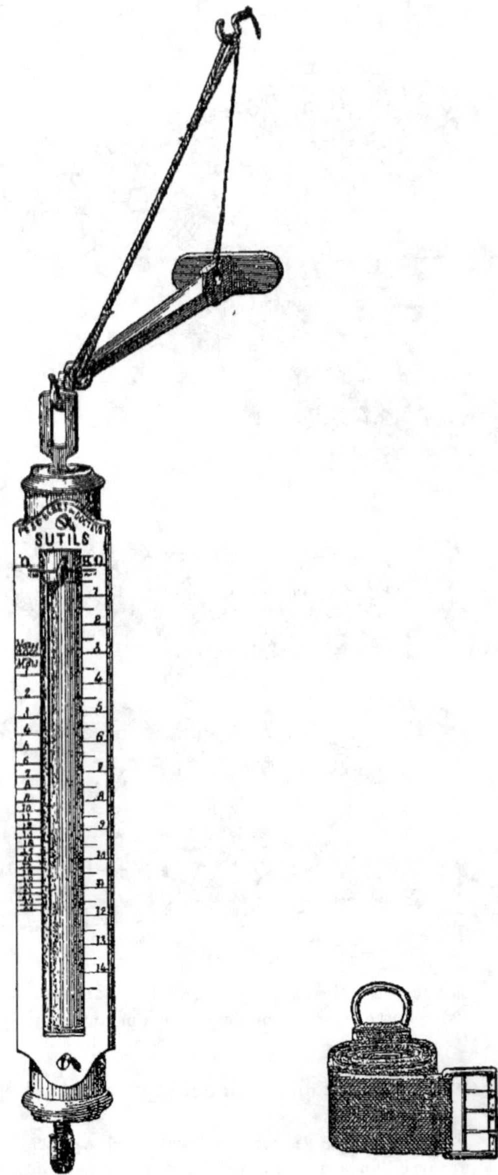

FIG. 12. — Pèse-bébé du Dr SUTILS, et ceinture avec laquelle on suspend
l'enfant tout nu par l'anneau au crochet inférieur de l'appareil.

mettre aux médecins inspecteurs des enfants du premier âge de
peser rapidement les nourrissons avec un instrument portatif,

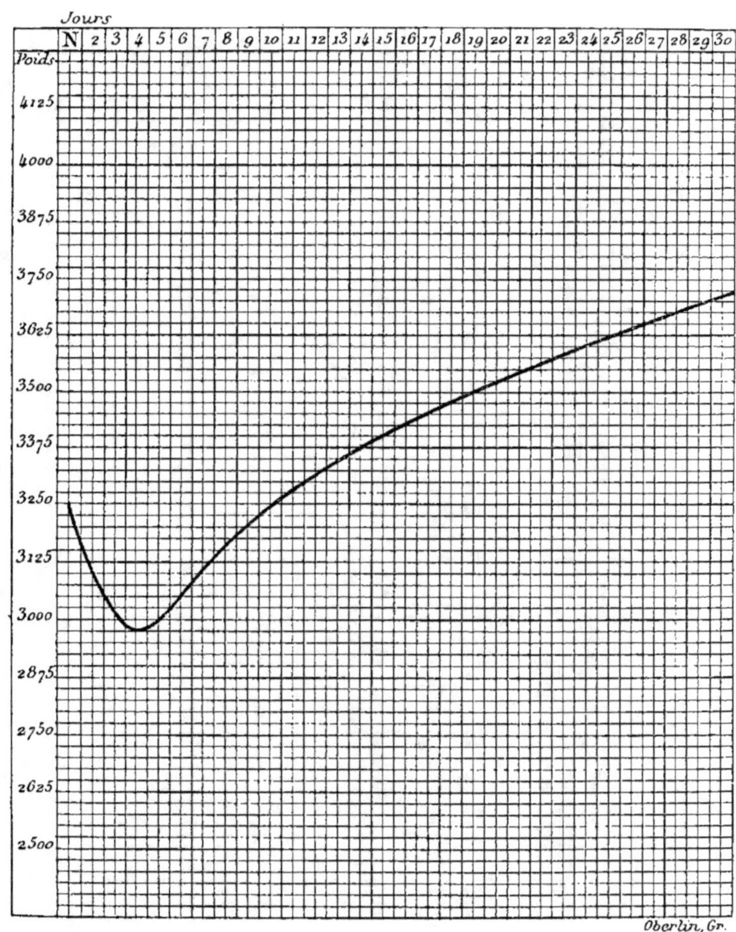

Fig. 13. — Courbe des poids (garçons) pendant le premier mois.

ont imaginé des « pèse-bébés » spéciaux. Ils sont composés d'un
ressort à boudin qui fait mouvoir une aiguille sur un tableau
gradué. Ces appareils sont très commodes, mais beaucoup moins
exacts que les balances communes.

On doit peser l'enfant tous les jours pendant les premières semaines ; à partir du second mois, trois fois la semaine ; à par-

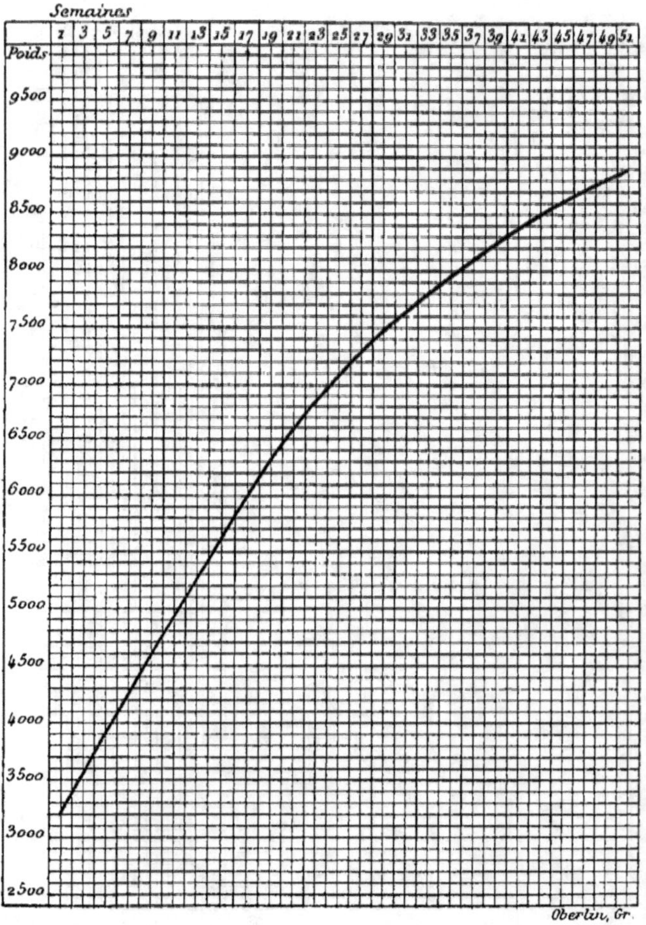

FIG. 14 — Courbe des poids (garçons) pendant la première année.

tir du troisième mois, deux fois la semaine ; à partir de six mois, une fois la semaine.

Le poids moyen à la naissance est de 3 kilogr. 250 grammes ;

après la naissance, l'enfant perd de son poids jusqu'au moment de la chute du cordon ombilical, c'est-à-dire jusqu'au 3e ou 4e jour ; la perte est de 300 grammes au maximum. A partir du 3e ou 4e jour, le poids de l'enfant remonte ; il atteint le chiffre de la naissance vers le 10e jour environ. Dès lors le poids de l'enfant augmente régulièrement de 20 à 30 grammes pendant les cinq premiers mois, de 10 à 15 grammes pendant les sept suivants, de façon qu'à un an, le poids est d'environ 9 kilogr., presque le triple du poids de la naissance. Les filles ont un poids un peu inférieur à celui des garçons.

Voici un tableau qui présente, en chiffres ronds, les poids moyens de 16 nourrissons dont j'ai pu me procurer les courbes d'accroissement ; ces nourrissons ont tous été élevés au sein et n'ont pas eu de maladies sérieuses.

	GARÇONS	FILLES
Naissance	3 k. 250	3 k. »
10 jours	3 k. 250	3 k. »
30 —	3 k. 750	3 k. 500
60 —	4 k. 500	4 k. 250
3 mois	5 k. 250	5 k. »
4 —	6 k. »	5 k. 750
5 —	6 k. 700	6 k. 450
6 —	7 k. 150	6 k. 900
7 —	7 k. 600	7 k. 350
8 —	7 k. 900	7 k. 650
9 —	8 k. 200	7 k. 950
10 —	8 k. 500	8 k. 250
11 —	8 k. 800	8 k. 550
1 an	8 k. 950	8 k. 700
2 ans	11 k. »	11 k. »

Dans un bon allaitement, l'accroissement du poids doit se faire suivant la progression qu'indiquent les chiffres précédents. Mais, pour bien juger, il ne faut pas accorder une trop grande importance aux irrégularités qui se produisent d'un jour à l'autre, voire même d'une semaine à l'autre. Il faut surtout envisager l'ensemble de la courbe des poids. D'autre part, il serait dangereux de ne considérer que celle-ci. Une croissance normale n'a une signification favorable que lorsque les garde-robes sont tout à fait naturelles.

D'une manière générale, le nourrisson bien portant a tous les jours trois ou quatre évacuations pendant le premier mois de la vie ; — deux ou trois pendant les 5 ou 6 mois qui suivent ; — une ou deux dans le reste de la première année et dans la seconde année. Tant que l'enfant est uniquement nourri au sein, les déjections normales ont une consistance molle, semi-liquide, et une couleur jaune clair ou jaune d'or qui rappelle celle des œufs brouillés. Si en même temps que le poids augmente, les selles sont plus nombreuses, d'une couleur verte ou blanchâtre, ou si elles sont plus rares, plus dures et d'une couleur jaune très pâle, la situation, en apparence favorable, pourra bientôt devenir mauvaise. L'enfant dont le poids augmente, mais dont les selles sont souvent anormales, ne tarde pas à présenter des troubles plus ou moins sérieux ; un jour vient où le poids n'augmente plus ; c'est la gastro-entérite qui s'établit.

Donc, dans la surveillance de l'allaitement, il ne faut pas se borner à examiner la courbe des poids ; il faut s'informer des caractères des matières fécales du nourrisson.

Quelques phénomènes ont encore une valeur pour apprécier le succès de l'allaitement. D'abord l'éruption dentaire : les premières incisives doivent sortir à 7 mois ; s'il y a retard un peu marqué, on ne doit pas être satisfait. Ensuite, l'état de la grande fontanelle : celle-ci commence à se rétrécir vers le 6e mois et elle se ferme entre 15 et 18 mois ; s'il y a retard notable dans les progrès de son occlusion, on devra souvent incriminer un allaitement défectueux.

On a voulu tirer du hoquet des indications sur le succès ou l'insuccès de l'allaitement.

Le hoquet est un phénomène très fréquent chez le nourrisson ; il peut se montrer dès les premiers jours de la vie ; c'est le résultat d'un acte dont le mécanisme est obscur et compliqué ; il pourrait, d'après W. Preyer, se produire, dès la vie intra-utérine, chez l'homme et chez les animaux. Il peut se montrer souvent, se répéter durant plusieurs minutes, sans que la phy-

sionomie de l'enfant témoigne la moindre souffrance. Sa signification a été diversement interprétée. Parrot le considère
comme l'indice d'une digestion normale ; c'est pour lui un phénomène favorable, qui cesse dès que l'enfant est malade et ne
reparaît qu'avec la santé. D'autres y voient l'indice d'une digestion laborieuse, notamment d'une distension brusque de l'estomac par des gaz. En réalité, le hoquet, acte dont nous connaissons mal le mécanisme, ne paraît avoir, chez le nourrisson,
aucune signification, ni bonne, ni mauvaise.

Lorsque l'enfant ne présente pas l'aspect extérieur qui indique l'état normal, lorsque les caractères des déjections ne sont
pas naturels, lorsque la courbe des poids ne s'élève pas suffisamment, reste stationnaire ou s'abaisse, il faut rechercher :
1° s'il n'y a pas une faute commise dans la réglementation des
tétées, c'est-à-dire si les repas sont trop rapprochés ou si le
lait est donné en trop grande quantité (suralimentation) ; 2° s'il
y a insuffisance de la sécrétion lactée (inanition) ; 3° si la nourrice est réglée, grosse ou malade ; 4° si le lait est de mauvaise
qualité, bien que la nourrice paraisse en bonne santé ; 5° si on
n'a pas donné trop tôt une autre nourriture que le lait maternel.

Si la réponse à chacune de ces questions est négative, c'est
qu'il existe une maladie du nourrisson qui ne dépend pas de
l'allaitement. On se souviendra à ce propos qu'il suffit d'un
coryza, d'une rhino-pharyngite, pour arrêter la croissance et
provoquer une altération plus ou moins profonde de l'état général. En toute occurrence, l'examen détaillé du nourrisson, organe
par organe, appareil par appareil, est indispensable pour bien
asseoir son jugement.

Laissant de côté tous les incidents qui dépendent d'une maladie du nourrisson, nous allons, dans les pages qui suivent,
examiner ceux qui sont en relation avec l'allaitement maternel,
peuvent en compromettre le succès et en imposer la suspension temporaire ou la cessation définitive.

CHAPITRE VII

Incidents de l'allaitement maternel. Suspension temporaire et cessation prématurée définitive de l'allaitement.

Sommaire. — Suralimentation; galactorrhée. — Hypogalactie; les moyens galactogènes. — Altérations de la sécrétion lactée sous l'influence de la dépression morale. — Altérations de la sécrétion lactée sous l'influence de la menstruation et de la grossesse. — Altérations de la sécrétion lactée sous l'influence des maladies. — Altérations de la sécrétion lactée sans modifications appréciables de l'organisme de la nourrice. — Allaitement mixte mal dirigé et sevrage précoce.

Suralimentation. — Galactorrhée. — La suralimentation est, bien plus souvent que l'hypogalactie, une cause de troubles pour le nourrisson. Elle est réalisée par des repas trop fréquents ou trop copieux.

Beaucoup d'enfants sont mis au sein toutes les fois qu'ils crient, toutes les heures et demie, toutes les heures, toutes les demi-heures ; il en est qui, la nuit, restent presque constamment suspendus au sein de leur mère. Dans d'autres cas, plus rares, la suralimentation résulte de repas suffisamment espacés, mais trop copieux ; certaines femmes ont du lait en abondance ; au moment de la tétée leurs seins sont gorgés, tendus, voire même douloureux ; elles les donnent alors tous les deux jusqu'à ce qu'ils soient vidés.

La suralimentation engendre une forme un peu spéciale de gastro-entérite, qui s'annonce par des régurgitations répétées. On appelle régurgitation le rejet d'une certaine quantité de lait presque immédiatement après la tétée ; le lait rejeté est liquide et ne renferme pas de grumeaux, car il n'a pas eu le temps de subir l'action coagulante de la présure. La régurgitation est distincte du véritable vomissement ; celui-ci se produit une demi-heure, une heure et plus après la tétée et il expulse du lait déjà caillé, du lait qui a déjà subi l'action de la présure. La régurgitation se produit avec une extrême facilité chez le nourrison, surtout dans les premiers mois. Il suffit, après la tétée, de secouer l'enfant, voire même de le bercer, pour que la régurgitation se produise. La facilité du phénomène tient à la situation et à la forme de l'estomac du nourrisson ; dans les premiers temps de la vie, l'estomac est presque vertical, presque dans l'axe de l'œsophage ; de plus, sa capacité est faible, la grosse tubérosité et la grande courbure étant peu développées. La régurgitation accidentelle, qui ne se produit que de temps à autre, sous l'influence d'un mouvement brusque par exemple, n'est pas un signe de maladie ; ce n'est pas non plus, comme le croient certaines matrones, un signe de bonne santé. Mais les régurgitations *habituelles*, qui se produisent après chaque tétée, sans qu'on puisse incriminer une secousse, doivent éveiller l'attention ; elles indiquent presque toujours que l'enfant prend plus de lait que n'en peut contenir son estomac et doivent faire craindre les troubles dus à la suralimentation. Comme le dit H. Roger, « il vaut mieux que l'enfant ne prenne pas trop et garde tout ».

Quand les régurgitations habituelles se montrent, si on ne règle pas sévèrement le régime, on ne tardera pas à voir survenir des poussées de diarrhée qui s'accompagnent de véritables vomissements ; ces poussées alternent avec des périodes de repos pendant lesquelles les évacuations paraissant normales ou même plus rares et plus consistantes. Après quelques crises de diarrhée, le gros ventre flasque commence à se développer. Tantôt l'enfant maigrit dès le début. Tantôt au contraire il continue à augmenter de poids ; parfois même, il devient obèse ; mais ses chairs pâlissent et se ramollissent. Il ne faut pas se réjouir de cette croissance anormale : à la cachexie grasse succède souvent la cachexie maigre ; et d'ailleurs, qu'elle s'accompagne de l'une ou de l'autre, la gastro-entérite n'en donne pas moins naissance aux mêmes complications : prurigo, eczéma, rachitisme. J'ai vu des enfants allaités par d'excellentes nourrices devenir rachitiques sous l'influence de la suralimentation.

La prophylaxie de la gastro-entérite qui résulte de repas trop rapprochés réside naturellement dans le règlement des tétées. Il est facile d'habituer le nourrisson à prendre le sein à intervalles réguliers. Il suffit de résister à ses cris. Il n'y a pas d'inconvénients à laisser crier l'enfant, quand ses cris sont dus au caprice ou à la gourmandise ; mais on doit s'assurer qu'ils ne sont pas provoqués par la souillure des langes, une piqûre d'épingle, le froid ou le chaud ; si on soupçonne qu'ils sont dus à une insuffisance de la sécrétion lactée, il faut faire mesurer par la balance la quantité de lait prise à chaque tétée ; s'il y a lieu de penser qu'ils sont dus à un état maladif, on examinera avec soin la nourrice et le nourrisson.

Si on résiste aux cris de l'enfant, si on ne le met au sein qu'aux intervalles indiqués, il ne faudra pas plus d'un ou deux jours et d'une ou deux nuits pour qu'il ait perdu sa mauvaise habitude ; il s'endormira dès lors après sa tétée et ne se réveillera que lorsque le moment de la nouvelle tétée sera venu.

Quand on s'est assuré, au besoin par les pesées avant et après la tétée, que l'enfant prend à chaque repas plus de lait qu'il ne faut, on interdira à la mère de donner les deux seins chaque fois ; elle n'en donnera qu'un seul et dégorgera l'autre avec un tire-lait ou par la traite manuelle. Si une seule mamelle fournit trop de lait, on limitera la durée de la tétée de manière à ce que la quantité d'aliment ne dépasse pas celle qui est indiquée dans le tableau de l'allaitement maternel (voir *chapitre IV*, *section I, 2ᵉ partie*).

Nous signalerons en terminant deux causes rares de suralimentation.

On sait que chez quelques nourrices la vue et les pleurs de leur enfant qui demande à téter font gonfler les seins et affluer le lait. Chez les animaux on observe des faits analogues ; il y a des femelles qui ne donnent pas de lait tant qu'elles voient leur petit attaché loin d'elles et en fournissent abondamment dès

qu'il s'approche. « Souvent, on trompe la sottise des vaches, dit
Ollivier de Serres, en mettant près d'elles un veau empaillé, à
l'approche duquel la mère se laisse traire, prenant ce mannequin pour celui qu'il représente. » Ce phénomène s'exagère et
se pervertit chez quelques femmes et leur fait éprouver une
volupté particulière qui peut devenir une passion malsaine :
elles ont leur enfant constamment pendu à leur mamelle, qui
sécrète abondamment ; elles finissent par s'épuiser, par maigrir
et sont obligées de cesser d'allaiter. Dans tous ces cas, on régle-
mentera soigneusement l'allaitement suivant les préceptes que
nous avons indiqués.

Il existe une anomalie très rare qui peut devenir une cause
de suralimentation : la *galactorrhée*. Dans la forme bénigne,
il y a simplement sécrétion trop abondante d'un lait de bonne
qualité ; l'enfant dont la bouche se remplit très vite, laisse passer
un peu de lait dans les voies respiratoires, tousse et est obligé
de s'interrompre ; pendant qu'il tette un sein, le lait s'écoule
de l'autre ; entre les tétées, les mamelles se gonflent et le
liquide s'écoule spontanément ; c'est là une simple incommodité.
On écartera les mises au sein pour ne pas suralimenter le nourrisson, et dans l'intervalle, la femme pourra se traire elle-même si
cela est nécessaire. Dans la forme grave ou diabète mammaire,
le lait, disent Tarnier et Chantreuil, se forme en telle quantité, il
est si fluide et, d'autre part, les conduits lactifères qui le contiennent sont si relâchés qu'il s'écoule incessamment des seins ;
de sorte que les femmes sont constamment mouillées ; aussi
sont-elles parfois obligées d'engager les mamelons dans de
petites fioles plates qu'elles portent appliquées sur la poitrine.
Malgré cette anomalie, quelques femmes peuvent continuer à
allaiter. Mais d'autres s'épuisent ; leur nourrisson tétant un lait
trop abondant et trop pauvre présente des troubles digestifs et
dépérit. Les liniments astringents, la compression, les purga-
tifs, les diurétiques ont été employés sans succès ; quand on
constate des troubles chez la mère ou chez l'enfant, le mieux
est de faire cesser l'allaitement.

Hypogalactie. — Un enfant insuffisamment nourri ne présente pas les signes d'une maladie déterminée ; mais la courbe des poids est notablement au-dessous de la normale ; le visage est pâle, les chairs flasques, la fontanelle un peu déprimée, les urines rares ; non seulement il n'y a pas de diarrhée, mais encore les évacuations sont moins fréquentes qu'à l'état normal et la palpation fait reconnaître la vacuité plus ou moins complète du ventre. Tous ces signes doivent faire soupçonner l'insuffisance de la sécrétion mammaire ; mais ils ne donnent pas encore de certitude absolue ; il faut se souvenir qu'on peut se tromper et prendre facilement une cachexie tuberculeuse ou syphilitique pour une cachexie d'inanition.

Pour asseoir son jugement d'une manière ferme, il faut d'abord assister au repas de l'enfant, ensuite faire exécuter des pesées avant et après la mise au sein, enfin examiner le lait.

L'hypogalactie est quantitative lorsque la quantité totale de lait fournie en vingt-quatre heures est inférieure à la normale ; elle est qualitative lorsque le lait sécrété en vingt-quatre heures est en quantité normale, mais présente une trop faible proportion de principes nutritifs. D'ordinaire, l'hypogalactie est à la fois quantitative et qualitative ; et on la constate facilement d'abord en assistant au repas de l'enfant, ensuite par les pesées.

« L'enfant mis au sein, disent Tarnier et Chantreuil, fait des mouvements de succion, puis, quand sa bouche est pleine de lait, il s'arrête un instant et avale ; à ce moment on entend un *glou*, après quoi l'enfant se repose quelques secondes et tette de nouveau. En général, c'est après 5, 6, 7, 8 mouvements de succion que le lait est accumulé en assez grande quantité pour qu'il y ait déglutition. Si la nourrice a peu de lait, il ne se produit de déglutition qu'après un grand nombre de succions, et souvent l'enfant fatigué s'endort au sein sans être repu ; au contraire, lorsque le lait est extrêmement abondant, l'enfant avale presque à chaque succion ; on voit le lait s'échapper par les commissures de ses lèvres et ruisseler le long de ses joues. Dans de bonnes conditions d'allaitement, l'enfant ne se fatigue pas en tétant et ne s'endort pas au sein. Lorsqu'il a tété, il paraît satisfait, ne crie pas et, si on le met dans son berceau, il s'endort pour quelques heures. Si le lait est en quantité suffisante, l'enfant doit avoir fini de téter en dix, quinze, vingt minutes au plus ; s'il tette plus de vingt-minutes, c'est que très probablement il y a pénurie de lait. »

Mais cet examen de la succion peut laisser des doutes. La méthode des pesées avant et après la mise au sein donne seule un résultat rigoureusement précis. Elle fait connaître la quantité de lait que l'enfant prend à chaque tétée et celle qu'il prend en vingt-quatre heures. Le tableau du chapitre IV (section I de la 2e partie) fournit des points de repère qui permettront d'apprécier si vraiment la mère n'a pas assez de lait.

L'hypogalactie seulement qualitative ne peut être décelée que par l'analyse chimique du lait. A la vérité, elle peut être soupçonnée par l'examen des caractères physiques et organoleptiques de ce liquide. En mettant trois ou quatre gouttes de lait sur l'ongle ou sur une cuiller d'argent, le lait pauvre apparaît presque transparent ; si on le goûte, il est à peine sucré ; au microscope, les globules gras sont moins serrés qu'à l'état normal. Mais une analyse faite par un chimiste compétent donnera une certitude complète.

Dans l'appréciation du résultat de l'analyse, il faut tenir compte des variations normales de la composition du lait, et ne pas perdre de vue que les chiffres que nous avons donnés dans le chapitre I de la première partie ne représentent que des moyennes. Et à ce propos, on doit se demander si, aux diverses périodes de l'allaitement, la composition du lait ne varie pas suivant certaines lois. Tarnier et Chantreuil avancent que les oscillations dans les proportions des principes constituants de ce liquide sont parfois assez considérables, mais n'obéissent à aucune règle. Féry et F. Guiraud, d'après leurs analyses, pensent qu'après la période colostrale, la composition du lait de femme reste à peu près fixe. E. Pfeiffer a publié une table de 100 analyses complètes de lait de femme, relatives à tous les mois de la lactation ; il en résulte que la quantité des matières albuminoïdes diminue constamment jusqu'à la fin du 6e mois, pendant que celle du lactose s'accroît parallèlement ; la proportion de graisse est très variable et ses variations n'obéissent à aucune règle (1).

L'hypogalactie étant prouvée, il faut en rechercher la cause, de manière à établir si elle peut être corrigée ou si elle doit être passagère. De cette enquête, on déduira la possibilité de la continuation de l'allaitement ou la nécessité de sa cessation.

Il est rare que l'hypogalactie ne reconnaisse pas une cause appréciable. Parfois elle est le résultat d'une mauvaise direction de l'allaitement : c'est souvent le cas pour l'hypogalactie précoce ou primaire, ainsi que cela a été indiqué (2). Ailleurs, elle dépend de l'alimentation, du régime de vie, des médications auxquels la nourrice est soumise ; et elle disparaît si celle-ci obéit aux prescriptions que nous avons formulées sur ces divers points. Quelquefois elle dépend de la débilité du nourrisson qui n'exerce pas des succions assez énergiques sur le mamelon ; on obvie à cette cause d'hypogalactie par les traites manuelles ou par la téterelle, ou mieux encore en faisant téter

---

(1) Voici le tableau de E. Pfeiffer (100 Analysen von ausgebildeter menslicher Milch aus allen Monaten des Stillens nebst zwei Analysen von Colostrum). (*66ᵉ Réunion des naturalistes et des médecins allemands*, tenue à Vienne, 1894.)

	CASÉINE 00/00	GRAISSE	LACTOSE	SELS
1ᵉʳ mois (comprend la période colostrale).....	29	27	57	2,3
2ᵉ —	20	33	63	1,8
3ᵉ —	19	27	64	1,8
4ᵉ —	17	39	66	1,5
5ᵉ —	14	36	73	1,9
6ᵉ —	15	27	68	2,3
7ᵉ —	15	32	68	1,7
8ᵉ —	16	33	63	1,5
9ᵉ —	15	24	66	1,6
10ᵉ —	17	42	62	1,4
11ᵉ —	14	35	66	1,4
12ᵉ —	17	53	60	1,6
13ᵉ —	16	29	66	1,5

(2) Voir *Deuxième partie, Section I, Chap. II.*

la nourrice par un autre enfant bien portant et sûrement indemne de syphilis.

Le fait de ne plus donner le sein pendant quelques jours peut tarir la sécrétion du lait et rendre la mère impropre à l'allaitement. Mais, dans beaucoup de cas, la fonction n'est pas supprimée d'une manière définitive et l'allaitement interrompu peut être repris avec succès.

M. Comby raconte qu'une jeune femme lui conduisit son enfant âgé de 3 semaines; elle l'avait mis au biberon depuis quinze jours, sur le conseil d'une voisine qui la croyait trop faible pour allaiter; l'enfant était cachectique, avait du muguet, de l'érythème des fesses. M. Comby conseilla à la mère de le remettre au sein sans plus tarder et de l'aider, pour les premières tétées, en exerçant avec la main des pressions sur la base du mamelon. Ce conseil fut suivi et le lait remonta peu à peu dans les seins. Huit mois après, l'enfant était dans un état florissant de santé. L'allaitement avait pu être repris après une interruption de quinze jours. Des interruptions plus longues ont été citées par les auteurs.

Le Dr N. Martin a observé un cas dans lequel la sécrétion s'est rétablie après cinq mois d'interruption. Il s'agit d'une primipare accouchée dans de bonnes conditions; elle essaie d'allaiter; mais des gerçures du sein apparaissent et l'enfant est envoyé en nourrice. La sécrétion lactée de la mère se tarit complètement. Quatre mois après, l'enfant a de la gastro-entérite; on le confie à une autre nourrice qui l'abandonne bientôt; il est mis alors au biberon, mais on est au mois de juillet, en Algérie, où le choléra infantile est à craindre. Une commère du voisinage conseille à la mère désolée de remettre son enfant au sein. Après avoir fait téter un petit chien pendant deux jours, la jeune femme voit la sécrétion lactée se rétablir et l'enfant ne tarde pas à recouvrer la santé (1).

J'ai observé un cas dans lequel une femme, mariée assez tard, allaita son enfant avec succès jusqu'au 5e mois. A ce moment,

(1) *Bulletin méd. de l'Algérie*, 1896.

les règles apparurent, le nourrisson eut une diarrhée légère et diminua de poids. L'accoucheur et le mari insistèrent pour que la mère cessât d'allaiter ; celle-ci y consentit à contre-cœur. On prit une nourrice qui fut renvoyée après deux mois, parce qu'elle abusait des liqueurs spiritueuses. La mère ne voulut pas introduire de nouveau une étrangère à son foyer et alimenta son enfant avec du lait de vache stérilisé. Apres 15 jours d'allaitement artificiel, l'enfant se refusa absolument à prendre toute nourriture. Lait de vache, cru, bouilli, ou stérilisé, potages savamment composés, tout fut repoussé. L'amaigrissement devint considérable. Alors, la mère remit le bébé au sein ; celui-ci tira d'abord faiblement ; puis, stimulé sans doute par la faim, il exerça des succions plus énergiques : après cinq jours, la sécrétion lactée fut suffisante pour que le poids recommençât à augmenter. La mère a continué d'allaiter jusqu'au 13e mois. L'interruption avait duré près de 3 mois.

Nous verrons qu'il est des maladies aiguës qui obligent à suspendre l'allaitement ; il résulte des faits précédents que la suspension pourra n'être que momentanée et que l'allaitement pourra être repris avec succès après 2 ou 3 semaines. C'est ce qu'ont montré, en effet, Trousseau et Natalis Guillot.

Enfin, l'hypogalactie peut dépendre des émotions, du retour de la menstruation, de la grossesse ou des maladies ; en général, ces diverses influences non seulement modifient la quantité du lait, mais encore altèrent sa qualité ; nous les étudierons plus loin.

Ce n'est que lorsqu'on a pu établir l'absence de toute cause appréciable que l'hypogalactie peut être appelée essentielle. Elle est alors liée sans doute à une sorte d'hypotrophie héréditaire de la mamelle ; elle résulte de ce que, dans certaines familles, l'habitude d'allaiter est perdue depuis plusieurs générations. Il faut bien savoir d'ailleurs que, dans ce cas, l'hypogalactie se montre ordinairement dès le début de la nourriture et qu'elle est souvent passagère, comme nous l'avons indiqué en étudiant la direction de l'allaitement pendant les premières semaines. Si la mise au sein assidue, jointe à la pratique de l'allaitement mixte, ne parvient pas à en triompher, on pourra s'adresser aux moyens réputés galactogènes. Je ne suis pas convaincu que ces moyens soient efficaces par eux-mêmes ; mais ils ont l'avantage de relever la confiance de la femme et de l'inciter à mettre son enfant au sein.

Le véritable stimulant de la fonction mammaire, nous l'avons établi, est la succion du mamelon ; chez des vieilles femmes, chez des vierges, chez des animaux mâles, la sécrétion lactée a pu s'établir sous l'influence de cet acte. Or, lorsqu'une femme prend une substance réputée galactogène, elle met d'ordinaire son enfant au sein avec une confiante persévérance, et la sécrétion ne tarde pas à s'établir ou à augmenter.

On pourra employer l'extrait de *galega officinalis* (1), l'ex-

---

(1) Le galega officinalis est une légumineuse assez répandue dans nos pays. Cette plante est donnée comme fourrage aux vaches. Elle passait autrefois pour augmenter la sécrétion lactée. Ses propriétés ont été tirées de l'oubli en 1891 par M. Carron de la Carrière et Mlle Griniewitsch (thèse de Paris, 1891, n° 431). On fait avec la totalité de la plante un extrait aqueux sec qui sert à toutes les autres préparations.

a) *Teinture :*

  Extrait de galega...........................   65 gram.
  Alcool à 60°................................ 1000   —

quatre cuillerées à café par jour.

b) *Sirop :*

  Extrait de galega...........................   50 gram.
  Sirop simple................................ 1000   —

de quatre à cinq cuillerées à soupe par jour.

c) *Pilules :*

  Extrait aqueux sec de galega.........................   20,0
  Poudre de guimauve..................................   1,0
  Sirop de guimauve, q. s. pour faire pil. N° 100.
  Saupoudrez de lycopode.

Prendre 5 à 15 pilules par jour.

d) *Sirop galactogène :*

  Extrait aqueux de galega....................   10 gram.
  Chlorhydrophosphate de chaux............   10   —
  Teinture de fenouil.........................   10   —
  Sirop de sucre..............................   400   —
  Essence de cumin...........................   XV gouttes.

quatre cuillerées à soupe par jour.

trait d'ortie, la poudre de cumin, d'anis, de fenouil (de 1 à 5 gr. par jour, par dose de 1 gr.) ; le maltose, la somatose, recommandée par R. Drew (1), à la dose de 12 à 16 gr. par jour, pris en 3 ou 4 fois (soit 3 ou 4 cuillerées à café par jour). La somatose a paru efficace à M. Renon ; mais, dans un cas, son emploi semble avoir provoqué une glycosurie légère et transitoire (2).

Nous citerons pour mémoire les substances suivantes, réputées galactogènes : fer, digitale, caféine, strychnine, jaborandi, nigelle, caféine, sureau, polygala, thé de feuilles de coton (3), tasi (4), sel marin, craie, magnésie, phosphate de chaux, acide salicylique, chlorate de potasse.

La faradisation des mamelles a été recommandée, en 1855, par le Dr Aubert (de Mâcon) ; les pôles sont placés des deux côtés de la mamelle et on fait passer un quart d'heure par jour un courant très faible, à peine perceptible ; la sécrétion serait abondante à partir de la quatrième séance. Jacobi se loue de ce procédé, mais il préfère la galvanisation à la faradisation.

On a préconisé les cataplasmes de mercuriale, ou de pimprenelle, ou de feuilles de ricin. Mac William et Bouchut attribuent aux derniers une réelle efficacité. Ces applications agissent sans doute en excitant les terminaisons nerveuses ; des frictions avec l'alcoolat de lavande auront au moins autant d'efficacité et seront d'un emploi plus commode (5).

---

(1) *Centralb. f. inn. Med.*, 1898, 22 janvier, n° 3, p. 65.

(2) Renon. Glycosurie transitoire ayant succédé à l'emploi de la somatose chez une nourrice. *Société méd. des hôpitaux*, 17 juin 1898.

(3) D'après Anderson, les négresses ont l'habitude de prendre une infusion de feuilles de coton afin de se donner du lait quand elles en manquent (six ou huit feuilles pour une tasse ; quatre ou cinq tasses par jour).

(4) *Annuaire de thérapeutique* de Dujardin-Beaumetz, 1893, p. 73.

(5) D'après M. Schein (de Budapest), le massage des parois abdominales, pratiqué chaque jour, pendant une demi-heure ou une heure, de bas en haut, c'est-à-dire en allant des parties génitales vers les seins, aurait pour effet d'augmenter la sécrétion lactée, lorsque celle-ci n'est pas très active. On pourrait y associer aussi le massage des seins eux-mêmes. Pour expliquer l'action du massage pratiqué comme il vient d'être dit, notre confrère émet l'hypothèse que la fonction des glandes mammaires se trouve étroitement

Il est rare qu'une femme saine, vivant d'une vie normale, ayant une alimentation substantielle et bien choisie, ne puisse arriver, lorsqu'elle est bien dirigée, à avoir assez de lait pour nourrir son enfant. Il est pourtant des cas où l'hypogalactie persiste et lorsqu'on constate que l'augmentation du poids du nourrisson reste toujours inférieure à 15 gr. par jour, il y a lieu de faire cesser l'allaitement maternel et de recourir à une nourrice ou à l'usage de lait de vache stérilisé.

ALTÉRATIONS DE LA SÉCRÉTION LACTÉE SOUS L'INFLUENCE DE LA DÉPRESSION MORALE. — A maintes reprises nous avons signalé l'influence des émotions passagères sur la sécrétion lactée. Une colère, une frayeur de la nourrice peuvent la diminuer et communiquer au lait des propriétés nuisibles, puisque, en cette occurrence, le nourrisson peut être pris de diarrhée et diminuer de poids. Mais ces modifications ne sont pas durables et n'obligent pas à interrompre l'allaitement. Au contraire, les émotions dépressives de longue durée, les chagrins prolongés provoquent une diminution et une altération permanente de la sécrétion lactée; alors, dans l'intérêt de la mère et de l'enfant, il vaut mieux décider la cessation de l'allaitement.

Très peu de recherches ont été entreprises sur la composition du lait altéré par des émotions morales. Chez une femme prise de fièvre, à la suite d'un violent chagrin, Simon a trouvé beaucoup plus de caséine, beaucoup moins de beurre et un peu moins de sucre qu'il n'y en avait la veille; ce lait abandonné à l'air devint rapidement acide et dégagea au bout de peu d'heures de l'acide sulfydrique. Vernois et Becquerel ont analysé du lait recueilli après une violente émotion accompagnée de fièvre chez une femme dont le lait avait déjà été analysé quelques jours auparavant; ce lait altéré contenait plus d'eau et de caséine, moins de sucre, de sels et surtout de beurre.

ALTÉRATIONS DE LA SÉCRÉTION LACTÉE SOUS L'INFLUENCE DE LA MENSTRUATION ET DE LA GROSSESSE. — D'une manière géné-

liée à l'apport à ces organes, par l'intermédiaire des vaisseaux des parois abdominales, du sang provenant des organes génitaux (?)

rale, la femme qui allaite ne voit point ses règles. Cependant quelques nourrices ont des menstrues peu abondantes et irrégulières ; un très petit nombre présentent des menstrues normales et régulières. Le retour de la menstruation est plus fréquent et plus précoce chez les primipares que chez les secondipares, chez les secondipares que chez les multipares (1).

Depuis longtemps, on a remarqué que la menstruation diminue quelquefois la sécrétion du lait et peut en altérer la qualité. Si quelques nourrissons ne paraissent nullement incommodés en buvant le lait d'une femme menstruée, il en est qui deviennent grognons, agités, qui prennent le sein moins volontiers et le gardent moins longtemps, et qui diminuent de poids à chaque période cataméniale. D'autres enfin ont des troubles digestifs : selles moins jaunes, moins homogènes, parfois vertes. En général, la période menstruelle passée, tout rentre dans l'ordre. Après trois ou quatre jours, l'enfant revient à l'état normal et la croissance reprend son cours naturel. Dans ces cas, il n'y a vraiment pas lieu de suspendre l'allaitement maternel ou de changer la nourrice. Ce n'est que lorsque les troubles du nourrisson et l'arrêt de la croissance présentent une certaine durée et une certaine intensité qu'on devra exiger l'interruption de l'allaitement ou le changement de nourrice.

Sans doute, les troubles qu'éprouve le nourrisson pendant la période menstruelle dépendent d'une modification dans la composition du lait. Mais jusqu'ici nous sommes peu éclairés sur cette altération. Tandis que certains chimistes n'ont trouvé aucune anomalie appréciable, Vernois et Becquerel ont relevé une augmentation des substances fixes du lait, portant sur la caséine, le beurre et les sels, avec une diminution du sucre ; Pfeiffer au contraire a noté une augmentation du sucre. D'après Monti, le lait de femme, légèrement alcalin à l'état normal, devient neutre pendant les règles. Un fait assez fréquent est la réapparition des corpuscules du colostrum dans le lait des

____

(1) LUCIEN JACOB. *Rapports de la menstruation et de l'allaitement*. Thèse de Paris, 1898, n° 159.

femmes menstruées ; il est peut-être corrélatif d'une élimination de toxines par la mamelle. Pendant la période cataméniale, certaines femmes éprouvent en effet des troubles qu'on tend aujourd'hui à rapporter à une auto-intoxication.

Chez quelques nourrices, au moment des époques, sans doute par le fait d'une déviation menstruelle, il se produit des hémorrhagies par la mamelle, et le lait devient rouge. Ce phénomène, extrêmement rare, oblige d'ordinaire à interrompre l'allaitement (1).

D'après M. Hertoghe (2), la médication thyroïdienne exercerait une action inhibitoire bien marquée sur l'activité utéro-ovarique et une influence excitatrice très prononcée sur les glandes mammaires. Si une nourrice, dit-il, voit ses règles apparaître et son lait diminuer, il suffira de la soumettre à la médication thyroïdienne pour voir disparaître la menstruation et pour raffermir la lactation.

L'allaitement n'empêche pas la fécondation, même lorsqu'il y a suppression des règles. Une grossesse, survenant chez une nourrice, doit-elle faire interrompre l'allaitement? Question très controversée et dont la solution dépend, en somme, de chaque cas particulier.

C'est une opinion très répandue que, quand une grossesse survient pendant l'allaitement, la sécrétion du lait diminue, la femme se fatigue et le nourrisson dépérit. Une analyse ancienne, et d'ailleurs unique, de Vernois et Becquerel, ayant montré que le lait d'une nourrice, grosse de trois mois, était

---

(1) Le lait qui sort rouge de la mamelle doit être distingué du lait qui devient rouge après la traite ; pour celui-ci, on le trouvera étudié avec les microbes du lait.

La coloration du premier peut tenir aux causes suivantes :

1° L'ingestion de certaines plantes (voyez *chapitre III de la 1ʳᵉ partie*).

2° Le mélange de globules sanguins au lait ; il se reconnaît au microscope qui montre des hématies. Les hémorrhagies mammaires sont dues : *a)* à un traumatisme, à des gerçures du mamelon, à des mammites ; *b)* à une infection ou à une intoxication hémorrhagipares ; *c)* à une déviation menstruelle. (O. LARCHER. *Soc. centr. de méd. vétérinaire*, 12 avril 1877.)

(2) *Belgique médicale*, 1896, p. 97.

plus concentré, riche en sucre et en beurre, pauvre en matières protéiques, Martin-Damourette ayant affirmé, d'autre part, que la gestation provoque le retour de l'état colostral, on arriva à conclure que le lait d'une femme enceinte est nuisible, et dès lors la grossesse fut regardée comme une indication formelle de cesser l'allaitement.

A cette opinion naguère très accréditée, on oppose aujourd'hui des arguments sérieux. On a vu des femmes enceintes qui ne cessaient pas d'allaiter jusqu'à leur accouchement et qui fournissaient du lait, sans interruption, à plusieurs enfants. Pour les animaux, l'allaitement par une femelle grosse est presque la règle. Chez la vache, la gestation est compatible avec une sécrétion lactée suffisante, au moins pendant la première moitié de sa durée, souvent jusqu'à une époque voisine du terme, quelquefois jusqu'au terme lui-même ; les recherches de Vernois et Becquerel sur le lait de vache ont montré que la gestation n'a d'influence manifeste que lorsqu'elle arrive à la fin; alors seulement, le lait devient plus concentré en même temps que sa quantité diminue, et les corpuscules du colostrum réapparaissent. Les juments poulinières sont menées à l'étalon huit jours après le part, ce qui ne les empêche pas d'allaiter leur poulain. Quelques éleveurs trouvent avantageux que l'ânesse et la chèvre destinées à fournir du lait soient pleines.

Dans ces derniers temps, M. Budin et M. Pinard se sont élevés contre le préjugé qui considère le lait d'une femme grosse comme un poison (1). Des analyses, faites avec toute la rigueur désirable, ont montré qu'il n'y a pas de différences bien tranchées entre le lait d'une nourrice grosse et celui d'une nourrice non enceinte. Il semble aussi que la réapparition des corpuscules du colostrum sous l'influence de la gestation est un fait assez rare. C'est seulement vers la fin de la grossesse qu'on constate parfois une diminution et une concentration dans le

____

(1) P. CAPART. *De l'allaitement pendant la grossesse.* Thèse de Paris, 1898, n° 146.

lait et un retour à l'état colostral. M. Budin conclut que si, dans quelques cas, l'apparition d'une grossesse chez une nourrice est défavorable pour l'enfant qu'elle allaite, dans la grande majorité des faits, le nourrisson n'en souffre pas ; mais il se demande, si, surtout dans les grandes villes, la mère peut impunément faire les frais d'un allaitement et d'une grossesse simultanée, c'est-à-dire nourrir deux enfants en même temps. M. Pinard ne paraît pas avoir cette crainte ; pour lui, une femme grosse peut continuer d'allaiter ; cette pratique n'a aucun inconvénient pour la mère, pour le nourrisson qui continue à s'accroître et pour le fœtus qui se développe bien ; la crainte d'une fausse couche est chimérique.

En réalité, il ne faut pas établir une règle immuable. Il y a lieu de tenir compte de circonstances diverses. Il est des cas, nombreux dans la société moderne, où une grossesse, survenant chez une femme qui nourrit, est une source de préoccupations vives et conduit à lui conseiller la cessation de l'allaitement. Ailleurs, la grossesse survenant lorsque le nourrisson est déjà âgé de plus de 6 mois et est en très bon état, il conviendra de transformer rapidement l'allaitement maternel en allaitement artificiel. C'est seulement lorsque la nourrice est vigoureuse et ne considère pas la grossesse comme un malheur, l'enfant étant âgé de moins de 6 mois, que l'allaitement pourra être continué. Si l'examen de la courbe des poids et des déjections du nourrisson montre qu'il souffre, si le microscope fait reconnaître la présence des corpuscules du colostrum dans le lait, il faudra faire interrompre aussitôt l'allaitement.

ALTÉRATIONS DE LA SÉCRÉTION LACTÉE SOUS L'INFLUENCE DES MALADIES. — Presque toutes les maladies, à moins qu'elles ne soient très légères, ont pour effet de diminuer la sécrétion lactée. Quant à leur action sur la teneur du lait en ses divers principes constituants, elle paraît assez variable et on ne peut établir de lois à ce sujet.

D'après Vernois et Becquerel, les maladies aiguës diminuent la quantité de la sécrétion, la proportion du sucre et augmentent celle de la caséine, du beurre et des sels. La fièvre typhoïde diminue la proportion de tous les principes solides. Dans les maladies chroniques, l'eau et la caséine diminuent; le sucre reste en quantité normale; le beurre et les sels augmentent. Pourtant, dans la tuberculose avec·diarrhée, l'eau augmente et le beurre diminue beaucoup. D'après Ludwig, qui n'a examiné que des femmes récemment accouchées, dans la tuberculose, le lait est remarquable par l'abondance de la graisse; dans les anémies consécutives avec hémorrhagies puerpérales, le lait présente une diminution des sels, de la graisse et du sucre; la fièvre diminue la quantité de la sécrétion totale et la proportion des sels et de la graisse (1).

La syphilis ne paraît pas modifier la composition du lait (Simon). Dans l'ostéomalacie, ce liquide contient une proportion de chaux très supérieure à la normale (Gusserow). Le lait devient jaune dans l'ictère et renferme le pigment biliaire.

Donné a avancé que la plupart des états morbides de la nourrice ont pour effet de provoquer le retour des corpuscules du colostrum, et l'expérimentation nous a appris que le lait pou‑vait renfermer les toxines et les antitoxines de certaines mala‑dies (2). Enfin, nous savons que des microbes pathogènes peuvent s'éliminer par la mamelle (3).

Toutes les maladies de la nourrice qui ont une certaine inten‑sité et une certaine durée retentissent sur le nourrisson d'une manière fâcheuse; elles provoquent souvent des troubles diges‑tifs et presque toujours une diminution ou un arrêt dans la crois‑sance du poids. Est-ce parce que le lait est plus ou moins riche en matières grasses, ou en sucre, ou en caséine, ou en sels? Il n'y a pas lieu de le penser. La composition chimique du lait de femme paraît pouvoir varier dans des limites assez étendues sans amener de troubles chez le nourrisson. La nature de l'altération du lait des nourrices malades doit être cherchée ailleurs; si ce liquide acquiert des propriétés irritantes, c'est parce qu'il renferme des produits anormaux; il contient quel-

---

(1) LUDWIG. *Cent. f. Gynæk.*, 1894, p. 342.
(2) Voyez : *1re Partie, chapitre III.*
(3) Voyez : *1re Partie, chapitre IV.*

quefois des microbes ; mais il est probable que ce sont des substances de l'ordre des toxines qu'il faut incriminer le plus souvent comme cause des troubles digestifs des nourrissons qui surviennent en cas de maladie de la nourrice.

Au point de vue de la pratique, les maladies de la nourrice soulèvent un problème très important. Permettent-elles la continuation de l'allaitement ? Ou doivent-elles le faire suspendre momentanément ou définitivement ?

Les éléments d'appréciation se tirent de la contagiosité, de la gravité, de la durée de la maladie, et enfin de la médication qu'elle nécessite.

Les maladies aiguës contagieuses, que la contagion puisse s'effectuer par le lait (voyez *Microbes du lait*) ou par les contacts entre la nourrice et le nourrisson, doivent faire suspendre l'allaitement : sont dans ce cas les fièvres éruptives, la diphtérie, la pneumonie, la fièvre typhoïde, l'érysipèle, les accidents puerpéraux qui ne sont pas limités à la région pelvienne, etc. Il est vrai qu'on cite des femmes atteintes de dothiénentérie ou d'érysipèle qui ont pu allaiter leurs enfants sans inconvénients pendant toute la durée de la maladie. M. Roger a observé une série de nourrissons qui ont été allaités par leurs mères atteintes de rougeole ou de scarlatine ; deux seulement ont contracté la rougeole qui, dans les deux cas, a été bénigne ; mais ces succès doivent être considérés comme exceptionnels ; parce que dans quelques cas le nourrisson n'a pas été contaminé, cela ne prouve pas qu'il en sera de même dans tous.

Pour les maladies aiguës qui ne laissent pas craindre un danger sérieux de contagion, on jugera d'après leur gravité. Une nourrice atteinte d'un rhume vulgaire, d'une amygdalite simple, d'un embarras gastrique peu accusé, d'une diarrhée passagère, d'une poussée d'herpès fébrile, peut continuer à donner le sein ; à la vérité l'enfant est exposé à avoir des troubles digestifs et son poids peut rester stationnaire pendant quatre ou cinq jours ; mais, la maladie de la nourrice finie, tout rentre dans l'ordre.

Par contre, une bronchite intense avec fièvre, une pleurésie, un rhumatisme articulaire aigu obligent de suspendre l'allaitement. Le continuer dans ces conditions fatiguerait trop la nourrice et exposerait l'enfant à des troubles digestifs de longue durée et à un dépérissement trop considérable.

L'ictère catarrhal n'entraîne pas forcément la suspension de l'allaitement ; mais si le lait devient amer et jaunâtre, et si la maladie se prolonge, la nourrice cessera de donner le sein. Une colique hépatique courte ou isolée permet de continuer l'allaitement ; mais des coliques hépatiques longues se répétant à brefs intervalles ne le permettent pas.

La femme qui allaite doit avoir une bonne alimentation ; il faut aussi qu'elle digère bien ; mal nourrie, elle ne pourra subvenir aux besoins de la sécrétion lactée ; dyspeptique, son lait peut avoir en outre des propriétés nocives. Il s'ensuit qu'une femme qui tombe dans la misère ou qui devient sérieusement dyspeptique sera souvent forcée de cesser d'allaiter. Notons ici que parfois les nourrices deviennent dyspeptiques parce qu'elles ont une alimentation trop abondante, ou de mauvaise qualité, parce qu'elles font des repas trop irréguliers, parce qu'elles boivent trop de liquides fermentés ; dans ces cas, il suffira souvent de régler leur régime pour les améliorer ou les guérir et pour qu'elles puissent continuer l'allaitement.

Des névralgies violentes et tenaces, qui exigent l'emploi de l'antipyrine, dont on connaît l'influence sur la sécrétion lactée, entraîneront souvent la cessation de l'allaitement.

Si une métrite légère permet de le continuer, une métrite intense avec suppuration ou hémorrhagies abondantes ne le permet plus.

Pour toutes les raisons qui exigent qu'une mère phtisique ne commence pas à nourrir son enfant, une femme devenant tuberculeuse au cours de l'allaitement doit cesser définitivement de donner le sein. Il en est de même de celles qui, au cours de leur nourriture, présenteront les signes d'une affection organique du cœur, des reins, du foie, des centres nerveux ou deviendront cancéreuses.

En résumé, les maladies chroniques à tendance cachectisante

exigent la suspension définitive de l'allaitement. Les maladies aiguës légères et n'offrant pas de danger sérieux de contagion, permettent de le continuer. Les autres exigent une suspension qui sera tantôt temporaire, tantôt définitive. Quand leur durée n'est pas trop longue, quand, à la convalescence, on constate que l'état général est satisfaisant, il faut remettre l'enfant au sein, et, en prévision de cette reprise possible, il sera bon pendant la durée de la maladie d'évacuer assez règulièrement la mamelle avec un tire-lait.

La sécrétion lactée peut se rétablir après une interruption assez longue. Trousseau a montré par des faits que l'allaitement, suspendu à l'occasion d'une maladie aiguë, peut parfois être repris avec succès, non pas seulement après quelques semaines, mais encore après plusieurs mois. Une nourrice entre à l'hôpital à une période plus ou moins avancée d'une maladie aiguë, avec un enfant en mauvais état; elle cesse de l'allaiter; la convalescence s'établit, elle essaie de redonner le sein et voici qu'en quelques jours la sécrétion laiteuse se rétablit.

M. Comby a vu une nourrice qui, après une interruption de quarante-quatre jours, causée par la scarlatine, put donner le sein de nouveau avec un plein succès. J'ai observé aussi deux cas de reprise de l'allaitement, dans l'un après une interruption de dix-sept jours provoquée par une pneumonie, dans l'autre après une interruption de vingt-cinq jours provoquée par une angine diphtérique.

Mais, d'ordinaire, quand la maladie dure plus d'un mois, quand la convalescence laisse la nourrice épuisée, la suspension de l'allaitement devra être définitive.

ALTÉRATIONS DE LA SÉCRÉTION LACTÉE SANS MODIFICATIONS APPRÉCIABLES DE L'ORGANISME DE LA NOURRICE. — Il existe des cas dans lesquels, la nourrice paraissant en bonne santé, le lait étant en quantité suffisante, les tétées parfaitement réglées, le nourrisson a néanmoins de la diarrhée et n'augmente pas de poids suffisamment. Lorsque, après un examen minutieux, on a pu écarter toute autre cause de diarrhée et de dépérissement, il y a lieu de penser que les troubles de l'enfant dépendent uniquement d'une modification dans la composition histologique ou chimique du lait, survenue sous des influences que nous ne connaissons pas. Les faits de ce genre sont d'ailleurs très rares; car, presque toujours, les altérations qualitatives du lait s'accompagnent d'une diminution dans la quantité de la sécrétion et relèvent alors des causes de l'hypogalactie que nous avons déjà étudiées.

Quand on les rencontre, il est bon, avant de décider la conduite à tenir, de faire faire un examen chimique et microscopique du lait. Tantôt cet examen est négatif; tantôt il décèle une proportion anormale d'un des principes du lait; tantôt il montre une extrême petitesse des globules gras ou la présence de corpuscules du colostrum.

Tel lait ne convient pas à tel nourrisson, sans qu'on en puisse dire la raison. Le fait est très rare dans l'allaitement maternel, plus fréquent dans l'allaitement mercenaire. On voit des enfants bien réglés qui ont de la diarrhée et qui dépérissent. On examine le lait : il est abondant, et la vue, l'examen microscopique, l'analyse chimique autorisent à le déclarer de bonne qualité. Les troubles du nourrisson persistant toujours, on change la nourrice et il arrive que les garde-robes s'améliorent rapidement et que la croissance reprend son cours naturel. Seule, la réaction individuelle du nourrisson a pu montrer le caractère nocif du lait de la première nourrice. Il y a un moyen très simple de découvrir les cas de ce genre; pendant vingt-quatre heures, on suspend la mise au sein et on nourrit l'enfant avec du lait stérilisé; si la diarrhée s'améliore beaucoup ou disparaît sous l'influence de cette substitution, il n'y a pas de doute, c'est la qualité du lait qui est en cause. Il ne faut pas alors se trop presser de changer la nourrice; si les troubles digestifs sont légers, si le poids augmente de plus de 15 grammes par jour, on peut attendre; il arrive parfois que cet état de choses se modifie favorablement après quelques jours. Mais la persistance ou l'intensité des troubles du nourrisson indiquent la nécessité du changement de nourrice.

C'est la matière grasse qui paraît susceptible de varier le

plus dans le lait. Aussi est-ce l'excès de beurre qui a été souvent
incriminé comme cause de troubles digestifs du nourrisson.
M. F. Guiraud a observé, à la consultation du Dr Saint-Philippe
(de Bordeaux), deux enfants, l'un âgé de 38 jours, l'autre de
2 mois et demi, élevés au sein par des mères bien portantes, et
atteints de diarrhée verte persistante et d'amaigrissement;
l'analyse montra que le lait renfermait dans un cas 50 gr. 80
de beurre et dans l'autre 59 gr. 10. M. F. Guiraud, pensant que
cet excès de matière grasse pouvait être la cause de la diarrhée
des enfants, eut l'idée de supprimer une tétée sur deux et de la
remplacer par un repas de lait de vache écrémé et décaséiné;
au bout de 10 jours dans la première observation et au bout
de 12 dans la seconde, la diarrhée avait disparu et le poids
augmentait régulièrement. Ces résultats sont considérés par
M, F. Guiraud comme la preuve de l'action nuisible de l'excès
de graisse. Mais cette interprétation est passible de critiques.

Doyère a vu que le beurre peut sans inconvénients atteindre
une proportion très élevée: il en a trouvé jusqu'à 76 grammes
par litre dans le lait de femmes dont les nourrissons étaient très
beaux (1); les recherches de Pfeiffer montrent aussi que la matière grasse du lait peut osciller dans des limites assez étendues.
Remarquons d'autre part que, dans les cas étudiés par M. F. Guiraud, le beurre contenu dans le lait apparaissait au microscope
comme constitué par des globules très fins. N'est-ce pas à l'état
de la matière grasse correspondant à cette fine division, plutôt qu'à son excès qu'étaient dus les troubles digestifs. Dans trois
cas de gastro-entérite légère, survenue chez des nourrissons
élevés par des nourrices en apparence saines, j'ai pratiqué
l'examen microscopique du lait pour y rechercher des corpuscules du colostrum; ceux-ci faisaient défaut; mais je fus frappé
par la petitesse extrême des globules gras; dans un de ces
cas, je fis faire le dosage du beurre; la proportion s'élevait à
40 grammes par litre et par suite dépassait de bien peu le chiffre

(1) Doyère. Études sur le lait. *Ann. de l'Institut agronomique*, p. 257,
juin 1852.

normal. Cet état de fine division de la graisse et les troubles digestifs du nourrisson furent d'ailleurs passagers. Mais je suis ainsi conduit à regarder les laits à petits globules comme pouvant engendrer de la diarrhée.

On n'a pas cité de fait probant de troubles du nourrisson dus à un excès de lactose (1). Mais on en a cité quelques-uns qui semblaient liés à un excès de caséine.

M. J. Babeau a rapporté le fait suivant (2). Une nourrice a eu trois grossesses évoluant chacune jusqu'à terme régulier. Aucun de ses enfants n'a pu être alimenté au sein, en raison de cette circonstance particulière que chaque tétée était suivie de vomissements contre lesquels l'hygiène comme la thérapeutique demeuraient impuissantes. En vain la mère réglait-elle les tétées, en vain le médecin utilisait-il tous les agents pharmaceutiques indiqués en pareil cas. Les vomissements cessaient seulement, lorsque au sein de la mère on substituait l'allaitement artificiel, ou lorsque l'on confiait ces enfants à une autre nourrice. D'autres nourrissons, sans troubles gastro-intestinaux préalables, présentaient les mêmes phénomènes dès qu'ils étaient mis au sein de cette nourrice. C'était donc chez celle-ci qu'il fallait rechercher les causes de ces troubles, c'était la composition de son lait que l'on pouvait incriminer. Or, la nourrice, en excellent état de santé, ne présentait aucun antécédent pathologique : pas de maladies infectieuses antérieures, pas de néphrite, pas d'alcoolisme, pas de saturnisme, pas d'hydrargyrisme. M. Babeau analysa alors le lait à plusieurs reprises ; le chiffre des matières albuminoïdes oscillait entre 25 et 36 grammes par litre, composés pour près de moitié de

---

(1) Dans un mémoire venu à ma connaissance pendant l'impression de ce livre, O. KLEMM avance que lorsque des nourrissons élevés au sein deviennent dyspeptiques ou rachitiques, le lait de la nourrice se distingue parfois par le défaut de matière azotée, l'excès de lactose et la diminution des sels de fer. (*Jahrb. f. Kinderh.*, 1898, T. 47, p. 1.)

(2) J. BABEAU. Troubles gastro-intestinaux provoqués chez un enfant par la composition du lait de la nourrice. *Nouveau Montpellier médical*, t. VI, 1897.

lactalbumine et de lactoprotéine. Il y avait aussi un excès de graisse (64 grammes par litre).

En 1897, j'ai vu un enfant de 5 mois, nourri par une Bretonne dont le lait avait alors 14 mois. Depuis quelque temps, l'enfant vomissait, avait de la diarrhée et dépérissait. Les tétées étaient bien réglées et le lait paraissait très abondant. La nourrice n'était ni menstruée ni grosse ; elle était en bonne santé. L'examen microscopique du lait montra l'absence de corpuscules du colostrum et la présence de globules gras très nombreux et très inégaux de volume. L'analyse décela une augmentation considérable des divers constituants, à l'exception du lactose. Ce lait renfermait par litre :

		LAIT NORMAL
Caséine	44 gr. 236	15 gr.
Lactose	62 gr. 191	63 —
Beurre	83 gr. 958	38 —
Sels	7 gr. 815	2,50

On a affirmé que lorsque la sécrétion lactée est en voie de disparaître, le lait devient très concentré. Dans le cas précédent, le lait ayant 14 mois, il se peut que cette extrême richesse fût le fait de son âge avancé. En tout cas, ce lait était beaucoup trop fort pour un enfant de 5 mois. La nourrice fut changée et tous les troubles cessèrent.

L'excès des sels dans le lait est parfois une cause de diarrhée du nourrisson. Leviseur a observé un enfant de 11 mois qui fut pris d'une diarrhée excessive sans qu'on pût incriminer aucune faute d'allaitement ; l'analyse du lait montra qu'il renfermait 80 p. 1000 de sels, au lieu de 2 à 3 p. 1000 (1). Voici l'observation de la fillette d'un confrère. L'enfant, née à terme dans de bonnes conditions, pèse à la naissance 3 kilog. 250 ; la mère essaie de la nourrir ; mais les bouts de sein sont mal faits, et l'enfant les prend mal. On extrait du lait avec une téterelle et on le donne au bébé ; comme la quantité en est insuffisante, on complète chaque tétée avec du lait de vache stérilisé coupé au

____

(1) *Jahrb. f. Kinderheilk.*, fasc. XI et XII, 1872.

tiers d'eau sucrée; les repas ont lieu toutes les trois heures. L'enfant a de la diarrhée; depuis qu'elle tette, elle a 7 à 10 selles par jour; la chute ordinaire du poids est très considérable; puis l'enfant s'accroît très lentement; ce n'est que le vingt et unième jour qu'elle reprend le poids qu'elle avait à sa naissance. A ce moment, on fait faire une analyse du lait de la mère; il renfermait *8 grammes de chlorure de sodium par litre.* L'allaitement maternel est alors abandonné; on lui substitue complètement l'allaitement artificiel. Du jour où le lait de la mère a été supprimé, la diarrhée, qui avait résisté à toutes les médications, a cessé pour ne plus jamais reparaître.

Ayant fait faire un assez grand nombre d'analyses de lait de femme, je puis affirmer qu'on trouvera rarement des anomalies de composition analogues à celles que je viens de rapporter.

Le microscope montre plus fréquemment des altérations que l'analyse chimique.

Lorsque des enfants, nourris correctement par des femmes en apparence bien portantes, présentent des troubles digestifs, on rencontre parfois dans le lait les corpuscules du colostrum. En pareil cas, il faut d'abord penser à la débilité de l'enfant. Quand on donne à un enfant débile une nourrice très vigoureuse, il est très fréquent de voir réapparaître dans le lait les corps granuleux. La femme n'étant tétée que faiblement, le réflexe sécrétoire diminue d'intensité et le liquide élaboré n'est plus que du colostrum. Nous avons appris, en effet, que chez les femelles qui ne sont ni tétées, ni traites, le lait prend rapidement les caractères du colostrum. Lorsque l'enfant n'est pas débile et tette avec assez de force, il est probable que, malgré les apparences, il existe un état morbide latent de la nourrice.

Dans d'autres cas, on trouve que la matière grasse du lait se trouve exclusivement sous la forme de très petits globules; elle apparaît au microscope sous forme d'une véritable poussière, suivant l'expression de Donné. Nous avons déjà signalé cette anomalie et sa coexistence avec des troubles digestifs.

Ces altérations microscopiques sont souvent passagères;

elles n'exigent nullement la cessation immédiate de l'allaitement. Pour porter un jugement et prendre une décision, on se fondera surtout sur la persistance ou l'intensité des troubles digestifs et sur l'examen de la courbe des poids.

ALLAITEMENT MIXTE MAL DIRIGÉ. SEVRAGE PRÉCOCE. — Il est des cas, très nombreux dans la classe pauvre, où l'insuccès de l'allaitement tient à ce que, en plus du lait maternel, on donne à l'enfant du lait animal et à ce que l'allaitement mixte a été mal réglé; on recherche alors si le lait animal est de bonne qualité, s'il est donné pur, ou coupé et de quelle manière, cru, bouilli ou stérilisé; en quelle quantité et à quels intervalles. Si on juge que l'allaitement mixte n'est pas nécessaire, on conseillera le retour à l'allaitement maternel exclusif; dans le cas contraire, on indiquera les règles qui en assureront le succès.

Enfin, surtout à la campagne, on donne souvent trop tôt, quelquefois dès les premiers jours de la vie, d'autres aliments que le lait : des soupes, des bouillies, des pommes de terre, voire même de la viande, parfois du vin ou du cidre. Ces fautes grossières sont parmi les causes les plus communes de la mort des nourrissons. Jusqu'au neuvième mois, on ne doit, sous aucun prétexte, donner à l'enfant aucun autre aliment que le lait; c'est seulement à partir de cet âge que, si le nourrisson est bien portant, s'il a mis les quatre premières dents, on pourra donner une bouillie.

Nous venons de déterminer les cas où on doit suspendre l'allaitement d'une manière temporaire ou définitive. A quel mode d'alimentation doit être soumis le nourrisson après cette suspension? Quand il est certain que l'allaitement ne pourra pas être repris, si l'enfant est âgé de moins de six mois, le mieux sera de prendre une nourrice; si l'enfant a plus de six mois et si son état de santé est satisfaisant, on pourra le soumettre à l'allaitement artificiel. Si on suppose que la suspension ne sera que temporaire, on nourrira l'enfant avec du lait de vache stérilisé, suivant les règles que nous exposerons plus loin, à moins qu'une nourrice de bonne volonté et ayant beaucoup de lait ne consente à mettre l'enfant au sein concurremment avec le sien.

SECTION II

L'ALLAITEMENT PAR UNE NOURRICE MERCENAIRE

CHAPITRE PREMIER

La situation des nourrices mercenaires.

SOMMAIRE. — Historique de l'allaitement mercenaire. — Nourrices à distance et nourrices sur lieu. — Inconvénients de l'allaitement mercenaire. — La loi Roussel. — La protection des enfants du premier âge.

L'usage de faire allaiter un enfant par une autre femme que sa mère est fort ancien. Mais, dans l'antiquité, il semble qu'il n'était pas très répandu ; la fonction de nourrice était réservée aux esclaves ; si une femme libre acceptait d'allaiter pour de l'argent un enfant qui n'était pas le sien, elle était considérée comme une sorte de prostituée. C'est pendant les beaux temps de la république romaine que l'allaitement mercenaire paraît avoir commencé à devenir plus fréquent ; l'avènement du christianisme n'empêcha pas sa diffusion (1) ; dans les nations latines, en Italie, en France et en Espagne, il passa peu à peu dans les mœurs.

Déjà, au XII\u00b0 siècle, il existait à Paris des bureaux de placement pour les nourrices, et dans les époques suivantes, on

---

(1) Voir pour cet historique : SUE. *Essais historiques sur l'art des accouchements*, t. I, p. 371, Paris, 1779.

vit paraître des ordonnances de police imposant des règlements
à ces établissements, et déterminant des limites pour les gages
de nourrice (1). Le plaidoyer de Jean-Jacques Rousseau en
faveur de l'allaitement maternel montre combien l'usage des
nourrices était répandu au XVIIIe siècle ; on peut voir, en
considérant ce qui se passe aujourd'hui, que vers la fin du
XIXe siècle, la situation n'a pas changé. En Allemagne et
surtout en Angleterre, on emploie beaucoup moins les nourrices mercenaires que dans les pays latins ; ce n'est pas que
l'allaitement maternel y soit plus en faveur ; mais les inconvénients de l'étrangère y paraissent si grands, qu'on a plus
souvent recours à l'allaitement artificiel.

Il y a deux espèces de nourrices : les nourrices *sur lieu*, qui
restent dans la maison des parents de l'enfant et sont constamment surveillées par eux ; les *nourrices externes* ou *à distance*
qui emportent le nourrisson chez elles à la campagne ; elles se
paient beaucoup moins que les premières, mais il est fort difficile de les surveiller.

Les nourrices à distance élèvent l'enfant au sein ou au biberon. Nous ne nous occupons ici que du premier cas. En principe, ces femmes doivent avoir un enfant déjà un peu âgé, qu'il
est possible de nourrir, au moins partiellement, avec du lait
de vache ou des bouillies. Elles doivent réserver leur sein au
nourrisson étranger ; mais elles font souvent le contraire ; elles
gardent leur lait pour leur propre enfant, soumettant l'autre à un
allaitement artificiel plus ou moins bien entendu ; parfois elles
font prendre à ce dernier des soupes, des bouillies et toute espèce
d'aliments, et cela dès les premiers jours de la vie. Ailleurs, la
femme se livre aux travaux des champs et ne donne à téter que
trois ou quatre fois par jour. Aussi les résultats de l'allaitement
à distance sont-ils détestables. Une statistique, dressée par le
Dr Léon Petit (2) dans le service du professeur Pinard et
portant sur 1,896 enfants, a donné les résultats suivants.

---

(1) ALFRED FRANKLIN. *La vie privée d'autrefois.*
(2) L. PETIT. *Le droit de l'enfant à sa mère.* Thèse de Paris, 1895, n° 156.

Tandis que la mortalité des enfants élevés au sein par leur propre mère est de 15 p. 100, celle des enfants soumis à l'allaitement au sein par une nourrice à distance est de 71,50 p. 100 ; celle des enfants soumis à l'allaitement artificiel dans leur famille, de 32 p. 100 ; celle des enfants soumis à l'allaitement artificiel à distance, de 63 p. 100. On voit donc que, à l'heure présente, l'allaitement au sein par une nourrice à distance est le plus meurtrier.

L'allaitement mercenaire par des nourrices sur lieu donne ordinairement de bons résultats pour le nourrisson ; mais il est une source d'ennuis pour les familles ; il est souvent la cause de la mort de l'enfant de la nourrice mercenaire ; et il a des conséquences morales très fâcheuses. Tout en exerçant sur la nourrice une surveillance attentive, on est obligé d'être rempli d'égards pour elle. Sa santé, sa conduite, son état de tristesse ou de gaieté, sont des causes d'incessantes préoccupations. Peu à peu, elle finit par exercer sur les parents et sur les domestiques une véritable tyrannie. C'est la première conséquence de l'abandon par la mère de son devoir naturel (1). D'autre part, en prenant une nourrice étrangère, on sépare deux enfants de leur mère et c'est celui de la nourrice qui en souffre le plus. La femme qui veut se placer comme nourrice emporte avec elle son enfant dont l'état de santé doit permettre d'apprécier ses qualités de nourrice ; quand elle a trouvé preneur, cet enfant est ramené au pays sous la garde de « meneuses » qui les rapatrient par cargaisons (2). Ces malheureux ont séjourné dans les bureaux de nourrices, c'est-à-dire dans un

---

(1) « Ça commence par la nourrice, ça continue par la bonne, ça se prolonge par l'institutrice, ça se termine par l'internat. » (MAXIME DU CAMP.)

(2) C'est ce qui peut donner lieu aux substitutions d'enfants. Sans parler des cas où la substitution est accomplie volontairement, dans une intention de dol, il en est d'autres où elle est involontaire : « Chargé pendant dix-huit ans d'un service considérable de nourrices, dit Brochard, j'ai plus d'une fois vu, soit au départ, soit à l'arrivée d'un convoi de chemin de fer, des nourrices qui avaient deux, trois nourrissons, être réellement embarrassées pour reconnaître les nouveau-nés qu'elles avaient momentanément déposés sur les tables ou sur les bancs des salles d'attente. »

milieu favorable à toutes les contagions; on les ramène dans des wagons de 3ᵉ classe, par des trains à allure lente, exposés au chaud et au froid, et désormais la bouteille de lait remplace le sein maternel. Ils arrivent chez eux déjà malades et sont laissés à la garde d'une parente ou d'une aïeule qui continue l'allaitement au biberon. Aussi la mortalité des enfants abandonnés par leur mère qui vient se placer dans une grande ville est effrayante (50 p. 100).

Enfin, l'allaitement mercenaire a des conséquences funestes pour la nourrice et sa famille. On sait que certains départements ont la spécialité de fournir des nourrices aux grandes villes ; celui de la Nièvre est dans ce cas ; dans cette région, un homme qui observait comme médecin et comme maire, le Dʳ Monot (de Montsauche), constatait en 1867 ces conséquences et les signalait dans un mémoire sur l'industrie des nourrices et la mortalité des petits enfants.

« Les nourrices, dit-il, contractent des habitudes d'oisiveté, de luxe, de bonne chère ; elles trouvent ensuite insupportable le rude travail des champs, le repas frugal, la misérable habitation qui les attendent au pays. Les offres que leur font leurs maîtres de rester à leur service, en qualité de nourrices sèches ou de bonnes d'enfants, en poussent un certain nombre à faire venir leurs maris, qui trop souvent flottent dans les villes, désemparés et destinés à sombrer. Si le mari refuse de suivre sa femme, celle-ci revient, contrainte et forcée, la haine au cœur ; elle rapporte au foyer le dégoût de l'existence, le mépris de son mari, l'indifférence pour ses enfants qu'elle n'a pas appris à connaître. Elle n'a qu'un espoir : une nouvelle maternité, qui lui apporterait une nouvelle « nourriture ». Quelques femmes reviennent de Paris avec un débordement de mœurs tel qu'elles sont pour le village une cause de corruption. D'autres sont déjà enceintes lorsqu'elles réintègrent le domicile conjugal, trop heureuses si une visite de leur mari à Paris, visite provoquée par elles, est venue légitimer leur grossesse. D'autres enfin rapportent dans leur tablier de nourrice la syphilis, et le Dʳ Monot cite l'exemple d'une femme qui, par ricochets successifs, infecta véritablement deux communes. Quant aux maris, éblouis par l'argent qui leur arrive de la grande ville, ils désertent facilement les champs ou l'atelier et versent dans l'ivrognerie et la débauche. »

M. Monot n'était pas le seul à signaler les inconvénients de l'allaitement mercenaire. Brochard (1), Bouchut (2), Baillot (de la Meuse) (3) élevèrent aussi la voix pour montrer l'étendue du mal ; un mouvement très vif se produisit en faveur de la protection des enfants du premier âge et aboutit, en 1874, au vote de la loi Roussel.

Mais, déjà, dans les temps anciens, des tentatives louables avaient été faites dans le même but. En réalité, la protection de l'enfance date des règnes de Nerva et Trajan. Jusque-là le sort des enfants était soumis au régime de l'autorité paternelle absolue et aux conséquences du principe de la limitation du nombre des citoyens. Les Antonins prirent des mesures pour empêcher l'infanticide légal. Les premiers empereurs chrétiens allèrent plus loin et Constantin promulgua l'édit célèbre qui ouvre une ère nouvelle. C'est à dater de cette époque que l'on voit s'élever en Orient les *Brephotrophia* pour les enfants trouvés et les *Orphanotrophia* pour les orphelins. Une des attributions des diaconesses de l'Église primitive était de recueillir les enfants trouvés. Dès ce moment, les maisons d'enfants trouvés sont fondées pour toujours. Mais à Paris, elles deviennent tellement insuffisantes qu'au XVIIe siècle, Saint Vincent de Paul ouvre la célèbre maison de la rue Saint-Victor, adoptée par l'État en 1670, transférée successivement à Bicêtre, à Saint-Lazare, à Saint-Antoine, pour arriver enfin à la rue Denfert où elle est encore aujourd'hui.

Vers la fin du XVIIIe siècle, sous l'influence des idées de J.-J. Rousseau, on reconnut que ces établissements étaient encore loin de suffire à la protection de l'enfance. En 1784, Madame du Fougeret fonda à Paris la première *Société de charité mater-*

---

(1) BROCHARD. *Journal de méd. de Bordeaux*, février 1866, et *Union médicale*, 3 mars 1866.

(2) BOUCHUT. *Hygiène de la première enfance*, p. 203 de la 8e édition.

(3) BAILLOT. Quelques mots sur la mortalité des enfants. *Mémoire de la Soc. des lettres, sciences et arts de Bar-le-Duc*. Réunion du 6 juillet 1870.

nelle, dans le but d'empêcher l'abandon des enfants, d'assister les femmes en couches, de les seconder dans les soins à donner aux nourrissons et de préserver ceux-ci des maux qui les menacent. Mais la bienfaisance de cette société, qui dure encore, ne s'étend ni aux filles-mères ni aux femmes étrangères au culte catholique. En 1844, Marbeau fonda l'œuvre des *Crèches*, établissements où les ouvrières portent leur enfant le matin et vont le chercher le soir ; bien dirigées, les crèches sont destinées à rendre des services considérables (1). En 1865, fut fondée à Paris la *Société protectrice de l'Enfance*. Depuis ont surgi la *Société pour la propagation de l'allaitement maternel* (1876), les pouponnières et les pouponnats, les dispensaires pour enfants, particulièrement ceux de la *Société philanthropique*.

Presque toutes ces œuvres sont venues de l'initiative privée. La loi Roussel fit définitivement consacrer l'intervention de l'État dans la protection de l'enfance. C'est un des faits les plus considérables de notre temps.

En 1874, Th. Roussel parvint à faire voter par l'Assemblée nationale une loi relative à la *Protection des enfants du premier âge*. C'est la loi du 23 décembre 1874, dite loi Roussel ; elle a pour objet de faire exercer par l'autorité publique une surveillance attentive sur tout enfant âgé de moins de deux ans, qui est placé, moyennant salaire, en nourrice, en sevrage ou en garde, hors du domicile de ses parents. Cette loi bienfaisante ne put être appliquée tout de suite ; elle était compliquée et certains de ses articles manquaient de précision et de clarté. Le 27 février 1877, parut un règlement d'administration publique qui permit enfin sa mise à exécution (2). Malgré ses défectuosités, qui tiennent d'une part à d'inutiles complications, d'autre part à l'effacement du rôle donné au médecin-inspecteur, la loi Roussel a rendu d'énormes services. On estime que là où elle est appliquée, la mortalité des enfants a diminué de moitié.

----

(1) NAPIAS. Hygiène des Crèches. *Société de méd. publique et d'hygiène professionnelle*, 1891 et 1895.

(2) On trouvera à la fin de ce livre le texte de la loi et celui du règlement.

Simplifiée et améliorée (1), comme elle le sera sans doute bientôt, elle sauvera encore plus d'existences.

Parmi les stipulations de la loi Roussel, une des plus critiquées est celle qui est énoncée dans le paragraphe II de l'article 8.

« Toute personne qui veut se placer comme nourrice sur lieu est tenue de se munir d'un certificat du maire de sa résidence, indiquant si son dernier enfant est vivant et constatant *qu'il est âgé de sept mois révolus*, ou, s'il n'a pas atteint cet âge, qu'il est allaité par une autre femme remplissant les conditions qui seront déterminées par le règlement d'administration publique prescrit par l'article 12 de la présente loi.

« Toute déclaration ou énonciation reconnue fausse dans lesdits certificats, entraîne l'application au certificateur des peines portées au paragraphe 1er de l'article 155 du Code pénal. »

Cette prescription assure la protection de l'enfant de la nourrice sur lieu, puisqu'elle exige qu'il soit allaité au sein jusqu'à sept mois. Or cet article est habituellement violé. S'il était appliqué rigoureusement, il aboutirait à la suppression de l'industrie nourricière. A tort ou à raison, beaucoup de familles et beaucoup de médecins se refuseront à faire allaiter un enfant qui vient de naître par une nourrice dont le lait a plus de sept mois (2). De plus, comme le fait remarquer un inspecteur des Enfants-Assistés, M. Fleury, les femmes qui désirent vendre leur lait sont parfois des mères très pauvres ou des filles-mères sans ressources. Si on leur refuse l'autorisation de se placer comme nourrice, elles n'auront pas de moyens d'existence ; or, pas de pain, pas de lait. Il faudrait donc modifier le texte de la loi et décider qu'il appartient au médecin inspecteur d'accorder, *en certains cas*, l'autorisation à une mère, lorsqu'il aura acquis la certitude que l'enfant de celle-ci,

____

(1) A. COURTAULT. *Réformes et améliorations proposées pour la protection médico-légale des enfants du premier âge. Contribution à la revision de la loi Roussel.* Thèse de Paris, 1894, n° 420.

(2) Voir la séance de la *Société de médecine publique* du 28 février 1894 et l'intéressante discussion qui s'est élevée à ce sujet entre le professeur Pinard et le Dr Poitou-Duplessis.

âgé de moins de 7 mois, ne devra pas en souffrir, de se placer comme nourrice sur lieu. La femme pauvre qui se place comme nourrice sur lieu gagne de 50 à 70 francs par mois ; elle peut envoyer une bonne partie de ses gages à la parente chargée de son enfant. Ce dernier pourra donc être soigné convenablement ; il sera d'ailleurs surveillé en vertu même de la loi Roussel.

Cette loi, judicieusement modifiée, servira donc de plus en plus à diminuer les conséquences fâcheuses de l'allaitement mercenaire. D'autre part, il est probable que le nombre des nourrices mercenaires se réduira beaucoup sous l'influence de la diffusion de l'allaitement artificiel avec le lait stérilisé. Toutefois, il faut dire bien haut que, malgré ses multiples inconvénients, l'allaitement par une nourrice est encore bien supérieur à l'allaitement artificiel. En réalité, le meilleur moyen de pallier le mal nécessaire qu'est l'allaitement mercenaire est le retour à la pratique de l'allaitement maternel.

CHAPITRE II

Le choix d'une nourrice.

SOMMAIRE. — Age de la nourrice. — Pays d'origine. — Allaitements antérieurs. — Age du lait. — Examen de l'état de santé de la nourrice. —
Examen des seins, des mamelons et du lait. — Examen de l'enfant de la
nourrice.

Les conditions que doit remplir une bonne nourrice sont
multiples. Elles sont de deux ordres : les unes, sociales et morales, sont surtout appréciées par la famille ; les autres, médicales, ne peuvent être jugées que par le médecin. Dans le choix
d'une nourrice, le médecin doit être dirigé par cette pensée : s'il
faut facilement accorder à une mère l'autorisation de nourrir
son propre enfant, il faut au contraire être très difficile dans le
choix d'une nourrice mercenaire.

Lorsque, pour une raison ou pour une autre, une femme
grosse ne doit pas nourrir son enfant, la famille agira pour le
mieux en retenant une nourrice à l'avance ; par l'intermédiaire
de son propre médecin, elle s'adressera au médecin du pays de
la nourrice pour savoir si celle-ci remplit les conditions requises.
Mais, il est assez rare que les choses se passent ainsi. D'ordinaire on recourt aux bureaux de placement et le médecin est
obligé de faire un choix immédiat. Nous allons énumérer les
conditions que doit remplir une bonne nourrice ; on ne les
trouvera réunies que par exception ; aussi faudra-t-il savoir
laisser fléchir la règle sur les points qui sont d'importance
secondaire (1).

---

(1) P. LE GENDRE. Choix des nourrices. *Revue d'obst. et de pédiatrie*,
1888. — WEILL-MANTOU. Conditions accessoires extra-médicales à rechercher chez les nourrices sur lieu. *La Médecine infantile*, 1894, n° 2, p. 84.

La nourrice doit avoir de 20 à 30 ans. Plus jeune, la femme est inexpérimentée, de caractère plus léger, de constitution moins robuste et perd son lait plus facilement. Plus âgée, elle est indocile et son lait est moins bon (1).

Elle doit autant que possible venir de la campagne ; l'ouvrière des usines et la domestique des grandes villes sont moins fortes, ont plus d'habitudes vicieuses, et sont trop près du mari ou de l'amant. Il est bon qu'elle vienne d'un pays où l'allaitement maternel est en honneur. D'après Mme Dluski, les statistiques prouvent que, dans les pays où la tradition de l'allaitement maternel est perdue, comme en Bavière et en Wurtemberg, les femmes présentent une atrophie des glandes mammaires et une hypogalactie très marquée et la mortalité infantile est très élevée. On trouve des résultats opposés dans les pays, comme la Franconie, où les femmes nourrissent presque toujours.

Il vaut mieux que la nourrice soit à son deuxième ou troisième enfant et qu'elle ait déjà nourri l'un d'eux. Une primipare se sépare plus difficilement de son mari, a une sécrétion lactée parfois insuffisante et court plus de risques de perdre son lait ; en outre, l'observation apprend que la sécrétion lactée est plus abondante chez une femme qui a déjà nourri. Mais il ne faut pas exagérer l'importance de cette règle. En tout cas, il est bon de se défier d'une nourrice qui a déjà fait un allaitement mercenaire ; elle est plus exigeante, plus corrompue et connaît les roueries du métier.

Vaut-il mieux une femme mariée qu'une fille-mère ? Là-dessus, il faut respecter les désirs de la famille.

---

(1) Les différences de composition du lait suivant l'âge de la nourrice sont appréciées différemment par les divers auteurs et ne doivent pas entrer en ligne de compte. D'après Vernois et Becquerel, de 20 à 30 ans, la caséine diminue et le sucre augmente ; la proportion de beurre atteint son maximum de 15 à 20 ans. D'après A. JOHANNESSEN (*Jahrb. f. Kinderh.*, 1895, t. XXXIX, p. 380), de 20 à 25 ans, le lait est plus riche en graisse ; de 25 à 30 ans, plus riche en matières azotées ; après 30 ans, plus riche en sucre. Voir aussi les chiffres très variables donnés par Szilasi et reproduits par HUGOUNENCQ. (*Précis de chimie physiologique et pathologique*, Paris, 1897, p. 408.)

Quel âge doit avoir le lait de la nourrice ? L'idéal serait qu'il eût le même âge que l'enfant ; car nous avons vu que la composition du lait varie avec la période de l'allaitement. En pratique, il est impossible qu'il en soit ainsi, sauf lorsqu'il s'agit d'un nourrisson un peu âgé. Pour un nouveau-né, il faut une nourrice qui ait du lait de 2 à 6 mois. Avant le deuxième mois, la femme est mal remise de l'accouchement, peut présenter encore des pertes rouges ou blanches, est exposée aux gerçures du mamelon. Par contre, si la nourrice a un lait de plus de 6 mois, la sécrétion est trop abondante et trop riche et les anciens auteurs ont relevé la fréquence de l'eczéma des nourrissons qui tettent un lait trop vieux. Cependant, il faut se souvenir que l'application de la loi Roussel ne permettra plus bientôt que l'emploi de nourrices dont le lait a au moins sept mois et il ne faut pas trop exagérer les inconvénients qui en résulteront. En pareil cas, ce qui engendre la suralimentation, c'est, je crois, bien plus l'abondance que la richesse du lait, et avec quelques précautions que j'indiquerai plus loin, on peut obtenir d'assez bons résultats. J'ai observé récemment deux frères, nés à 10 mois de distance, qui ont pu, grâce à une bonne direction, être allaités sans inconvénient par la même nourrice. D'autre part, j'ai suivi un enfant de 7 mois à qui on a donné une nourrice dont le lait n'avait que deux mois, et qui a parfaitement prospéré.

Enfin, si les parents ont le souci de l'humanité, ils devront s'enquérir du sort réservé à l'enfant de la nourrice ; s'ils savent qu'il sera confié à une parente recommandable, qu'il sera entouré de soins attentifs, ils auront la conscience plus tranquille et, en outre, ils auront la certitude que la nourrice n'aura pas de préoccupations de ce côté, condition favorable au succès de l'allaitement.

Cette première enquête accomplie, le médecin doit examiner la nourrice et son enfant. Il procédera de la manière suivante : 1º examen de l'état de santé de la nourrice ; 2º examen des seins, des mamelons et du lait ; 3º examen de l'enfant.

I. — L'habitus extérieur de la nourrice doit révéler certaines qualités. On doit lui trouver un air de propreté et de bonne santé. Elle ne doit être ni trop grasse ni trop maigre. Son visage ne doit être ni maussade, ni triste ; il est bon que la physionomie soit avenante et exprime la placidité (1). Quelques personnes attribuent une grande importance à la couleur des cheveux ; elles pensent que les brunes sont meilleures nourrices que les blondes. Les analyses de Vernois et Becquerel, et de Johannessen n'ont pas confirmé cette manière de voir ; elles ont montré que le lait des femmes blondes est plus riche en graisse et en sucre et plus pauvre en caséine que celui des femmes brunes. En réalité, la pratique montre qu'il importe peu qu'une nourrice soit brune ou blonde. Mais les femmes rousses ne doivent être acceptées que lorsqu'on a constaté que leur transpiration axillaire n'exhale pas une odeur forte. M. P. Le Gendre a cité le cas d'un enfant qui vomissait fréquemment après ses tétées et dont les vomissements disparurent quand on eut supprimé par un traitement approprié la fétidité de la transpiration de la nourrice.

Après l'inspection de l'habitus extérieur, on procède à un examen médical, pour établir que la nourrice n'est atteinte d'aucune maladie, d'aucune infirmité pouvant mettre obstacle à l'allaitement.

L'examen de la bouche doit montrer l'absence de toute lésion, particulièrement de toute lésion syphilitique ou permettant de soupçonner la syphilis ; il doit montrer aussi le bon état de la dentition ; de mauvaises dents coexistent souvent avec une diges-

---

(1) Ambroise Paré expose les qualités d'une bonne nourrice de la manière suivante : « Pour bien choisir une bonne nourrice, il faut qu'elle ait enfanté deux ou trois enfants, d'autant que les mamelles qui ont été pleines ont les veines et artères plus grosses et dilatées, partant contiendront de lait davantage. La nourrice ne doit être plus jeune que de 25 ans, ni plus vieille de 35. Il faut qu'elle soit de bonne habitude et bien saine, bien carrée de poitrine et bien croisée d'épaules, ayant bonne et vive couleur, ni trop grasse, ni trop maigre, la chair non mollasse, mais ferme, et qu'elle ne soit rousse, aussi qu'elle ait le visage beau. Et qu'elle soit brune parce que le lait est meilleur que d'une blanche. Elle doit être diligente et non fêtarde (paresseuse) à tenir l'enfant nettement, chaste, sobre, joyeuse, chantant et riant à l'enfant, l'aimant comme le sien même et plus s'il est possible. »

tion imparfaite ; l'odeur qu'elles exhalent est désagréable au nourrisson ; elles entretiennent un état septique de la bouche. Mauriceau exigeait de la nourrice « des dents blanches, sans en avoir aucune gâtée ni pourrie, parce qu'en baisant continuellement l'enfant, elle lui infecterait les poumons en lui faisant respirer souvent son haleine corrompue ».

La nourrice ne doit avoir ni une hypertrophie amygdalienne marquée, ni de l'ozène, ni de la rhino-pharyngite chronique, ni de l'otorrhée. Le cou doit être indemne d'adénopathies et de cicatrices. La peau doit être exempte de lésions sérieuses ; elle ne doit présenter aucune altération permettant de soupçonner la syphilis. Le cœur et les voies respiratoires doivent être sains ; tout indice de tuberculose doit être soigneusement relevé, car la tuberculose, sous quelque forme que ce soit, constitue un vice rédhibitoire. Les fonctions digestives doivent être bonnes et la palpation abdominale ne doit révéler ni intumescence ni douleur. Quoiqu'on les néglige habituellement, l'examen des urines, l'inspection des organes génitaux et le toucher vaginal sont très utiles. Il vaut mieux que la nourrice ne soit pas réglée. Elle ne doit pas présenter les stigmates de l'hystérie.

II. — Les grosses mamelles ne sont pas toujours celles qui sécrètent le lait le plus riche et le plus abondant ; car leur volume dépend parfois de l'accumulation du tissu adipeux. Leur état flaccide ne doit pas être une présomption contre la nourrice. Par le palper, on s'efforcera d'apprécier le véritable volume de la glande mammaire ; celle-ci se présente sous forme de nodosités dures plus ou moins nombreuses et plus ou moins grosses. La peau qui recouvre le sein doit être sillonnée de veines dilatées, indices de son activité. Il faut examiner les deux seins et constater que chacun d'eux fournit une quantité suffisante de lait ; car si on peut accepter qu'une mère essaie de nourrir son enfant avec un seul sein utile, il faut repousser toute nourrice mercenaire qui se trouve dans les mêmes conditions. Pareillement, il faut repousser toute nourrice qui a des gerçures du sein, ou présente des signes qui font craindre une galactophorite, de la lymphangite ou des abcès de la mamelle.

Les mamelons doivent être suffisamment saillants et percés de nombreux orifices ; ils ne doivent être ni trop gros, ni trop courts, ni trop petits. Les mamelons plats ou ombiliqués constituent un vice rédhibitoire.

On fera jaillir le lait par des pressions exercées à la base du mamelon ; on s'assurera ainsi qu'il s'écoule facilement et en suffisante quantité. Il sera bon d'assister à une tétée ; nous avons déjà indiqué quels indices on peut retirer de la manière dont le repas s'accomplit. On regardera particulièrement les gouttes de lait qui jaillissent à la fin de la tétée ; celles du commencement sont presque séreuses ; celles de la fin doivent être d'un blanc opaque. Il ne faut pas penser à faire faire un examen chimique du lait, puisque, dans la plupart des cas, le choix de la nourrice est extemporané. Mais un examen microscopique peut être rapidement exécuté ; il permettra de constater l'état des globules butyreux et l'absence ou la présence de corpuscules du colostrum, constatations dont nous avons déjà signalé l'importance.

III. — Le meilleur critérium de la valeur du lait de la nourrice est tiré de l'état de son enfant. On doit à ce propos se méfier des substitutions de nourrissons, bien que les livrets et les bureaux de nourrices mettent d'ordinaire à l'abri de cette fraude. L'enfant de la nourrice devra présenter les caractères de la bonne santé : il devra avoir la figure pleine et ronde, le teint frais, la peau souple et douce, les tissus fermes. Il devra peser le poids normal et avoir des déjections naturelles. Sa peau devra être exempte d'éruptions et de cicatrices. Tout indice de syphilis chez l'enfant devra faire rejeter la nourrice.

CHAPITRE III

Direction de l'allaitement par une nourrice mercenaire.

SOMMAIRE. — Fréquence de la suralimentation au début de l'allaitement mercenaire. — L'hypogalactie passagère des nourrices qui viennent de se placer. — Régime de la nourrice. — Changement de nourrice.

D'une manière générale, l'allaitement par une nourrice étrangère doit être dirigé comme l'allaitement maternel. Toutes les règles que nous avons établies pour la mère s'appliquent à la nourrice. Cependant, l'allaitement mercenaire peut faire surgir quelques incidents particuliers et pose quelques problèmes spéciaux.

Le début de l'allaitement mercenaire est ordinairement marqué par des difficultés qui tiennent à la différence entre l'âge d'un nouveau-né et celui du lait de la nourrice. A un enfant de deux ou trois jours, on donne du lait de deux ou trois mois au moins. Or l'enfant qui tette le sein maternel prend d'abord du colostrum et plus tard un lait dont la composition varie aux différentes périodes de l'allaitement. On est donc en droit de supposer qu'un lait d'un âge donné ne convient qu'à un enfant du même âge. Toutefois, je crois que ces différences de composition ont une médiocre importance. Le facteur principal des troubles digestifs qui surviennent en pareil cas est l'abondance du lait. Dans les premiers jours de la vie, le nouveau-né ne prend au sein maternel qu'une minime quantité de nourriture. Si on lui donne une mamelle bien remplie, il prend plus qu'il ne faut. De là les diarrhées vertes biliaires, parfois si tenaces, qui surviennent au début de l'allaitement mercenaire. Il faudra donc, dans les premiers jours, que les tétées soient courtes et espacées ;

dans leur intervalle, si les seins sont gorgés, la nourrice se fera
la traite manuelle ou se servira du tire-lait. Une pratique excel-
lente, trop peu usitée aujourd'hui, consiste à garder l'enfant de
la nourrice pendant les premiers jours et à lui laisser téter le
sein de sa mère concurremment avec le nouveau-né.

Dans un certain nombre de cas, après quelques jours de suralimentation, l'enfant souffre au contraire d'une insuffisance
de nourriture. Après avoir eu trop de lait, la nourrice n'en a plus
assez. Il y a une diminution momentanée de la sécrétion dont les
causes sont souvent méconnues et qui font bien à tort changer
la nourrice. Cette hypogalactie est due d'abord à la faiblesse de la
succion du nouveau-né, et on voit par là combien il serait utile de
garder quelques jours l'enfant de la nourrice qui, plus âgé, téterait
plus vigoureusement et appellerait la sécrétion lactée. De plus,
la nourrice est ahurie, déprimée par le changement brusque de
milieu, et quelquefois par la terreur que lui inspire l'entourage.
On sait l'influence de la dépression morale sur la sécrétion lactée. Entre les parents, le médecin, l'accoucheur et la sage-
femme, la nourrice est anxieuse ; surveillée ouvertement, soupçonnée sans réticences, incessamment soumise à des regards
inquisitoriaux, elle sent que, si pour une raison quelconque,
l'enfant ne va pas bien, c'est elle qu'on rendra responsable et
qu'elle perdra sa place. En pareille circonstance, il m'est arrivé
de prendre hautement parti pour la nourrice et de m'opposer
au changement désiré par la famille ; aussitôt que la nourrice
se sentait soutenue, je voyais sa physionomie perdre son
expression d'angoisse. Peu à peu, la sécrétion lactée récupérait
ses caractères normaux et l'allaitement se poursuivait sans
incidents.

Sur la question du régime alimentaire des nourrices, je n'ai
rien à ajouter à ce que j'ai dit à propos de l'allaitement maternel. Toutefois, on a avancé que les nourrices, venant d'ordinaire
de la campagne, habituées à une nourriture surtout végétale,
ne devaient pas être soumises à la ville à un régime trop carné.
On a donc conseillé de réduire leur ration de viande et d'augmenter leur ration de farineux. A mon sens, le point essentiel

est que la nourrice, passant d'un milieu pauvre à une vie aisée, évite de se suralimenter, ce qui pourrait la rendre dyspeptique.

Il faut aussi veiller à ce que, accoutumée à une vie active, elle ne soit pas trop sédentaire. Il faut lui permettre une promenade à pied, quand les circonstances l'empêchent de sortir avec le nourrisson ; à la maison, il faut qu'en dehors des soins qu'elle donne à l'enfant, elle soit un peu occupée à quelques travaux supplémentaires (ménage, savonnages).

Si les rapports conjugaux ne doivent pas être tout à fait interdits à une mère qui nourrit son enfant, il faut que la nourrice garde une continence absolue et il faut veiller à ce qu'elle soit éloignée du mari ou de l'amant.

Quand un nourrisson ne prospère pas, avant d'avoir cherché avec soin la cause de son état, la famille et parfois le médecin déclarent que la nourrice n'est pas bonne et qu'il faut la changer. On la change, en effet ; on en prend une nouvelle qui ne paraît pas convenir ; on la renvoie à son tour et ainsi de suite. J'ai soigné un nourrisson qui en était à sa 5ᵉ nourrice.

Un changement de nourrice est ordinairement chose fâcheuse ; il est souvent mauvais pour l'enfant ; il est toujours une source d'ennuis pour la famille. Il ne faut pas agir avec précipitation. Quand un enfant ne prospère pas, il faut d'abord en chercher la cause. On voudra bien se souvenir des considérations que je viens d'exposer sur la fréquence de la suralimentation au début de l'allaitement mercenaire et sur l'hypogalactie passagère des nourrices nouvellement placées. On recherchera s'il n'y a pas eu de fautes commises dans la manière de régler l'allaitement, si l'hygiène et le régime alimentaire de la nourrice ont été convenables. On examinera ensuite le nourrisson pour s'assurer qu'il ne présente pas une maladie indépendante de l'allaitement. On dirigera cette enquête dans un esprit médical et en s'inspirant de ce qui a été dit déjà à propos des incidents de l'allaitement maternel. Cette enquête révélera d'ordinaire la cause de l'arrêt de la croissance ou des troubles digestifs ; on appréciera alors s'il y a lieu de changer ou de conserver la nourrice. Lorsque cette enquête sera restée négative, lorsqu'on

constatera que, néanmoins, le poids du nourrisson reste toujours stationnaire ou diminue, que les troubles digestifs persistent, alors seulement on sera autorisé à conclure que le lait de
la nourrice ne convient pas et on devra conseiller son changement.

Un enfant un peu âgé peut se refuser à prendre le sein d'une
nouvelle nourrice. On triomphe parfois de cet obstacle en lui
donnant le sein dans l'obscurité ; en tout cas, il faudra s'armer
de patience et ne pas se laisser rebuter.

CHAPITRE IV

Syphilis et allaitement.

Le nouveau-né atteint de syphilis congénitale peut transmettre la vérole au sein qui le nourrit. La nourrice atteinte du
même mal peut le communiquer à l'enfant qu'elle allaite. Tels
sont les deux faits démontrés par de trop nombreuses observations.

La transmission de la syphilis par l'allaitement a été signalée
par Gaspard Torella dès 1497, c'est-à-dire peu après l'apparition ou la diffusion de cette maladie en Europe. Moins d'un
siècle après, Ambroise Paré en rapportait un bel exemple :

« Une honnête et riche femme pria son mari qu'il lui permît
d'être nourrice d'un sien enfant ; ce qu'il lui accorda pourvu qu'elle
prît une autre nourrice pour la soulager à nourrir son enfant. Cette
nourrice avait la vérole et la bailla à l'enfant, et l'enfant à la mère, et
la mère au mari, et le mari à deux petits enfants, qu'il faisait boire et
manger et souvent coucher avec lui. Or, la mère considérant que le
petit enfant ne profitait aucunement, et qu'il était en cris perpétuels,

m'envoya quérir pour connaître sa maladie qui ne fut pas difficile à juger, d'autant qu'il était tout couvert de boutons ou pustules et que les tétins de la nourrice étaient tout ulcérés ; pareillement ceux de la mère ayant sur son corps plusieurs boutons, semblablement le père et les deux petits enfants dont l'un était âgé de trois et l'autre de quatre ans. Lors déclarai au père et à la mère, qu'ils étaient tous entachés de vérole, ce qui était parvenu par la nourrice, lesquels j'ai traités et furent tous guéris ; reste le petit enfant qui mourut, et la nourrice eut le fouet sous la Custode, et l'eût eu par les carrefours n'eût été la crainte de déshonorer la maison. »

Plus tard, la question de la syphilis ayant été obscurcie par des discussions doctrinales, sa transmission par l'allaitement attire moins l'attention.

Pourtant, en 1825, le Dr Bourgogne raconte l'histoire d'une sage-femme syphilitique qui, suivant l'expression consacrée, faisait les bouts de sein des nouvelles accouchés et qui contamina ainsi douze ou quatorze femmes. Celles-ci communiquèrent la maladie à leurs enfants. Plusieurs de ces enfants transmirent le mal à d'autres nourrices. Plusieurs de ces nourrices transmirent la syphilis à leurs propres enfants qu'elles allaitaient concurremment avec le nourrisson infecté. Bien plus, des enfants sains qui se servirent de vases que les nouveau-nés syphilitiques touchaient de leurs lèvres contractèrent également la maladie.

Mais c'est seulement depuis une trentaine d'années que les travaux de Bouchut, Diday, Rollet, Ricord, Profeta et surtout ceux du professeur A. Fournier ont projeté sur la question une vive lumière (1).

(1) AUDOYNAUD. *Étude sur la syphilis communiquée par l'allaitement.* Thèse de Paris, 1869 (inspirée par A. Fournier).

A. FOURNIER. *Nourrices et nourrissons syphilitiques.* Paris, 1878. — Contagion syphilitique introduite dans une famille par une nourrice (sept victimes). *Gazette hebd. de méd. et de chirurgie,* n° 45, 11 novembre 1887. — Dans quelles conditions convient-il d'accorder ou de refuser une nourrice à l'enfant d'un père syphilitique ? *Presse médicale,* 14 novembre 1896, p. 609. — A quel mode d'allaitement convient-il de recourir pour un enfant issu d'un père syphilitique et qu'on suspecte de syphilis ? *Presse médicale,* 25 novembre 1896, p. 673. — Expertise médico-légale dans le cas de contamination

« Les cas dans lesquels s'est produit ce mode de contagion, dit A. Fournier, abondent et surabondent. Ils pullulent véritablement dans la science..... »

« Tantôt c'est un nourrisson syphilitique qui contagionne plusieurs nourrices qu'on lui donne successivement. »

« Tantôt c'est une nourrice qui, quittant un nourrisson syphilitique et contagionnée par lui, transmet à son tour l'infection à un second nourrisson, à un troisième, etc. »

« Puis, viennent les cas où la contagion ainsi reçue se dissémine par une série de ricochets. C'est, par exemple, une nourrice contaminée qui contagionne son enfant, lequel à son tour transmet la maladie à une autre nourrice ; c'est le mari d'une nourrice contaminée par un nourrisson étranger, qui prend la syphilis de sa femme ; c'est une nourrice qui ayant par obligeance donné le sein à un enfant allaité par une de ses compagnes, reçoit la syphilis de cet enfant et la transmet à son nourrisson, etc. »

« Je soigne en ce moment toute une très honorable famille dont voici la triste histoire en deux mots. Une nourrice infectée de syphilis arrive dans un jeune ménage. Bien entendu, elle contagionne aussitôt l'enfant qui lui est confié. Cet enfant, dont la maladie est méconnue tout d'abord, contagionne à son tour : 1° sa mère ; 2° sa grand'mère ; 3° et 4° deux bonnes de la maison, filles absolument irréprochables, vierges ; 5° la jeune mère enfin, quelques mois plus tard, contagionne son mari. »

Il appartient au médecin de prévenir de pareilles calamités.

Pour qu'il puisse remplir sa tâche d'hygiéniste en connaissance de cause, il doit envisager séparément la contagion des nourrices et la contagion des nourrissons.

1. — La contagion d'une nourrice par son nourrisson est malheureusement fréquente, beaucoup plus fréquente que celle des nourrissons par leurs nourrices ; elle a pour origine

de nourrice par nourrisson syphilitique. *Bulletin médical*, 1897, n°s 97 et 98, p. 1117 et 1129. — MOREL-LAVALLÉE. Syphilis des nourrices. *Congrès de méd. légale*, août 1889. — P. RAYMOND. *La syphilis dans l'allaitement.* Paris, 1893

les lésions des lèvres et du nez, si communes dans l'hérédo-syphilis précoce. Elle est, pour les familles, une cause de diffi-cultés, de tracas et parfois de procès dont l'issue est souvent défavorable.

Lorsqu'un homme se sachant syphilitique et ayant sa femme enceinte, demande s'il pourra confier son enfant à une nour-rice sans inconvénients pour celle-ci, on ne doit répondre par l'affirmative que si cet homme remplit les conditions suivantes : 1° Il est sain actuellement ; 2° il a contracté la syphilis au moins dix ans auparavant ; 3° la syphilis a été bénigne et réduite à un très petit nombre d'accidents spécifiques ; 4° elle est restée muette depuis huit ou neuf ans ; 5° elle a été traitée méthodi-quement et longuement. Dans ces conditions, il est permis de penser que l'infection est assez atténuée pour qu'il n'y ait plus de danger de transmission héréditaire.

Quand le médecin suppose qu'il existe chez le père ou chez la mère une infection syphilitique à l'état virulent, il doit for-mellement inviter la mère à nourrir son enfant. D'après la loi de Baumes et de Colles, *un enfant procréé syphilitique par un père syphilitique n'infecte jamais sa mère saine en appa-rence ;* et, d'après celle de Profeta, *une mère syphilitique n'infecte jamais son enfant sain en apparence, à moins qu'elle n'ait contracté la maladie pendant les deux derniers mois de la grossesse,* ce qui est exceptionnel s'il ne s'agit pas d'une prostituée. L'allaitement au sein étant souvent nécessaire pour sauver la vie du nouveau-né syphilitique, et la mère étant presque toujours en état d'immunité, elle seule peut nourrir son enfant. Si son état de santé l'empêche d'accomplir son devoir, il faut avoir recours à l'allaitement artificiel, à moins qu'on ne trouve une nourrice certainement syphilitique, ce qui n'est pas facile et peut susciter de grands embarras. Dans tous les cas, le médecin doit dire bien haut que, dans ces conditions, prendre une nourrice saine, c'est l'exposer à la contagion ; c'est commettre un acte immoral et c'est aussi, d'après la législation actuelle, s'exposer à payer des dommages-intérêts.

Soit que ses conseils n'aient pas été écoutés, soit par toute autre cause, lorsque le médecin est appelé à soigner un nouveau-né qui présente des signes de syphilis et dont la nourrice paraît saine, son devoir est de faire cesser immédiatement l'allaitement, de faire indemniser largement la nourrice et d'engager celle-ci à ne pas se replacer. La renvoyer purement et simplement, alors qu'elle est peut-être en incubation de syphilis, c'est l'exposer à contaminer d'autres enfants, comme nous l'indiquerons plus loin.

Il peut arriver qu'une nourrice, soupçonnant que son nourrisson est atteint de syphilis, aille consulter un médecin qui n'est pas celui de la famille. Ce médecin se trouvera dans une situation délicate. Il s'inspirera des préceptes formulés par M. A. Fournier. Deux cas peuvent se présenter, suivant qu'il s'agit d'une nourrice à distance ou d'une nourrice sur lieu.

1ᵉʳ cas. — Une nourrice, à la campagne, ayant remarqué des symptômes suspects chez l'enfant qu'elle allaite et dont la famille est absente, demande conseil au médecin de la localité. Celui-ci doit examiner l'enfant et s'il constate la syphilis, prescrire le traitement, ordonner de cesser l'allaitement, prévenir soigneusement la femme des dangers de contagion multiples que le nourrisson, même sevré, fera courir à son entourage. Par contre, sans se soucier de l'interprétation qu'on pourra donner à ses réticences, il ne devra ni donner la raison pour laquelle il fait cesser l'allaitement, ni révéler le diagnostic de la maladie, ni l'inscrire sur le livret de la nourrice. Et cela, parce qu'en révélant d'une façon quelconque la maladie de l'enfant, il n'ajouterait rien à la préservation de la nourrice, et que, d'autre part, il révélerait du même coup la syphilis des parents dont le secret lui est rigoureusement imposé.

2ᵉ cas. — Une nourrice sur lieu, c'est-à-dire résidant dans une famille, a remarqué chez l'enfant des boutons suspects et vient demander s'il y a danger pour elle à continuer l'allaitement. Refuser de donner la consultation, conseiller à la nourrice d'aller chercher la famille de l'enfant ou de provoquer une consultation du médecin de la famille, c'est l'exposer d'une façon certaine à la contamination. Cette femme, en effet, sait bien que la famille ne consentira pas à se soumettre à une semblable injonction, elle se résignera, patientera, et courra droit à la vérole. Examiner l'enfant, et, s'il est syphilitique, déclarer à la nourrice le danger qui la menace, est donc le seul parti que doive prendre ici le médecin. Mais, d'autre part, il ne doit ni donner le diagnostic de la maladie de l'enfant, ni délivrer d'ordonnance pour celui-ci, ni délivrer de certificat à la nourrice, attendu que la connaissance de la maladie est inutile à la préservation de la nourrice; qu'il n'a pas le droit de dire le nom de la maladie de l'enfant, puisque ce serait révéler la maladie des parents dont il a eu connaissance dans l'exercice de sa profession; et que le certificat n'aurait rien à voir avec le but poursuivi et pourrait être exploité par la nourrice comme moyen de chantage ou d'intimidation envers la famille du nourrisson.

Lorsque le malheur est consommé, lorsqu'on constate que la nourrice a contracté la syphilis, on doit lui donner des soins et agir avec assez de tact et de prudence pour qu'elle continue à allaiter et ne contagionne pas de nouvelles personnes. Malheureusement, la syphilis d'origine mammaire des nourrices est souvent très grave, comme l'a montré le professeur A. Fournier, et elle nécessite l'interruption de l'allaitement. D'autre part, la nourrice, éclairée sur son mal, peut demander une indemnité considérable et si on la lui refuse, entamer un procès, qui pourra se terminer par une condamnation de la famille, comme en font foi des jugements récents. Dans ces conditions, il peut arriver aussi que la nourrice consulte un médecin étranger. La conduite de celui-ci devra être très circonspecte. Il pourra encore s'inspirer des conseils que donne M. Fournier pour les faits où la contagion n'est pas encore réalisée.

Lorsque le médecin est désigné comme expert par les tribunaux pour apprécier les cas de ce genre, sa situation et son rôle sont tout autres. Il doit d'abord constater la syphilis chez la nourrice et chez le nourrisson; puis, par une enquête sur les antécédents personnels de la première, les antécédents héréditaires du second, l'évolution de la syphilis chez l'un et chez l'autre, rechercher si c'est le nourrisson qui a infecté la nourrice ou inversement.

La pratique hospitalière soulève de nouveaux problèmes. Dans certains services d'accouchement, on garde des nourrices avec leur enfant pour donner le sein aux nouveau-nés débiles ; il arrive rarement qu'elles soient contaminées, car on peut examiner attentivement la mère et l'enfant et éviter de donner à une nourrice saine un nouveau-né syphilitique. Dans quelques hôpitaux d'adultes, se trouvent des crèches où l'on reçoit les mères qui allaitent leurs enfants, quand les premières ou les seconds sont malades ; dans ces crèches, il peut arriver qu'une femme donne accidentellement le sein à l'enfant d'une voisine pour lui rendre service et qu'elle contracte ainsi la syphilis ; on doit donc veiller à ce que les enfants soient allaités exclusivement par leur propre mère et si celle-ci ne fournit pas assez de lait, on complètera l'allaitement du nourrisson avec du lait de vache stérilisé. Le service le plus délicat est celui des Enfants-Assistés, c'est-à-dire des enfants à antécédents ordinairement inconnus. Chaque jour, l'hôpital des Enfants-Assistés reçoit un certain nombre d'enfants abandonnés définitivement ou déposés pour quelques jours en raison de la maladie ou de la mort de la mère. Ces enfants, examinés par le médecin, sont répartis en diverses catégories : enfants sains, enfants malades, enfants syphilitiques ou suspects de syphilis. Les enfants sains ou supposés tels sont confiés à des nourrices et envoyés à la campagne (1) ; il arrive trop

(1) Les nourrices, envoyées à Paris pour y prendre les nourrissons de l'hospice des Enfants-Assistés, ont été, au préalable, choisies par des médecins du service des Enfants-Assistés. Chaque nourrice doit être munie d'un certificat délivré par les autorités de sa commune, constatant qu'elle est mariée, qu'elle est de bonnes vie et mœurs, et qu'elle peut élever convenablement l'enfant qui lui sera confié ; elle ne doit pas être âgée de moins de 20 ans ni de plus de 40 ans ; son lait ne doit pas avoir moins de sept mois et plus de douze ; et il lui est interdit d'allaiter un autre enfant en même temps que celui qui lui est confié par l'Administration. Aucune nourrice ne peut venir chercher un enfant à l'hospice, si son dernier enfant n'a pas atteint sept mois révolus, et s'il n'est pas sevré.

Les nourrices ne peuvent, sans autorisation spéciale, se charger d'autres enfants que ceux qu'elles ont reçus de l'Administration.

Il ne doit, dans aucun cas, être placé plus de trois enfants assistés dans le même ménage.

Les nourrices qui ont été choisies par un des médecins chargés de soigner les enfants assistés dans le service de province, ont dû encore, avant de par-

fréquemment qu'ils contaminent la nourrice. Aussi l'Assistance publique a établi que, pendant les deux premiers mois de la vie, c'est-à-dire pendant la période où se montrent de préférence les accidents de la syphilis héréditaire précoce, l'enfant subirait une inspection médicale hebdomadaire.

Les enfants malades, syphilitiques ou suspects de syphilis, sont conservés à l'hospice. Ceux de ces derniers chez lesquels on parvient à écarter le diagnostic de syphilis sont confiés, lorsque leur état de débilité congénitale ou acquise l'exige, à des nourrices attachées à l'établissement; si au bout de quelque temps leur état s'améliore, on les envoie en nourrice à la campagne. Ce système donne de bons résultats (1); mais il ne met pas la nourrice à l'abri de la syphilis, parce qu'il y a des cas de syphilis héréditaire qui échappent absolument au diagnostic ; cependant les faits de contamination sont très rares, en raison de la surveillance qu'on exerce sur l'enfant. C'est une question très épineuse de décider si ces rares cas de contagion doivent suffire à faire supprimer les nourrices et si on ne doit donner à

tir pour Paris, être soumises à la contre-visite d'un médecin désigné à cet effet dans chaque circonscription ; elles ne sont admises à faire partie du convoi que lorsque le médecin contre-visiteur a constaté qu'elles sont pourvues d'un lait sain et abondant, et qu'elles ne sont affectées d'aucune maladie contagieuse, ni d'aucune infirmité.

Après l'accomplissement de ces formalités, elles se rendent à Paris sous la conduite d'une surveillante.

A leur arrivée à Paris, les nourrices sont soumises à la visite du médecin de l'hospice, qui constate de nouveau la qualité de leur lait et l'état de leur santé. Ce n'est que lorsqu'il a été reconnu qu'elles réunissent toutes les conditions exigées par les règlements qu'il leur est confié un nourrisson.

Les nourrices envoyées à Paris n'y sont retenues que le temps strictement nécessaire, soit en général trois jours au plus.

Il est établi pour chaque enfant un livret indiquant son sexe, ses nom et prénoms, la date de sa naissance, celle de sa réception à l'hospice, ainsi que le numéro sous lequel il a été enregistré. Ce livret relate, en outre, les obligations réciproques de l'Administration et des nourriciers, avec une notice sommaire des soins à donner aux enfants.

Tout enfant mis en nourrice par l'hospice des Enfants-Assistés est porteur d'un collier qui ne peut être détaché du cou de l'enfant que lorsque celui-ci a atteint l'âge de six ans accomplis.

(1) SEVESTRE. *Études de clinique infantile*. Paris, 1889, p. 302.

ces enfants inconnus que du lait d'ânesse ou du lait de vache
stérilisé. Quant aux enfants syphilitiques ou suspects de syphilis,
on les élève à l'ânesse ; pour empêcher la contamination des
enfants suspects, on ne met pas au trayon de l'ânesse les enfants
atteints de syphilides buccales, on leur donne le lait d'ânesse à la
tasse. Après et avant chaque tétée, les pis sont d'ailleurs lavés
avec une solution antiseptique. Nous manquons de documents
pour savoir si ces précautions suffisent à empêcher la transmission de la syphilis par l'intermédiaire des trayons de l'ânesse.
D'ailleurs l'allaitement au pis de l'animal a donné des résultats
peu favorables (1), et on tend à l'abandonner depuis que la stérilisation rend l'usage du lait de vache moins meurtrier pour les
nourrissons malades.

II. — Le nouveau-né peut contracter la syphilis de diverses
manières : par les baisers, les attouchements, la vaccine, la cir-
concision, etc. Je ne m'occupe ici que de la contagion opérée
à la faveur d'un des actes de l'allaitement.

Bien que le lait d'une syphilitique ne soit pas contagieux,
une nourrice infectée communique fréquemment la vérole à
l'enfant qu'elle allaite, par l'intermédiaire soit des lésions spécifiques de la mamelle, soit peut-être du sang, probablement
contagieux, qui s'écoule des gerçures ou crevasses du mamelon.
L'enfant contracte alors un chancre des lèvres ou de la face et
la syphilis déroule ensuite la série de ses accidents, souvent
avec une gravité extrême.

Donc, toute femme qui veut se placer comme nourrice devra
être examinée avec soin au point de vue de la syphilis. On
devra scruter ses antécédents, s'informer des grossesses antérieures, des avortements possibles, examiner la peau, la bouche,
la gorge, visiter les organes génitaux et l'anus, palper les
régions cervicales et inguinales et examiner l'enfant. La loi exigeant de toute femme qui veut se placer comme nourrice un
certificat du médecin-inspecteur du département, la préfecture

(1) WINS. *L'allaitement à la nourricerie des Enfants-Assistés.* Thèse de
Paris, 1885. — SEVESTRE. *Études de clinique infantile*, 1889, p. 312. —
NICOLLE. *Nourricerie de l'hospice des Enfants-Assistés.* Thèse de Paris, 1891.

de police faisant procéder à un second examen, et le médecin de
la famille opérant d'ordinaire une troisième exploration, il est
assez rare qu'une personne syphilitique ou suspecte de syphilis
parvienne à se placer. Il est vrai qu'il y a des cas d'infection
latente au moment de ces examens ; on ne peut guère prévenir
les accidents qui en peuvent résulter ; heureusement ils sont
assez rares.

La contagion du nourrisson par la nourrice peut s'opérer
d'une manière telle qu'on ne la prévient que par des mesures
prophylactiques spéciales.

Une nourrice indemne présente le sein à plusieurs enfants
dans la même journée. L'un de ces nourrissons est syphilitique.
Celui qui vient après peut recueillir sur ses lèvres le virus
laissé par le précédent sur le mamelon et devenir syphilitique
sans que la nourrice le devienne, parce que l'épithélium mammaire est absolument intact. Un fait de ce genre, cité par Ber-
tin, a été contesté ; mais nos connaissances sur la syphilis ne
permettent pas d'affirmer qu'il ne puisse s'en produire de semblables. En général, la nourrice est ordinairement contaminée
en même temps que le nourrisson et on s'explique l'apparition
simultanée du chancre primitif chez l'une et chez l'autre. Conclusion : *Une nourrice ne doit jamais donner le sein, ne fût-ce
qu'une seule fois, à un enfant qu'elle ne connaît pas.*

Voici maintenant des faits qui soulèvent des difficultés considérables de pratique. Ils concernent les nourrices en incubation
de syphilis. Une nourrice parfaitement saine est donnée à un
enfant syphilitique qui la contagionne. Pour une raison quelconque, la nourrice quitte son nourrisson avant l'apparition du
chancre primitif et prend un second nourrisson. Alors l'accident initial apparaît sur la mamelle et le deuxième enfant est
infecté (1). Ainsi, une nourrice qui vient de quitter un enfant
syphilitique est pour le moins suspecte ; avant de lui confier un
nouveau nourrisson sain, il faudrait la tenir en observation au

(1) CASSOUTE et L. PERRIN. Une expertise médico-légale sur un cas de
transmission de syphilis. *Bulletin médical*, 19 juin 1898, n° 49.

moins pendant un mois ou six semaines pour parer aux risques de contagion. A ce sujet, M. Duvernet propose les mesures suivantes :

1° Toute nourrice sur lieu, qui depuis moins de deux mois a donné le sein à un nourrisson, doit, pour être autorisée à un nouvel allaitement, produire un certificat médical attestant que ce nourrisson n'était atteint d'aucune maladie contagieuse.

2° La nourrice qui n'aura pas été munie de ce certificat pourra y suppléer par un certificat médical daté d'une époque correspondant à un délai de deux à trois mois, à partir du jour où elle aura été séparée de son dernier nourrisson, constatant qu'elle n'a pas été contaminée par ce nourrisson.

3° Toute personne qui prend dans un bureau de placement une nourrice accepte l'obligation de procurer à cette nourrice, au moment de sa sortie de place, un certificat médical attestant que son nourrisson n'était atteint d'aucune maladie contagieuse.

M. P. Raymond fait la critique de ces mesures ; il insiste surtout sur l'impossibilité où se trouve une nourrice de rester deux mois sans allaiter, et il propose le règlement suivant :

Faire décider par une loi que de même qu'un décès doit être constaté par un médecin de l'Administration (médecin de l'état civil), de même la santé des enfants indiqués par les nourrices de retour comme étant leur dernier nourrisson, serait constatée par un médecin de l'Administration (car ce rôle ne peut être rempli par le médecin de la famille), lequel apprécierait si, oui ou non, il peut délivrer à la nourrice la patente de santé nécessaire pour qu'elle prenne un deuxième nourrisson. Une famille saurait que du jour où elle prend une nourrice et quelle que soit d'ailleurs sa provenance, qu'elle se la soit procurée directement ou par l'intermédiaire d'un bureau, son enfant sera soumis à une inspection médicale, le jour même du départ de la nourrice.

On voit quelles difficultés soulève cette question : elles ne sont pas encore résolues.

Restent les cas dans lesquels une mère ou une nourrice contracte la syphilis après l'accouchement par les rapports sexuels. Il va de soi qu'alors l'allaitement doit être cessé dès l'apparition des premiers accidents et l'enfant soumis à une surveillance attentive.

III. — L'allaitement artificiel peut être une source d'infection syphilitique pour le nourrisson. Le biberon tété par un enfant syphilitique peut communiquer la maladie à un deuxième nourrisson. Le lavage à l'eau bouillante supprime bien le danger ; mais il vaut encore mieux s'imposer comme règle qu'un biberon ne doit servir qu'au même enfant. Une personne syphilitique qui amorce un biberon peut y laisser de la salive virulente capable d'infecter le nourrisson. La connaissance de ce fait pourra seule empêcher ce mode de contagion. Dans nos crèches hospitalières, il faut s'assurer qu'aucune infirmière n'est syphilitique.

Des formes analogues d'infection pourront s'observer dans l'élevage à la cuiller, à la tasse, au petit pot, et même dans l'allaitement au pis d'un animal (ânesse ou chèvre), lorsque, comme à l'hôpital des Enfants-Assistés, un même animal sert à plusieurs enfants, dont la plupart sont manifestement syphilitiques.

En règle générale, un enfant inconnu, un enfant suspect, à *fortiori* un enfant syphilitique, ne doit pas se servir des mêmes ustensiles, ni téter la même bête qu'un enfant sain.

SECTION III

L'ALLAITEMENT ARTIFICIEL

Lorsqu'une mère ne peut allaiter son enfant, lorsque sa situation de fortune ne lui permet pas de prendre une nourrice ou lorsque la syphilis le lui interdit, il devient nécessaire de recourir à l'allaitement artificiel. Dans les grandes villes, pour les femmes qui sont obligées de quitter leur foyer afin de travailler et de gagner leur pain, pour celles que la pauvreté et les conditions de vie mettent dans un état de misère physiologique qui les rend inaptes à nourrir, l'allaitement artificiel est trop souvent l'unique ressource.

L'allaitement artificiel a été autrefois et est encore la cause de la mort d'un très grand nombre d'enfants. Les statistiques que nous avons citées en diverses parties de ce traité le prouvent surabondamment. Les notions acquises de nos jours sont venues montrer la nature des dangers de l'allaitement artificiel et ont permis d'en déduire les moyens de les éviter dans une large mesure. Elles ont compliqué par là même les règles de l'allaitement artificiel. Plus que jamais aujourd'hui, il est vrai de dire, avec M. Guéniot, que c'est tout un art, un art difficile que d'élever un enfant sans le secours du sein maternel.

Quelle différence entre l'allaitement artificiel et l'allaitement naturel, où tout est simple, facile, sans péril ! Lorsque l'enfant est nourri au sein, le lait passe directement dans sa bouche et ne peut être contaminé et corrompu par les germes extérieurs ; il est presque aussitôt digéré que sécrété. La composition du lait de femme aux diverses phases de l'allaitement est telle que ce lait est facilement digéré par l'estomac et l'intestin du jeune enfant ; la caséine, le beurre, le sucre, les sels y sont dans les proportions et sous les formes qui conviennent aux sucs digestifs du nourrisson.

Dans l'allaitement artificiel, nous trouvons des conditions opposées, et nous touchons ici les deux principaux dangers de ce mode d'alimentation :

1° Le lait animal que l'on emploie est toujours souillé par des micro-organismes qui le corrompent ; et la corruption du lait est d'autant plus avancée qu'on est plus éloigné du moment de la traite ;

2° Par sa composition, d'ordinaire très différente de celle du lait de femme, le lait animal est d'une digestion difficile, parfois impossible.

Telles sont les deux grandes causes de la gastro-entérite des nourrissons, qui est le facteur principal de l'effroyable mortalité des enfants du premier âge. Il nous faudra donc chercher les meilleurs moyens de purifier le lait animal et de l'empêcher de se corrompre (stérilisation) ; il nous faudra aussi nous préoccuper des moyens propres à transformer le lait animal et à lui donner une composition qui se rapproche autant que possible de la composition du lait de femme.

Le lait de vache, d'une production abondante, facile à se procurer, d'un prix peu élevé, est le seul dont l'emploi soit pratique dans l'allaitement artificiel. Par suite, nous examinerons surtout les moyens de le produire, de le purifier, de le modifier et de le faire prendre de façon à ce qu'il ne possède pas de propriétés nuisibles. Mais, au préalable, nous dirons quelques mots de l'allaitement au pis d'un animal et de l'usage du lait de chèvre ou du lait d'ânesse pris dans un biberon ou une tasse.

CHAPITRE PREMIER

Procédés exceptionnels d'allaitement artificiel.

SOMMAIRE. — Allaitement au pis d'un animal (chèvre, ânesse). — Avantages et inconvénients de cet allaitement artificiel direct.
Du choix d'un lait dans l'allaitement artificiel indirect. — Le lait d'ânesse et ses indications. — Le lait de chèvre et ses inconvénients. — Le lait de choix est le lait de vache.

L'allaitement direct au pis de l'animal est employé depuis longtemps, comme en témoigne ce passage de Montaigne :

« Il est très ordinaire, autour de chez moi, de voir les femmes de village, lorsqu'elles ne peuvent nourrir les enfants de leurs mamelles, appeler des chèvres à leur secours; et j'ai à cette heure deux laquais qui ne tétèrent jamais que huit jours lait de femme. Ces chèvres sont incontinent duictes à venir allaiter les petits enfants, reconnaissent leur voix quand ils crient et y accourent. Si on leur en présente un autre que leur nourrisson, elles le refusent, et l'enfant en fait de même d'une autre chèvre. J'en vis un, l'autre jour, à qui on ôta la sienne, parce que son père ne l'avait empruntée que d'un sien voisin: il ne put jamais s'adonner à l'autre qu'on lui présenta, et mourut, sans doute de faim. »

L'avantage de ce mode d'allaitement consiste en ce que l'enfant reçoit, à une température convenable, du lait qui n'a pas subi de contacts impurs, et qui, par suite, n'a pas besoin d'être stérilisé. Mais, outre que c'est un procédé incommode, coûteux, surtout quand la nourrice est une ânesse, il présente des inconvénients, variables avec l'animal choisi, mais qui compensent largement cet avantage.

La chèvre a toujours été l'animal préféré; A. Fournier, Morisset (de Mayenne), Boudard (de Gannat), Grellety, Sicard (de Marseille) ont vanté ses avantages (1). Elle ne coûte pas cher ; sa taille est petite et ses trayons faciles à prendre ; elle est sobre, douce, s'habitue rapidement à ce qu'on exige d'elle et est susceptible de s'attacher au nourrisson ; enfin elle est fort peu sujette à la tuberculose. On choisit, quand on le peut, une chèvre sans cornes, à poils blancs, longs et serrés (chèvre cachemirienne), parce que les animaux de cette race n'exhalent pas une mauvaise odeur. Il faut autant que possible que la chèvre soit âgée d'environ deux ans et qu'elle ait mis bas récemment ; le mieux est de l'acheter un peu avant le part. Pour l'habituer au séjour dans l'intérieur, on lui donne un chien pour compagnon. On la nourrit de fourrages verts, et on lui laisse brouter des feuilles et des brindilles d'arbre ; à défaut de cette nourriture, on pourra donner un mélange de foin, de son, de maïs, de pommes de terre ; si on utilise les débris d'herbe provenant du ménage, on évitera d'y laisser le céleri, l'oseille, et en général les substances qui peuvent communiquer au lait un goût désagréable ou des propriétés nuisibles.

Les intervalles des tétées sont les mêmes que dans l'allaitement artificiel indirect ; avant chaque mise au sein, les trayons seront lavés soigneusement avec de l'eau tiède ; la tétée doit se faire dans un endroit à l'abri des mouches ; au début, la chèvre doit être attachée court et une personne doit tenir l'enfant pendant la durée du repas ; plus tard, le nourrisson est placé dans un berceau très bas ou une brouette spéciale et la chèvre vient se mettre d'elle-même au-dessus de lui.

On cite les succès obtenus par ce mode d'allaitement ; mais on ne parle pas des insuccès, dont je connais pour ma part un certain nombre. Tout récemment encore, j'ai vu deux nourrissons élevés de cette manière, à la campagne, dans de très bonnes conditions ; ils étaient bouffis et pâles ; leur ventre était gros et flasque et leur squelette portait des marques de rachitisme. C'est que le lait de chèvre est indigeste ; il renferme une

____

(1) A. BOUDARD. *Guide pratique de la chèvre-nourrice au point de vue de l'allaitement des nouveau-nés.* Gannat, 1879. — MORISSET (de Mayenne). *Congrès d'hygiène*, 1889.

proportion énorme de caséine et de graisse. Pour obvier à cet inconvénient, on recommande de laisser prendre à l'enfant moins de lait que lorsqu'on le met au sein d'une nourrice ; mais il est à peu près impossible de calculer la quantité de liquide qu'avale l'enfant pendant une tétée. Enfin, dernier inconvénient, la chèvre ne donne du lait que quatre ou cinq mois de l'année. L'usage de la chèvre-nourrice finit donc par devenir aussi coûteux et aussi compliqué que l'allaitement par une nourrice, et il lui est très inférieur quant aux résultats.

Le lait d'ânesse est celui qui, par sa composition, se rapproche le plus du lait de femme et l'observation apprend que les nourrissons le digèrent bien. L'ânesse est sobre et supporte facilement la stabulation. On la choisit âgée de 8 à 10 ans, et ayant déjà eu plusieurs parts ; elle peut fournir du lait pendant huit à dix mois ; mais elle en fournit peu : un litre et demi à deux litres par jour ; encore doit-on lui conserver son ânon sous peine de voir tarir son lait (1). On la nourrit de fourrage sec ; les ânesses alimentées avec du fourrage vert donnent un lait qui provoque chez le nourrisson des diarrhées parfois mortelles (Parrot). Les tétées sont réglementées comme dans l'allaitement au sein ; les trayons sont lavés à l'eau tiède et la personne chargée de procéder à la tétée s'assied sur un escabeau et maintient l'enfant pendant toute la durée du repas.

L'allaitement au pis d'une ânesse est à peu près abandonné ; il occasionne plus de frais qu'une nourrice ; il est difficile à pratiquer dans les grandes villes. Le lait d'ânesse est parfois d'une pauvreté extrême, surtout en beurre (2). Il ne convient plus au

(1) SAINT-YVES MÉNARD, Des meilleures conditions d'alimentation des enfants du premier âge en dehors de l'allaitement au sein. *Rapport à la Soc. de méd. et de chir. pratiques*, 1892.

(2) M. Duclaux a analysé le lait d'une ânesse faisant partie des troupeaux qui se rendent à la porte des malades ; il a obtenu les chiffres suivants :

Eau..	907 00/00
Résidu sec....................................	93 —
Beurre..	10 —
Lactose.......................................	65,4 —
Caséine.......................................	13,3 —
Sels..	4,3 —

nourrisson qui a dépassé le troisième mois et on a proposé de remplacer à ce moment l'ânesse par une chèvre, ce qui complique encore les choses. Enfin, il ne met pas à l'abri de la gastro-entérite, comme l'ont montré Parrot, Wins et Sevestre.

Après avoir essayé et abandonné l'usage des chèvres-nourrices, Parrot avait fait installer à l'hôpital des Enfants-Assistés une étable d'ânesses qu'on faisait téter directement par les petits, particulièrement par les syphilitiques. Les résultats ont été assez peu satisfaisants pour que ses successeurs aient presque abandonné ce mode d'allaitement et l'aient remplacé dans la majorité des cas par l'usage du lait de vache stérilisé. D'ailleurs le procédé était assez coûteux, puisque, d'après Sevestre, une bonne ânesse ne pouvait guère nourrir que deux nouveau-nés (1).

La chèvre et l'ânesse sont à peu près les seuls animaux qui aient été utilisés pour l'allaitement artificiel direct. L'allaitement au pis de la vache ou de la jument est inusité. Le lait de brebis est encore plus indigeste que celui de chèvre. On ne cite guère qu'un cas d'allaitement par une chienne : c'est celui qu'a publié le Dr Scohy (2).

En résumé, l'allaitement au pis d'un animal présente peu d'avantages et beaucoup d'inconvénients. Les cas où il est indiqué sont assez rares. On peut l'utiliser pour un enfant syphilitique que sa mère ne peut allaiter ; et alors, on a proposé de faire prendre du mercure ou de l'iodure à l'animal nourrice pour guérir le nourrisson ; mais ce mode de traitement ne paraît pas avoir donné de bons résultats. L'allaitement artificiel direct pourra aussi être employé à la campagne, lorsqu'il est difficile ou impossible de se procurer une nourrice ou du lait de vache de bonne qualité.

(1) WINS. *L'allaitement à la nourricerie des Enfants-Assistés*. Thèse de Paris, 1885. — SEVESTRE. *Études de clinique infantile*, 1889, p. 308. — NICOLLE. *Nourricerie de l'hospice des Enfants-Assistés*. Thèse de Paris, 1891.

(2) SCOHY. *L'hygiène alimentaire dans la thérapeutique*. Paris et Louvain, 1890.

LE CHOIX D'UN LAIT. — LE LAIT DE VACHE, LE LAIT DE CHÈVRE ET LE LAIT D'ANESSE DANS L'ALLAITEMENT ARTIFICIEL INDIRECT

Quand on considère la composition quantitative du lait des animaux domestiques qu'on a utilisés pour l'allaitement artificiel : vache, chèvre, ânesse, on est d'abord frappé de ce fait : c'est le lait d'ânesse qui, par la composition quantitative, se rapproche le plus du lait de femme. Ce fait concorde avec l'observation qui apprend que les nouveau-nés digèrent mieux le lait d'ânesse que celui d'autres animaux. Aussi quelques médecins en ont-ils déduit que le lait d'ânesse était celui qui convenait le mieux à l'allaitement artificiel. Nous avons déjà étudié l'allaitement au pis de l'ânesse (1) et montré que ce procédé, bon peut-être dans quelques cas particuliers, présente dans la pratique des inconvénients tels qu'on ne peut en généraliser l'emploi. Que vaut le lait d'ânesse pour l'allaitement artificiel indirect, au moyen de la cuiller, du biberon, de la tasse? Il doit être réservé à certains nourrissons malades. Il est impossible de s'en servir d'une manière générale, parce qu'il coûte cher, s'altère très rapidement, ne supporte pas la cuisson et la stérilisation et que, par suite, il doit être consommé sur place aussitôt après la traite.

Pour l'allaitement artificiel indirect, le lait de chèvre, qui est d'ailleurs celui dont la composition s'éloigne le plus du lait de femme, ne présente aucun avantage sur le lait de vache. On n'est autorisé à l'employer qu'à défaut de tout autre lait; et dans ce cas, il faudra le stériliser et le couper d'eau bouillie sucrée comme le lait de vache.

En pratique, on n'utilise guère que le lait de vache pour l'allaitement artificiel indirect et nous en avons indiqué les raisons : production abondante et très répandue, prix peu élevé. Aussi, dans tout ce qui suit, nous aurons en vue exclusivement l'allaitement avec le lait de vache.

(1) Voyez *Syphilis et allaitement* et le chapitre précédent.

CHAPITRE II

Source du lait de vache.

Sommaire. — Hygiène et alimentation des vaches laitières. — Épreuve de la tuberculine. — La traite.

Le lait de vache qui doit servir à l'alimentation des petits enfants doit provenir de laiteries modèles (1). Les animaux doivent être de bonne race et choisis avec soin ; ils doivent vivre dans des étables très propres, bien aérées, bien éclairées. Ils doivent être bien lavés, étrillés et brossés, sans quoi le lait a toujours une mauvaise odeur. La nourriture des laitières doit être soigneusement surveillée. On doit les alimenter surtout avec des fourrages secs ; le lait des vaches mises à paître dans des pâturages verts a des propriétés laxatives et peut être une cause de gastro-entérite pour le nourrisson (2). Il faut proscrire

---

(1) Smester. Quelques mots sur l'alimentation des nourrissons par le lait de vache. *Revue mensuelle des mal. de l'enfance*, 1893, p. 584. — Cornevin. La production du lait. *Encyclopédie Léauté*, 1 vol. — Saint-Yves-Ménard. Des meilleures conditions d'alimentation des enfants du premier âge en dehors de l'allaitement au sein. *Soc. de méd. et de chirur. pratiques*, 1892. — E. Vallin. Les Compagnies laitières de Stockholm et de Copenhague. *Revue d'hygiène et de police sanitaire*, 20 janvier 1897, n° 1. — Rapports de la Commission d'étude de l'alimentation par le lait. *Conseil municipal de Paris*, juillet à décembre 1897.

(2) Le lait des vaches mises à paître dans des pâturages verts, dit le Dr Collignon, prend des propriétés laxatives qui peuvent, par leur action sur la muqueuse intestinale, congestionner l'intestin des enfants et même des grandes personnes. Les accidents atteignent leur plus grande fréquence au mois de mai, pour s'atténuer à mesure que les herbes mûrissent et durcissent sous la chaleur du soleil. Dès qu'un animal, vache ou chèvre, est conduit au champ, l'enfant, qui jusque-là s'était bien porté, est pris de coliques flatulentes. Les selles deviennent plus liquides, plus fréquentes, comme celles de l'animal qui

les feuilles de vigne ou de betteraves, les navets, les pommes de terre germées, les tourteaux de colza, de lin ou autres, surtout les drèches ; dans tous ces produits, il peut se trouver des principes anormaux qui s'éliminent par le lait et qui non seulement lui donnent un mauvais goût et une mauvaise odeur, mais encore lui communiquent des propriétés toxiques.

Demme a comparé des enfants, alimentés les uns avec du lait de vaches nourries de foin et d'herbe, les autres avec du lait de vaches nourries de résidus de mélasses. Des 25 nourrissons qui recevaient ce dernier, 5 succombèrent à un catarrhe gastro-intestinal, tandis que les 20 autres enfants ne présentèrent pas d'accidents (1). M. Roskam (de Liège) a attiré l'attention sur une gastro-entérite chronique avec cachexie provoquée par l'emploi du lait de vaches nourries de déchets de brasserie et de distillerie. Les drèches sèches renferment 0,65 p. 100 d'acide acétique, en sorte qu'une vache peut absorber par jour plusieurs litres de vinaigre (2). Dans un cas où il m'a été possible d'avoir tous les renseignements désirables, j'ai pu vérifier l'exactitude des assertions de M. Roskam. M. Daremberg a vu, deux fois, dans le Midi de la France, des enfants pris de gastro-entérite parce que le lait bouilli qu'ils prenaient provenait de vaches nourries avec des résidus d'une fabrique de parfumerie.

On doit éviter qu'il ne se mélange au fourrage des plantes

fournit le lait. De jaunes qu'elles étaient, elles prennent une coloration verte très prononcée. L'enfant devient chétif, pâlit, maigrit; ses yeux se creusent. Les chairs deviennent flasques, les lèvres bleuâtres. L'appétit et le sommeil disparaissent. La respiration est gênée et la plupart du temps des vomissements surviennent. Si l'on n'intervient promptement, la mort peut terminer la marche de ces symptômes.

Tous les enfants ne sont pas influencés dans les mêmes conditions ; l'âge est un facteur très important; plus ils sont âgés et mieux ils supportent les propriétés laxatives du lait. Toutefois, il en est bien peu qui n'aient pendant quelques jours, même une semaine ou deux, des coliques et de la diarrhée en plus ou moins grande abondance.

D'ailleurs, les jeunes veaux sont eux aussi très souvent malades par suite de l'altération du lait maternel.

(1) DEMME. *Berl. klin. Wochens.*, 1882, n° 44, p. 666.
(2) *Ann. de la Soc. méd.-chir. de Liège,* avril 1895.

vénéneuses, comme le colchique, l'euphorbe, l'aconit dont le principe actif s'élimine par le lait. M. Cornevin indique aussi comme pouvant donner au lait des propriétés toxiques les feuilles du genévrier, du noyer, du troène, du nerprun, des lauriers rose et cerise, du rhododendron, les jeunes feuilles du chêne et de l'aulne.

Pour fournir de bon lait, les vaches doivent être nourries largement. « La pratique, dit M. Cornevin, a démontré qu'il est plus avantageux de nourrir très largement dix vaches laitières que d'en entretenir médiocrement vingt. » Il faut faire boire les animaux non dans une mare infecte, mais dans un réservoir d'eau propre.

Les vaches laitières doivent être soumises à l'épreuve de la tuberculine et on doit repousser le lait de celles qui ont réagi.

La traite doit être faite très proprement ; au préalable, les pis de la vache et les mains du trayeur doivent être autant que possible savonnés à l'eau chaude ; le lait doit être recueilli dans des seaux émaillés, stérilisés à l'eau bouillante. Il vaut mieux employer les laits mélangés de plusieurs vaches que le lait d'une seule vache ; de nombreuses analyses ont montré en effet que ces mélanges avaient une composition à peu près constante.

Aussitôt après la traite, le lait doit être refroidi et filtré sur un tamis en métal ou en soie, et même sur du sable pour lui enlever les grossières impuretés, telles que poils, écailles, brins de paille, insectes.

Enfin des analyses doivent être faites fréquemment, pour constater que le lait présente la composition moyenne du lait de vache.

A la rigueur, le lait recueilli dans une laiterie modèle pourrait servir tel quel à l'allaitement, s'il devait être consommé sur place, presque immédiatement après la traite. Mais, outre qu'il n'est guère possible de faire cette opération toutes les trois heures, ce lait, devant, dans l'immense majorité des cas, être transporté au loin, ne pourra être consommé qu'un certain temps après la traite. Toutes les indispensables précautions que nous venons d'indiquer ne suffisent pas à assurer la récolte d'un lait absolument aseptique ; elles seront inutiles si, le plus tôt possible après la traite, une intervention spéciale, la *stérilisation*, ne protège pas le lait contre l'action corruptrice des microbes qui le souillent fatalement quels que soient les soins qu'on prenne.

CHAPITRE III

La stérilisation du lait.

L'étude des microbes du lait a fait connaître les causes des
souillures et de corruption de ce liquide et a conduit à chercher des procédés pour empêcher leur action.

Théoriquement, le lait d'une vache reconnue saine par
l'épreuve de la tuberculine et l'examen d'un vétérinaire, s'il
était recueilli d'une manière aseptique, ne devrait pas renfermer
de microbes et ne devrait pas subir de corruption. Mais pour
faire une traite absolument aseptique, il faudrait désinfecter les
trayons de la vache et les mains du vacher avec les procédés
usités aujourd'hui en chirurgie, ce qui est à peu près impraticable et ne donnerait pas d'ailleurs une sécurité absolue. Il
faudrait que le lait ainsi obtenu fût recueilli dans des vases tout
à fait stériles et des fautes seraient facilement commises dans
cette opération. Nous sommes encore bien loin de l'époque où,
par une traite bien faite, on recueillera du lait stérile.

Il faut donc chercher des procédés capables de détruire les microbes du lait et d'empêcher ainsi le lait de se corrompre et de transmettre des maladies infectieuses.

On a employé dans ce but des moyens chimiques, des moyens mécaniques et des moyens physiques.

Tous les moyens chimiques proposés pour conserver le lait (carbonate de soude, acide borique, borax, acide salicylique, etc.) sont très peu efficaces et présentent de grands inconvénients. Il faut les repousser.

Quant aux moyens mécaniques, on a employé la centrifugation et la filtration. La centrifugation proposée par Hueppe (1) laisse toujours dans le lait une certaine quantité de microbes et ne peut remplir le but cherché. Seibert a proposé de stériliser le lait par filtration sur du coton absorbant, lui-même stérilisé et mouillé préalablement avec de l'eau stérile. Il affirme que la composition du lait n'est pas modifiée par cette filtration et que cependant les microbes ne passent pas. Cette affirmation est difficile à accepter. Il y a dans le lait des substances non dissoutes, des globules graisseux, de la caséine, des phosphates qui ne peuvent traverser le filtre, si vraiment les microbes ne le traversent pas. En fait, le Dr Variot, qui a étudié le procédé, a vu que si la composition du lait n'était pas modifiée par la filtration sur la ouate humide, celle-ci laissait passer toutes les impuretés ajoutées au liquide.

Restent les moyens physiques : le froid et le chaud.

Le froid exerce une protection temporaire sur le lait et c'est une pratique qui commence à se répandre de congeler ce liquide pour le faire voyager sous forme de glaçons (2). Mais le froid ne détruit pas les microbes ; il les empêche seulement de se multiplier et d'altérer le lait ; lorsque les glaçons sont fondus, lorsque le lait se retrouve à la température ordinaire, les microbes récupèrent leur vitalité, pullulent et provoquent la fermentation. Donc, si le procédé de la congélation rend des

____

(1) *Berl. klin. Woch.*, 1891.

(2) E. DUCLAUX. Sur le lait congelé. *Annales de l'Institut Pasteur*, juillet 1896, p. 393.

services pour la conservation temporaire du lait, il ne dispense pas, surtout pendant l'été et quand le lait doit servir à l'alimentation des nourrissons, d'une stérilisation ultérieure (1).

La chaleur est le plus sûr microbicide que nous connaissions. L'art de la désinfection n'a fait de réels progrès que du jour où on l'a employée d'une manière systématique et méthodique. Pour stériliser le lait, c'est la chaleur qui donne les meilleurs résultats et c'est le procédé le plus pratique (2).

Posons d'abord un principe qui explique les résultats variables obtenus par divers expérimentateurs : le degré de température auquel succombe un microbe déterminé peut varier avec le liquide qui le renferme et suivant le temps pendant lequel on maintient le liquide à ce degré thermique. Ainsi tel microbe est tué dans l'eau à une certaine température, qui, dans le lait, succombe à une température moindre, et dans les crachats, à une température plus élevée. Dans un même liquide, à une température de 70° par exemple, un microbe résiste dix minutes, qui succombe sûrement après une demi-heure.

Ceci établi, on peut considérer comme des lois générales dont les exceptions sont insignifiantes pour la pratique :

1° Que les ferments lactiques ordinaires et les microbes

(1) D'après MM. NOURY et MICHEL, le lait saturé d'acide carbonique sous pression et maintenu à froid, ne se coagule qu'au bout de huit jours, tandis que le lait ordinaire se caille généralement dans les quarante-huit heures. Ce même lait porté à des températures de 45°, 65° et 80° se caille dans les conditions ordinaires. Porté à la température de 120°, il se coagule aussitôt. Il semble donc que l'acide carbonique n'ait pas réellement sur le lait une action microbicide ; il retarde seulement la pullulation microbienne (*Journal de pharmacie et chimie*, février 1893).

(2) DUCLAUX. Sur les procédés de conservation du lait. *Annales de l'Institut Pasteur*, 1889, p. 30 ; Sur la stérilisation du lait, *ibid.*, 1891, p. 50 ; Les laits stérilisés, *ibid.*, 1895, p. 281 ; La digestibilité du lait stérilisé, *ibid.*, 1894, p. 352. Du même auteur, voyez aussi les deux livres cités : *Le lait* et *Principes de laiterie*. — STRAUS. De la stérilisation et de la désinfection par la chaleur. *Arch. de méd. expérimentale*, 1890, n° 2. — VINAY. *Manuel d'asepsie*, 1890. — ARNOULD. *La stérilisation alimentaire*. Coll. Charcot-Debove, 1894. — A. RODET. De la stérilisation du lait. *Lyon médical*, 23 et 30 décembre 1894, 6 et 13 janvier 1895. — C. FRŒNKEL. Ein neues Verfahren der Milchsterilisirung. *Hygien. Rundschau*, 1893, n° 14.

pathogènes rencontrés dans le lait, même le bacille de la tuberculose, sont sûrement détruits dans ce liquide par une température de 80° pendant dix minutes, ou de 68° pendant trente minutes (1).

2° Que les ferments de la caséine sont beaucoup plus résistants à la chaleur. Le *bacillus subtilis*, le *tyrothrix tenuis*, le *bacillus mesentericus vulgatus* produisent des spores qui ne sont détruites qu'à des températures très élevées. Si les bacilles adultes succombent aux environs de 100°, leurs spores peuvent supporter une température de 115° pendant une minute. Il y a longtemps déjà que Pasteur a fait voir qu'une simple ébullition est incapable d'assurer la conservation indéfinie du lait, mais qu'on y arrive à peu près sûrement par un chauffage à 107° prolongé un certain temps. D'après Miquel, tous les germes sont détruits au bout d'une heure à 105°, au bout d'une demi-heure à 107°-108°, et au bout d'un quart d'heure à 110°. C. Frœnkel a affirmé qu'une température de 102° pendant trois quarts d'heure était capable de produire le même résultat ; mais cette dernière assertion ne doit être acceptée qu'avec réserve ; elle appelle encore une vérification. Dans l'industrie, on obtient d'ordinaire une stérilisation parfaite en portant le lait à 110° pendant un quart d'heure.

Examinons maintenant les procédés utilisés pour détruire les microbes du lait par la chaleur. Ces procédés sont aujourd'hui très nombreux ; mais on peut les ramener à quatre. Il y a deux procédés industriels : la stérilisation et la pasteurisation. Il y a deux procédés domestiques : l'ébullition et le chauffage au bain-marie à 100°. Avec le premier seul, on obtient une stérilisation absolue ; avec les trois autres, on n'obtient que des stérilisations incom-

---

(1) D'après van Geuns, le bacille du choléra meurt à 58°, le bacille de Finkler-Prior à 59°, le bacille typhique à 60°, la diplobactérie de Friedländer entre 55° et 60°, le virus vaccinal à 60°, si ces températures sont maintenues quelques minutes. Lazarus a trouvé des chiffres un peu plus élevés. D'après Bitter, tous les microbes pathogènes sont détruits à 68° pendant 30 minutes. Le chauffage du lait à 68° pendant une demi-heure, à 80° pendant 10 minutes, à 85° pendant 5 minutes, et une ébullition de 2 ou 3 minutes détruisent le bacille de la tuberculose.

plètes ou relatives, mais qui, en pratique, peuvent suffire dans certaines conditions. Je ne donnerai que les indications nécessaires sur les appareils industriels; mon but est surtout d'exposer les données générales qui permettent de faire un choix parmi tous ces procédés.

Stérilisation absolue. — Nous réservons le nom de stérilisation aux opérations qui se proposent de détruire absolument tous les microbes et toutes les spores du lait. Malheureusement beaucoup d'industriels et même quelques médecins désignent souvent sous le nom de stérilisation des purifications incomplètes ou relatives et il s'est établi à ce sujet des confusions qu'il serait temps de voir se dissiper.

Pour obtenir une stérilisation absolue, il faut porter le lait à une température d'environ 110° pendant une quinzaine de minutes (surchauffage), ou bien le soumettre au chauffage discontinu (tyndallisation).

I. — Pour surchauffer le lait, on a conseillé de placer les bouteilles qui le renferment dans un bain-marie rempli d'une solution saline dont le point d'ébullition est de 110°. Mais pour de grandes quantités de lait, ce procédé est compliqué; aussi est-il peu usité.

Le moyen le plus ordinaire consiste à placer les bouteilles de lait dans une de ces étuves à vapeur sous pression, si employées aujourd'hui, et qui dérivent de l'autoclave de Papin : l'opération nécessite des appareils spéciaux qui ne peuvent être employés que dans l'industrie. De grandes exploitations agricoles possèdent aujourd'hui ces appareils et s'en servent, chacune avec des « tours de main » particuliers, destinés à empêcher l'altération du goût et les modifications des principes du lait sous l'influence de ces hautes températures. Immédiatement après la traite, le lait est réparti dans des bouteilles mises aussitôt à l'étuve, soumises pendant quelques minutes à l'action de la vapeur d'eau sous une pression de plusieurs atmosphères, de manière à les porter à des températures de 110° environ. Les bouteilles sont bouchées, avant ou après le passage à l'étuve, par des procédés qui varient avec chaque industriel, mais qui ont toujours pour but la parfaite asepsie des bouchons et la fermeture hermétique de la bouteille. Un des meilleurs est celui de M. P. Cazeneuve (de Lyon) ; il s'agit d'un mode de bouchage qui permet de désoxygéner le lait, de le chauffer à l'abri de l'air et de fermer les bouteilles de façon qu'il ne reste pas d'air en contact avec le liquide (1). Ce procédé empêche en partie l'altération des principes du lait par le surchauffage. Pour diminuer ce dernier inconvénient, il est aussi avantageux d'annexer à l'autoclave un appareil permettant de refroidir très rapidement le lait qui vient d'être stérilisé, sans casser les bouteilles qui le renferment.

Le lait ainsi stérilisé a le goût de lait cuit, car ce goût apparaît dès qu'on porte ce liquide vers 75° ; on le diminue beaucoup lorsque le chauffage est fait à l'abri de l'oxygène.

D'ailleurs, cette saveur n'est pas un obstacle à l'allaitement ; le nourrisson, dont le sens du goût est assez peu développé, prend le lait stérilisé aussi bien que le lait cru.

Le lait stérilisé par surchauffage renferme des peptones qui se produiraient par l'action des chlorures sur la caséine (2). Il a parfois une couleur jaune brunâtre rappelant la teinte du café au lait et un goût désagréable (goût de caoutchouc). On a prétendu que cette modification est due à une altération du lactose qui, sous l'influence du surchauffage et en présence de sels alcalins du lait, se transforme en caramel. Le lactose, dans cette transformation, donnerait naissance à des dérivés de la série ulmique (Gautrelet), ou à des acides, comme l'acide formique (Cazeneuve et Haddon), dont la présence suffirait à expliquer la coagulation du lait sous l'influence des hautes températures (3). Mais M. Duclaux ne croit pas que les modifications dont nous venons de parler soient dues à une altération du

(1) CAZENEUVE. Sur la stérilisation du lait. *Lyon médical*, 10 et 24 mars 1895.

(2) A. CHRISTIAENS. Contribution à l'étude du lait stérilisé. *L'Union pharmaceutique*, 15 août 1894.

(3) P. CAZENEUVE et HADDON. Sur les causes de la coloration et de la coagulation du lait par la chaleur. *C. R. de l'Académie des sciences*, 10 juin 1895. — BARDACH. Même sujet. *Apotheker Zeitung*, 1897, p. 858.

lactose, car le dosage de cette substance montre qu'elle n'a pas diminué après l'action de la chaleur ; il pense que cette coloration anormale et ce mauvais goût du lait surchauffé sont dus à une modification de la caséine.

Nous devons dire que le lait stérilisé que nous livre aujourd'hui le commerce ne présente pas d'ordinaire ces altérations, ou ne les présente qu'à un degré léger. Celles-ci s'observaient lorsqu'on stérilisait le lait par des températures très élevées, de 115° à 120°. On emploie maintenant des températures moins hautes, mais longtemps appliquées. Le chauffage à l'abri de l'air, le refroidissement rapide après stérilisation ont contribué aussi à diminuer ces altérations. Sur le point de savoir si les modifications du lait par la chaleur rendent ce liquide indigeste ou moins nourrissant, c'est à l'observation clinique et à l'expérimentation qu'il appartient de décider ; nous verrons que leur décision est absolument favorable au lait stérilisé.

II. — En tout cas, la stérilisation par *chauffage discontinu*, ou *tyndallisation*, permet de priver le lait de tous les germes en l'altérant au minimum. Ce procédé, bien connu dans les laboratoires, consiste à porter trois fois le lait vers 100°, une fois tous les jours pendant trois jours ; les spores résistent seules au premier chauffage ; elles se développent et donnent des microbes adultes qui sont détruits le lendemain ou le surlendemain, à la seconde ou à la troisième séance. L'opération est longue et assez coûteuse. Pourtant, elle est appliquée par une compagnie anglaise. En Suède, Dahl pratique cinq chauffages successifs à 70°, d'une demi-heure chacun ; on dit que le lait de Dahl se conserve plusieurs années, qu'il est frais et doux. Nous ignorons si la tyndallisation est appliquée dans une exploitation agricole française. Le chauffage discontinu avait déjà été préconisé empiriquement par Gay-Lussac ; il avait appris des ménagères qu'on peut empêcher le lait de se gâter en le faisant bouillir tous les jours.

III. — On a adressé certains reproches au lait stérilisé et il importe de les examiner de très près. Nous pouvons diviser ces objections en trois catégories.

En premier lieu, on reproche à la stérilisation de ne pas être toujours parfaite, de ne pas toujours empêcher le lait de se corrompre et par suite de ne pas donner de sécurité. Or le reproche n'est fondé que pour quelques bouteilles, mais non pour la majorité. D'une manière générale, le lait bien stérilisé se conserve sans altération microbienne (1). Prenez une bouteille de lait stérilisé de bonne marque, placez-la à l'étuve à 37°, température très favorable au développement des germes ; d'ordinaire, le lait ne se caille pas, et, ensemencé dans les milieux habituels, il se montre stérile. Ce n'est que très rarement qu'après le passage à l'étuve, on observe la coagulation et des ensemencements fertiles. Qu'il y ait parfois des bouteilles dont le lait est corrompu, on le conçoit aisément : la fermeture a pu être mal faite, avec un bouchon souillé ; il a pu y avoir contamination accidentelle dans les manipulations consécutives à l'action de la chaleur. Avec les progrès de la stérilisation, ces fautes deviennent exceptionnelles. D'ailleurs, il est facile d'éviter les inconvénients qui résultent de l'emploi d'une bouteille mal stérilisée ; on n'a qu'à s'imposer les deux conditions suivantes :

1° *Quand on se sert du lait stérilisé dans l'industrie pour l'allaitement artificiel, il faut toujours, après avoir débouché une bouteille, examiner si le lait n'est pas caillé, le sentir pour savoir s'il n'a pas une odeur désagréable, le goûter pour connaître s'il a une saveur aigre ou amère ; il faut être sûr, avant de le donner à l'enfant, qu'il n'est pas coagulé, qu'il n'a pas d'odeur, et qu'il a simplement le goût du lait cuit.*

2° *On évitera en grande partie les inconvénients qui pourraient résulter d'une faute commise dans la stérilisation de quelques bouteilles, en ne se servant que de lait stérilisé depuis peu de temps, depuis moins d'une semaine ; au cas où une bouteille aurait été mal stérilisée, son contenu a été néanmoins soumis à l'action d'une haute tempé-*

(1) A l'Institut Pasteur, on a conservé du lait stérilisé par l'illustre fondateur ; après quinze ans, ce lait n'était pas coagulé et les ensemencements ont montré qu'il était dépourvu de microbes.

rature et ne s'altérera qu'après un certain temps. Les accidents consécutifs à l'ingestion d'un lait gâté seront évités en grande partie, si on consomme le lait le plus tôt possible après l'action de la chaleur (1).

Dans le second ordre d'objections, on remarque que le lait parfaitement stérilisé ne se conserve pas indéfiniment avec ses caractères normaux; même sans altérations microbiennes, il subit à la longue des modifications qui portent surtout sur la matière grasse.

Dans le lait normal, les globules de beurre sont suspendus à l'état d'émulsion très fine ; après la stérilisation, cette émulsion persiste avec ces caractères pendant une semaine ; mais après ce temps (2), une partie de la graisse perd l'état d'émulsion, se sépare et surnage à la surface du lait sous forme de grosses gouttes qui, à la longue, s'agglutinent en beurre. Le chauffage au bain-marie vers 40° et l'agitation permettent au début de faire reprendre à la matière grasse, au moins à une grande partie, son état primitif d'émulsion. Mais au bout de deux ou trois semaines, cela n'est plus possible. Comme l'état de fine division des matières grasses rend le lait beaucoup plus facile à digérer, le lait stérilisé doit être employé dans la semaine qui suit l'action de la chaleur. Nous sommes ainsi conduit à une conclusion déjà formulée.

Quand on garde du lait stérilisé depuis plusieurs mois, il arrive parfois que la matière grasse finit par rancir et que le liquide prend une odeur désagréable et une saveur amère, un goût de suif, ce qu'on attribue à la mise en liberté des acides gras. Cette altération, résultat d'une oxydation lente, pourrait être évitée par le procédé de M. Cazeneuve ; elle ne se produirait pas, non plus, m'a dit le directeur d'une laiterie, dans l'obscurité. Et d'ailleurs, si on consomme du lait stérilisé depuis peu de temps, on n'aura pas à la redouter.

---

(1) A ce point de vue, il serait à désirer que chaque bouteille portât la date du jour où le lait a été trait et stérilisé. Mais la bonne volonté des industriels ne va pas encore jusque-là.

(2) RENK. La graisse dans le lait stérilisé. *Archiv f. Hyg.*, 1894, Bd XVII.

On sait que les phosphates du lait se précipitent sous l'influence du temps ; je me suis demandé ce que ces sels deviennent dans les laits stérilisés conservés. J'ai prié M. Sonnié-Moret, pharmacien de l'hôpital des Enfants-Malades, et M. Radais, interne en pharmacie, d'exécuter le dosage des phosphates en suspension ou en solution dans divers laits stérilisés et le dosage des phosphates qui sont contenus dans l'enduit muqueux du fond et des parois des bouteilles qui les renferment. Quand ces dosages sont pratiqués après agitation de la bouteille de manière à mélanger cet enduit au contenu, la teneur du lait stérilisé en acide phosphorique est à peu près normale. Si, au contraire, on siphonne le lait contenu dans une bouteille maintenue au repos, en laissant l'enduit muqueux sur les parois, on trouve des chiffres très variables : l'enduit muqueux renferme parfois la moitié, parfois seulement la trentième partie de l'acide phosphorique total du lait. J'en conclus *qu'avant de déboucher une bouteille de lait stérilisé, il sera toujours bon de l'agiter, de manière à mélanger autant que possible l'enduit des parois à la masse totale du lait.* D'ailleurs, comme il y a dans le lait de vache une proportion beaucoup plus considérable d'acide phosphorique que dans le lait de femme, il est permis de penser qu'ainsi il y en aura toujours en dissolution une quantité suffisante pour les besoins de l'ossification.

En résumé, aucune de ces objections n'est suffisante pour empêcher qu'on ne se serve du lait stérilisé dans l'allaitement artificiel. Si on choisit un lait de bonne marque, stérilisé depuis peu de temps, si on examine avec soin chaque bouteille débouchée, on peut le donner en toute confiance.

Pasteurisation. — En chauffant le lait à 75° ou 80°, on détruit les ferments lactiques et les microbes pathogènes du lait ; seuls les germes des ferments de la caséine résistent. On s'est donc dit : « Renonçons à détruire les ferments de la caséine ; après tout, si nous détruisons les autres bactéries et si nous ne conservons pas le lait trop longtemps, ils ne pourront pas altérer sérieusement le lait ; bien plus, M. Duclaux n'a-t-il pas montré qu'ils pouvaient faciliter la digestion de la caséine, servir d'auxiliaires aux ferments digestifs ? Chauffons donc le lait à 75° ou 80°. Nous le purifierons suffisamment et nous l'altérerons au minimum. » Voilà l'origine de la méthode. On lui a donné le nom de pasteurisation, parce qu'elle part du même principe que celle que M. Pasteur a conseillée avec tant de succès pour la conservation du vin et de la bière.

La pasteurisation exige des appareils compliqués. Il n'est pas facile de porter une grande masse de lait à 75° ou 80° et à l'y maintenir 20 à 30 minutes. De plus, on s'est aperçu que la pasteurisation était plus nuisible qu'utile si le lait chauffé n'était pas refroidi brusquement, parce que dans le refroidissement lent, le lait passe par des températures de 30° à 40° qui sont eugénésiques pour beaucoup des microbes non détruits. Cette nécessité du refroidissement brusque a compliqué les appareils. Le procédé le plus usité est le procédé dit de la plaque ; le lait passe sur une lame métallique ondulée que l'on chauffe àvec de l'eau chaude, que l'on refroidit ensuite avec de l'eau froide.

La pasteurisation du lait n'a pas donné les beaux résultats de la pasteurisation du vin. Le lait pasteurisé ne se conserve que peu de temps ; on n'est pas toujours sûr d'avoir détruit tous les ferments lactiques. Au point de vue de la purification, on ne peut donc lui accorder qu'une médiocre confiance. Quant à l'absence d'altérations du lait, c'est une chimère. M. Duclaux fait remarquer que le goût du lait cuit et les modifications des principes du lait par la chaleur commencent justement à se produire vers 75°. Dans une laiterie, il m'a été donné de goûter successivement du lait frais, du lait pasteurisé et du lait stérilisé ; le lait pasteurisé avait le goût de cuit, moins prononcé que celui du lait stérilisé, mais il l'avait. Ce lait pasteurisé ne peut rendre de services dans l'allaitement artificiel. Koplik a même cité des cas de gastro-entérite grave dus à son emploi (1).

Dans l'industrie laitière, on n'emploie plus la pasteurisation que pour obtenir une conservation temporaire et permettre au

____

(1) *Medical Record*, 19 février 1898.

lait de voyager quelques heures sans subir la fermentation lactique. A ce point de vue, il semble que la congélation soit supérieure à la pasteurisation.

Ébullition. — Le point d'ébullition du lait est un peu supérieur à celui de l'eau ; le lait bout à 101° environ. Lorsqu'on chauffe le lait à l'air libre, le liquide commence à « monter » ou à « s'enlever » bien avant d'entrer en ébullition, à 75° (Comby), à 85° (Gautrelet) : Le lait monte donc avant de bouillir et les ménagères savent que pour obtenir l'ébullition véritable, il faut briser la croûte de caséine solidifiée (frangipane) qui recouvre le liquide et laisser le lait sur le feu jusqu'à l'apparition de gros bouillons. Mais si toutes les ménagères connaissent ce fait, beaucoup, lorsqu'on leur dit de faire bouillir le lait, se contentent de le laisser « enlever ». C'est là une source d'erreurs et de dangers que le médecin doit bien connaître (1).

Le lait porté à l'ébullition pendant 3 ou 4 minutes, est sûrement privé des ferments lactiques et des microbes pathogènes. Mais les spores des ferments de la caséine n'étant pas détruits, il n'est pas susceptible de se conserver longtemps. Quant aux modifications que l'ébullition fait subir aux principes du lait, ce sont d'abord les mêmes que nous avons indiquées en parlant de la stérilisation ; et nous avons vu qu'aucune ne constituait un vice rédhibitoire. En outre, on a accusé l'ébullition de diminuer la richesse en caséine ; la pellicule blanchâtre qui se forme à la surface du lait et qui s'attache aux parois du vase (frangipane) est en effet de la caséine ; les ménagères l'enlèvent à la cuiller au fur et à mesure qu'elle se forme, pour favoriser l'ébullition. Mais ce n'est pas là une objection valable ; loin d'être un mal, cette perte d'une partie de la caséine est un bien ; car, je

---

(1) On pourrait employer avantageusement un appareil spécial, dit *bouille-lait*, que l'on trouve dans le commerce, et qui est destiné à empêcher le lait de « se sauver », suivant la locution adoptée. Il a la forme de la partie supérieure d'une bouteille qui aurait été cassée irrégulièrement, afin d'éviter qu'une fois placé dans le récipient sur sa base, l'ébullition le soulève et le renverse. Dès que le lait monte, il s'échappe par le goulot, et retombe en cascade dans le récipient. Il est donc facile d'obtenir ainsi une ébullition prolongée et par conséquent efficace.

le dirai plus loin, un des grands inconvénients du lait de vache dans l'alimentation des jeunes enfants, c'est sa richesse en caséine. On a dit aussi que la perte d'une certaine quantité d'eau entraînait une augmentation de la densité et une concentration plus grande du liquide au point de vue des matières grasses et du sucre de lait. En fait, les analyses de M. Duclaux et celles de M. Crolas (1) montrent qu'il n'y a entre la composition du lait cru et du lait bouilli que des différences insignifiantes.

Lorsqu'on fait bouillir le lait immédiatement après la traite et qu'on le consomme dans la journée, on peut considérer l'ébullition comme un excellent procédé de purification. A la campagne ou au voisinage d'une laiterie bien tenue, on peut mettre le lait sur le feu presque aussitôt après la traite, et on obtient de très bons résultats (2). Mais soumettre le lait à l'action de la chaleur, 10, 15, 20 heures après la traite, comme cela se fait souvent dans les grandes villes, c'est une pratique détestable, surtout pendant l'été; là gît la source de beaucoup de gastro-entérites ; je vais revenir sur ce point capital.

CHAUFFAGE AU BAIN-MARIE A 100°. — En raison des reproches adressés à la stérilisation, à la pasteurisation et à l'ébullition, on a enfin proposé le chauffage du lait au bain-marie à 100° pendant une durée assez longue, procédé d'une application simple, qui avait donné, il y a déjà longtemps, d'excellents résultats à Appert (3) pour la conservation du lait concentré.

Deux types d'appareils ont été proposés pour réaliser le chauffage au bain-marie. Nous prendrons pour exemple des premiers la marmite d'Escherich, pour exemple des seconds l'appareil de Soxhlet.

(1) CROLAS. Lait cru ou lait bouilli. *Soc. des Sciences méd. de Lyon*, 1893.

(2) M. le Dr H. Drouet a plaidé avec de bonnes raisons la cause du lait bouilli dans les ouvrages suivants : *De la valeur et des effets du lait cru dans l'allaitement artificiel*. Paris, 1892, Soc. d'édit. scient.; — *De l'alimentation artificielle des jeunes enfants*. Paris, 1892, G. Steinheil. ; — De la valeur comparée du lait bouilli et du lait stérilisé dans l'allaitement artificiel. *Journ. de clin. et de thér. infantiles*, 1894.

(3) APPERT (Charles-Nicolas). *Art de conserver toutes les substances animales et végétales*. Paris, 1810.

M. Escherich (1) emploie un récipient en porcelaine d'une capacité de plusieurs litres, muni à sa partie inférieure d'une prise à robinet, et à sa partie supérieure d'une tubulure qui permet l'issue des vapeurs pendant le chauffage et l'entrée de l'air à travers de l'ouate pendant les prises de lait. Ce récipient est rempli de lait au deux tiers et placé dans un bain d'eau; celle-ci est portée à l'ébullition et y est maintenue pendant une demi-heure. L'opération terminée, on retire le lait, au fur et à mesure des besoins, par le robinet de la partie inférieure; à chaque prise, l'air rentre par le tube supérieur, filtre sur la ouate qui ne permet pas l'entrée de micro-organismes. M. Soxhlet adresse à l'appareil d'Escherich un certain nombre de reproches : par exemple, la ouate n'est pas stérile et elle est souvent mouillée par le lait au moment de la montée.

M. Soxhlet a proposé un système très ingénieux (2), qui, tout de suite perfectionné de diverses manières, est devenu en France d'un usage courant, grâce aux travaux de M. Budin et de ses élèves (3).

L'appareil primitif de Soxhlet a subi des modifications qui l'ont rendu plus simple, mais qui n'en altèrent pas le principe (appareil de Egli-Sinclair, de Gentile, de Budin, de Vinay, de Rodet, de G. Guidi, etc.). Le procédé se résume en ceci : 1° on se sert de petites bouteilles à goulot évasé et soigneusement rodé qui contiennent la quantité de lait nécessaire pour une tétée ; 2° chacune de ces bouteilles, mise au bain-marie, se bouche automatiquement lorsqu'on la laisse refroidir et reste fermée jusqu'au moment où on doit l'utiliser.

Prenons comme exemple l'appareil de Soxhlet modifié par Gentile qui est un des plus simples. Il se compose d'un bain-marie

(1) *Berl. klin. Woch.*, 1890, et *Münch. med. Woch.*, 1891.
(2) Soxhlet. *Münch. med. Woch.*, nᵒˢ 15 et 16, 1886.
(3) Budin et Chavane. De l'emploi pour les nourrissons du lait stérilisé à 100° au bain-marie. *Bull. de l'Acad. de médecine*, 19 juillet 1892, 25 juillet 1893, 17 juillet 1895. — Chavane. *Du lait stérilisé, son emploi dans l'alimentation des nouveau-nés.* Thèse de Paris, 1893. — Budin. Lait stérilisé et allaitement. *Revue générale des sciences pures et appliquées*, 15 novembre et 15 décembre 1893.

en métal étamé avec un porte-bouteilles (fig. 15), de flacons gradués (fig. 16) et d'obturateurs automatiques (fig. 17, 18, 19). Le porte-bouteilles renferme des places en nombre variable (5, 10, 25); les plus usités sont ceux qui renferment 10 flacons. L'obturateur automatique est en caoutchouc rouge: c'est un petit disque muni sur sa face inférieure d'un appendice en forme de pyramide quadrangulaire, ce qui donne à la pièce la forme d'un clou. Cet appendice entre dans le goulot du flacon sans frottement.

Pour se servir de l'appareil, on verse dans chaque bouteille la

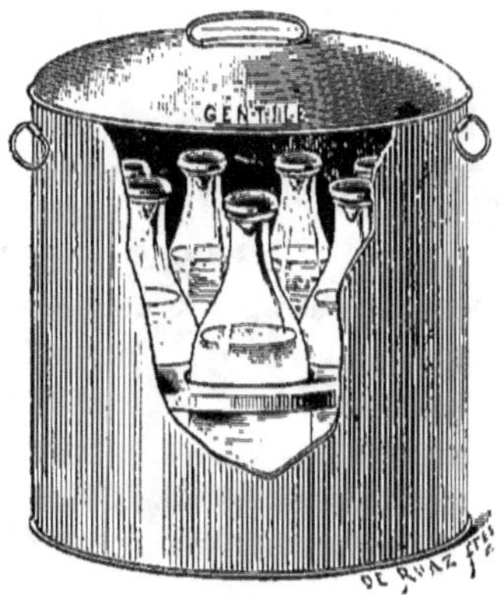

FIG. 15.

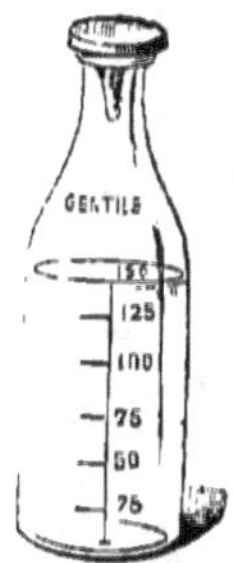

FIG. 16.

quantité de lait pur ou de lait coupé nécessaire à une tétée; on place ensuite un obturateur sur le goulot. Tous les flacons ainsi préparés sont mis dans le porte-bouteilles, puis dans la marmite qui contient de l'eau froide. Le niveau de l'eau doit affleurer à peu près celui du lait dans les flacons. La marmite est alors garnie de son couvercle et portée sur un fourneau. La température de l'eau du bain-marie s'élève jusqu'à l'ébullition, qu'on maintient pendant quarante minutes. Pendant l'ébullition, des gaz s'échappent de chaque flacon en soulevant l'obturateur; mais celui-ci ne tombe pas, car il est maintenu dans le goulot par la petite pyramide de sa face inférieure. Après 40 minutes d'ébullition, on enlève le couvercle, on sort doucement le porte-bou-

teilles de l'eau bouillante, en ayant soin de ne pas toucher aux
obturateurs, et on laisse refroidir lentement. On voit alors, dès
que la température s'abaisse, les obturateurs s'appliquer forte-

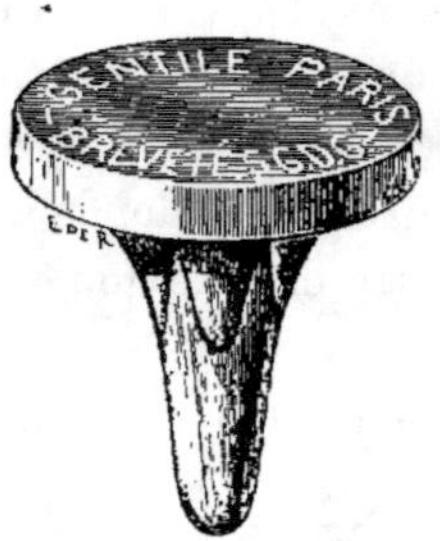

FIG. 17.

ment sur les goulots des petites bouteilles et se déprimer à leur
centre (fig. 19). La fermeture est hermétique ; elle résulte,
ainsi que la dépression, du vide produit par la condensation de

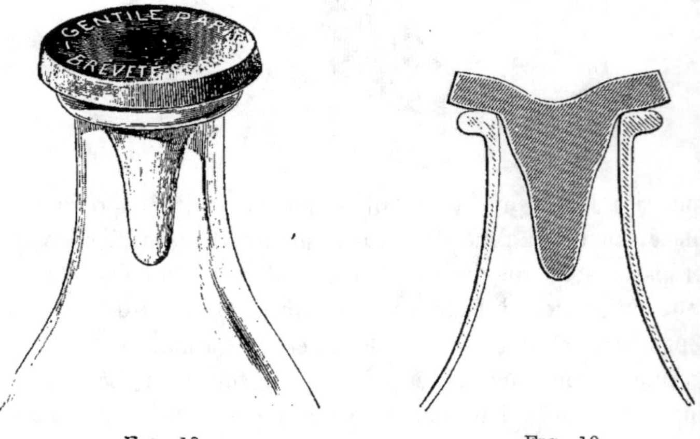

FIG. 18.　　　　　　　　　　　　　FIG. 19.

la vapeur du lait qui, pendant le chauffage, a chassé l'air contenu dans la partie supérieure des flacons. Lorsque la dépression s'est produite, les bouteilles sont retirées et mises au frais

dans une armoire ou un garde-manger. « L'examen des flacons,
dit M. Budin, permet d'avoir des preuves que le vide existe et
que la stérilisation par conséquent a été faite. Ces preuves sont :
1° l'adhérence du disque sur le goulot de la bouteille ; 2° la dépression centrale de l'obturateur ; 3° l'expérience du marteau d'eau.
Pour faire cette dernière, on renverse la bouteille qu'on doit
tenir dans la main gauche, pendant qu'avec le bord cubital de
la main droite on frappe d'un coup brusque sur le fond ; le liquide
se déplace en masse et vient heurter la paroi en produisant un
claquement sec. »

Lorsqu'on veut donner à téter, on prend une bouteille et on
la plonge dans l'eau chaude pour faire tiédir le lait ; puis, on
soulève le bord de l'obturateur et l'air pénètre en sifflant ; on
goûte alors le lait pour apprécier sa saveur et sa température ;
on applique une tétine sur le goulot de la bouteille et le biberon
est tout prêt pour la tétée.

Pour apprécier la valeur du chauffage au bain-marie à 100°,
il faut distinguer deux choses : 1° le résultat de ce chauffage ;
2° les avantages du procédé spécial de Soxhlet.

Le chauffage au bain-marie à 100° pendant quarante minutes
est-il supérieur à la stérilisation et à l'ébullition ? Examinons la
question quant à la destruction des microbes et quant aux modifications des qualités physico-chimiques du lait.

Tandis que la stérilisation détruit tous les germes du lait, le
chauffage à 100°, comme l'ébullition, en laisse subsister un
certain nombre ; il ne détruit pas les spores des ferments de la
caséine. Quelle est en effet la température du lait dans les flacons
placés au bain-marie dans l'eau bouillante, c'est-à-dire à 100° ?
On a affirmé qu'elle ne montait pas au-dessus de 80°. M. Chavane
répond qu'elle arrive aux environs de 100°. J'ai voulu m'éclairer
sur ce point ; j'ai placé un thermomètre gradué à 200° dans les
flacons à diverses phases de l'ébullition ; après un quart d'heure
le lait est à 90°-92° ; après une demi-heure à 95°-96° ; mais je ne
l'ai pas vu dépasser ce dernier chiffre. Les ferments de la caséine
ne peuvent donc être détruits. Il est vrai que les résultats sont
variables suivant la durée du chauffage ; d'après Feer, si celui-

ci dure quinze minutes, on trouve après vingt-quatre heures plusieurs centaines des microbes ; s'il dure trente minutes, quelques dizaines ; s'il dure quarante-cinq minutes, on a parfois des ensemencements stériles. M. Rodet a obtenu des résultats semblables.

Mais, M. Escherich et M. Rodet lui-même l'ont remarqué, l'analyse bactériologique par la méthode usuelle ne nous renseigne qu'imparfaitement à ce sujet. Si on ensemence le lait peu après l'action de la chaleur, les germes peuvent être assez rares ou assez affaiblis pour qu'on ne parvienne pas à les cultiver sur les milieux ordinaires. Pour avoir des notions nettes, il faut porter à l'étuve à 37°, l'échantillon de lait tout entier et l'y laisser plusieurs jours. On voit s'il se modifie, s'il se coagule, et on l'ensemence au bout d'un certain temps.

J'ai fait plusieurs fois cette expérience avec du lait traité par l'appareil de Soxhlet. En voici les résultats.

1° Lorsque le chauffage a été fait suivant les règles ordinaires, pendant quarante minutes, *avec des flacons bien lavés, à l'eau bouillie chaude et des obturateurs bouillis*, le lait mis à l'étuve se coagule presque toujours (9 fois sur 10) après un nombre de jours qui varie de 5 à 20. L'ensemencement du lait fait au moment de la coagulation, décèle d'ordinaire le *bacillus mesentericus vulgatus* et le *bacillus subtilis*. A ce moment, le lait a souvent une odeur fétide et presque toujours une saveur amère que Hueppe a attribuée à la transformation d'une partie de la caséine en peptone.

2° Quand le chauffage a été fait, sans que les obturateurs de caoutchouc aient été bouillis, après les avoir simplement lavés, ainsi que les flacons, avec de l'eau du robinet du laboratoire, le lait, mis à l'étuve, a donné dans *le quart des flacons*, après cinq ou six jours, une fermentation lactique très nette (coagulation, réaction très acide, culture de *bacterium coli*). Je laisse pour le moment ce dernier résultat de côté ; je m'en servirai dans un instant.

En somme, le chauffage du lait au bain-marie à 100°, fait dans les meilleures conditions, ne permet pas au lait de se conserver plus de cinq ou six jours. Aussi doit-on consommer le lait soumis à ce procédé de purification dans les vingt-quatre heures. Mais alors, au point de vue microbiologique, il ne présente aucun avantage sur le lait bouilli, et il est inférieur au lait stérilisé (1).

On a avancé que le chauffage au bain-marie à 100° modifie beaucoup plus faiblement que la stérilisation les qualités physico-chimiques du lait. En fait, le lait chauffé au bain-marie à 100° pendant quarante minutes présente les modifications que tout chauffage au-dessus de 80° fait subir au lait ; souvent il a une teinte brune ; il a le goût du lait cuit, voire même une saveur aromatique qu'on ne perçoit pas dans les laits soumis à d'autres procédés de chauffage : si on le conserve, la graisse finit par perdre son état d'émulsion. A la vérité, ces modifications sont à peine moins prononcées que dans le lait stérilisé avec les appareils perfectionnés d'aujourd'hui.

On a dit aussi que le lait chauffé au bain-marie n'avait pas les inconvénients du lait bouilli ; ayant une faible surface de contact avec l'air, n'étant pas porté à sa température d'ébullition (un peu supérieure à 100°, on le sait), la pellicule solide qui se forme à sa surface, la perte des gaz, la concentration du liquide seraient beaucoup moindres. Mais nous avons vu que ces objections adressées au lait bouilli étaient surtout théoriques.

Ce qui a fait le succès du chauffage du lait au bain-marie à 100°, ce n'est pas la supériorité de ce procédé quant à la destruction des microbes et quant au peu de modifications des qualités du lait, c'est l'emploi de l'appareil de Soxhlet et de ses dérivés.

Les avantages du procédé de Soxhlet sont évidents : le lait est fractionné par quantités nécessaires pour chaque tétée, le bou-

(1) Il est vrai que l'appareil de Soxhlet permet d'obtenir une stérilisation absolue au moyen du chauffage discontinu ou tyndallisation. En chauffant au bain-marie à 100°, pendant trois jours consécutifs et pendant une demiheure chaque jour, j'ai obtenu du lait tout à fait stérile. En pratique, la tyndallisation est superflue. Elle pourrait rendre des services seulement dans le cas où on voudrait emporter du lait en voyage

chage est automatique ; la bouteille qui doit servir de biberon est elle-même, en même temps que le lait, soumise à l'action de la chaleur (1). Toutefois, il n'est pas sans inconvénients. Ainsi, l'obturateur de caoutchouc donne très souvent au lait une odeur d'hydrogène sulfuré très forte et une saveur désagréable. Il est vrai qu'on peut supprimer ce défaut en faisant bouillir les bouchons à plusieurs reprises.

En résumé, si on fait consommer le lait chauffé au bain-marie à 100° dans les vingt-quatre heures, le nombre des germes est absolument négligeable ; mais si on le conserve, on n'aura aucune sécurité, car les microbes qui ont échappé à la destruction par la chaleur auront le temps de se multiplier et d'altérer le liquide. Si on pratique le chauffage au bain-marie sans commettre aucune faute, le lait peut sans doute se conserver quelques jours. Mais M. Carstens a bien montré combien les erreurs sont faciles (2) ; et moi-même, dans les expériences que je citais plus haut, je crois l'avoir fait voir clairement (3).

Il me reste à insister sur une faute grave qui peut être commise dans l'emploi du procédé de Soxhlet et de l'ébullition.

(1) Comme l'ont remarqué M. LÉDÉ à l'*Académie de médecine*, 1893, et M. LARDIER dans le *Bulletin médical des Vosges*, 1898, à la campagne, on peut, en cas de besoin, improviser un appareil de Soxhlet avec de petits flacons de pharmacie qu'on bouche à la ouate et qu'on met au bain-marie dans une casserole.

(2) CARSTENS. Les erreurs qu'on commet dans l'alimentation du nourrisson avec du lait stérilisé. *Jahrb. f. Kinderheilkunde*, 1896, Bd 86, p. 144. Analysé in *Revue mensuelle des maladies de l'Enfance*, 1893, p. 465.

(3) M. Legay (de Lille) a imaginé un procédé de chauffage au bain-marie différent de celui d'Escherich et de celui de Soxhlet. Le lait est introduit dans une bouteille que l'on peut fermer hermétiquement à l'aide du système dit « baïonnette », semblable à celui qui sert aujourd'hui pour boucher les bouteilles de bière. Le lait doit affleurer à un certain niveau. La bouteille étant bien fermée, on la met au bain-marie ; le lait monte sous pression ; quand il a atteint au trait du goulot qui porte 85°, c'est que la température du lait est à 85° ; sa température sera de 106° lorsque son niveau affleurera au trait supérieur qui porte 106°, mais pour atteindre ce dernier degré, il faut un bain-marie dans une solution saline (400 gr. de sel par litre d'eau). Le but que s'est proposé M. Legay, c'est de faire le chauffage sous pression de manière à éviter l'évaporation, la déperdition du gaz et la concentration du liquide. Nous ne pouvons rien dire de cet appareil, ne l'ayant pas employé.

Le lait doit être soumis à l'action de la chaleur le plus tôt possible après la traite, depuis moins de six ou huit heures pendant l'hiver, depuis moins de deux ou trois heures pendant l'été. Plus l'intervalle entre la traite et la stérilisation sera raccourci, mieux cela vaudra, car le lait est, de tous les liquides organiques, celui qui s'altère le plus vite. La violation de cette règle peut avoir des conséquences funestes, que j'ai signalées dans mes leçons de 1895 et dans une note à la Société médicale des hôpitaux (24 juillet 1896). Voici quelques exemples bien propres à le montrer.

Le lait est apporté tous les jours à l'hôpital des Enfants-Malades, vers six heures du matin; on le fait bouillir immédiatement. En 1893, à ma demande, la portion destinée à la clinique et à la crèche ne fut pas bouillie, mais fut apportée directement dans les salles et soumise aussitôt à la stérilisation par le procédé de Soxhlet. Je ne fus pas très satisfait des résultats; je continuai tout de même, pensant que cela ne tenait ni à la qualité du lait, qui était bonne, ni au mode de stérilisation, d'ailleurs exécutée avec soin, ni à l'absence de coupage (à cette époque, je donnais du lait pur), mais pensant que cela dépendait de l'état maladif des nourrissons. Au mois de septembre 1894, pendant de très fortes chaleurs, il se produisit dans les salles une épidémie de diarrhée; les cas se montrèrent presque tous en quarante-huit heures et frappèrent tous les enfants qui avaient pris du lait stérilisé. Quelques-uns eurent du choléra infantile et plusieurs en moururent. J'appris que, le matin du premier jour, le lait, après chauffage, s'était coagulé, preuve que la fermentation lactique était déjà fort avancée. La surveillante avait eu le tort de n'en rien dire et de distribuer le lait altéré, parce que tout le lait de l'hôpital était également « tourné », et sous prétexte qu'elle n'aurait su quelle nourriture donner aux enfants. J'ai su ensuite que le lait apporté le matin à l'hôpital était trait la veille vers cinq heures de l'après-midi. On le stérilisait donc treize ou quatorze heures après la traite; pendant l'hiver, cet intervalle ne suffisait pas pour qu'il se produisît une corruption appréciable; mais, pendant les fortes chaleurs, cet espace de temps était plus que suffisant pour que, au moment du chauffage, la corruption fût très avancée et rendît toute stérilisation inutile. Après avoir observé ces faits, j'en suis revenu au lait industriellement stérilisé, lequel est soumis à l'action de la chaleur aussitôt après la traite; j'ai obtenu des résultats plus satisfaisants et je n'ai plus constaté de désastre pareil à celui que je viens de raconter.

Au mois de juillet 1896, par des temps très chauds et très orageux, je fus appelé à voir en ville un assez grand nombre de nourrissons atteints de diarrhées toxi-infectieuses, fébriles, apyrétiques ou algides, mais toutes très graves. Dans quelques cas, il y avait eu plusieurs violations des règles de l'allaitement, et il était difficile de savoir celle qu'il fallait accuser d'avoir produit la diarrhée. Au contraire, dans quelques autres, les enfants étaient alimentés très régulièrement avec du lait stérilisé dans le ménage, à l'aide des appareils de Soxhlet ou de Gentile; la stérilisation était effectuée par la mère, qui y apportait le plus grand soin; on s'étonnait donc de l'apparition d'une diarrhée grave. Pourtant une faute avait été commise; car, voici ce que m'apprit une enquête que je pus mener à bien dans 3 cas. Le lait était acheté le matin, entre 7 heures et 8 heures, à une crémerie voisine; il était payé plus cher que le lait ordinaire, le crémier garantissant sa fraîcheur et sa bonne qualité; aussitôt acheté, il était soumis à l'action de la chaleur. Ce lait était arrivé chez le crémier vers 6 heures du matin, venant d'une grande gare de Paris. Il avait voyagé la nuit, il fut possible d'apprendre qu'il avait été recueilli la veille, vers 4 heures de l'après-midi. *Seize heures* s'étaient donc écoulées entre la traite et le chauffage : c'est beaucoup plus qu'il n'en faut pendant l'été et par les temps orageux, pour que le lait ait le temps de s'altérer. Après ce délai, on a beau le soumettre à l'action de la chaleur : on détruit les ferments, on ne détruit pas les produits de la fermentation, et on fait prendre au nourrisson un lait déjà corrompu.

L'observation de ces faits m'a donc conduit à penser que si, entre le moment de la traite et celui de la stérilisation, l'intervalle est trop grand, les microbes du lait pullulent, surtout pendant l'été, et peuvent parfois élaborer des toxines que la chaleur ne détruit pas ; là gît sans doute la cause de certaines diarrhées graves d'été. Durant l'hiver, la fermentation marchant beaucoup moins rapidement que pendant l'été, il est probable que le lait stérilisé tardivement est beaucoup moins nuisible et n'est pas la cause d'accidents aigus graves ; mais n'est-il pas probable qu'il peut être l'origine de gastro-entérites aiguës légères ou de gastro-entérites chroniques ?

Nous devons donc faire tous nos efforts pour que la stérilisation ait lieu le plus tôt possible après la traite.

Choix d'un procédé de stérilisation. — Il faut maintenant tirer une conclusion pratique de notre étude. De tout ce qui précède, il résulte que tous les procédés de purification par la chaleur sont bons à deux conditions : la première, que le lait soit soumis à l'action de la chaleur presque tout de suite après la traite ; la seconde, que le lait soit consommé aussitôt que possible après l'action de la chaleur.

On voit par suite que le choix d'un mode d'action de la chaleur doit varier avec les circonstances. Êtes-vous dans le voisinage d'une source de lait qui vous offre toutes les garanties désirables, et pouvez-vous soumettre le liquide à l'action de la chaleur quelques instants après la traite ? Usez alors de la méthode de Soxhlet, ou employez l'ébullition qui est presque aussi bonne, si vous assurez la parfaite propreté des vases, des biberons et des tétines ; dans les deux cas, que le lait soit consommé dans les vingt-quatre heures.

Mais êtes-vous éloigné de la source du lait et ne pouvez-vous soumettre le liquide à l'action de la chaleur que plusieurs heures après la traite, repoussez la méthode de Soxhlet, repoussez l'ébullition. Alors, la seule ressource possible, c'est le lait stérilisé dans l'industrie. Ce lait, soumis au surchauffage aussitôt après la traite, se conserve bien pendant plusieurs jours.

Expériences sur la digestibilité et la valeur nutritive du lait stérilisé. — Pour déterminer la valeur du lait stérilisé, on a fait de nombreuses expériences de laboratoire : d'abord des digestions artificielles, ensuite des analyses comparatives du

lait ingéré et des *excreta*, des urines et des fèces. Ces expériences ne fournissent que des inductions approximatives et
sont passibles de critiques ; bien qu'elles soient généralement
en faveur de la stérilisation, il ne faut en accepter les résultats
qu'avec réserves.

Les essais de digestion artificielle semblent montrer que les
modifications de la caséine sous l'influence de la chaleur sont
favorables à la digestion. Le premier acte de la digestion du
lait dans l'estomac est la coagulation de la caséine sous
l'influence de la présure. Celle-ci pouvant être recueillie dans
l'estomac des animaux, on peut facilement étudier *in vitro* son
action sur le lait. On constate ainsi que la présure coagule la
caséine d'une manière différente suivant la nature du lait mis
en expérience. Avec le lait de femme, on a un coagulum à
flocons très fins, très grenus, très divisés ; avec le lait de vache
cru, on a un coagulum à grosses masses, peu floconneux, peu
granuleux, peu divisé ; avec le lait de vache bouilli ou soumis
au bain-marie à 100°, le coagulum se rapproche de celui du
lait de femme ; pour le lait stérilisé à des températures supérieures à 100°, des affirmations contraires se sont produites ;
M. Gautrelet affirme qu'on obtient un coagulum encore plus
compact, encore moins divisé qu'avec le lait de vache cru (1) ;
par contre, M. Comby a constaté que le coagulum du lait stérilisé ne diffère pas de celui du lait bouilli. Les recherches
que j'ai faites avec M. Apert, m'ont montré que par la présure,
le lait stérilisé se coagule comme le lait bouilli, c'est-à-dire en
flocons beaucoup plus fins que le lait de vache cru. D'autre
part, en examinant les caillots de lait vomis par les nourrissons, il est facile de s'assurer qu'il n'y a guère de différence
entre les caillots du lait stérilisé, ou bouilli, ou chauffé au
bain-marie à 100°. D'ailleurs, M. Gautrelet a bien voulu me
dire que dans ses recherches, il avait coagulé la caséine des
divers laits par les acides et non par la présure, ce qui ex-

(1) GAUTRELET. Influence de la température sur l'état de divisibilité de
la caséine dans le lait de vache. *Société médico-chirurgicale de Paris*,
25 mars 1895.

plique sans doute en partie la différence de nos résultats (1).
. A tort ou à raison, on a attaché une réelle importance aux
caractères du caillot au point de vue de la digestibilité. Lorsque
le lait a été coagulé dans l'estomac par la présure, les composés chloro-peptiques du suc gastrique, puis le suc pancréatique,
liquéfient et peptonisent le coagulum ; on suppose que cette
seconde action sera d'autant plus parfaite et d'autant plus
rapide que le coagulum se sera fait à plus petits flocons ; mais
c'est une supposition ; rien ne prouve que les qualités du caillot
aient, pour sa bonne digestion, cette importance primordiale ;
un caillot gros et compact, étant brassé par l'estomac en mouvement, se désagrège et se liquéfie peut-être avec autant de
facilité que le caillot à fins flocons ; les digestions *in vitro* ne
prouvent pas grand'chose à cet égard : car elles ne reproduisent pas l'élément mécanique de la digestion stomacale.
Quoi qu'il en soit, il est probable que les modifications du mode
de coagulation dues à l'influence des hautes températures sont
plutôt favorables que défavorables à la digestion.

M. Ch. Michel (2) a fait des expériences très variées de digestion artificielle du lait cru et du lait stérilisé (soit par surchauffage, soit par la méthode de Soxhlet) : digestions par la pepsine seule en milieu chlorhydrique, par la pancréatine seule en
milieu neutre ; digestions du caillot obtenu avec la présure, par
la pepsine chlorhydrique ou par la pancréatine seule ; enfin
digestions complexes dans lesquelles interviennent successivement : la présure, la pepsine, la pancréatine. De ces expériences, M. Ch. Michel conclut que la stérilisation ne diminue
pas la digestibilité des matières albuminoïdes du lait, mais
qu'elle semble, au contraire, l'augmenter.

On peut adresser à ces recherches la même objection qu'aux

---

(1) Sur les causes probables de ces modifications dans le mode de coagulation de la caséine, voyez : SOXHLET. La chimie dans l'alimentation de la
petite enfance. *Rev. gén. des sciences*, 1894, p. 713.

(2) CH. MICHEL. Digestion artificielle du lait. *L'Obstétrique*, 15 janvier
1896, nᵒ p. 25. — DU MÊME. *Sur quelques applications de la digestion
artificielle du lait*. Thèse de Paris, 1896, nᵒ 366.

précédentes : les digestions *in vitro* ne reproduisent sans doute que très imparfaitement ce qui se passe dans l'organisme vivant.

Pour comparer la valeur alimentaire du lait cru à celle du lait bouilli ou du lait stérilisé, il faudrait nourrir pendant le même temps, des nourrissons sains, de même âge et de même poids, avec des quantités équivalentes de chacun de ces laits et établir le bilan de la nutrition de chacun. On saisira les difficultés d'application de cette méthode en relisant l'étude que nous avons consacrée à la nutrition du nourrisson. Jusqu'ici nous n'avons que des essais incomplets et peu probants. Les recherches de Raudnitz (1) sur de jeunes chiens, celles de Bendix (2) et Lange (3) sur des enfants, ont eu pour objet la mesure des *entrées* et des *sorties* des divers principes alimentaires ; elles ont montré que les gains de l'organisme en expérience sont à peu près les mêmes, qu'il s'agisse de lait cru, de lait pasteurisé, ou de lait stérilisé, sans qu'on puisse attribuer une supériorité à l'un d'eux. M. Duclaux (4) a fait une critique très serrée de ces travaux et a montré l'incertitude de leurs conclusions.

Mieux vaut encore faire simplement comme M. Rodet (de Lyon) qui a nourri des jeunes chiens de la même portée les uns avec du lait cru, les autres avec du lait bouilli et s'est borné à les peser ; ainsi il a vu que le lait bouilli est supérieur au lait

(1) Ueber die Verdaulichkeit gekochter Milch. *Zeitsch. f. phys. Chemie*, t. XXIV, p. 1, 1890.

(2) *Jahrbuch f. Kinderheilk.*, t. XXXVIII, p. 393, 1894.

Voici les conclusions du travail de M. Bendix :

1º Un enfant bien portant assimile aussi bien les substances azotées et les graisses du lait stérilisé que celles du lait non stérilisé. 2º Il en est de même des enfants dyspeptiques, et s'ils assimilent le lait moins bien que les enfants sains, il n'existe sous ce rapport aucune différence entre l'assimilation du lait stérilisé et celle du lait non stérilisé. 3º La stérilisation ne modifie que fort peu l'odeur et le goût du lait. Si les enfants font quelquefois des difficultés pour prendre le lait stérilisé, ils n'y pensent plus au bout de quelques jours et le prennent aussi bien que le lait non stérilisé. 4º Le lait stérilisé ne provoque pas de troubles du tube digestif ; au contraire, son emploi est suivi d'une amélioration de l'appétit et de l'état général.

(3) *Jahrb. f. Kinderheilk.*, t. XXXIX, p. 216, 1895.

(4) *Ann. de l'Institut Pasteur*, 1895, p. 852.

cru (1). Mais ici, nous rentrons dans le domaine de la clinique qui n'a pu attendre les expériences de laboratoire pour être édifiée sur la valeur du lait stérilisé.

RÉSULTATS CLINIQUES DE L'EMPLOI DU LAIT STÉRILISÉ DANS L'ALLAITEMENT ARTIFICIEL. — Si on se place sur le terrain de l'observation clinique, les bons résultats de la purification du lait par la chaleur, opérée d'une manière méthodique, à la lumière des doctrines de Pasteur, ne sont plus contestés, je crois, par personne. Il n'y a plus guère de voix pour soutenir la supériorité du lait cru sur le lait chauffé dans de bonnes conditions. En fait, depuis quelques années la mortalité infantile, quoique très élevée encore, a certainement diminué. Il faut sans doute faire une grande part à l'emploi des laits purifiés par la chaleur dans cette diminution. Mais la statistique est absolument incapable de nous renseigner exactement là-dessus. Les statistiques globales ne tiennent aucun compte des éléments multiples qui entrent en jeu lorsqu'il s'agit d'apprécier le résultat d'un allaitement artificiel. On doit répéter ici : *non numerandæ, sed ponderandæ observationes.* Il faut d'abord séparer avec le plus grand soin les cas où le lait stérilisé est administré à des enfants sains et ceux où on le donne à des enfants déjà atteints de troubles digestifs plus ou moins graves. Cette séparation faite, une série de cas bien observés, bien suivis par des médecins préoccupés de la question et n'ignorant rien de ce que nous savons sur les troubles digestifs du nourrisson, vaut beaucoup mieux pour juger le litige que toutes les statistiques du monde. En France, nous avons les témoignages de M. Comby (2), de M. Pinard, de M. Vinay (3), de M. Budin; à l'étranger, ceux d'Escherich, de Heubner, d'Epstein, pour ne citer que les plus anciens.

Pour moi, une observation de six années en ville et à l'hôpital, m'a conduit aux conclusions suivantes. Avec les laits purifiés par la chaleur suivant une bonne méthode, les incidents de

(1) *Société de biologie*, 30 mai 1896.
(2) COMBY. Le lait stérilisé. *Soc. méd. des hôp.*, 10 octobre 1890.
(3) VINAY. Le lait stérilisé. Sa valeur alimentaire. *Lyon médical*, 1891.

l'allaitement sont très réduits : les augmentations de poids sont beaucoup plus régulières ; le nombre des gastro-entérites diminue, surtout le nombre des gastro-entérites graves.

Deux médecins, qui sont pourtant partisans du lait stérilisé, M. Barlow et M. Heubner, se sont demandé si l'emploi de cet aliment n'était pas la cause de la maladie désignée sous le nom de *scorbut infantile, scorbut des rachitiques, maladie de Barlow*. Il est vrai que M. Heubner ne soupçonne que le lait stérilisé à des températures supérieures à 115° et M. Barlow que le lait stérilisé conservé trop longtemps. En France, un très grand nombre de nourrissons sont élevés maintenant au lait stérilisé et la maladie de Barlow est fort rare ; dans les quelques cas qu'il m'a été donné de voir et de suivre (1), il ne s'agissait pas toujours d'enfants alimentés avec du lait stérilisé et lorsque celui-ci avait servi de nourriture, il y avait eu suralimentation manifeste ; il importe en effet de remarquer qu'avec le lait stérilisé, les parents ou la nourrice sont souvent conduits à suralimenter l'enfant, parce qu'ils sont frappés des bons résultats obtenus. D'ailleurs, M. Fruitnight a observé la maladie de Barlow chez des enfants nourris au sein, ce qui permet de ne pas considérer le lait stérilisé comme la cause de cette maladie.

Le lait de vache stérilisé présente sans doute des inconvénients ; mais ce sont ceux qui sont inhérents à la composition même du lait de vache et on les retrouve à un égal degré qu'il s'agisse soit de lait cru, soit de lait pasteurisé, bouilli, ou chauffé au bain-marie. Et c'est ici le moment de faire une remarque importante. Si, sur la question de l'allaitement artificiel comme sur tant d'autres points, les idées pasteuriennes sont en voie d'amener une révolution, il ne faut pas croire que le problème sera complètement résolu par l'usage d'un lait animal privé de microbes. L'emploi du lait purifié par la chaleur est une condition nécessaire d'un bon allaitement artificiel ; mais elle n'est pas la seule ; c'est ce que je vais essayer de montrer dans le chapitre suivant.

(1) MARFAN. Le scorbut des rachitiques. *Bulletin médical*, 23 janvier 1895, n° 7, p. 75.

CHAPITRE IV

Des modifications du lait de vache qui ont pour but de rapprocher sa composition de celle du lait de femme.

Sommaire. — Le lait de vache stérilisé peut-il être donné pur dès la naissance ? — Nécessité de le corriger pendant les quatre ou cinq premiers mois.

Procédé domestique de correction : addition d'eau et de sucre. — Histoire et critique. — Méthode de l'auteur.

Procédés industriels de correction. — Procédés de Winter et Vigier et procédés connexes. — Procédé de Gærtner et procédés connexes. — Lait soumis à des digestions artificielles : Procédés de Backhaus, de Budin et Michel, et de divers autres. — Appréciation générale.

Conclusions.

Appendice : Le lait concentré.

La stérilisation du lait a fait faire un très grand progrès à l'allaitement artificiel. Mais, par le seul fait de la stérilisation, le lait de vache est-il devenu l'aliment le plus apte à remplacer le lait de femme ? Quand on l'a soumis à l'action rationnelle de la chaleur, peut-il être donné tel quel, pur, sans aucune autre modification ? C'est la question qu'il nous faut aborder maintenant et c'est une des plus délicates de l'allaitement artificiel.

Depuis qu'on emploie le lait de vache pour l'alimentation des nouveau-nés, on a remarqué que, dans les premiers temps de la vie, ce produit est en général mal digéré. Dans la première moitié de ce siècle, la chimie ayant montré les différences de composition du lait de femme et du lait de vache, on y chercha la raison des troubles digestifs que provoque souvent le second. Rappelons encore ces différences d'après les analyses les plus récentes.

00/00	CASÉINE	LACTOSE	BEURRE	SELS
Lait de femme...............	15	63	38	2,5
Lait de vache..............	33	55	37	6,

Le lait de vache renferme beaucoup plus de caséine que celui de femme (environ le double); moins de lactose; un peu moins de beurre; beaucoup plus de sels (plus du double). De plus, nous savons que la caséine du lait de vache et celle du lait de femme ne sont pas tout à fait identiques au point de vue chimique et que leur mode de coagulation par la présure est assez différent. Du jour où ils connurent ces dissemblances, la plupart des médecins qui s'occupaient de la question de l'allaitement pensèrent qu'il fallait leur rapporter en partie la difficile digestion du lait de vache; ils incriminèrent surtout l'excès de caséine et essayèrent de le corriger, en ajoutant au lait de vache une quantité d'eau suffisante pour ramener le taux des matières azotées à un chiffre plus faible, à peu près équivalent à celui qui représente la proportion des matières azotées dans le lait de femme. Cependant quelques médecins, Parrot et Guéniot (1) en particulier, ne se rallièrent pas à cette manière de voir et recommandaient de donner le lait pur.

En vérité, la question était à peu près insoluble avant l'emploi de la stérilisation. Autrefois, quand on donnait du lait animal, le plus souvent on faisait prendre un aliment plus ou moins chargé de microbes et de toxines; on ne pouvait établir la part qui, dans la genèse des troubles digestifs, revient à la composition de ce lait et celle qui revient à l'infection ou à l'intoxication. Le problème peut être abordé aujourd'hui; il suffit d'observer des nourrissons alimentés avec du lait stérilisé de bonne qualité, donné pur, sans coupage. C'est ce qui a été fait dans ces dernières années. Je dois dire, que malgré ces conditions de meilleure observation, l'accord n'est pas

(1) *Archives de tocologie*, 1886.

encore fait ; les résultats obtenus ne paraissent pas avoir été uniformes et des divergences subsistent. Toutefois, il me semble qu'elles sont moins profondes qu'elles ne paraissent au premier abord.

Dès sa première communication, en 1892, M. Budin avança que les nouveau-nés sont capables de digérer le lait de vache pur quand il est bien stérilisé. Il a renouvelé cette assertion plus ou moins formellement dans ses travaux ultérieurs. On conçoit qu'elle était de nature à attirer vivement l'attention. Quelle simplification, en effet, pour tous les médecins chargés de diriger des crèches, des dispensaires ou des agglomérations de nourrissons, que de ne plus avoir à s'occuper de couper le lait de vache ! MM. Chavane, Variot, Comby, B. Lazard, Drapier, Mme Madeleine Brès sont venus depuis corroborer les affirmations de M. Budin (1).

En 1893, je prescrivis le lait stérilisé pur à des nourrissons soignés à l'hôpital des Enfants-Malades pour des troubles digestifs. Je constatai que les vomissements et la diarrhée ne diminuaient pas et que quelquefois ces troubles s'aggravaient. Je revins à l'usage du lait stérilisé coupé d'eau bouillie sucrée et les résultats furent un peu plus satisfaisants. Mais, évidemment, j'étais là sur un mauvais terrain d'observation et il fallait examiner les enfants qui, bien portants, avaient été soumis à l'alimentation avec du lait stérilisé pur. C'est ce que je me suis efforcé de faire. Je dois dire tout d'abord que je n'ai retenu pour les observer que les nourrissons élevés exclusivement au biberon et que j'ai écarté ceux qui étaient à l'allaitement mixte ; en effet, un enfant qui est au sein peut parfois, sans grand inconvénient, prendre chaque jour un ou deux biberons de lait stérilisé pur ; mais ce n'est pas en observant des nourrissons soumis à un pareil régime qu'on peut résoudre le problème que nous étudions.

Mon enquête commence par un interrogatoire sur les conditions du lait stérilisé ; je rejette les enfants qui ont pris du lait

______

(1) BUDIN. L'alimentation des nourrissons. Rapport à la commission des Crèches. *L'Obstétrique*, septembre 1896.

stérilisé trop longtemps après la traite ; pour ceux-là, il est évident qu'on ne peut, avec certitude, mettre les accidents digestifs qu'ils peuvent présenter sur le compte du lait pur. Puis, je m'informe des quantités de lait pur qui ont été données et des intervalles des repas ; et ainsi je constate que nombre d'enfants ont été suralimentés et ont des troubles qui relèvent de la suralimentation ; pour se faire une opinion exacte sur la valeur du lait pur, il est certain que ces cas ne peuvent être utilisés. En ne prenant que les sujets nourris exclusivement avec du lait stérilisé pur de bonne qualité et non suralimentés, voici à quelles conclusions je suis arrivé :

1° Les nourrissons bien portants qui sont soumis à l'usage du lait stérilisé pur, après le 4ᵉ ou le 5ᵉ mois, ne présentent pas en général de troubles imputables à l'alimentation. Autrefois on ne donnait pas de lait pur avant le 9ᵉ mois. Ce sera un des résultats des discussions ouvertes à ce sujet, de nous avoir montré que les nourrissons peuvent digérer le lait de vache pur beaucoup plus tôt. Toutefois, je dois ajouter qu'il y a des exceptions à cette règle. Certains nourrissons âgés de plus de cinq ou six mois, lorsqu'on leur donne du lait pur, sont pris de vomissements ou de diarrhée ou offrent des troubles plus effacés et qu'il faut savoir chercher ; je les décris un peu plus loin.

2° Les nourrissons bien portants qui sont soumis à l'usage du lait stérilisé pur avant le 4ᵉ ou le 5ᵉ mois, peuvent être divisés en trois catégories.

a) Les premiers présentent des signes évidents de gastro-entérite chronique avec amaigrissement et cachexie plus ou moins prononcée. Ce sont les moins nombreux.

b) D'autres ne présentent aucune anomalie ; ce sont surtout ceux qui ont été nourris au sein pendant les premiers temps et qui n'ont reçu du lait de vache pur qu'après quelques semaines.

c) Le plus grand nombre, et particulièrement ceux qui ont reçu exclusivement du lait de vache pur dès la naissance, ont une apparence de bonne santé ; mais, si on les examine de près, on trouve chez eux les anomalies suivantes :

Après les évacuations verdâtres normales des premiers jours, il s'établit une constipation plus ou moins opiniâtre; il y a une selle tous les jours, quelquefois tous les deux jours, quelquefois seulement tous les trois jours; l'enfant expulse péniblement une grande quantité de matières fermes, pâteuses, d'une couleur jaune très pâle, presque blanchâtre; ces matières ressemblent au mastic des vitriers. De temps à autre, la constipation fait place à de la diarrhée avec des selles liquides jaunes, panachées de blanc et de vert; cette diarrhée s'accompagne souvent de vomissements. Très souvent ces enfants sont polyphagiques. Cependant le poids augmente; quelquefois même il augmente beaucoup; l'enfant devient obèse; on se réjouit et on ne remarque pas que les chairs sont molles et très pâles. D'ordinaire le ventre se tuméfie légèrement tout en restant flasque. Il y a là un type particulier de dyspepsie des nourrissons qu'il est légitime d'appeler la *dyspepsie du lait de vache pur*, puisque, le lait étant stérilisé, on ne peut invoquer l'intervention des microbes ou de leurs produits. Il est très vraisemblable que des lésions de *gastro-entérite légère* correspondent à cette dyspepsie; j'en trouve la preuve dans l'existence du gros ventre flasque qui correspond, comme je l'ai montré (1), à un allongement de l'intestin avec entérite (dolicho-entérie), et aussi dans l'hyperpepsie qui a été constatée par l'analyse du suc gastrique chez les nourrissons élevés au lait de vache pur.

Cet état se complique souvent de prurigo, d'urticaire, quelquefois d'eczéma. Il arrive quelquefois que l'extrémité antérieure des côtes se gonfle (chapelet costal du rachitisme) et que la fontanelle se ferme lentement. La dentition est ordinairement retardée. Dans la plupart des cas, l'enfant atteint sans autres incidents le 8e ou le 9e mois; et alors les troubles que je viens d'indiquer s'atténuent progressivement et on peut considérer l'enfant comme hors de danger. Mais il n'en est pas toujours

---

(1) A.-B. MARFAN. Le gros ventre flasque des nourrissons dyspeptiques et l'allongement de l'intestin. *Revue mensuelle des maladies de l'enfance*, février 1895.

ainsi, car les signes ordinaires de la gastro-entérite chronique confirmée peuvent succéder à cet état.

Cet ensemble de troubles est imputable à la composition du lait de vache; la preuve en est dans ce fait que je mettrai en lumière plus loin : à savoir que ces troubles ne se produisent pas ou sont très atténués quand on donne du lait de vache modifié de manière à en rapprocher la composition de celle du lait de femme.

L'observation clinique conduit donc à des conclusions qui concordent avec celles des études physiologiques et chimiques (voir la première partie : chapitre VI). Celles-ci nous ont démontré la moindre digestibilité du lait de vache, et elles nous ont déjà fait voir que l'excès de caséine est le facteur principal de la plus difficile élaboration de ce liquide.

De ces considérations, je conclus qu'en règle générale, on ne doit pas, dans les 4 ou 5 premiers mois, donner du lait de vache pur, même quand il est purifié par la chaleur, et qu'avant de le faire servir à l'alimentation des jeunes enfants, on doit essayer d'en rapprocher la composition de celle du lait de femme. Par contre, on peut, en général, après le 4ᵉ ou le 5ᵉ mois, nourrir l'enfant avec du lait de vache. A coup sûr ces règles ne sont pas absolues, et le médecin pourra ou devra les modifier suivant les circonstances ; il pourra ou devra donner du lait pur soit avant, soit après le moment qu'elles indiquent, suivant l'état des fonctions digestives et le caractère de la courbe des poids.

Ainsi entendues, c'est-à-dire regardées comme des points de repère qui n'ont rien d'absolu, mais qui s'appliquent pourtant à la généralité des cas, ces règles ne me paraissent pas pouvoir être sérieusement contestées. Les partisans les plus décidés du lait pur font eux-mêmes des restrictions, desquelles j'induis que les divergences qui me séparent d'eux ne sont pas aussi grandes qu'il le paraît.

Voici ce que je relève dans les publications de M. Budin : « Nous nous garderons bien d'affirmer que dans les premiers mois de la vie, le lait doit toujours et invariablement être administré pur, non mélangé d'eau. De même qu'on voit des enfants ne pas supporter certains laits de femme trop nourrissants, de même on en peut rencontrer ne pouvant tolérer certains laits de vache trop chargés en beurre ou en caséine... Il n'y a donc pas de règle absolue en l'espèce, et il pourra être bon, en certaines conditions, tantôt de donner le lait avec une plus ou moins grande quantité d'eau simple, tantôt d'y ajouter de l'eau de chaux ou de l'eau de Vichy, tantôt même de faire prendre un peu de pepsine, etc. C'est le médecin qui, à l'aide d'une observation attentive, réglera ces différents points. »

M. Variot s'exprime ainsi : « Je ne crains pas d'affirmer maintenant qu'*après l'âge de un mois*, l'immense majorité des enfants supporte parfaitement le lait pur » (1). Et ailleurs : « Pendant les 6 premières semaines au moins, il sera prudent de donner le lait de vache coupé d'un tiers, puis d'un quart d'eau bouillie et additionné d'un peu de sucre en poudre. J'ai bien vu quelques nouveau-nés s'accommoder du lait pur, mais je n'oserai pas donner le conseil de nourrir les enfants au lait pur avant six semaines » (2).

Pour terminer cette discussion, je citerai le témoignage du D\u1d63 Gauchas (3) qui dirige avec compétence et sollicitude la crèche de la rue Gauthey. Après avoir rapporté ses essais et ses déboires, il conclut ainsi : « Il est plus sage et plus prudent d'instituer dans les crèches, comme règle générale, le coupage pour les 4 ou 5 premiers mois. A cet âge, l'élevage au lait coupé est plus facile, détermine moins de troubles digestifs et, quand ceux-ci apparaissent, ils sont certainement moins tenaces et moins sérieux qu'avec le lait stérilisé pur. »

Quand nous sommes obligés d'alimenter avec du lait de vache un enfant âgé de moins de 4 ou 5 mois, nous devons donc essayer de modifier sa composition de manière à la rap-

(1) *Journal de clinique et de thérapeutique infantiles*, 16 décembre 1897, p. 983.

(2) *Ibid.*, 12 mai 1898, p. 373.

(3) GAUCHAS. Deux ans de fonctionnement d'une crèche. Étude d'hygiène infantile. *Revue d'hygiène*, 1897, n° 2.

procher de celle du lait de femme, de manière surtout à en corriger l'excès de caséine.

Les procédés employés pour corriger la composition du lait de vache peuvent être divisés en procédés domestiques et procédés industriels. Les procédés domestiques se rattachent à un seul : le coupage du lait avec addition de sucre. Comme c'est celui-ci qui sera toujours le plus employé, commençons par l'étudier.

I

PROCÉDÉ DOMESTIQUE DE CORRECTION DU LAIT DE VACHE. L'ADDITION D'EAU ET DE SUCRE. — Les premiers médecins qui se sont préoccupés de corriger la composition du lait de vache par l'addition d'eau et de sucre s'inspiraient des remarques suivantes. C'est l'excès de caséine qui rend le lait de vache indigeste pour le nouveau-né et c'est en outre le gros volume des flocons du coagulum formé dans l'estomac par l'action de la présure ; l'addition d'eau a pour effet de ramener le taux de la caséine à un chiffre convenable ; elle a aussi pour effet de diminuer le volume des flocons du coagulum. L'eau doit être ajoutée en quantité d'autant plus considérable que l'enfant est plus jeune ; car, plus il est près de la naissance, moins il est capable de digérer le lait de vache.

On prescrivait donc des coupages dans le genre de celui qu'indique le tableau suivant (ce tableau servait encore de règle dans une crèche de Paris, en 1886).

	LAIT	EAU SUCRÉE
1re semaine	1 partie.	3 parties.
2e semaine	1 —	2 —
1er et 2e mois	1 —	1 —
3e et 4e mois	3 —	2 —
5e et 6e mois	2 —	1 —
6e au 9e mois	4 —	1 —

Beaucoup de médecins trouvèrent ces additions excessives et

leur adressèrent des critiques fort justes. Pour donner assez de substance alimentaire, on était obligé de faire prendre au nourrisson d'énormes quantités de liquide; le nombre des couches mouillées augmentait, mais le poids restait stationnaire; l'estomac se dilatait et des troubles digestifs survenaient.

Frappés de ces inconvénients, quelques hygiénistes conseillèrent, pour favoriser la coagulation en petits flocons du lait de vache, de couper celui-ci avec des liquides mucilagineux, tels que décoction d'orge, de farine de riz, de gruau d'avoine, de racine de guimauve, eau panée, mucilage de gomme, etc. Ce mode de coupage eut la faveur populaire; et dans les consultations hospitalières, il m'a été donné de soigner beaucoup d'enfants qui avaient été nourris de cette manière. Les résultats sont d'ordinaire mauvais, ce que j'attribue soit à ce que ces liquides mucilagineux renferment une certaine quantité d'amidon, que le jeune enfant n'est pas encore capable de digérer, soit à ce qu'ils fermentent avec une extrême facilité.

D'ailleurs, ainsi que je l'ai déjà indiqué, l'appréciation de ces méthodes anciennes est difficile; alors on ne stérilisait pas le lait, et par suite, comment faire avec précision la part qui, dans ces résultats, revenait au mode de coupage et celle qui revenait à l'impureté de l'aliment? Aussi nous occuperons-nous surtout des méthodes de coupage qui ont été recommandées depuis l'emploi des laits purifiés par la chaleur.

M. Escherich (1), préoccupé de ramener le chiffre de la caséine à un taux convenable sans donner pourtant une trop grande quantité de liquide, a proposé une méthode qu'il nomme « méthode volumétrique ». Un exemple en fera connaître le principe. D'après les tables de Pfeiffer que nous avons reproduites plus haut (II⁰ partie, chapitre VII), un enfant de 5 mois nourri au sein prend environ un litre de lait par jour renfermant 17 grammes de caséine; puisque le lait de vache ren-

____

(1) *Münchener med. Woch.*, nᵒˢ 13, 14 et 19, 1889. — *Wiener. klin. Woch.*, nᵒ 40, 1889.

ferme environ 33 grammes de caséine par litre, pour donner à un enfant au biberon en un égal volume de liquide une égale quantité de caséine, il faudra lui faire prendre environ 600 grammes de lait de vache additionnés de 400 grammes d'eau. En se fondant sur les quantités de lait de femme que prend un enfant au sein et sur la composition de ce lait aux diverses phases de l'allaitement, M. Escherich a construit une table représentant la quantité de lait de vache et la quantité d'eau qu'il y faut ajouter pour chaque mois d'âge du nourrisson. Cette méthode présente de grands inconvénients. L'addition d'eau est encore trop considérable ; elle diminue beaucoup trop la proportion de sucre et de beurre, qui, déjà, sont en moins grande quantité dans le lait de vache que dans le lait de femme ; si on peut obvier au défaut de sucre en ajoutant du lactose au mélange, il reste une insuffisance de graisse qu'il est difficile de compenser, comme nous le verrons plus loin. Mais le vice principal de cette méthode, c'est qu'elle n'est guère pratique ; elle exige que la mère et les personnes qui soignent l'enfant aient constamment sous les yeux un tableau compliqué et elle prend beaucoup de temps.

Heubner et Hoffmann (1) ont préconisé une méthode de coupage plus simple, plus uniforme, et d'une pratique plus aisée ; ils l'ont appelée « méthode physiologique ». Ils diluent le lait de vache avec partie égale, non pas d'eau simple, mais d'une solution de lactose à 6-7 p. 100, environ. Ce mélange renferme autant de matière azotée, à peu près autant de sucre et moins de graisses que le lait de femme. Jusqu'au 9e mois, on nourrit l'enfant avec cette préparation ; les quantités qu'on en donne à chaque repas et le nombre des repas sont réglés d'après les tables de l'allaitement maternel (II° partie, chap. IV). Le reproche qu'on peut adresser à ce procédé c'est qu'il diminue de moitié le chiffre du beurre sans compenser cette perte. A la vérité, Heubner et Hoffmann ont fait à ce

____

(1) HEUBNER. Article « Säuglings Milch », *Festschrift* « *Die Stadt Leipzig in hygienischer Beziehung* », 1891.

sujet une remarque importante. Les principes non azotés, hydrates de carbone et matières grasses, considérés comme aliments, peuvent, nous l'avons appris, se suppléer dans une certaine mesure. Ne pourrait-on pas compenser le défaut de beurre par une addition plus considérable de sucre de lait, ce qui est assez facile ? Heubner et Hoffmann, après avoir posé la question, ne paraissent pas avoir cherché à la résoudre. Mais leur remarque a été utilisée par Soxhlet (1).

La matière grasse des aliments sert à épargner les matières azotées, à produire de la chaleur ou du travail et à former le tissu graisseux du corps : or, les recherches modernes sur la nutrition ont montré que toutes ces fonctions peuvent être remplies par les hydrates de carbone, par le sucre en particulier. D'après les recherches de Rubner, 243 parties de lactose et 100 parties de matière grasse sont isodynames (c'est-à-dire équivalentes pour la calorigénie). Soxhlet fonde sur ces chiffres le calcul du surplus de lactose à ajouter pour remplacer la graisse qui fait défaut. En mélangeant une partie de lait de vache à une partie d'une solution aqueuse de lactose à 12 p. 100 environ, on obtient un liquide qui est isodyname au lait de femme, et qui peut le remplacer. Soxhlet insiste particulièrement sur les avantages de l'addition de lactose en quantité considérable. Contrairement aux autres sucres qui seraient rapidement absorbés au niveau de l'estomac, le sucre de lait serait lentement absorbé et se trouverait toujours dans l'intestin combiné au mucus et à la bile ; c'est à cette particularité que le lactose devrait son action légèrement purgative, action que Soxhlet regarde comme précieuse, car le lait de vache stérilisé provoque souvent de la constipation. Mais les cliniciens qui ont employé le procédé de coupage de Soxhlet ont remarqué que le mélange qui en résulte engendre parfois une diarrhée rebelle avec diminution de poids. Une bonne partie de la proportion considérable de lactose qu'il renferme (96 p. 1000) ne devient-elle pas la proie des ferments ? Et la propriété pur-

____
(1) *Münch. med. Woch.*, 1893, n° 4.

gative du lactose ne serait-elle pas liée à cette fermentation ?

En somme, avec ces méthodes de coupage, on n'obtient pas une augmentation normale et régulière du poids et parfois, surtout si on ajoute une quantité trop forte de lactose, il se produit des troubles digestifs. Leur principal défaut est l'insuffisance en beurre. Il semble bien, d'ailleurs, malgré les théories thermo-chimiques, que pour un bon accroissement et aussi pour une bonne digestion, rien ne puisse suppléer la matière grasse. La physiologie du jeune enfant nourri au sein nous apprend qu'un excès de graisse est nécessaire pour l'accomplissement d'une digestion normale. La raison en est peut-être dans cette remarque de Biedert que la coagulation de la caséine se fait en grumeaux d'autant plus fins que le lait est plus riche en graisse.

Quand on songe que l'insuffisance en beurre est le principal défaut de ces coupages, on se demande s'il n'existe pas un moyen sûr d'y remédier. Une remarque se présente d'abord à l'esprit. Le lait provenant des vaches de certaines races, bien soignées et soumises à une alimentation spéciale, est très riche en beurre ; au lieu de 35 à 36 p. 1000, il peut renfermer jusqu'à 42 à 45 grammes par litre ; avec un lait aussi riche, les inconvénients du coupage diminueraient beaucoup. Mais ce n'est pas de ce côté que l'on pourra trouver le remède. Comment espérer que les producteurs vendront un lait très riche en matières grasses, quand le Laboratoire municipal (1) déclare naturel un lait qui renferme 32 gr. de beurre par litre ?

---

(1) D'après le Laboratoire municipal, un lait contenant 32 grammes de matières grasses par litre est considéré comme naturel ; or le lait de certaines vaches renferme 42 à 45 grammes de matières grasses par litre ; aussi les marchands de lait ne se gênent pas pour écrémer le lait et même pour y ajouter de l'eau. Pour éviter cette fraude, il faudrait que le Laboratoire exigeât une moyenne plus élevée, 37 par exemple. « Si les laitiers disent qu'il y a des vaches, les Hollandaises, qui ne donnent que 30 grammes, ce qui est vrai, on leur répondra de les vendre et d'en acheter de meilleures. » (LÉZÉ. La laiterie moderne. *Revue gén. des Sciences*, 30 juin 1895.)

A l'hôpital des Enfants-Malades, on dose tous les jours la teneur en beurre du lait livré le matin. On exige qu'elle soit de 36 p. 1000 au moins ; elle est

Un autre moyen a été indiqué par Ritter, Kehrer, Coulier et Biedert, c'est d'ajouter au lait coupé de la *crème de lait*, c'est-à-dire de la substance qui, dans le lait laissé au repos, forme au bout d'un certain temps une couche superficielle onctueuse, plus ou moins épaisse, composée surtout de globules gras, plus légers que l'eau. Mais ce procédé est compliqué et coûteux et, dans toutes ces manipulations, l'asepsie du lait court de grands risques ; aussi est-il à peu près abandonné.

A titre de documents, je rapporterai toutefois un certain nombre d'essais faits dans cette voie.

Coulier préconisait le mélange suivant comme ayant la même composition que le lait de femme :

Lait de vache pur.....................	600 grammes
Crème.............................	13 —
Sucre de lait.........................	15 —
Phosphate de chaux porphyrisé ou précipité.	1,5
Eau...............................	339,5

Biedert a composé une série de 6 mélanges gradués de telle façon que le premier soit très léger et que les autres constituent une nourriture de plus en plus substantielle qui achemine graduellement vers l'usage du lait de vache coupé d'un tiers d'eau. Voici la composition de ces mélanges :

MÉLANGES	LAIT DE VACHE	EAU BOUILLIE	CRÈME NATURELLE	SUCRE	
I......	0	375	125	15	*1 à 2 mois*
II.....	75	375	125	15	*2 à 3 mois*
III....	175	375	125	15	*3 à 4 mois*
IV....	250	375	125	15	*3 à 8 mois*
V.....	375	375	125	15	*6 à 7 mois*
VI....	500	250	125	15	*7 à 8 mois*

souvent supérieure. Voici les résultats du dosage du beurre pendant les premiers mois de 1894 :

	Moyenne de beurre 00/00.
Janvier..	40
Février.....................................	38,5
Mars......................................	38
Avril......................................	36,5
Mai.......................................	36
Juin.......................................	37

On vend en Allemagne une préparation (mélanges de crème, conserves de crème, aliment infantile) qui permet d'obtenir immédiatement et par simple addition d'eau un aliment à peu près équivalent aux mélanges de Biedert. Le prix élevé de cette alimentation, sa complexité, les difficultés de la stérilisation l'ont fait abandonner.

Léon Dufour (de Fécamp), s'inspirant d'un ancien procédé de Ch. Marchand, a conseillé de préparer le lait des nourrissons de la manière suivante (1). Un vase, d'une capacité de 2 litres et fermé par un capuchon de caoutchouc, est muni à sa partie inférieure d'une tubulure que ferme un bouchon en caoutchouc. Dans ce récipient, on verse la quantité de lait appropriée à l'âge de l'enfant et nécessaire pour un jour. Le lait, pris aussi frais que possible, est mis dans un bocal que l'on ferme immédiatement et qu'on laisse au frais pendant quatre heures. Au bout de ce laps de temps, la crème s'est séparée. En enlevant le bouchon de la tubulure inférieure du vase, on soutire un tiers du lait. Cette opération a pour effet de diminuer d'un tiers les matières protéiques et minérales sans réduire la quantité de beurre. Pour rétablir le chiffre primitif du sucre de lait, on ajoute alors une quantité de solution de lactose à 35 pour 1000, équivalente au volume retiré précédemment. A cela on joint 1 gramme de NaCl. On agite le tout pour refaire le mélange et on répartit le liquide dans les flacons d'un appareil stérilisateur du genre de celui de Soxhlet. M. Dufour se loue beaucoup des résultats obtenus avec le lait ainsi préparé. Mais nous remarquerons que son procédé exige des manipulations un peu délicates et un peu longues, qu'il n'est guère applicable, comme procédé domestique, que dans les pays d'élevages où une personne de confiance peut se rendre à une vacherie et faire traire le lait devant elle. Dans les grandes villes, il est à peu près impossible de songer à l'utiliser.

Je tiens de M. Epstein (de Prague) qu'il a cherché à compenser le déficit en beurre par l'addition d'une graisse spéciale, la *lipanine*, qui s'émulsionne très facilement dans l'eau ; j'ignore si les résultats qu'il a obtenus sont satisfaisants. Moi-même j'ai essayé d'ajouter de la margarine, de l'huile d'amandes douces, de la glycérine ; je n'ai pas obtenu de bons résultats.

Knöpfelmacher pense que l'idéal serait de rendre le lait de vache plus pauvre en caséine et plus riche en albumine ; mais on ne peut y

---

(1) LÉON DUFOUR. Sur un mode pratique d'humanisation du lait de vache. *Revue mensuelle des maladies de l'enfance*, 1896, septembre, p. 431. — *Congrès international d'hygiène de Madrid*, avril 1898.

parvenir sans diminuer la quantité de fer, cette substance faisant corps avec la caséine. Pour obvier à cet inconvénient il propose d'ajouter au lait des jaunes d'œufs qui contiennent du phosphore, du fer et de l'albumine. L'addition de sucre de lait et de jaunes d'œufs au lait coupé permettrait de préparer avec du lait de vache un aliment qui se rapprocherait du lait de femme (1). Mais le procédé est encore trop compliqué, et puis il est des enfants, même âgés, qui ne digèrent pas le jaune d'œuf.

Après avoir essayé les méthodes de coupage qui sont réalisables dans la pratique courante et avoir reconnu leurs inconvénients, j'ai été conduit à employer pendant les 4 ou 5 premiers mois un mélange composé de : lait, 2 parties ; eau sucrée à 10 p. 100, 1 partie. Je vais exposer les considérations qui m'ont guidé et les résultats que j'ai obtenus.

L'allaitement artificiel, au moins dans les premiers mois de la vie, est un pis-aller ; il ne remplacera jamais l'allaitement maternel. Dans cette voie, l'idéal est impossible à atteindre ; à le chercher, on est presque sûr de s'égarer. S'efforcer de manipuler savamment le lait de vache, pour reproduire un liquide ayant d'abord la composition du colostrum, puis celle du lait de femme aux diverses périodes de l'allaitement, ce n'est pas seulement compliquer le problème et le rendre pratiquement insoluble, c'est aussi suivre une voie incertaine, car il n'est pas sûr que les variations de composition du lait de femme obéissent à des lois fixes. Nous ne pouvons atteindre la perfection ; il faut donc nous contenter du moindre mal. Et puisqu'il en est ainsi, profitons des enseignements de la chimie, mais ne nous laissons pas dominer par eux ; fondons-nous surtout sur l'expérience clinique.

Une méthode de coupage doit remplir certaines conditions. Elle doit d'abord être simple et peu coûteuse, sous peine de ne pas être applicable. Elle doit réduire la quantité de caséine du lait de vache, mais sans trop appauvrir ce liquide en sucre et en

____

(1) *Société império-royale des méd. de Vienne,* séance du 7 janvier 1898.

graisse ; et elle doit pouvoir parer dans une certaine mesure à cet appauvrissement. Elle doit permettre de fournir une quantité suffisante de principes alimentaires sous un volume qui n'excède pas celui que prend l'enfant nourri au sein. Enfin et surtout, elle ne doit pas être un obstacle à la stérilisation.

Le procédé que je recommande me paraît aussi simple et aussi peu coûteux qu'aucun autre. Je n'insiste pas sur ce point.

L'addition d'un tiers d'eau réduit le taux de la caséine ; on objectera qu'elle ne le réduit pas assez et que pour ramener ce taux à un chiffre équivalent à celui des matières azotées du lait de femme, il faut couper le lait de vache par moitié. Or, une pareille correction n'est pas nécessaire ; l'observation apprend qu'en général, et mention expressément faite des cas exceptionnels, les enfants digèrent à peu près aussi bien le lait de vache coupé au tiers que le lait de vache coupé à moitié. Il ne s'agit pas de diminuer la proportion de caséine de manière à la rendre exactement équivalente à celle du lait de femme ; il s'agit seulement de la réduire assez pour que le lait de vache ne soit pas indigeste (1). Couper celui-ci au tiers et non pas à moitié constitue déjà un avantage important ; car ainsi nous ne réduisons pas le chiffre de la graisse de manière à ne plus pouvoir en compenser l'insuffisance. En ajoutant à l'eau qui sert à couper le lait 6 p. 100 de sucre, nous pouvons donner au mélange une proportion d'hydrate de carbone équivalente à celle du lait de femme. Mais puisque nous savons que les hydrates de carbone et les graisses peuvent se suppléer dans une certaine mesure, puisque nous savons, d'autre part, que le déficit en graisse est pratiquement impossible à combler par les procédés domestiques, au lieu d'ajouter 6 p. 100 de sucre à l'eau de coupage, ajoutons-y 10 p. 100 de sucre et nous aurons obvié dans une certaine mesure à l'insuffisance en matières grasses. Le tableau suivant

---

(1) Biedert a d'ailleurs montré que si on voulait par l'addition d'eau diminuer la grosseur des flocons du coagulum du lait de vache de manière à les rendre aussi fins que ceux du coagulum du lait de femme, il faudrait étendre le lait de vache de 12 fois son volume d'eau. (Voir là-dessus : TARNIER et CHANTREUIL. *Hygiène de l'enfance*, p. 110.)

permet de comparer la composition d'un mélange de 2 parties
de lait de vache et de 1 partie d'eau sucrée à 10 p. 100 à la
composition du lait de femme et à celle du lait de vache pur.

00/00	CASÉINE	SUCRE	BEURRE	SELS
Lait de femme............	15	63	38	2,5
Lait de vache............	33	55	37	6
Mélange de 2 parties de lait de vache et 1 partie d'eau sucrée à 10 p. 100......	22	70	24	4

Si on calcule la chaleur de combustion du mélange et si on la
compare à celle du lait de femme, on constate qu'elle est fort
peu inférieure ; le lait coupé au tiers d'eau sucrée à 10 p. 100 peut
donc être donné dans les mêmes proportions que le lait de
femme et on évite ainsi la surcharge gastrique qu'engendrent
les trop fortes dilutions.

Remarquons aussi qu'on ne peut reprocher au mélange de
renfermer une trop forte proportion de lactose ; il n'en renferme
que 70 gr. par litre, pas beaucoup plus que le lait de femme,
tandis que la dilution préconisée par Soxhlet en contient 96 gr.
par litre.

Mais ici se pose une question ? Est-il bien nécessaire de sucrer
avec du lactose ? Ne pourrait-on pas employer le sucre de
canne ? Le lactose se trouve assez facilement dans le commerce
et n'est pas d'un prix très élevé ; pour se rapprocher de la nature,
on est conduit à lui donner la préférence ; je l'ai employé assez
longtemps avec succès ; puis, à l'occasion d'enquêtes destinées
à élucider l'origine de troubles digestifs, j'ai constaté que certaines maisons de commerce et même certaines pharmacies ne
délivrent pas du lactose chimiquement pur. J'ai donc été obligé,
surtout dans la classe pauvre, de prescrire l'addition de sucre de
canne. Cette substitution ne m'a pas paru présenter d'inconvénients. M. Miura a d'ailleurs démontré que l'instestin grêle du
fœtus et du nouveau-né renferme le ferment inversif, qui inter-
vertit le sucre de canne et le rend absorbable.

Le principal reproche que l'on peut adresser au mélange que
je préconise est son insuffisance en beurre. L'expérience m'a

appris que si on ne se sert pas d'un lait de vache trop pauvre en matière grasse, cette insuffisance ne constitue pas un vice rédhibitoire. Mais il en résulte qu'il est nécessaire de faire doser de temps à autre le beurre du lait employé. Il y a quelque temps, je constatai que la courbe des poids de certains enfants dont je surveillais l'allaitement était bien au-dessous de la courbe normale. Ces enfants étaient nourris avec un lait stérilisé dans l'industrie, d'une marque bien connue ; ce lait, suivant mes indications, était additionné d'un tiers d'eau sucrée. Je prélevai deux échantillons de ce lait et les fis analyser par deux personnes différentes ; il ne renfermait que 30 gr. de beurre par litre ; de sorte que ce lait coupé d'un tiers d'eau n'en contenait plus que 20 gr. par litre. Je conseillai de prendre une autre marque de lait stérilisé, qui renfermait de 38 gr. à 40 gr. de beurre par litre ; aussitôt la courbe des poids se releva. On doit donc exiger que le lait qui sert à l'alimentation des enfants renferme au moins 36 gr. de beurre par litre.

Le mode de coupage que je préconise ne me paraît compromettre en rien la stérilisation du lait. En règle générale, on emploiera de l'eau qu'on aura fait bouillir 2 ou 3 minutes (pour la pratique, une ébullition de quelques minutes fournit une eau suffisamment purifiée) ; on y ajoutera le sucre pendant qu'elle bout. Si on opère la stérilisation dans un appareil du genre Soxhlet, on mélangera le lait et l'eau bouillie sucrée avant l'opération ; le mélange sera réparti dans les petites bouteilles de l'appareil et soumis ensuite au chauffage au bain-marie à 100°. Si on se sert de lait stérilisé dans l'industrie, l'eau sucrée sera conservée dans le récipient où elle aura bouilli ; ce récipient sera clos et mis à l'abri de la chaleur, de la lumière, de l'agitation ; au moment du repas, on met dans le biberon bien propre, 2 parties de lait stérilisé et 1 partie d'eau bouillie sucrée. On évitera les transvasements inutiles. On fera bien de ne préparer chaque fois que la moitié de la dose quotidienne d'eau bouillie sucrée.

On peut donc assurer la stérilité de l'eau à peu de frais et il n'y pas à craindre de compromettre l'asepsie du mélange. Cependant le principal reproche que M. Variot adresse à la

méthode des coupages, c'est qu'en y recourant, les mères peu
éclairées perdront le bénéfice de la stérilisation. Si elles sont à
ce point peu éclairées, elles perdront ce bénéfice de beaucoup
d'autres manières et sans avoir recours au coupage. Je dirai d'ailleurs sans hésitation que, dans un cas où de pareilles craintes
paraîtraient justifiées, j'aimerais mieux renoncer au coupage.

Quelques auteurs ont conseillé d'ajouter au mélange de lait et d'eau
bouillie sucrée, soit du chlorure de sodium, soit du bicarbonate de
soude ou de l'eau de chaux. Il est douteux que ces additions soient utiles.

On a avancé que le chlorure de sodium, élément normal du lait de
femme, ferait défaut dans le lait de vache; or, les analyses récentes
prouvent le contraire. En fait, l'addition de sel de cuisine n'est
utile que dans certaines dyspepsies des nourrissons, pour combattre
l'anorexie, la lientérie ou la constipation.

A propos de l'addition des alcalins, Soxhlet avance d'abord que si
le lait de vache donne de plus gros caillots que le lait de femme, c'est
pour trois raisons : 1° la concentration de la dissolution de caséine;
2° sa richesse en sels calcaires solubles; 3° l'acidité de cette dissolution.
Le lait de vache contient à peu près le double de caséine, une fois plus
de chaux et a une acidité trois fois plus grande que le lait de femme.
On peut corriger le premier de ces inconvénients par l'addition d'eau et
le dernier par l'alcalinisation. Mais le lait de vache alcalinisé ne peut
être chauffé et stérilisé sans une altération importante : une partie du
sucre de lait est détruite et le lait devient brun et sent le brûlé.
D'où le conseil de Soxhlet : on n'alcalinisera le lait qu'après la stérilisation en ajoutant 1 p. 100 de bicarbonate de soude. Cette opération
m'a paru superflue. On ne doit alcaliniser le lait que dans certaines
formes de troubles gastriques. Il ne faut pas ajouter d'eau de chaux,
car on augmente ainsi la quantité des sels calcaires et partant la densité et le volume des caillots de caséine.

Telles sont les considérations qui m'ont conduit à la pratique
que je préconise depuis plusieurs années. Elle consiste à donner
du lait coupé avec de l'eau bouillie sucrée à 10 p. 100, à moitié
pendant les 5 ou 6 premiers jours, au tiers pendant les 4 ou
5 premiers mois; à partir du 4ᵉ ou 5ᵉ mois, j'essaie, quand
l'enfant est bien portant, de donner du lait pur légèrement sucré;
si des troubles digestifs se montrent, je reviens au lait additionné d'un tiers ou d'un quart d'eau sucrée.

Lorsque ce mélange est bien préparé et bien stérilisé les enfants le digèrent parfaitement ; ils n'ont pas de troubles digestifs. Il n'y a ni constipation, ni diarrhée, ni vomissements ; les matières fécales sont plus molles, plus jaunes qu'avec le lait de vache pur, quoiqu'elles ne rappellent pas absolument celles des enfants nourris au sein. Le seul reproche dont cet aliment soit passible, c'est que les enfants qui s'en nourrissent n'augmentent pas de poids aussi vite que les enfants nourris au sein. Mais je puis dire que ce retard de la croissance est peu considérable. D'ailleurs, ayant fait élever nombre d'enfants avec ce mélange, j'ai vu que le retard de l'augmentation de poids est vite rattrapé, grâce à l'intégrité du tube digestif, quand vient l'âge où on peut sans inconvénient donner du lait pur.

II

PROCÉDÉS INDUSTRIELS DE CORRECTION DU LAIT DE VACHE. — Ce qui rend indigeste le lait de vache pur, c'est l'excès et la qualité de la caséine. Avec le lait coupé et sucré, on réalise un grand progrès ; mais on n'a pas toutefois une digestion et surtout une croissance tout à fait normales, et cela tient au déficit en beurre. N'est-il donc pas possible de décaséiner le lait tout en lui laissant sa teneur ou même en l'enrichissant en graisse ? N'est-il pas possible en même temps de modifier favorablement les qualités de la caséine ?

Tel est le problème qu'ont cherché à résoudre les procédés industriels de rectification du lait de vache.

Il en est trois principaux, auxquels la plupart des autres peuvent se rattacher : celui de Winter et Vigier (de Paris) ; celui de Gærtner (de Vienne) ; enfin celui qui consiste à joindre à la correction une digestion artificielle préalable du lait (Backhaus, Budin et Michel, etc.) (1).

Procédé de Winter-Vigier. — S'inspirant des pratiques

(1) Il en est d'autres encore que je n'étudierai pas ou que je ne ferai que signaler, soit parce que je n'ai pas essayé les laits qu'ils fournissent, soit parce qu'*a priori* ils font surgir beaucoup de critiques.

usitées dans la fabrication des fromages, MM. Winter et Vigier procèdent de la manière suivante (1).

On prend une certaine quantité de lait de vache aussitôt après la traite et on y dose sommairement la caséine. Je suppose que la proportion soit de 32 p. 100 ; il s'agit de la ramener à 16 p. 100, c'est-à-dire à la moitié, sans rien faire perdre au lait de ses autres principes ; on divise la quantité totale de lait en deux parties égales : la première ne subit aucun traitement ; la seconde est mise à reposer et quand la crème s'est suffisamment réunie à la surface, on la lui enlève et on la met dans la première. Dans ce qui reste de cette deuxième partie, on coagule la caséine avec la présure, on retire le caillot et le sérum est décanté dans la première moitié. Théoriquement, on se retrouve à peu près avec le lait du début dépouillé simplement d'une moitié de caséine. Le lait ainsi traité est distribué en bouteilles et aussitôt stérilisé à l'étuve à vapeur sous pression. On lui a donné le nom de « lait humanisé » (2). Il présente une couleur légèrement rougeâtre, la graisse n'y est pas agglutinée en beurre à la surface ; la saveur n'a rien de spécial, c'est celle du lait cuit sans sucre ; il se conserve parfaitement.

Un échantillon de ce lait, analysé par M. Gautrelet, renfermait pour 1000 :

CASÉINE	LACTOSE	HYDRATES DE CARBONE ULMIQUES	BEURRE	SEL
23,60	41,04	8,10	37,50	7

D'autres analyses donnent pour le beurre des chiffres plus faibles.

Les enfants prennent et digèrent bien le lait humanisé ; ceux qui s'en nourrissent ont des matières fécales à peu près semblables à celles des nourrissons au sein bien portants. Mais

(1) VIGIER. Lait humanisé et stérilisé. *Soc. de thérapeutique*, 25 janvier 1893.

(2) C'est par un procédé analogue que les Anglais préparent l'*Humanized milk*.

l'augmentation de poids n'est pas plus considérable qu'avec le lait coupé au tiers et lactosé.

Il est facile de l'expliquer. Ce lait a parfois une teneur un peu trop faible en beurre ; cela tient sans doute à ce que la caséine, au moment où on la coagule par la présure, emprisonne une certaine quantité de globules gras dans ses flocons, et à ce que, malgré le transfert de la crème, il y a parfois déficit en beurre ; mais ce déficit est inconstant et une surveillance attentive de l'opération pourra y remédier facilement. L'insuffisance du lactose est plus marquée et elle est constante ; la raison en est d'abord que le lait de vache renferme moins de sucre de lait que le lait de femme, ensuite que le caillé retient une partie du sucre du lait (Duclaux). Il suffirait d'ajouter 2 p. 100 de lactose à ce lait pour corriger cet inconvénient (1).

Monti (de Vienne), s'inspirant de la méthode précédente, fait préparer un lait qu'il appelle « lait de nourrisson » en coupant du lait de vache avec du petit lait au lieu d'eau (2). Le petit lait est extrait d'un lait riche en matières grasses. On chauffe un litre de lait à 45°, on y ajoute de la présure et on abandonne le tout jusqu'à formation d'une masse gélatineuse (25 à 30 minutes) ; on chauffe encore à 68°, on refroidit et on filtre sur un linge. Le sérum qui filtre renferme :

Matières azotées	10,3 p. 1000
Beurre	8 —
Sucre	45,50 —
Sels	7 —

Dans les 5 premiers mois de la vie, on donne parties égales de lait et de sérum ; aux nourrissons plus âgés, on donne 2 parties de lait et 1 partie de sérum. Le mélange est versé dans de petites bouteilles et pasteurisé dans un appareil de Soxhlet à 70° pendant 15 minutes. Il est ensuite conservé à 8°.

Le mélange de lait et de sérum donne à l'analyse pour 100 gr. :

	CASÉINE	ALBUMINE SOLUBLE	GRAISSE	SUCRE	SELS
Mélange à parties égales..	1,22	1	2,33	4,5	7
Mélange au tiers........	1,61	1	3,11	4,5	7

(1) C'est ce qu'a fait récemment M. Vigier sur mes indications.
(2) MONTI. *Kinderheilkunde in Einzeldarstellungen*, 2° fasc., p. 163, 1897.

Dans le même ordre d'idées, il faut signaler le procédé de Dufour (de Fécamp), dont j'ai déjà parlé ; presque impraticable comme procédé domestique, il paraît susceptible de donner de bons résultats si on l'applique en grand. Il serait à désirer qu'un lait humanisé fût préparé dans une exploitation industrielle d'après cette méthode.

Procédé de Gærtner. — Le procédé de Gærtner (1) pour rectifier le lait de vache est très ingénieux. Il est basé sur l'emploi de la machine centrifuge. Je rappelle que si on met du lait dans un appareil de ce genre, sous l'influence de la rotation, les parties plus légères que l'eau, c'est-à-dire les corpuscules graisseux, s'amassent vers le centre, formant ainsi une colonne de crème cylindrique, tandis que les parties plus lourdes vont à la périphérie. Plus on s'éloigne de l'axe de l'appareil, moins le lait est riche en graisse ; celui qui se trouve au niveau des parois périphériques en est dépourvu.

Ceci établi, voici en quoi consiste le procédé de Gærtner. On coupe le lait de manière à ramener la caséine au chiffre de 18 p. 1000 environ (c'est-à-dire qu'on le coupe de moitié, s'il est très riche en caséine). Le mélange est mis dans un appareil centrifuge spécial. A cet appareil est adapté un mécanisme à deux robinets dont il serait trop long d'expliquer le détail ; l'un des robinets fait une prise vers le centre et donne du lait gras ; l'autre fait une prise à la périphérie et donne du lait maigre ; en réglant le premier robinet, on peut avoir du lait d'une richesse en beurre déterminée d'avance ; on le règle de façon à ce qu'il donne 35 grammes de beurre par litre environ ; mais ce liquide, provenant d'un lait coupé, est trop pauvre en lactose ; on corrige cet inconvénient en ajoutant après l'opération la quantité de lactose nécessaire pour obvier au déficit. Le lait centrifugé est stérilisé ensuite par les procédés ordinaires. M. Gærtner lui a donné le nom de « lait gras » (*Fettmilch*). M. Escherich l'appelle « lait concentré de Gærtner ». On lui a aussi donné les noms de « lait maternel », ce qui est une déno-

---

(1) GÆRTNER. *Ueber die Herstellung der Fettmilch.* 66ᵉ Congrès des naturalistes et des médecins allemands (section de pédiatrie), Vienne, 1894.

mination inexacte, ou de « lait maternisé », expression un peu
barbare. La couleur de ce lait est d'un blanc jaunâtre ; son goût
est agréable ; il se conserve bien ; mais il présente une particularité fâcheuse. Une partie des globules gras a perdu son état
d'émulsion ; on les voit agglutinés en beurre à la surface sous
forme d'une couche jaunâtre. Au début une légère agitation et
un chauffage au bain-marie à 40° de quelques minutes font disparaître en grande partie cet inconvénient ; mais après quelques jours, il est très difficile d'émulsionner totalement cette
matière grasse.

Le lait centrifugé livré à Paris a la composition suivante :

CASÉINE	LACTOSE	BEURRE	SELS
22	60,90	35	3

Sa composition est donc assez semblable à celle du lait de
femme.

M. Escherich (1) a, le premier, essayé le lait centrifugé. Il a
constaté que ce lait est pris volontiers par les enfants, que
leurs garde-robes deviennent un peu plus fréquentes et plus
molles qu'avec le lait de vache pur, qu'elles ont la réaction
acide et la couleur jaune d'or desselles d'enfants nourris au sein.
Les augmentations de poids ont été identiques à celles des
enfants élevés à la mamelle et bien portants.

Les résultats constatés par M. Escherich firent concevoir de
grandes espérances, et le lait maternisé fut tout de suite
employé par de nombreux médecins. Mais il faut reconnaître
qu'il n'a pas donné ce qu'on attendait et qu'il ne peut nullement
être considéré comme un succédané du lait de femme.

Si, en France, M. Boissard et M. Bolognesi ont obtenu de
bons résultats (2), je ne puis être aussi affirmatif que ces con-

---

(1) ESCHERICH. Ueber Gærtner'sche Fettmilch. 66e *Congrès des naturalistes et médecins allemands*, Vienne, 1894.

Du même : Die Bedeutung der Gærtner'schen Fettmilch für die Sæuglings
Ernæhrung. *Mittheilungen der Vereines der Ærtze in Steiermark*, n° 1, 1895.

(2) BOISSARD. *France médicale*, 16 août 1895, et *l'Obstétrique*, janvier 1897,
n° 1. — BOLOGNESI. *La France médicale*, 5 novembre 1897.

frères. En 1895, je disais dans une leçon : « Depuis plus de trois mois, j'ai fait nourrir un grand nombre d'enfants avec le lait centrifugé ; j'ai constaté, à peu de chose près, les mêmes faits que M. Escherich. Mais le lait de Gærtner ne m'a pas paru surpasser les laits corrigés par les précédentes méthodes. Sans doute, son emploi est appelé à rendre de réels services dans l'allaitement, mais il est à désirer que sa préparation fasse encore des progrès et qu'on arrive à empêcher l'agglutination des globules gras. Il est aussi à désirer que la stérilisation en soit soigneusement surveillée. Il est enfin à désirer que son prix s'abaisse, car aujourd'hui il le rend presque inabordable à la classe pauvre. » Les dernières phrases indiquent des réserves que je ne pouvais alors formuler d'une manière plus explicite. Depuis, j'ai abandonné l'usage du lait maternisé, et en voici les raisons. J'ai d'abord constaté qu'il convenait moins que tout autre lait aux nourrissons atteints d'affections du tube digestif. Quant aux nourrissons bien portants qui sont alimentés avec ce produit, il en est qui, après avoir prospéré pendant quelque temps, ont ensuite de la diarrhée et perdent du poids ; d'autres ont des troubles dès qu'on commence à les y soumettre. Il en est peu qui puissent être allaités sans interruption et exclusivement avec ce lait. On ne réussit guère qu'avec des enfants bien portants, nourris au sein, mais dont on complète l'alimentation avec du lait maternisé (1).

Il importe de remarquer que les manipulatious nécessaires pour le préparer sont délicates et, sans doute, le lait maternisé n'est pas un produit toujours semblable à lui-même. C'est ce qui explique vraisemblablement la variabilité des résultats obtenus avec des enfants sains. D'autre part, la centrifugation modifie la matière grasse d'une manière défavorable à la digestion, et c'est probablement à cette modification qu'il faut attribuer l'intolérance des nourrissons atteints de troubles digestifs

---

(1) Des résultats analogues ont été obtenus par THIEMICH et PAPIEWSKI. *Jahrbuch f. Kinderh.*, 1896, t. XLI, p. 312 et 372, et par POPOFF. *Journal de clin. et de thérap. infantiles*, 1896, p. 148.

par le lait maternisé. Il semble, en effet, d'après les recherches de Czerny et Keller, que les matières grasses sont particulièrement mal digérées par ces enfants et donnent naissance à une formation considérable d'acides. Je dirai plus loin que, dans les cas sérieux de gastro-entérite, le lait de vache n'est jamais un bon aliment, qu'il soit donné pur, coupé, ou humanisé ; comment en serait-il autrement quand, en pareille occurrence, le lait de femme lui-même n'est pas toujours bien digéré ? Mais il m'a paru que le lait de Gærtner convenait encore moins que toutes les autres formes de lait de vache.

Morgan Rotch (de Boston) a réalisé la rectification du lait de vache par un procédé fort compliqué dont M. Variot nous a donné la description (1).

Tout d'abord le lait provient d'une ferme dans laquelle les vaches, parfaitement saines, sont soumises à un régime alimentaire réglé dans les moindres détails. Ce lait est transporté au laboratoire dans des récipients entourés de glace pour que la température ne s'élève pas au-dessus de 4°. Les chambres où ce lait est conservé sont disposées d'une manière tout à fait antiseptique, ventilées, etc. On fait à l'arrivée un dosage des principes fixes du lait ; puis on le place dans un appareil dit *séparateur centrifuge*. Ce séparateur est une machine rotative qui effectue *six mille huit cents* tours à la minute. Cette première manipulation est destinée à séparer entièrement la crème du reste du lait. On obtient ainsi une crème dont la contenance en beurre est bien titrée et un petit lait titré également.

Dans une autre chambre (*modifying room*) on manipule les différents éléments constituants du lait pour fabriquer les laits artificiels variant suivant les prescriptions médicales. Un vase, dit M. Morgan Rotch, contient la crème, un autre le lait séparé ou petit lait ; enfin l'on a préparé à l'avance une solution de sucre de lait à 1/20 dans l'eau distillée. Suivant le pourcentage en graisse, en protéides, en sucre, demandé par le médecin pour le nourrisson, des employés spéciaux versent dans des tubes une quantité déterminée de crème, de lait séparé et de la solution de sucre de lait. On alcalinise ou non avec de l'eau de chaux. Ces tubes contenant une tétée chacun, sont fermés au coton et transportés dans un stérilisateur ; puis ils sont livrés à domicile dans de petits paniers.

(1) *Journal de clinique et de thérapeutique infantiles*, 13 février 1896, p. 136.

Voici, d'après M. Morgan Rotch, comment il convient de formuler le pourcentage des éléments fixes du lait dans les premiers temps qui suivent la naissance :

1º Prescription pour les premières 24 heures ou les premières 36 heures de la vie.

Sucre de lait, cinq pour cent en solution dans de l'eau distillée et stérilisée ;

2º Prescription pour la première semaine :

Beurre....................................	2,00
Sucre.....................................	5,00
Protéides.................................	0,75

Réaction légèrement alcaline. Chauffé à 75 degrés.

3º Prescription pour la seconde semaine :

Beurre....................................	2,50
Sucre.....................................	6,00
Protéides.................................	1,00

4º Prescription pour la troisième semaine :

Beurre....................................	3,00
Sucre.....................................	6,00
Protéides.................................	1,00

Dans ces prescriptions on augmente très lentement la quantité des albuminoïdes.

A huit mois on ne prescrit que deux pour cent de protéides, et seulement à dix mois trois pour cent.

En somme, nous voyons qu'en Amérique les laboratoires où l'on manipule le lait sont devenus de véritables pharmacies dans lesquelles on dose les principes fixes du lait, avec la même exactitude que s'il s'agissait de substances médicamenteuses. Le médecin envoie sa prescription au laboratoire, comme nous envoyons nos ordonnances au pharmacien.

Nous ignorons les résultats obtenus par cette méthode. Mais nous pouvons dire qu'elle est vraiment trop compliquée pour entrer jamais dans la pratique.

M. Laurent (d'Englefontaine) préconise un procédé qui combine la méthode de Winter et Vigier et celle de Gærtner (1) ; avant de le mettre

(1) P. LAURENT. Cause d'échec dans l'allaitement artificiel des nouveau-nés. *La Médecine infantile*, 15 janvier 1898, nº 20, p. 59 et 58.

dans la machine centrifuge, on coupe le lait, non pas avec de l'eau lactosée, mais avec le sérum obtenu en faisant cailler du lait tout frais et en filtrant ensuite.

LAITS SOUMIS A DES DIGESTIONS ARTIFICIELLES. — *Procédés de Backhaus, de Budin et Michel.* — L'idée de rendre le lait de vache plus facile à digérer en le soumettant au préalable à une digestion artificielle partielle par la pancréatine ou en additionnant le lait coupé de substances de l'ordre des peptones, a été réalisée, il y a déjà assez longtemps, particulièrement en Angleterre et en Allemagne. Nous mentionnerons seulement les essais de Voltmer et Lahrmann, de Söldner, de Löflund, pour nous arrêter sur ceux qui ont été l'objet d'études récentes et sérieuses.

Backhaus prépare un lait corrigé et peptonisé de la manière suivante. On sépare d'abord par centrifugation le lait gras du lait maigre ; celui-ci est additionné de trypsine pancréatique et de présure et laissé à 35° pendant 25 minutes ; au bout de ce temps, la caséine est en partie coagulée et en partie transformée en propeptone, c'est-à-dire à demi digérée. On passe au travers d'un fin tamis qui retient les flocons de caséine coagulée. Il reste dans le liquide filtré environ 18 p. 1000 de matières azotées. On lui rend une quantité de crème telle que le liquide en renferme 35 grammes par litre. Enfin on introduit 10 à 20 p. 1000 de lactose. Le produit ainsi obtenu est réparti dans de petits flacons et stérilisé à 105° pendant une demi-heure (1). D'après Backhaus, aucun liquide ne ressemblerait plus au lait de femme que celui qu'il prépare. Non seulement les divers principes constituants sont à peu près en même quantité, mais encore la matière protéique est donnée sous une forme très facile à digérer.

Thiemich, après avoir employé le lait de Gærtner, a employé le lait de Backhaus ; il trouve celui-ci supérieur, mais non

---

(1) BACKHAUS. Eine neue Methode die Kuhmilch der Frauenmilch ähnlicher zu gestalten. *Allg. med. Centr. Zeitung*, LXV. Berlin, 1896, p. 861, 873.

exempt d'inconvénients. Les selles sont semblables à celles des
enfants au sein ; mais au bout d'un certain temps, il arrive
souvent que les nourrissons vomissent et perdent du poids.
Quand on donne ce lait à des sujets atteints de troubles digestifs légers ou graves, on n'observe pas d'amélioration manifeste ;
toutefois, la cachexie atrophique se produit plus rarement
qu'avec le lait de Gærtner (1).

Nous n'avons pu essayer ce lait nous-même ; mais nous lui
adressons le reproche d'avoir subi la centrifugation, qui modifie
beaucoup trop l'état d'émulsion de la matière grasse, et d'être
une préparation trop compliquée pour entrer dans la pratique.

MM. Budin et Michel préparent un lait digéré par l'extrait
du suc pancréatique (du pancréas de veau frais, haché menu,
est mis à macérer pendant vingt-quatre heures dans une solution d'eau chloroformée à saturation ; puis on filtre) ; on met dans
un litre de lait, préalablement stérilisé, 50 centim. cubes de
cet extrait ; on laisse digérer pendant une heure à 37°, puis on
ajoute :

Lactose	24 grammes
Sirop de sucre	50 —
Eau ....q. s. pour faire	500 c.c.

Le mélange est ensuite décanté dans des flacons qui sont
stérilisés au bain-marie. L'analyse de cette préparation donne :

Sucre et lactose	67 gr. 40
Beurre	26 —
Matières albuminoïdes	23 gr. 60
Sels minéraux	4 gr. 50

Chez quelques nourrissons débiles qui ne supportaient pas
le lait de femme, M. Budin déclare avoir obtenu des résultats
excellents avec cette préparation (2). Si d'autres auteurs com-

---

(1) M. Thiemich. Ueber Ernährung magendarmkranker Säuglinge mit
Kindermilch nach Backhaus. *Jahrb. f. Kinderheilk.*, t. XLIV, 1897.

(2) Budin et Michel. Recherches sur l'alimentation des enfants débiles ;
emploi des produits de digestion artificielle du lait de vache. *L'Obstétrique*,
15 mai 1897, p. 225.

firment ces assertions, nous croyons qu'il sera bien difficile de faire entrer ce lait dans la pratique courante ; car il demande des manipulations délicates et la surveillance assidue d'un chimiste éclairé.

Rieth dilue le lait de vache avec de l'eau de manière à ce que sa teneur en caséine devienne égale à celle du lait de femme ; pour enrichir ce mélange en albumine proprement dite, il y ajoute l'albumose obtenue en chauffant le blanc d'œuf à 130°. Il ajoute ensuite de la crème et du lactose de manière à ce que ce mélange ait une composition qui corresponde à celle du lait de femme. Hauser se serait bien trouvé de ce *lait albumosé* (1), mais il remarque que les selles et les gaz intestinaux des enfants qui en sont nourris sont d'une extrême fétidité. Le prix de ce lait est d'ailleurs très élevé.

Hesse (2) recommande un produit analogue, obtenu en mélangeant 1 litre de crème contenant 9,5 pour 100 de matières grasses, avec 1 litre et demi d'eau et 105 grammes de sucre de lait ; on y ajoute du blanc d'œuf en quantité correspondant à 9 gr. 5 d'albumine sèche.

Le *lait végétal* de Lahmann se prépare en ajoutant au lait de vache du sucre de lait et une émulsion d'amandes et de noix ; cette addition a pour but d'enrichir le lait coupé en matières grasses (3).

Les procédés industriels de correction du lait de vache sont tous passibles d'une même objection ; tous exigent des manipulations longues et délicates. Il ne s'agit plus ici d'opérations relativement simples, comme celle de la stérilisation, mais d'opérations qui exigent une surveillance assidue et des connaissances de physiologie et de chimie. Il faut que la correction soit exécutée dans l'heure qui suit la traite, pour que le lait préparé puisse subir sans retard la stérilisation. Enfin, sauf peut-être le lait humanisé qui est susceptible de se conserver quelque temps, il faut que les laits corrigés par des procédés industriels soient consommés dans les vingt-quatre heures qui suivent sa fabrication. On voit quelles difficultés pratiques soulèvent leur préparation et leur emploi.

(1) HAUSER. *Berl. klin. Woch.*, 1863, n° 93.
(2) *Berl. klin. Woch.*, 1896.
(3) HÖCK. *Wiener med. Wochenschrift*, 1896.

III

Les conclusions de ce long exposé se déduisent d'elles-mêmes.
Le lait de vache pur, même stérilisé, est en général impropre
à l'allaitement pendant les 4 ou 5 premiers mois de la vie. Dans
la genèse des gastro-entérites du nourrisson, il ne faut pas faire
jouer le rôle unique aux microbes du lait ou aux altérations de
ce liquide qui en dépendent, mais encore à la dyspepsie du lait
pur. Il faut donc corriger le lait de vache de manière à rendre
sa composition aussi voisine que possible de celle du lait de
femme.

Quel procédé de correction faut-il choisir? Le lait corrigé
dans le ménage par l'addition d'eau et de sucre peut être obtenu
partout, assez simplement, à peu de frais ; c'est un aliment qui
donne de bons résultats quand il est préparé et donné par une
personne soigneuse, dont le médecin aura fait l'éducation. C'est
donc lui qui sera employé le plus souvent.

Les laits corrigés par des procédés industriels ont une composition plus proche de celle du lait de femme ; ils ont l'avantage
d'éviter les manipulations du coupage et de l'addition du sucre,
qui exigent une surveillance attentive. Mais on ne peut pas toujours se les procurer, surtout à l'état frais. D'autre part, la
valeur de ces divers produits est très inégale. Le lait humanisé
est celui qui paraît mériter la préférence, encore que sa préparation ait beaucoup de progrès à faire.

APPENDICE

LE LAIT CONDENSÉ PEUT-IL SERVIR DANS L'ALLAITEMENT ARTIFICIEL ? —
Appert et Martin de Lignac ont eu les premiers, il y a longtemps,
l'idée de concentrer le lait, c'est-à-dire de le dépouiller de son eau par
la chaleur et par le vide, après l'avoir préalablement additionné d'une
grande quantité de sucre de canne. On le livre dans des boîtes métal-
liques fermées par soudure ; il a l'aspect d'une pâte blanchâtre, de consistance mielleuse. La fabrication du lait concentré a récemment fait
des progrès ; on est parvenu en particulier à se passer de l'addition de
saccharose. Ce lait condensé est privé de microbes, car il a subi l'action de la chaleur. Il subit parfois des altérations qui, d'après M. Cassedebat, ne seraient pas microbiennes et ne le rendraient pas toxique.
Pour s'en servir, on conseille d'ajouter à une cuillerée à soupe du produit quatre cuillerées à soupe d'eau chaude. Mais avec ce mélange, on
est loin de la composition ordinaire du lait. C'est ce que montrent les
analyses de M. Duclaux.

Les laits condensés avec addition de sucre de canne renferment,
d'après M. Duclaux :

Eau	25,1
Graisse	10,9
Caséine	11,9
Sucres de lait ou de canne	48,7
Cendres	2,4
	100

Les laits condensés sans addition de sucre de canne renferment,
d'après M. Duclaux :

Eau	48,6
Graisse	15,7
Caséine	17,8
Sucre de lait	15,4
Cendres	2,5
	100

En effectuant la dilution de ces derniers comme le prescrit l'étiquette des boîtes, on a un liquide qui renferme par litre : 31 grammes de graisse ; 35 grammes de caséine ; 30 grammes de lactose. Il n'est donc pas possible de faire servir le lait condensé à l'allaitement artificiel. En fait, la plupart des médecins d'enfants se sont élevés contre son emploi. Cependant M. Flamain (de Châlon-sur-Saône) a recommandé de s'en servir, particulièrement contre les diarrhées d'été. Il nous semble que, comme ce produit se conserve très bien, mieux même, dit-on, que le lait stérilisé, on pourra l'utiliser, dans quelques cas exceptionnels et pour peu de temps, en voyage, sur mer ou aux colonies par exemple. Il faut savoir que le lait concentré est d'un prix élevé et qu'il est parfois l'objet de falsifications (1).

(1) DUCLAUX. *Principes de laiterie.* — CASSEDEBAT. Altérations du lait concentré. *Revue d'hygiène,* 1892. — LEZÉ. La laiterie moderne et l'industrie du lait concentré. *Revue générale des sciences,* 30 juin 1895, p. 539. — LAURENT. *Normandie médicale,* 1893 nº 2. — FLAMAIN. *Ibid.,* nº 4.

CHAPITRE V

La technique de l'allaitement artificiel.

Sommaire. — Source du lait. — Coupage et addition de sucre. — Le bibe
ron et sa propreté. — Quantités de lait par jour et par repas. — Intervalle
des repas. — Surveillance de l'allaitement artificiel.

Nous avons appris dans quelle mesure il est possible de
résoudre les deux principales difficultés de l'allaitement artificiel ; nous avons appris comment on peut purger le lait animal de ses souillures et comment on peut corriger le lait de
vache. Nous avons vu que les procédés employés doivent
varier avec les circonstances où on se trouve placé et nous
avons essayé de fixer les règles qui doivent présider au choix
de tel ou tel mode de stérilisation et de correction. Au point
où nous en sommes, nous pouvons diviser les méthodes modernes
d'allaitement artificiel en deux catégories : ou bien on emploie
des laits corrigés dans l'industrie, et dans ce cas, on n'a pas
à s'occuper de la stérilisation, puisque ces laits sont livrés
stérilisés ; ou bien on corrige le lait de vache dans le ménage
pas l'addition d'eau et de sucre, et dans ce dernier cas, la
technique de l'allaitement varie suivant qu'on se sert de lait
stérilisé dans l'industrie ou de lait stérilisé dans le ménage. Je
vais exposer la manière de régler les détails de l'allaitement
artificiel, en indiquant ce qui convient pour chaque méthode.

Quelle que soit la méthode choisie, il faut toujours s'occuper
de la source du lait.

Si on adopte le lait stérilisé dans l'industrie ou un lait corrigé
spécial, comme le lait humanisé stérilisé, la chose ne com-

porte pas beaucoup de difficultés ; on se procure du lait de bonne marque, et on peut en général avoir confiance en sa qualité ; l'intérêt des grands établissements agricoles est de surveiller leur production ; il est le garant du consommateur. Il faut autant que possible que ce lait soit livré dans des bouteilles d'une faible contenance (200 à 250 gr. environ), ce qui permet de ne pas laisser une bouteille longtemps débouchée. Au moment d'en entamer une, il faut toujours regarder si le lait n'est pas coagulé ; il faut aussi le flairer et le goûter pour savoir s'il n'a ni mauvaise odeur ni mauvais goût. Toute bouteille suspecte doit être rejetée. Autant que possible, la provision de lait doit être renouvelée tous les jours.

Lorsque le médecin surveille un allaitement artificiel avec du lait corrigé et soumis à l'action de la chaleur dans le ménage, il doit s'informer des conditions et qualités des laitières qui fournissent l'aliment.

Il faut, quand on le peut, repousser l'usage d'un lait dont on ne connaît pas l'origine et dont on ignore l'âge, c'est-à-dire le temps depuis lequel il a été trait. C'est dans ces conditions en effet que le lait peut provenir de vaches qui n'ont pas été essayées à la tuberculine, qu'il peut avoir été l'objet de sophistications qui en altèrent la composition et la valeur nutritive : mouillage, écrémage, addition de cervelle et d'amidon (faciles à reconnaître au microscope), addition de carbonate de soude, de borax, d'acide salicylique ; c'est dans ces conditions qu'on achète comme lait frais du lait recueilli depuis plus de vingt-quatre heures ; alors, surtout pendant l'été, il a subi une fermentation plus ou moins avancée ; on a beau le soumettre à l'action de la chaleur ; les microbes ont déjà eu le temps de le corrompre.

L'idéal est de se procurer du lait venant d'une ferme ou d'une vacherie voisine, où le médecin peut exercer une certaine surveillance (1).

De temps à autre, et quelle que soit la méthode employée, il

(1) Voir à ce sujet le chapitre II de cette section.

sera bon de faire faire une analyse par un chimiste ou un pharmacien compétents. Cette analyse s'impose lorsqu'on constate, chez les nourrissons, des troubles digestifs ou un arrêt de la croissance dont la cause n'apparaît pas clairement.

Coupage et addition de sucre. — Les laits corrigés dans l'industrie, s'emploient sans aucune addition d'eau ou de sucre : ils doivent être consommés tels qu'ils sont livrés. Mais le lait pur doit être dans les premiers mois coupé et sucré. J'indiquerai plus loin les doses d'eau et de sucre de lait qu'il faut ajouter. Je veux dire d'abord comment on doit procéder au coupage.

Quand on se sert de lait stérilisé dans l'industrie, l'eau qui sert au coupage doit d'abord être bouillie ; et c'est lorsqu'elle est bouillante qu'on doit y faire dissoudre la quantité nécessaire de sucre. L'eau sucrée est conservée dans le vase qui a servi à la faire bouillir ; on garnit ce vase d'un bon couvercle et on le laisse dans un endroit frais, en l'agitant le moins possible ; on doit éviter tous les transvasements inutiles. Au moment des tétées, on décante avec précaution dans le biberon bien propre la quantité de lait stérilisé et la quantité d'eau sucrée bouillie indiquées par les tables qui suivent.

Si on fait usage de la marmite de Soxhlet, aussitôt après la traite, on coupe le lait dans les proportions voulues avec l'eau déjà bouillie et sucrée et le mélange est distribué dans les flacons de l'appareil de manière que chacun d'eux renferme la dose nécessaire à un repas ; on met autant de flacons qu'il doit y avoir de tétées dans la journée.

Si on emploie simplement l'ébullition, on coupe le lait aussitôt après la traite avec l'eau déjà bouillie et sucrée, puis on soumet le mélange à l'ébullition ; chaque fois, on prépare le mélange nécessaire à la demi-journée ; le mélange est conservé dans le vase même où il a bouilli, vase qui doit être recouvert, mis au frais et laissé au repos ; au moment de la tétée, on verse dans le biberon bien nettoyé la quantité nécessaire au repas.

Le biberon et sa propreté. — Les instruments à l'aide desquels on fait boire le lait aux nourrissons ont varié avec les

époques et varient encore avec les pays. On s'est servi du
verre ou petit pot, de la cuiller, du biberon. L'usage du verre
doit être repoussé pour les enfants âgés de moins d'un an ; le
nourrisson a de la peine à s'habituer à la déglutition dans la
timbale et il avale trop rapidement beaucoup de lait en même
temps que beaucoup d'air. Pour allaiter à la cuiller, il faut beaucoup de temps, de patience et de soin, et il faut réserver cet
instrument aux enfants débiles ou malformés (bec-de-lièvre).

Le meilleur appareil est sans contredit le biberon (1). Celui-
ci se compose d'une fiole et d'une tétine qui coiffe le goulot de
la fiole et sert de mamelon artificiel ; l'enfant exerce la succion
sur la tétine comme sur le sein maternel.

Le biberon permet à l'enfant de téter et cet acte stimule les
contractions péristaltiques et la sécrétion des sucs digestifs
(Spallanzani, Brown-Séquard) ; le liquide n'est dégluti que
lentement, ce qui en permet une meilleure élaboration ; enfin,
dernier avantage, dans l'allaitement mixte, grâce au biberon,
l'enfant ne se déshabitue pas de la succion.

On a prôné une innombrable quantité de modèles de biberon.
Les plus simples sont les meilleurs, étant les plus faciles à
nettoyer. Il faut repousser les biberons à long tube dont le
procès a été fait sans appel possible.

Le biberon dont nous nous servons se compose d'une fiole
ayant une contenance de 200 à 250 grammes et portant une
graduation qui permet de doser la quantité de liquide qu'on y
met ; la fiole est en verre lisse sans anfractuosités ni rugosités
intérieures, ce qui permet de la nettoyer facilement.

La tétine est en caoutchouc. On doit veiller à ce que le caoutchouc soit sans odeur et sans alliage dangereux (soufre,
plomb, etc.) ; il faut donc proscrire le caoutchouc vulcanisé. La
tétine a la forme d'un mamelon de vache ; elle est percée à son
extrémité d'une ouverture triangulaire analogue à une piqûre
de sangsue, constituant une valvule qui s'ouvre par la succion.

______

(1) Sur l'origine et les formes anciennes du biberon, voyez : AUVARD et
PINGAT. *Hygiène infantile ancienne et moderne*. Paris, 1889.

La pénétration de l'air est assurée par un orifice semblable fixé à la base de la tétine, près du goulot de la fiole. Cette tétine une fois enlevée, elle peut se retourner comme un doigt de gant et peut être facilement nettoyée et brossée à l'eau chaude. Là réside son grand avantage. On lui a reproché d'exiger un certain effort de succion et de ne livrer passage au lait que d'une manière assez irrégulière. Or, c'est là au contraire un véritable avantage. Il faut que le nourrisson ne vide pas d'un trait son biberon; il faut qu'il avale lentement et qu'il mette une dizaine de minutes au moins à faire son repas; il faut autant que possible se placer dans les conditions de la nature. L'usage du biberon à courte tétine exige donc que la nourrice sèche assiste l'enfant pendant toute la durée de son repas (1), et qu'elle intervienne de temps à autre pour retirer la fiole de la bouche, de manière à ce que le nourrisson uisse se reposer.

Malgré les avantages que présente le biberon simple, on a imaginé des dispositifs qui diminuent l'effort de succion et permettent un passage plus régulier du lait, mais on n'y arrive qu'en compliquant l'appareil. Ainsi, la tétine préconisée par M. Budin et appelée par lui « galactophore », assure la succion et la prise d'air nécessaire à la succion par un double tube nickelé. On se rendra compte de sa disposition par la figure ci-jointe (fig. 20). Or, dans cet appareil, le tube à air se bouche facilement et le nettoyage en est difficile.

Le point essentiel consiste à assurer la propreté du biberon et de la tétine ; c'est pourquoi, je le répète encore, l'instrument le plus simple est le meilleur.

Il y a quelques années, plusieurs cas de diarrhée grave étant survenus dans les crèches de Paris, M. Fauvel eut l'idée d'étudier les biberons et les tétines qu'on y employait. Il trouva qu'ils avaient une odeur fétide provenant surtout de vieux caillots de lait oubliés dans les caoutchoucs; dans ces grumeaux, il trouva une innombrable quantité de bactéries. Sur 31 biberons pris

---

(1) C'est parce que le biberon à long tube n'exige pas cette assistance qu'il a obtenu son long succès.

dans 10 crèches, il y en avait 28 mauvais. Ces recherches montrent avec quel soin il faut nettoyer les biberons et les tétines.

Le meilleur moyen consiste à nettoyer et à brosser, après chaque tétée, le biberon et la tétine avec de l'eau chaude chargée de carbonate de soude, puis de les plonger rapidement dans l'eau bouillante. On risque ainsi de casser quelques flacons et d'user vite les tétines ; mais il n'est guère coûteux de les changer. Cette opération finie, le biberon coiffé de sa tétine est mis

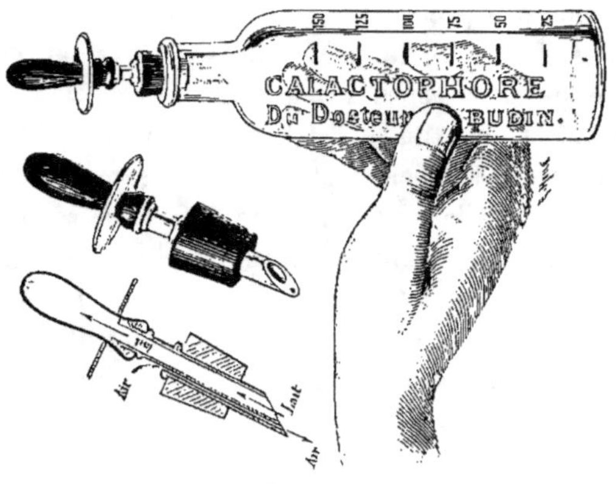

Fig. 20.

dans une boîte en métal, qu'on nettoie une fois par jour avec l'eau bouillante.

Il ne faut jamais se servir de grenaille de plomb pour nettoyer les biberons. Uffelmann a cité un cas d'intoxication saturnine chez un enfant dont le biberon était ainsi lavé.

Pour se rapprocher autant que possible des conditions de l'allaitement maternel (1), après avoir rempli le biberon, et avant de donner la tétée, on doit plonger la fiole dans l'eau chaude à 50° environ, de façon à réchauffer le lait et à le porter vers 37° en deux ou trois minutes. Il est bon de le goûter pour s'as-

____

(1) M. SMESTER a trouvé que le lait, dans le sein d'une femme qui allaite, a une température sensiblement voisine de celle du corps, soit 36°,6 à 37°. (*Revue mensuelle des maladies de l'enfance*, mai 1897, p. 227.)

surer qu'il n'est pas trop chaud. Je dois ajouter qu'Henoch ne voit aucun inconvénient à donner le lait froid (1).

QUANTITÉ DE LAIT PAR JOUR ET PAR REPAS. — INTERVALLES DES REPAS. — Il s'agit maintenant de fixer la quantité de lait à donner en vingt-quatre heures, de fixer aussi le nombre des repas et partant la dose d'aliment qu'il convient d'administrer pour un repas. Pour y arriver, nous n'avons guère qu'un moyen, c'est de rechercher ce qui se passe dans l'allaitement naturel et d'en tirer des inductions pour l'allaitement artificiel. Dans un chapitre précédent (2° partie, section I, chapitre IV), nous avons établi un tableau représentant, pour l'enfant au sein, le nombre des repas aux divers âges, la quantité de lait par repas et la quantité de lait prise en vingt-quatre heures. Cette table de l'allaitement maternel devra servir de guide pour l'allaitement artificiel. Toutefois, je dois faire remarquer que lorsqu'on nourrit un enfant au biberon, quelle que soit la méthode adoptée, il n'y a que des avantages à mettre un intervalle de trois heures entre les repas. Nous ne sommes plus ici dans les conditions de l'allaitement maternel, où il est quelquefois nécessaire de rapprocher les tétées pour stimuler la sécrétion mammaire. De plus, avec le procédé usuel de correction, c'est-à-dire avec l'addition d'un tiers d'eau sucrée à 10 p. 100, l'obligation d'avoir des chiffres qui soient des multiples de trois impose quelques modifications. Enfin, la richesse de ce mélange en caséine est encore telle que, souvent, l'examen des fonctions digestives de l'enfant conduit le médecin à diminuer un peu les doses. En me fondant sur mes observations et après quelques tâtonnements, j'ai établi le tableau suivant qui permet de régler l'allaitement par le lait coupé d'eau sucrée à 10 p. 100. J'ai exposé les raisons et le mode de ce coupage. Dans la

---

(1) M. Linossier (de Lyon) a avancé que la température des aliments a une influence réelle sur le travail de la digestion stomacale : les boissons froides stimulent les glandes gastriques, les boissons chaudes stimulent la motilité de l'estomac, les boissons tièdes n'ont aucune influence. Ces notions pourront être utilisées pour l'alimentation des nourrissons dyspeptiques. (*Congrès des sociétés savantes*, 1891.)

première semaine, on additionne le lait de vache stérilisé avec
partie égale d'eau bouillie sucrée ; dans les quatre ou cinq premiers mois, on l'additionne avec un tiers d'eau bouillie sucrée ;
après le 4ᵉ ou le 5ᵉ mois, on peut essayer de donner du lait pur
légèrement sucré.

TABLEAU POUR L'ALLAITEMENT ARTIFICIEL AVEC LE LAIT DE VACHE
ADDITIONNÉ D'EAU BOUILLIE SUCRÉE

AGE	NOMBRE DE TÉTÉES EN 24 HEURES	INTERVAL- LES DES TÉTÉES	COUPAGE	QUANTITÉ DE LAIT CORRIGÉ OU PUR POUR UN REPAS	QUANTITÉ DE LAIT CORRIGÉ OU PUR POUR 24 HEURES
1ᵉʳ jour.....	3 ou 4	?	Lait de vache... 1 / Eau sucrée à 10 %.. 1	8 à 10ᵍʳ·	24 à 40ᵍʳ·
2ᵉ jour......	6	toutes les 3 h.	id.	10 à 20	60 à 120
3ᵉ jour......	7	id.	id.	30	210
4ᵉ au 7ᵉ jour.	7	id.	id.	40	280
1ᵉʳ mois.....	7	id.	Lait de vache... 2 / Eau sucrée à 10 %.. 1	45 à 90	315 à 630
2ᵉ mois.....	7	id.	id.	90 à 120	630 à 840
3ᵉ mois.....,	7	id.	id.	120 à 135	840 à 945
4ᵉ et 5ᵉ mois.	7	id.	id.	135 à 150	945 à 1050
6ᵉ au 9ᵉ mois.	6	id.	Lait pur sucré à 2 %	160 à 175	960 à 1050

Quand on pratique l'allaitement artificiel avec des laits de
vache corrigés dans l'industrie (lait humanisé, lait maternisé,
lait de Backhaus, etc.), en s'inspirant du tableau de l'allaitement maternel et de celui qui précède, on déterminera sans
difficulté les quantités de lait par repas et par jour.

Les règles qui précèdent appellent quelques commentaires.

1° D'abord, à quel moment doit-on donner sa première tétée
au nouveau-né ? L'enfant qui vient de naître ne manifeste d'appétit que dix à douze heures après la naissance. Il convient de
le laisser tranquille pendant la première demi-journée de sa
vie ; qu'on ne lui donne ni lait, ni eau de fleur d'oranger, ni
surtout de sirop de chicorée ; qu'on ne lui donne *rien*, pas même
de l'eau pure. Après dix ou douze heures, lorsque l'enfant s'est
débarrassé du méconium, de l'urine et des glaires, on donnera

le premier repas ; on fera prendre un mélange d'une cuillerée à café de lait stérilisé et d'une cuillerée à café d'eau sucrée bouillie ; quatre heures après, on présentera un mélange fait avec une cuillerée à dessert de chaque. De 11 heures du soir à 5 heures du matin, l'enfant ne doit rien prendre. Pendant la seconde journée, on donne les mêmes quantités toutes les trois heures. Pour la suite, on se dirige d'après le tableau précédent. Jusqu'au 7e jour, on additionne le lait avec partie égale d'eau ; après, si l'enfant va bien, on doit le couper de un tiers d'eau. Dès la première tétée, il faut essayer de donner l'aliment avec le biberon, pour y habituer l'enfant. Mais si celui-ci est faible ou inhabile à la succion, qu'on lui donne ses deux ou trois premiers repas à la cuiller.

2° Quant aux chiffres qui indiquent les doses d'aliment, il importe de dire qu'ils n'ont rien de fixe ; ils peuvent varier avec les individus et avec la richesse du lait ; c'est au médecin qui surveille le nourrisson à décider, d'après la courbe des poids et l'état des fonctions digestives, s'il convient de les augmenter ou de les diminuer (1). Ces chiffres ont le grand avantage de donner des points de repère ; je les changerai si on me démontre qu'il y a mieux. Mais je trouve beaucoup trop élevés ceux que donnent certains auteurs étrangers, particulièrement les Allemands et les Autrichiens. Dans une brochure-réclame qu'on envoie aux médecins, on trouve un extrait d'un mémoire de M. Escherich où il est dit qu'on a donné un litre de lait centrifugé de Gærtner à l'âge de cinq semaines, et plus d'un litre à l'âge de sept semaines. Ailleurs, un nourrisson reçoit 2 litres à 6 mois. J'engage mes confrères français à ne point s'aventurer à donner ces doses sans surveiller de très près les nourrissons ; avec les enfants de notre race, ils pourraient avoir de cruels mécomptes.

---

(1) C'est en raison de la nécessité d'adapter ces règles à chaque cas particulier que je ne trouve pas très pratique le biberon gradué de M. VARIOT, lequel présente en regard de l'échelle de graduation en grammes l'inscription de l'âge de l'enfant. (Voir *Journ. de clin. et de thérap. infantiles*, 3 mars 1898, p. 161.)

Pour fixer les quantités de lait à donner dans les premiers jours, on devra se diriger surtout d'après le poids des enfants. Les chiffres qui sont indiqués dans le tableau précédent conviennent à ceux qui, à la naissance, pèsent plus de 3 kilogr. A ceux qui pèsent à la naissance moins de 3 kilogr., on donnera des quantités d'aliments inférieures à celles qu'indiquent ces tables. On diminuera aussi ces chiffres dans le cas où la digestion ne paraît pas s'opérer d'une manière absolument normale.

La proportion d'eau ajoutée au lait pourra aussi varier suivant les cas. Par l'examen des matières fécales du nourrisson, le médecin se rendra compte de la manière dont la digestion s'opère, et il pourra, au lieu du coupage ordinaire au tiers, revenir au coupage à moitié comme dans les premiers jours de la vie, ou bien prescrire le coupage au quart, ou enfin prescrire le lait pur avant le 5ᵉ mois.

Quand on emploie un lait corrigé dans l'industrie, l'usage de ce lait peut être continué jusqu'au 9ᵉ mois ; mais d'ordinaire à partir du 6ᵉ mois, on peut remplacer le lait corrigé par le lait stérilisé pur, administré suivant les règles indiquées dans le tableau précédent.

Il faut remarquer enfin que l'appétit de certains enfants est très variable suivant les heures de la journée ; tandis que le matin, par exemple, le repas est pris avec avidité, il se peut que le soir le biberon ne soit pas complètement vidé. Cette remarque oblige quelquefois à augmenter les doses du matin et à diminuer celles du soir.

3º Quant à l'intervalle des tétées, on ne donne le biberon que toutes les trois heures. La plupart des auteurs indiquent toutes les deux heures ou toutes les deux heures et demie ; l'expérience m'a appris que, sauf quelques cas exceptionnels signalés plus loin, il y a tout avantage à éloigner les tétées plus que ne l'indiquent les classiques ; d'un autre côté, les lavages de l'estomac montrent qu'il faut environ trois heures pour la digestion du lait dans la cavité gastrique du nourrisson. De même que dans l'allaitement naturel, et pour les mêmes raisons, je conseille de donner le dernier repas vers 11 heures du soir et le premier vers 5 heures du matin.

Si l'on veut observer cette règle des intervalles, on n'aura qu'à s'en louer et on évitera bien des gastro-entérites dyspeptiques dont l'origine est dans la surcharge stomacale. Qu'on sache bien d'ailleurs qu'il est facile de régler un nourrisson ; il suffit de se résigner à l'entendre crier un ou deux jours ou une ou deux nuits. Rien n'est plus funeste que l'habitude d'alimenter l'enfant pour l'empêcher de crier. Lorsqu'on est bien sûr que l'enfant ne crie que par caprice et non pour une autre cause, il faut le laisser crier et ne lui présenter son repas qu'à l'heure voulue. Au bout de très peu de temps, le nouveau-né ne se réveille que lorsque l'heure du repas est arrivée.

4° Les tableaux précédents ne donnent d'indication que jusqu'au 9ᵉ mois. C'est qu'à partir du 10ᵉ mois, si l'enfant est sain, on peut joindre au lait une bouillie, et j'indiquerai plus loin comment on procède alors.

Surveillance de l'allaitement artificiel. — L'enfant nourri avec du lait de vache, même lorsqu'il présente les apparences de la santé, ne ressemble pas de tous points à l'enfant nourri au sein. Dans divers chapitres de ce livre, nous avons indiqué les différences qui les séparent (1). On devra en tenir compte dans la surveillance de l'allaitement artificiel. Ces différences connues, pour l'enfant au biberon comme pour l'enfant au sein, on doit examiner la courbe des poids et regarder fréquemment les garde-robes (2). Et, à ce propos, il importe de signaler une particularité propre à l'accroissement des nourrissons élevés avec du lait de vache. Dans un des chapitres précédents, nous avons dressé un tableau représentant l'accroissement en poids d'un nourrisson bien portant élevé au sein. La courbe des poids d'un enfant au biberon doit évidemment se rapprocher autant que possible de celle de l'enfant au sein.

____

(1) Voir *Première partie, Chap. VI et VII; et Deuxième partie, Section III,* § 3.

(2) Voir *Deuxième partie, Section I, Chap. V.*

Mais, dans la réalité, la progression du premier est moins régulière et souvent plus forte que chez le second. Dans l'allaitement artificiel, souvent le poids s'accroît par bonds, puis reste stationnaire ou redescend ; la courbe offre de nombreuses inflexions. Souvent aussi, particulièrement lorsqu'on donne le lait stérilisé pur, vue dans son ensemble, la courbe est très élevée ; l'enfant a un poids supérieur au poids normal. J'ai déjà dit qu'il ne fallait pas se réjouir trop vite de cet excès de croissance, dont le bénéfice est fréquemment détruit par des troubles digestifs incidents (1).

En dehors de la suralimentation, lorsqu'on voit apparaître chez un nourrisson soumis à l'allaitement artificiel des symptômes de gastro-entérite, on s'informera de l'origine et des qualités du lait, de la manière dont il a été stérilisé et coupé, des soins que l'on prend de la propreté du biberon et de la tétine. En se fondant sur les données exposées dans les chapitres précédents, on cherchera à découvrir les fautes qui ont pu être commises. Si cette investigation reste négative, on examinera le nourrisson pour savoir s'il est atteint d'une maladie qui ne dépend pas de l'allaitement. Au cas où cet examen ne donnerait, lui aussi, aucun résultat positif, il faudra conclure que l'allaitement artificiel ne convient pas à l'enfant, et, par suite, conseiller de lui donner une nourrice.

(1) *Deuxième partie, Section I, Chap. VI.*

CHAPITRE VI

Allaitement mixte.

Sommaire. — L'allaitement mixte : 1º dans les premiers jours ; 2º dans le cours de la lactation. Il est la meilleure préparation au sevrage et à l'ablactation. Il doit servir à la réhabilitation de l'allaitement maternel.

L'allaitement mixte est la combinaison de l'allaitement naturel avec l'allaitement artificiel. C'est un mode d'alimentation qui donne de bons résultats, lorsque la proportion de l'allaitement au sein l'emporte sur celle de l'allaitement artificiel, c'est-à-dire lorsque l'allaitement mixte ne sert pas uniquement à déguiser une véritable nourriture au biberon. Bien réglé, il est supérieur à l'allaitement artificiel et il vaut mieux qu'un allaitement naturel insuffisant.

Il est bien entendu, que, pour obtenir de bons résultats avec l'allaitement mixte, le lait de vache doit être donné suivant les règles qui ont été indiquées précédemment. Cependant je dois dire que lorsqu'on ne remplace qu'une seule tétée par un biberon, on peut donner du lait stérilisé pur de très bonne heure ; c'est en effet dans ces conditions que l'usage du lait non corrigé est dénué d'inconvénients.

L'allaitement mixte est indiqué dans diverses circonstances et la manière de le régler varie avec chacune d'elles.

Lorsqu'une femme récemment accouchée veut nourrir son enfant, si elle est fatiguée par un accouchement laborieux, si la montée laiteuse tarde à se faire, si la sécrétion s'établit lentement, s'il survient des gerçures très douloureuses du sein, on complètera l'allaitement au sein par le biberon. J'ai déjà indiqué

la ligne de conduite à suivre en pareil cas (1). Si on observe
ces règles, il arrivera souvent qu'après une à trois semaines
d'allaitement mixte, la mère suffira à pourvoir toute seule à la
nourriture de son enfant. Toutefois quelques femmes sont
obligées de poursuivre l'allaitement en s'aidant du biberon ;
dans ce cas, ce procédé d'alimentation a l'avantage de préserver
la famille de la nourrice mercenaire.

L'alimentation mixte rend de grands services, lorsqu'au
cours de la lactation, une cause quelconque vient passagèrement diminuer la sécrétion lactée. On remplace alors une, deux
ou trois tétées par un, deux ou trois biberons. Si la diminution
de la sécrétion persiste, et si l'allaitement mixte est bien supporté, on continuera à employer ce mode d'alimentation. J'ai
vu des cas nombreux où cette pratique a été couronnée de
succès. Un des plus instructifs est celui d'une mère primipare
qui voulut allaiter son enfant ; elle pourvut seule à sa nourriture
pendant plus d'un mois ; quoique le nourrisson fût bien portant,
son poids augmentait très peu ; il vint un moment où il n'augmenta plus du tout et resta stationnaire ; on remplaça alors une
tétée par un biberon renfermant d'abord 60 grammes, puis 100
grammes de lait stérilisé ; la courbe des poids reprit sa forme
normale ; jusqu'au huitième mois il en fut de même, bien qu'on
n'ait jamais donné, comme supplément quotidien, plus de 100
grammes de lait stérilisé.

Lorsqu'une femme nourrit en s'aidant du biberon, il arrive
parfois, avant le terme de la durée normale de la lactation, que
la sécrétion diminue tellement que le lait de vache finit par
former la plus grande partie de la nourriture. L'inconvénient est
médiocre si le nourrisson a plus de six mois ; car c'est surtout
pendant les premiers temps de la vie que le lait de femme est
l'aliment indispensable. Lorsque le nourrisson a plus de six
mois, s'il supporte bien le lait stérilisé, il n'y a qu'à transformer
plus ou moins rapidement l'allaitement maternel en allaitement
artificiel. Mais si l'enfant a moins de six mois, ou bien s'il ne

(1) *Section II, Chapitre III.*

digère pas très bien le lait de vache, ou encore s'il est débile ou malade, il vaut mieux, quand on est assuré que la mère ne peut pas allaiter, prendre une nourrice mercenaire.

Il y a des femmes, d'ailleurs bonnes nourrices, qui ont besoin, pour conserver leurs forces, d'un sommeil ininterrompu. On pourra les autoriser à remplacer soit la dernière, soit la première tétée de la journée par un biberon qui sera donné par la personne préposée à la garde de l'enfant.

L'allaitement mixte est souvent employé par les mères qui sont obligées de travailler hors de leur maison pour gagner leur vie. Elles donnent le sein le matin et le soir et viennent une ou deux fois pendant le jour faire téter l'enfant; le reste du temps, celui-ci est confié à une garde ou à une crèche et on le nourrit au biberon. Le mieux, en pareil cas, est de donner alternativement le sein et le biberon, c'est-à-dire de ne donner jamais deux biberons de suite. Chaque fois qu'elle donnera à téter, la mère devra présenter les deux seins au nourrisson, pour y entretenir la sécrétion lactée.

A l'heure présente, beaucoup de mères, qui eussent autrefois abandonné leur enfant au sein d'une étrangère, tentent de l'allaiter. Elles y réussissent souvent grâce à l'allaitement mixte. Celui-ci, en raison des obligations auxquelles la vie moderne soumet les femmes riches ou pauvres, tend à devenir la règle après le sixième mois. Quand il est bien dirigé, il faut reconnaître qu'il donne de bons résultats et qu'il constitue la meilleure préparation au sevrage.

Dans tous les cas, jusqu'au dixième mois environ, le lait est le seul aliment qui convienne à l'enfant. Avant cette époque, si, pour une raison quelconque, une nourrice n'a plus assez de lait, on doit, soit la remplacer par une autre nourrice, soit l'aider avec du lait de vache. C'est seulement à partir du dixième mois environ, l'enfant étant bien portant et ayant quatre dents, qu'on pourra commencer à lui donner des aliments autres que le lait.

L'allaitement mixte a rendu de grands services aux médecins qui ont entrepris la réhabilitation de l'allaitement maternel. Il leur a permis de le conseiller sans hésitation, puisqu'ils étaient prêts à venir en aide aux mamelles insuffisantes ; il leur a permis par là même de constater que l'hypogalactie était beaucoup plus rare que nos maîtres ne nous l'avaient appris. Grâce à lui, nombre de femmes ont pu mener à bien leur première nourriture. Or, une femme qui a pu faire un premier allaitement fait beaucoup mieux les suivants. On voit le bénéfice obtenu. Il y a mieux encore. Les éleveurs nous ont appris qu'on peut créer des races de vaches bonnes laitières, Par l'allaitement mixte qui nous permet d'encourager l'allaitement maternel, il arrivera peut-être, qu'après quelques générations, toutes les femmes bien portantes seront d'excellentes nourrices. Nous arrivons ainsi à une conclusion aussi imprévue qu'intéressante. Grâce aux recherches modernes, grâce surtout aux découvertes de Pasteur, nous avons pu préciser les meilleures règles de l'allaitement artificiel ; or il se trouve que la connaissance de ces règles permet de favoriser et de généraliser l'allaitement maternel.

SECTION IV

SEVRAGE ET ABLACTATION

SOMMAIRE. — Aliments autres que le lait. Époque où on peut en commencer l'usage.
L'alimentation pendant la seconde année.
Le sevrage.
Moyens usités pour tarir la sécrétion lactée.

Le *sevrage* (du latin *separare*) est l'acte par lequel on sépare l'enfant du sein de sa nourrice, en substituant au lait de femme, soit du lait de vache, soit d'autres aliments. Sevrage n'est pas synonyme *d'ablactation* ; ce dernier terme s'applique à la période où le lait, soit de femme, soit de vache, ne forme plus la partie prépondérante de l'alimentation. L'*ablactatus* des latins ne signifie donc pas enfant sevré ; ce dernier terme correspond à l'ἀθηλος des grecs (α privatif, θηλή sein).

L'interruption de l'allaitement au sein pouvant être provoquée par des causes multiples, à des époques variables, le sevrage ne peut être toujours opéré à date fixe ; s'il est bon qu'il soit progressif, on peut être obligé de supprimer brusquement la mise au sein. Il n'en est plus de même de l'ablactation. Celle-ci doit toujours être progressive et, dans l'état de santé, commencer et finir à des dates à peu près fixes.

En règle générale, l'enfant ne doit prendre que du lait jusqu'au neuvième ou dixième mois. Lorsqu'il est élevé au sein, et qu'avant cette époque, la sécrétion lactée de la nourrice diminue ou disparaît, on doit, suivant les cas, ou lui donner

une nouvelle nourrice, ou le soumettre à l'allaitement mixte,
ou le soumettre à l'allaitement artificiel. Vers le dixième mois
seulement, on peut, quand l'enfant est bien portant, commencer
à donner, une seule fois par jour, un repas dont le lait ne fait
pas tous les frais ; mais le lait doit rester la partie prépondérante de l'alimentation. La part du lait sera diminuée progressivement jusqu'à la fin de la deuxième année, où l'ablactation
sera accomplie.

Il est d'une extrême importance de bien fixer les règles qui
doivent présider à cette transformation de la nourriture. De
nombreuses fautes sont commises dans cette phase délicate ; la
pratique montre que les conséquences en sont souvent funestes.
Des gastro-entérites, aiguës ou chroniques, parfois graves, sont
la conséquence d'une ablactation prématurée ou mal dirigée.

Aliments autres que le lait. Époque ou l'on peut en
commencer l'usage. Alimentation des enfants dans la
seconde année. — L'allaitement est un mode d'alimentation
temporaire. Suivant la durée et la richesse de la sécrétion lactée
chez la nourrice et suivant l'état de l'enfant, il peut faire seul
les frais de la nourriture pendant un temps plus ou moins long.
On s'accorde à reconnaître qu'à partir du neuvième ou dixième
mois, l'enfant est devenu capable de digérer d'autres aliments
que le lait. Mais, quand il prospère avec l'alimentation lactée
exclusive, on peut attendre jusqu'au onzième, douzième et
même treizième mois, pour introduire quelque chose de nouveau
dans sa ration alimentaire. Une modification ne s'impose que
lorsque, après le neuvième mois, on constate que, sans aucune
altération de la santé, le nourrisson n'augmente plus de poids
et semble arrêté dans son développement. En tout cas, il faut
le répéter encore, avant le neuvième ou le dixième mois, le lait
doit être la seule nourriture de l'enfant. A ce moment, il n'y a
aucun inconvénient à donner une bouillie ou un potage, si l'enfant est sain et s'il a au moins quatre dents. Cette dernière
condition est importante ; la présence des dents témoigne en
une certaine manière que le développement du tube digestif est
assez avancé pour qu'il puisse digérer autre chose que le lait.

Le premier aliment autre que le lait ne doit pas être solide, car le nourrisson ne peut exécuter une mastication énergique ; il doit être liquide ou demi-liquide. Il ne doit pas renfermer de substances indigestes, comme la cellulose des légumes herbacés, dont l'emploi, chez le nourrisson, provoque rapidement des troubles gastro-intestinaux. Il doit être préparé avec des substances à peu près stériles et d'une longue conservation, car dans la seconde année, le tube digestif reste encore extrêmement sensible à l'infection et à l'intoxication ; ces conditions rendent aléatoire l'usage précoce du bouillon et des jus de viande. Il doit avoir une composition à peu près constante et il doit être d'un prix peu élevé. Les bouillies ou potages préparés avec des farines et du lait ou de l'eau remplissent les conditions précédentes.

En règle générale, l'enfant âgé de neuf mois est capable, s'il est bien portant, de digérer les féculents. Pourrait-on avant cette époque le nourrir avec ces substances ? Les recherches de Zweifel montrent que la salive parotidienne renferme le ferment saccharifiant quelques jours après la naissance ; mais ce ferment est en quantité minime durant les deux ou trois premiers mois ; ce n'est qu'à partir du huitième ou neuvième mois qu'on le trouve en quantité suffisante. Dans le suc pancréatique, d'après Korowin, l'amylapsine fait défaut jusqu'au vingtième jour ; et jusqu'au quatrième mois, on n'en trouve que des traces. A partir de six mois, le pouvoir saccharifiant est net ; Zweifel et Krüeger ont obtenu des résultats analogues à ceux de Korowin. On en peut conclure que les jeunes enfants sont incapables de digérer les féculents et qu'il y a un réel danger à les en nourrir. Cependant, dans ces derniers temps, on a contesté les résultats de ces recherches. Ayant fait alimenter, pendant quelques jours, des nourrissons de deux et trois mois avec de la bouillie de farine et ayant analysé leurs matières fécales, Heubner et Carstens ont constaté que les enfants digéraient l'amidon et le transformaient presque totalement en sucre. On doit bien se garder d'en déduire que l'on peut alimenter les jeunes enfants avec des farineux. M. Heubner, lui-même, a vu que les enfants nourris uniquement avec de l'eau de riz pendant un ou deux jours, digéraient assez bien, mais diminuaient de poids. Il n'a pas poursuivi l'expérience et il n'est pas sûr que s'il l'avait prolongée, la digestion n'eût pas été troublée. En outre, on ne peut donner au jeune enfant qu'un liquide contenant 5 à 6 p. 100 d'amidon, et le nourrisson ne peut absorber plus d'un litre de liquide par jour ; donc on ne pourrait faire absorber à l'enfant que 60 grammes d'amidon par jour ; on ne lui donnerait avec un litre de liquide que 175 calories par jour, alors qu'avec un litre de lait de femme, il en reçoit près de 500. Par suite, avec une alimentation surtout féculente, l'enfant dépérirait très vite.

D'ailleurs, lorsque le médecin, cherchant la solution d'un problème, se trouve en présence de recherches de laboratoire dont les résultats sont divergents, il doit revenir à l'observation clinique. Celle-ci nous apprend que la plupart des nourrissons âgés de moins de 9 ou 10 mois, digèrent mal l'amidon qui subit facilement, dans leur tube digestif, la fermentation acide. Une nourriture féculente donnée trop tôt est une des causes les plus certaines de la gastro-entérite chronique et du rachitisme (1). Natalis Guillot a vu, à l'autopsie d'enfants nourris de farineux, l'intestin enflammé et couvert, dans une grande étendue, de poudre d'amidon que l'iode colorait en

(1) A la campagne, nombre d'enfants sont nourris dès la naissance avec une bouillie épaisse faite de lait et de farine de froment ; la plupart succombent à l'athrepsie ou deviennent des rachitiques. Mais quelques-uns tolèrent assez bien cette alimentation ; d'après le Dr Giron, ce sont surtout ceux dont la nourrice insalive d'abord la bouillie. Voici ce que ce médecin a observé aux environs de Cherbourg. « La nourrice met d'abord dans sa bouche une petite cuillerée de bouillie, dans le but de la faire refroidir, la mâchonne quelque temps et la mélange ainsi à une certaine quantité de salive. Ce mélange est remis ensuite dans la cuiller ou le plus souvent sur le bout du doigt, et l'enfant s'en empare avec avidité. On continue ainsi jusqu'à ce que l'enfant repousse l'aliment. Cette sorte de gavage ne donne pas lieu aux accidents que l'on pourrait croire. J'attribue ce fait à la plus ou moins grande quantité de salive mélangée à la bouillie et qui la change en un aliment fortement diastasé. » Une observation de Demme, rapportée plus haut, prouve que cette pratique peut transmettre la tuberculose aux nourrissons.

bleu. A l'autopsie d'un nouveau-né nourri exclusivement de farine lactée, Zweifel a trouvé l'estomac rempli de cette farine et tendu à le faire éclater. Mais l'observation clinique apprend qu'un enfant de 9 ou 10 mois, lorsqu'il est exempt de troubles digestifs, est capable de digérer l'amidon.

Il résulte de ces considérations que, vers le 9e ou 10e mois, lorsque l'enfant est sain et possède quatre dents, on peut commencer à lui donner un autre aliment que le lait et que le meilleur aliment à employer au début de cette phase de transition est la bouillie préparée avec des féculents. Lorsque l'enfant prospère avec le régime lacté exclusif, on peut attendre jusqu'au onzième, douzième et treizième mois pour inaugurer cette transformation du régime. Lorsqu'il présente des troubles digestifs, il faut d'ordinaire la retarder ; mais cette règle n'est pas absolue : la décision à prendre dépend, nous le verrons, de la nature et du degré des troubles digestifs.

Le nouvel aliment qu'on va donner ne doit d'abord représenter qu'un simple supplément ; il s'ajoutera au lait soit féminin, soit animal, qui doit encore rester la partie prépondérante de l'alimentation.

Dans le principe, on doit se proposer de remplacer une tétée ou un biberon par une des bouillies suivantes.

BOUILLIES PRÉPARÉES AVEC DE LA FARINE DE CÉRÉALES (*froment, orge, riz, maïs, avoine*) (1). — La farine doit être séchée au four, étendue en

---

(1) COMPOSITION DES GRAINES DE CÉRÉALES

POUR 100 PARTIES	FROMENT	SEIGLE	ORGE	AVOINE	MILLET	MAIS	RIZ
Eau	13,6	15,3	13,8	12,4	11,0	13,1	13,1
Albumine	12,4	11,5	11,1	10,4	10,8	9,9	7,0
Graisse	1,8	1,8	2,1	5,2	5,5	4,6	0,9
Hydrates de carbone	67,9	67,8	64,9	57,8	66,8	68,4	77,4
Cellulose	2,5	2,0	5,3	11,2	2,6	2,5	0,6
Cendres	1,8	1,8	2,7	3,0	2,4	1,5	1,0

(*Voir la suite de la note p. 367.*)

couche mince sur un plat. On délaie une cuillerée à dessert de farine (plus tard une cuillerée à soupe) dans une cuillerée à soupe d'eau froide pour éviter les grumeaux ; on jette cette pâte dans une petite tasse de lait bouillant (5 à 6 cuillerées à soupe) ; on fait bouillir dix minutes environ en remuant avec une cuiller ; on ajoute un peu de sel et de sucre et plus tard un peu de beurre.

Bouillie à l'arrow-root. — L'arrow-root est une fécule extraite du rhizome des plantes appelées *Maranta*, qui croissent à la Jamaïque ; comme les fécules de pomme de terre et de riz, elle est pauvre en azote et en sels ; mais elle a l'avantage d'être d'une plus grande finesse et d'être très facile à digérer ; la bouillie se prépare comme celle de farine de céréales.

Bouillie au racahout. — Le racahout est une poudre composée de fécule de pomme de terre, de fécule de riz, de sucre, de vanille, d'un peu de cacao, et parfois d'un peu de salep. Se prépare comme les bouillies de farine de céréales.

Bouillie à la farine lactée. — On prépare la farine lactée avec du lait concentré dans le vide, du pain cuit ou de la farine torréfiée et du sucre ; il faut employer de préférence les farines lactées stérilisées ; 1 cuillerée à soupe pour 7 à 8 d'eau.

Le lait qui entre dans la confection de ces préparations doit toujours être stérilisé ou avoir bouilli peu de temps après la traite. On ne doit préparer de ces soupes que ce qu'il faut pour un seul repas (1).

COMPOSITION DES FARINES DE CÉRÉALES

POUR 100 PARTIES	EAU	ALBUMINE	GRAISSE	HYDRATE DE CARBONE	CELLULOSE	CENDRES
Farine de froment fine.	13,3	10,2	0,9	74,8	0,3	0,5
— — grossière	12,7	11,8	1,4	72,2	1,0	1,0
— de seigle.......	13,7	11,5	2,1	69,7	1,6	1,4
Gruau d'orge........	14,8	10,9	1,5	71,7	0,5	0,6
— d'avoine......	10,1	14,7	5,9	64,7	2,4	2,2
Farine de maïs......	10,6	14,0	3,8	70,5	0,6	0,9
Sou de froment.....	14,1	13,5	2,5	30,8	31,6	7,5

(D'après MUNK et EWALD.)

(1) On trouve dans le commerce, sous forme de spécialités, un grand nombre de poudres alimentaires pour les nourrissons, dont la plupart ont la prétention de remplacer le lait. A l'instigation de M. Lambling, M. Vallée a fait une analyse des plus répandus de ces aliments et montré qu'aucune d'elles ne saurait constituer la ration à elle seule, ni même y entrer à titre d'aliment prépondérant. On ne peut en user qu'à la condition qu'on ne s'en serve que pour compléter et non pour constituer la ration de l'enfant. (CYRILLE VALLÉE. *Des poudres alimentaires et de l'alimentation des enfants du premier âge.* Thèse de pharmacie de Lille, 1897.)

On donnera d'abord la préférence à la bouillie de froment. Vers onze heures du matin ou midi, on la présentera à l'enfant. Souvent, il n'en voudra prendre qu'une ou deux cuillerées à café ; mais si on ne se laisse pas rebuter, il finira par la prendre tout entière. S'il persiste à faire des difficultés, on essaiera successivement les autres et on adoptera celle qu'il prend le plus volontiers. Quand il n'ingère qu'une faible portion de la bouillie, il est bon de compléter le repas par le sein ou le biberon ; quand il en prend cinq à six cuillerées à soupe, on supprime la tétée. Après ce repas, il faudra attendre au moins trois heures avant de donner le sein ou le biberon.

Quand les enfants ont une certaine tendance à la diarrhée, on préparera la bouillie avec de la farine de riz ou encore avec du racahout, car le cacao renferme une petite quantité de tanin. Quand ils sont constipés, je ne puis conseiller, comme quelques auteurs, d'employer le gruau d'avoine, que van Swieten a vanté comme un aliment de premier ordre pour les nourrissons. D'après ce que j'ai observé, les enfants le supportent mal ; quelques-uns ont des vomissements et de la diarrhée à la suite de son emploi. Est-ce parce que le gruau est de mauvaise qualité ? Je ne puis le dire ; mais il m'a semblé que l'avoine ne combat la constipation qu'en provoquant des indigestions et j'ai abandonné son emploi. En cas de constipation, je conseille d'abord d'user des bouillies à la farine d'orge et, si on ne réussit pas, je fais préparer la bouillie d'une manière un peu spéciale, de manière à utiliser les parties périphériques de la graine qui renferment plus d'azote et un peu de cellulose.

Bouillie à l'orge pour les enfants constipés. — Moudre une cuiller à thé d'orge perlé dans un moulin à café ; faire bouillir un quart d'heure dans 100 gr. d'eau et ajouter du sel ; filtrer et ajouter partie égale de lait de vache bouillant ; sucrer.

L'avantage des bouillies de farine est que l'amidon y est bien cuit et s'y présente sous forme d'une pâte presque liquide et homogène, conditions favorables à une bonne digestion. Aussi doit-on les employer de préférence au début de la phase d'ablactation. Mais je dois dire que quelques enfants n'en veulent pas. On essaiera alors de leur faire prendre une soupe faite simplement avec du lait bouillant dans lequel on met soit de petits morceaux de pain, soit du tapioca ou de la semoule, avec un peu de beurre, du sel et du sucre. On essaiera aussi de la panade ou du bouillon aux jaunes d'œufs, bien que ces aliments soient un peu lourds et qu'il vaille mieux les employer un peu plus tardivement.

Panades. — Ce sont des préparations faites avec du pain délayé dans de l'eau. Pour les jeunes enfants, il est bon que le pain ait été grillé. Au lieu de pain grillé, on peut employer la biscotte (tranches d'un pain, contenant un peu de beurre et d'œuf, séchées au four et légèrement torréfiées). On jette dans de l'eau bouillante le pain grillé ou la biscotte réduits en petits fragments ; on fait bouillir très longtemps jusqu'à ce que le pain soit réduit en bouillie ; on ajoute du beurre et du sel et parfois du sucre, ou un jaune d'œuf. Finalement on passe dans une étamine claire. Il est difficile de faire la panade avec du lait au lieu d'eau, parce que le lait ne supporte pas toujours une ébullition prolongée ; mais on peut d'abord faire bouillir le pain dans une petite quantité d'eau, puis, vers la fin de la coction, on peut ajouter partie égale de lait ; dans ce cas, on n'ajoute pas de beurre.

Le bouillon est peu nourrissant ; il ne renferme pas d'hydrate de carbone ; il contient peu d'albumine et peu de graisse, mais il est riche en sels (surtout en sels potassiques) et en substances aromatiques qui stimulent l'estomac et agissent favorablement sur la digestion (1). La plupart des enfants le prennent très volontiers. Ils le digèrent bien s'il est préparé avec de bonne viande et depuis peu ; ils le digèrent mal quand il n'est

(1) Le bouillon renferme pour 100 parties :

Substances albuminoïdes...................... 0,40
Gélatine...................................... 0,30 à 0,60
Graisse....................................... 0,20 à 0,40
Sels (en y comprenant le sel de cuisine ajouté).... 1,30 à 1,80
Substances extractives (créatine, xanthine, hypoxanthine, acide lactique)........................... 0,50 à 0,80

L'addition d'un jaune d'œuf à 100 centim. cubes de bouillon lui donne une teneur de plus de 3 grammes d'albumine et de 4 grammes de graisse.

(D'après MUNK et EWALD.)

pas frais ou quand il est fait avec de la viande passée ; dans ce dernier cas, les nourrissons ont une diarrhée extrêmement fétide qui s'accompagne parfois de phénomènes généraux graves. Pauvreté en substances nutritives, conservation difficile, tels sont les deux inconvénients du bouillon, inconvénients beaucoup plus graves quand il s'agit du jeune enfant que de l'adulte et qui ont conduit certains médecins à ne le prescrire que très tard. Mais on peut obvier au premier en ajoutant au bouillon un jaune d'œuf et plus tard du tapioca, de la semoule ou du pain. Quant au second, si on prépare le bouillon chaque jour avec de la viande de bonne qualité, on l'évitera presque sûrement.

Pour préparer de bon bouillon, on fait cuire 250 grammes de viande dans un demi-litre d'eau, sans ajouter du sel ou des légumes ; la cuisson est prolongée une demi-heure ou trois quarts d'heure ; l'eau perdue par l'évaporation est remplacée par de l'eau bouillante. Le bouillon destiné aux nourrissons ne doit pas être dégraissé.

L'œuf peut être employé d'assez bonne heure. Mais tout d'abord, il ne faut donner que le jaune en l'incorporant à la bouillie ou au potage ; le jaune d'œuf est plus riche en substances fixes que le blanc, particulièrement en graisse et en chaux (1) et dans le tube digestif, il se putréfie moins facilement. Plus tard, vers le quinzième mois, on pourra donner l'œuf entier sous forme d'œuf à la coque. L'œuf doit toujours être bien frais. Il faut savoir qu'il est des enfants qui ne digèrent pas les œufs avant deux ou trois ans et d'autres que leur usage constipe plus ou moins.

Quand on a remplacé une tétée ou un biberon par une bouillie, une panade ou une soupe, il importe de surveiller attentivement

(1) POUR 100 PARTIES	EAU	ALBUMINE	GRAISSE	SUBSTANCES EXTRACTIVES	SELS
Blanc d'œuf..........	85,8	12,7	0,3	0,7	0,6
Jaune d'œuf.........	50,8	16,2	31,8	0,1	1,1
Œuf entier..........	73,7	12,6	12,1	0,5	1,1

(D'après KŒNIG.)

les fonctions digestives. S'il survient des phénomènes de dyspepsie ou de la diarrhée, il faut revenir au régime lacté exclusif. Si, au contraire, le nouvel aliment est bien supporté, on en augmentera peu à peu la quantité et, après quelques semaines, on remplacera deux tétées ou biberons par deux bouillies.

Voici maintenant des menus qui pourront servir de guides pour l'alimentation jusqu'à la fin de la seconde année. Ils ne s'adressent qu'aux enfants sains ; ils n'ont d'ailleurs rien de fixe et serviront seulement de repère.

10 à 12 mois : une bouillie et cinq tétées (ou cinq biberons avec environ 200 gr. de lait pur sucré ; on doit habituer l'enfant à boire le lait dans un verre ou une timbale).

12 à 15 mois : deux bouillies plus abondantes et trois tétées (ou trois timbales de lait pur sucré).

Vers le 15e mois, l'enfant bien portant doit être sevré. Il est alors soumis au régime suivant : 4 repas par jour, 2 petits et 2 grands. Exemple : 8 heures du matin : bouillie ou soupe au lait. — Midi : soupe ou potage au bouillon gras ; un œuf, ou, de temps à autre, un peu de cervelle de mouton ; un peu de pain ; comme boisson, un quart de timbale d'eau bouillie. — 4 heures du soir : 200 à 250 grammes de lait. — 7 h. 12 du soir : bouillie ou soupe au lait. Les quantités d'aliments seront augmentées progressivement.

20 mois à 2 ans : remplacez de temps en temps l'œuf du repas de midi par du blanc de poulet haché menu ou un peu de poisson frais. Au dernier repas, ajoutez un peu de purée de pommes de terre ou de crème aux œufs ; si l'enfant est constipé, donnez quelques légumes verts. Plus tard, gâteaux secs, gelée de fruits.

Après 2 ans : on choisit les éléments du repas de l'enfant parmi les plats qui servent au repas de famille.

Jusqu'à 5 ou 6 ans, les enfants ne doivent boire que de l'eau (quand on ne dispose pas de bonne eau de source, l'eau doit être bouillie) et s'abstenir de vin, de bière, de cidre et de toute espèce de boisson fermentée. Après 5 ou 6 ans, on pourra donner de l'eau légèrement rougie avec du vin ordinaire ou additionnée d'une très petite quantité de bière. Il faut interdire aux enfants, même avancés en âge, le café, le thé, les liqueurs et les douceurs de tout genre.

Sevrage. — Le sevrage est la suppression de la mise au sein. La question de l'époque où on peut l'opérer soulève d'abord celle de la durée de la sécrétion lactée. On trouve dans beaucoup d'auteurs ces assertions : que, chez la femme, la période de lactation ne s'étend guère au delà d'une année, que, par exception, elle peut cependant s'étendre jusqu'à 15 mois et 18 mois, et qu'il arrive un moment où, spontanément, la sécrétion des mamelles se tarit. En réalité, la période de lactation a une durée indéterminée ; elle peut se prolonger pendant un temps plus ou moins long, suivant la santé de la nourrice et suivant la manière dont l'allaitement est poursuivi. Tant que l'enfant prend le sein régulièrement et ne se nourrit que du lait qu'il tette, la sécrétion lactée persiste abondante. Elle diminue le jour où l'enfant, prenant du lait de vache ou d'autres aliments, ne tette plus avec la même avidité. Les voyageurs racontent qu'en certains pays, au Japon par exemple, les petits tettent jusqu'à 3 et 4 ans. Boutequoy parle de nourrices qui ont pu continuer l'allaitement pour divers enfants pendant cinq années consécutives. Rouvier cite une femme qui, du même lait, a nourri successivement trois nourrissons jusqu'à l'époque du sevrage. Chez les animaux, l'usage de la traite prolonge la sécrétion lactée bien au delà du terme nécessaire pour élever leur progéniture. En somme, la sécrétion lactée, étant le produit d'un acte réflexe dont le point de départ est l'excitation du mamelon, peut se prolonger longtemps, beaucoup plus longtemps qu'on ne le dit, si la zone galactogène est régulièrement stimulée. *Autant que possible, le sevrage ne doit pas être opéré avant le 10ᵉ mois ou après le 18ᵉ mois.* Si le sevrage est trop précoce, l'enfant est pris fréquemment de troubles digestifs, parce qu'on le prive de l'aliment qui convient le mieux à son âge. Il est bon, quand on le peut, de continuer la mise au sein jusqu'au 15ᵉ mois ; en cas de maladie du nourrisson, l'allaitement maternel est une ressource extrêmement précieuse. Mais il importe d'opérer le sevrage avant le 18ᵉ mois ; sans compter que les nécessités de la vie ne permettent pas à une femme de continuer trop longtemps l'allaitement, l'enfant est d'autant plus difficile à sevrer qu'il est plus âgé.

Si l'idéal est de sevrer l'enfant vers le 15e mois, souvent surviennent des circonstances qui obligent de supprimer la mise au sein avant ou après cette époque. Il peut arriver que, vers la fin de la première année, la sécrétion mammaire diminue graduellement et que l'enfant se sèvre de lui-même. Ailleurs, un état de faiblesse ou de maladie, une grossesse obligent la nourrice de suspendre l'allaitement. Il n'est pas bon de sevrer l'enfant pendant les fortes chaleurs ; le lait de vache se corrompant très vite pendant l'été, les diarrhées de cette époque de l'année sont fréquentes et graves, et bien que la pratique de la stérilisation atténue beaucoup ce danger, on fera bien, si on le peut, d'attendre l'automne pour opérer le sevrage. Trousseau et Tarnier conseillaient de ne pas supprimer la mise au sein au moment d'une éruption dentaire ; je ne crois pas pourtant que la chose ait beaucoup d'inconvénients.

Le sevrage peut être brusque ou progressif. Le sevrage brusque n'a plus guère de partisans ; il donne lieu parfois à des troubles digestifs et même à des troubles nerveux, l'enfant tombant dans une sorte d'état de langueur et refusant toute espèce d'aliments. Il n'est légitime qu'en cas de maladie de la nourrice. L'allaitement ou l'alimentation mixtes doivent toujours préparer au sevrage définitif. Le régime à suivre dépend du moment où la suppression de la mise au sein va s'opérer. S'agit-il d'un enfant de moins de 9 mois, on doit d'abord pratiquer l'allaitement mixte ; on remplace une tétée par un biberon, puis deux tétées par deux biberons, et ainsi de suite. S'agit-il d'un enfant de plus de 9 mois, on remplace une tétée par une bouillie, et une autre par un biberon, puis deux tétées par deux bouillies et deux autres par deux biberons. On opère aussi un sevrage progressif, qui a l'immense avantage de permettre le retour à l'allaitement naturel, dans le cas où l'enfant ne supporte pas l'allaitement ou l'alimentation mixte.

Lorsque l'enfant ne prend plus le sein qu'une ou deux fois par jour, on peut le sevrer. Il est bon alors d'éloigner la nourrice d'une manière temporaire ou définitive, pour que l'enfant, ne la voyant plus, n'ait plus envie de téter. Cependant, cet éloignement n'est pas toujours nécessaire, et, quand c'est la mère qui nourrit, il n'est pas possible. Dans ce cas, si l'enfant réclame le sein, on pourra, pour le dégoûter, badigeonner le mamelon avec une substance amère non toxique (teinture de gentiane ou d'aloès, etc.).

Au moment du sevrage, la nourrice devra prendre quelques soins dans le but de tarir la sécrétion mammaire. Elle diminuera la quantité des aliments et des boissons, pratiquera la compression ouatée des seins et prendra une purgation (1). Ces précautions sont d'ordinaire suffisantes. La sécrétion du lait tarit naturellement quand l'enfant ne tette plus ; mais si l'enfant continue à prendre le sein, aucun médicament n'est capable de la supprimer complètement. On a recommandé toutefois nombre de remèdes antilaiteux : l'usage interne de la menthe, du camphre (2), de la belladone et de l'atropine, du chloral, de l'antipyrine (Guibert) (3), du seigle ergoté, de tous les diurétiques, des eaux ferrugineuses ; des onctions sur la mamelle avec une solution ou une pommade cocaïnée au 1/50e (4), avec

---

(1) Le petit lait de Weiss (préparation de Codex) est très usité en pareil cas. Il est purgatif et diurétique :

Follicules de séné..........................	2 gram.
Sulfate de magnésie........................	2 —
Fleurs de caille-lait........................	
Fleurs de sureau........................... } āā 1 —	
Sommités d'hypericum.......................	

Faites infuser 1/2 heure dans petit lait clarifié bouillant, 500 gr. Passez. Par petites tasses dans la journée.

(2) Le Dr Brochard emploie le traitement suivant pour faire passer le lait : tisane de menthe ; camphre, un gramme, en 10 pilules dans le cours de la journée ; lotions sur les seins avec de l'eau-de-vie camphrée. A. Herrgott prescrit 0,60 de camphre par jour, par cachets de 0,20 et cela pendant trois jours.

(3) 2 à 3 gr. par jour, par cachets de 0,25 toutes les deux heures.

(4) Le Dr Joire (de Lille), ayant remarqué que l'usage de pommades ou des solutions cocaïnées en cas de crevasses du sein supprimaient l'érection du mamelon et diminuaient la sécrétion lactée, a eu l'idée d'employer les

de l'eau-de-vie camphrée, avec une pommade belladonée ou une pommade au chlorhydrate d'ammoniaque (1) ; des applications d'un emplâtre belladoné ou d'un cataplasme chaud de feuilles de menthe. La plupart de ces moyens étaient surtout employés avant la période bactériologique, pour les femmes récemment accouchées qui ne pouvaient pas nourrir et dans le but d'empêcher la rétention du lait de provoquer la formation d'un abcès de la mamelle. Aujourd'hui, ils sont tombés en désuétude. Au moment du sevrage, on ne les emploiera qu'à un point de vue moral, beaucoup de femmes attribuant encore au « lait répandu » toutes sortes de maladies ; on usera des moyens les moins toxiques et les moins irritants.

Il est des femmes chez lesquelles, longtemps après le sevrage, il suffit de presser la mamelle pour en faire jaillir quelques gouttes de lait ; ce phénomène est sans importance. Plus rarement, on rencontre des nourrices qui, après avoir sevré, présentent une véritable galactorrhée contre laquelle, disent Tarnier et Chantreuil, la plupart des médications viennent échouer pendant des mois et des années.

mêmes moyens pour tarir cette sécrétion ; il se sert, à cet effet, d'une solution de 1 gr. de cocaïne dans 10 gr. d'eau et 10 gr. de glycérine, avec laquelle il pratique 5 ou 6 badigeonnages par jour sur les deux mamelons ; la sécrétion serait supprimée au bout de deux à trois jours. Pour expliquer ce phénomène, Joire admet que c'est l'érection du mamelon qui favorise et entretient la sécrétion lactée ; l'anesthésie du mamelon empêchant l'érection, la sécrétion cesserait de se produire.

(1) Axonge............................ 30 gram.
  Chlorhydrate d'ammoniaque............ ⎱
  Extrait de ciguë...................... ⎰ ââ 4 —
  Camphre............................ 1 —
       (N. Gueneau de Mussy.)

SECTION V

DE CERTAINES DIFFICULTÉS DE L'ALLAITEMENT ET DE L'ALIMENTATION QUI DÉPENDENT DE L'ENFANT

Parmi les difficultés de l'allaitement qui proviennent de l'enfant, la débilité congénitale et les affections du tube digestif sont les principales. Aussi leur consacrerons-nous une étude spéciale. Mais auparavant nous en signalerons quelques autres.

CHAPITRE PREMIER

Difficultés diverses.

Sommaire. — Anorexie du nouveau-né. — Cas des jumeaux. — Malformations buccales (bec-de-lièvre, brièveté du frein de la langue). — Affections des premières voies digestives et respiratoires. — Difficultés du sevrage et de l'ablactation.

Certains nouveau-nés, bien constitués à la naissance, et paraissant bien portants, n'éprouvent pas le besoin de téter ; si on leur met le mamelon dans la bouche, ils ne le saisissent pas ou le quittent après avoir pris une quantité insignifiante de lait. D'après Tarnier et Chantreuil, cet état est souvent lié à la constipation et l'emploi des évacuants le fait disparaître. Pourtant on voit des cas qui échappent à cette règle ; j'en ai observé un où il a fallu faire le gavage pendant huit jours ; après ce laps de temps, l'enfant a pris le sein d'une manière assez satisfaisante.

L'allaitement des *jumeaux* peut soulever des difficultés. A la campagne, la mère allaite ordinairement les deux petits en s'aidant de bonne heure de lait de vache. A la ville, on prend une nourrice qui se charge d'un enfant, tandis que la mère se charge de l'autre ; quelquefois cependant, la mère et la nourrice prennent alternativement chaque enfant ; mais alors il arrive d'ordinaire que l'un des enfants manifeste une préférence très marquée pour la mère ou pour la nourrice et qu'on est obligé de ne plus les mettre indifféremment au sein de l'une ou de l'autre. Quand on prend deux nourrices, chacune a d'ordinaire son nourrisson. Il faut savoir que la présence de deux nourrices mercenaires dans une maison est souvent une cause de désordre. Je connais une famille où deux jumeaux étant nés très peu de temps après un accouchement antérieur, trois nourrices mercenaires se trouvèrent réunies ; on y garde encore le souvenir des ennuis que leur présence occasionna. Le mieux serait, surtout quand les jumeaux sont un peu débiles, que la mère essayât de les allaiter tous les deux au début ; nous savons en effet, qu'une femme bien portante est assez souvent capable d'allaiter deux nourrissons. Si l'essai ne réussit pas, on prendra une nourrice, ou bien, lorsque la situation de fortune ne le permet pas, on aura recours à l'allaitement mixte. Chaque enfant prendra tantôt le sein, tantôt le biberon ; si, cependant, un des enfants est vigoureux, l'autre débile, on pourra nourrir le premier exclusivement avec du lait de vache et réserver le sein au second.

Des difficultés peuvent surgir dans l'allaitement par le fait de malformations bucco-pharyngées.

Le *bec-de-lièvre* simple (fissure labiale) n'est pas d'ordinaire un obstacle à la succion ; de même la simple fissure du voile du palais. Mais le bec-de-lièvre labio-palatin avec cloaque naso-buccal, empêche la succion ; il ne faut pas songer alors à allaiter avec le biberon ; il faut recourir à la cuiller ; et l'alimentation à la cuiller réclame de la personne qui en est chargée beaucoup de soins, de propreté, de patience et de dévouement.

La *brièveté du frein de la langue* a été accusée longtemps d'être un obstacle à la succion. Aussi le coupait-on à presque tous les nouveau-nés, lorsque J.-L. Petit démontra, dans la première moitié du XVIIIe siècle, que l'opération du « filet », d'ordinaire inutile, est quelquefois dangereuse (1). Même quand le frein est très court et s'insère à la pointe de la langue, il n'est pas un obstacle à la succion ; cela se conçoit si on remarque, avec Escherich, que, dans cet acte, les enfants ne retirent pas la langue, mais impriment au maxillaire inférieur un mouvement de recul. Pour ma part, je n'ai jamais rencontré l'indication de sectionner le frein de la langue.

Il est bon que le médecin assiste parfois au repas d'un nourrisson malade ; il lui arrivera ainsi de dépister une stomatite ou une tumeur sublinguale, ou une paralysie faciale, qui rendent la succion difficile, une angine qui rend la déglutition douloureuse, une rhinite ou une rhino-pharyngite qui bouche le nez et ne permet pas à l'enfant de respirer pendant qu'il tette.

Quand on donne les premières bouillies, on éprouve parfois quelques difficultés à les faire ingérer au nourrisson. Mais si

---

(1) Sur cette question, on lira avec fruit le mémoire de J.-L. PETIT que la *Revue d'obstétrique et de pédiatrie* a eu l'heureuse idée de rééditer : Observations anatomiques et pathologiques sur la maladie des enfants nouveaunés qu'on appelle filet (*Revue d'obs. et de péd.*, 1890, p. 175, 236, 269). C'est J.-L. Petit qui a inauguré les deux ailerons qui terminent nos sondes cannelées pour faciliter la section du frein ; comme c'est lui qui a protesté le premier contre l'abus de cette section, son invention n'a plus guère été qu'une sorte d'ornement conservé par la tradition.

celui-ci est sain, ces difficultés sont assez rapidement vaincues. Il n'en est plus de même avec les idiots et les hydrocéphales; il est très difficile de leur apprendre à déglutir des aliments demi-solides et on en voit qui, âgés de plus de deux ans, ne veulent encore que le sein ou le biberon.

CHAPITRE II

La débilité congénitale et son traitement. — Alimentation des nouveau-nés débiles.

SOMMAIRE. — Viabilité des enfants nés avant terme.

Caractères de la débilité congénitale. — Aspect extérieur. — Poids. — Respiration. — Circulation. — Température. — Digestion. — Téguments. — Reins. — Système nerveux. — Évolution.

Traitement. — Chaleur. — Couveuse ; ses inconvénients. — Soins de la peau et stimulation cutanée.

Alimentation des prématurés.

Cas des prématurés qui peuvent prendre le sein ou le biberon. — Allaitement maternel, mercenaire, artificiel. — Lait peptonisé. — Mélange de Bretonneau.

Cas des prématurés qui doivent être gavés. — Allaitement à la cuiller ; allaitement par le nez ou avec la sonde.

Certains enfants naissent avec un ensemble d'attributs qui caractérise ce qu'on appelle la débilité congénitale (1). Celle-ci se voit d'abord et surtout chez les enfants nés avant terme, à la suite d'un accouchement se produisant dans les trois derniers mois de la grossesse. Mais tous les prématurés ne sont pas débiles et tous les nouveau-nés débiles ne sont pas des prématurés. Les enfants qui naissent au terme de huit mois ou au cours du neuvième mois ne présentent pas toujours les caractères de la débilité congénitale et un assez grand nombre d'entre eux

____

(1) BILLARD. *Traité des maladies des enfants nouveau-nés et à la mamelle*, 2ᵉ édition, 1883, p. 73. — GUÉNIOT. Sur la faiblesse congénitale. *Gaz. des hôp.*, 1872, p. 1162. — PARROT. *L'athrepsie.* Paris, 1877. — TARNIER, CHANTREUIL et BUDIN. *Allaitement et hygiène des nouveau-nés · Couveuse et gavage*, 2ᵉ édition ; 1888, p. 216. — BERTHOD. *La couveuse et le gavage à la Maternité de Paris.* Thèse de Paris, 1887.

s'élèvent aussi facilement que des nouveau-nés à terme. Lorsque des enfants nés à terme ou à peu près offrent les attributs de la débilité congénitale, c'est en général que, pendant la grossesse, la mère a été atteinte d'une maladie sérieuse (tuberculose, syphilis, etc.) qui a entravé le développement du fœtus, sans interrompre la gestation.

Il est généralement admis qu'un fœtus qui naît avant le terme de 6 mois n'est pas viable. A cette période de la vie intra-utérine, les alvéoles du poumon ne sont pas encore assez développés pour permettre à l'hématose de s'effectuer. Toutefois, M. P. Villemin a rapporté le cas d'un enfant né à 5 mois et demi et pesant à la naissance 950 grammes qui a survécu et qui était encore vivant à l'âge de 31 mois (1).

Les faits de cet ordre sont absolument exceptionnels. Il est de règle que les fœtus qui sont expulsés aux environs du sixième mois sont mort-nés ou ne respirent que quelques heures. Ces enfants présentent des caractères qui décèlent leur âge de vie intra-utérine. Leur poids ne dépasse pas 1,000 grammes. La peau, privée du pannicule adipeux, est mince, molle, délicate, d'un rouge vif uniforme ; elle laisse voir par transparence les vaisseaux qui la sillonnent ; elle est couverte de duvet. Elle a, comme les parties sous-jacentes, une consistance gélatineuse. Les ongles sont minces et n'atteignent pas l'extrémité de la pulpe des doigts. La tête est minuscule, la face petite, plissée, presque ridée, le menton pointu. Les pupilles sont recouvertes par la membrane pupillaire complète ou à l'état de vestiges. Le pavillon des oreilles ne présente pas de plis. Le cordon est inséré très bas et on peut distinguer les anses de l'intestin à travers la paroi abdominale. Le testicule n'est pas descendu dans le scrotum ; l'absence des grandes lèvres fait paraître plus saillants le clitoris et les petites lèvres, et la vulve plus béante. A l'autopsie, on trouve les organes incomplètement développés, pâles, anémiés ; le trou de Botal est ouvert et le canal artériel perméa-

____

(1) VILLEMIN. Observation d'un enfant né avant terme. *Revue mensuelle des mal. de l'enfance*, 1895, p. 22.

ble; les poumons sont en état d'atélectasie complète si l'enfant n'a pas vécu, incomplète si l'enfant a respiré (état fœtal du poumon).

A partir du terme de six mois et demi, les chances de viabilité commencent à apparaître; elles s'accroissent avec l'âge du fœtus. Mais souvent cette vie conservée est fragile et, dans nombre de cas, la mort survient plus ou moins rapidement après la naissance. La raison en est que ces prématurés viables naissent avec des *organes inachevés* et des *fonctions imparfaites*; et c'est là ce qui définit la débilité congénitale, dont nous allons analyser les caractères.

L'aspect extérieur ne trompe guère un œil exercé, surtout lorsque l'enfant est né au cours du sixième ou du septième mois. Tout le corps est grêle, la peau mince et très rouge, le visage petit et ridé et le menton pointu.

Poids. — Le poids varie de 1,000 gr. à 2,000 gr., au lieu de 3,000 gr. à 3,500 gr. (chiffres normaux). D'après M. Potel (1), le poids moyen des débiles à la naissance est de :

1,408 gr. pour le terme de 6 mois 1/2
1,700 —   —   7 —
1,900 —   —   7 — 1 /2
2,150 —   —   8 —

La *taille* oscille de 21 à 35 centimètres, au lieu de 48 à 49 centimètres (chiffres normaux).

Mais il faut savoir que le degré de débilité n'est pas toujours en rapport avec la faiblesse du poids et la petitesse de la taille. Tarnier et Chantreuil disent que les nouveau-nés dont le poids oscille entre 1,000 et 2,500 grammes, sont atteints d'ordinaire de faiblesse congénitale. Il y a des exceptions à cette règle. Certains enfants nés à terme ne pèsent que 2,000 grammes et ne sont pourtant pas des débiles; ce sont seulement des enfants de petite espèce. M. Pinard fait remarquer que dans ces cas, le

____

(1) POTEL. *De l'accroissement en poids des enfants nés avant terme*. Th. Paris, 1895, n° 471.

poids du placenta est minime, mais proportionnel à celui de l'enfant. Dans l'accouchement prématuré, il y a au contraire disproportion entre le poids du placenta et celui de l'enfant au détriment de celui-ci.

La perte en poids des trois premiers jours chez les prématurés débiles n'est pas, d'après M. Potel, plus accentuée que chez les enfants à terme ; mais la récupération du poids primitif est plus longue à se faire ; c'est pendant cette période de perte ou de poids stationnaire que la mortalité est la plus élevée.

L'augmentation de poids se fait d'autant plus tardivement et plus lentement que les enfants sont nés plus tôt ; chez ceux de six mois et demi, l'augmentation ne commence souvent qu'après la deuxième semaine. Plus l'enfant est âgé, plus la courbe d'accroissement tend à se rapprocher de celle des enfants normaux, mais elle en diffère toujours par le faible taux de l'augmentation.

Les statistiques de M. Potel fournissent les chiffres suivants :

Sur 56 enfants du terme de *6 mois et demi*, 11 ont survécu, soit une survie de 19,6 p. 100 et une mortalité de 80,4 p. 100. La moyenne d'augmentation de poids, par jour et par enfant, a été de 9 gr. 4.

Sur 131 enfants du terme de 9 mois, la survie a été de 41,9 p. 100 ; la moyenne d'augmentation quotidienne de 11 gr. 5.

Sur 53 enfants du terme de 7 mois et demi, la survie a été de 69 p. 100 et l'augmentation moyenne de 13,8.

Sur 110 enfants du terme de 8 mois, il y a eu survie de 64,5 p. 100 et l'augmentation moyenne a été de 22 gr. 8.

Respiration. — Ordinairement, les cris, sans vigueur, sont rares, aigus et monotones : on dirait un hoquet aigu ou saccadé (Billard), ou un piaulement de jeune poussin (Guéniot). La respiration est faible, peu sensible ; le thorax, presque immobile, ne s'élève pas et ne s'affaisse pas avec la même vigueur que chez l'enfant robuste ; le murmure vésiculaire est à peine perceptible, et aux deux bases le son de percussion est plus sourd que dans le reste de la poitrine. L'enfant n'arrive donc pas à déplisser complètement les alvéoles de son poumon.

Dans l'évolution ultérieure, plusieurs cas peuvent se présenter. Tantôt, peu à peu, la respiration prend une énergie presque normale, et l'enfant échappe à la mort par insuffisance respiratoire. Tantôt, l'établissement incomplet de la respiration persiste avec les caractères signalés plus haut, et l'enfant s'éteint rapidement, en quelques heures, ou il devient *cyanotique*.

Cette *cyanose des nouveau-nés*, due à l'établissement incomplet de la respiration, a été décrite comme un état morbide distinct (Roger, Damaschino, Letourneau) ; l'enfant bleuit, se refroidit de plus en plus (36°, 35°, 34°) ; la stase veineuse générale peut s'accompagner d'un œdème dur, dit *œdème cyanotique;* cet état n'est pas fatalement mortel ; l'enfant peut arriver à dilater son poumon et, lorsque la respiration se rétablit complètement, la cyanose et l'œdème disparaissent. Parfois la cyanose revêt la forme de *crises d'apnée* avec coloration noire des téguments, qui se terminent presque fatalement par la mort, si on n'intervient pas par la respiration artificielle. D'après M^{mc} Henry, ces crises seraient dues parfois à la surcharge gastrique, car il peut arriver que l'asphyxie cesse après vomissement d'un caillot de caséine. Lorsque la mort survient, on trouve, à l'autopsie, une *atélectasie incomplète* du poumon, sans aucune autre lésion. La cyanose par déplissement incomplet du poumon est parfois difficile à distinguer de la cyanose congénitale due à une malformation cardiaque ou de la cyanose engendrée par une affection aiguë des voies respiratoires ; la naissance prématurée, l'œdème cyanotique, la faiblesse de la respiration, l'absence de perception du murmure vésiculaire, l'obscurité du son de percussion surtout aux deux bases, le refroidissement en sont les principaux signes.

Un fait très rare, mais très intéressant, a été signalé chez les prématurés : la vie peut exister quelque temps sans respiration, grâce à la persistance de la circulation fœtale. Le cœur continue à battre ; mais le sang du cœur droit passe par le trou de Botal et le canal artériel sans traverser le poumon. Cette *vie sans respiration*, signalée par Billard et par Jœrg, étudiée par Parrot, se traduit par un tableau singulier · les membres s'agitent un peu ; on perçoit les battements du cœur ; mais le thorax est immobile et le murmure vésiculaire ne s'entend pas. Quand les enfants n'exécutent aucun mouvement, on peut les croire morts ; Maschka et Bardinet ont rapporté des faits de fœtus enterrés et déterrés quelques heures après et qui survécurent trois ou quatre jours. Quand on pratique l'autopsie d'enfants mort-nés, il serait possible parfois d'affirmer que la vie s'est maintenue un certain temps après la naissance, grâce à la persistance de la circulation fœtale ; on le reconnaîtrait à la présence de caillots sanguins en divers points du corps ; car, lorsque du sang vient à s'épancher dans les tissus, s'il se coagule, c'est un signe de vie (Tardieu). Quoi qu'il en soit, il semble bien que la vie sans respiration n'est pas, dans la majorité des cas, compatible avec une existence de plus de quelques jours. Cette vie sans respiration ne doit pas, d'après Parrot, être confondue avec la *mort apparente* des enfants venus à terme ou avant terme, mais débilités par un travail long et difficile ou par des manœuvres obstétricales. La mort apparente se présente sous deux formes : la forme syncopale qui se distingue par la pâleur des téguments et l'absence de pouls ; la forme asphyxique qui se distingue par la cyanose asphyxique des téguments et la conservation du pouls ; dans les deux, la résolution musculaire est complète. Dans la vie sans respiration, les phénomènes caractéristiques sont : l'absence de mouvement du thorax, la conservation du pouls et des mouvements des membres, l'absence d'état asphyxique immédiatement après l'accouchement, la naissance avant terme. Mais on conçoit, sans qu'il soit utile d'y insister longuement, qu'il est des cas où, tel ou tel caractère faisant défaut, il est presque impossible de distinguer la mort apparente de la vie sans respiration.

L'absence de la respiration doit en tout cas être traitée par la respiration artificielle, l'insufflation pulmonaire, les tractions rythmées de la langue suivant le procédé de Laborde. L'insuffisance de la respiration sera combattue par les frictions stimulantes, les bains chauds, les inhalations d'oxygène.

Les prématurés sont très exposés à la broncho-pneumonie.

On trouve les lésions de celle-ci chez la plupart de ceux qui succombent dans les hôpitaux. Pendant la vie, elle est souvent difficile à diagnostiquer, particulièrement quand ses effets se confondent avec ceux de la cyanose par atélectasie.

Circulation. — Le cœur du prématuré bat faiblement, d'une manière à peine perceptible ; les battements sont quelquefois ralentis. Il se produit souvent de l'*œdème* qui est une des variétés de ce qu'on appelle l'*œdème des nouveau-nés*, espèce morbide qui doit subir un démembrement complet ; l'œdème dont je parle ici est un œdème cardiaque, lié à l'asthénie myocardique.

Température. — La tendance au refroidissement est une des caractéristiques les plus importantes de la débilité congénitale ; après la chute thermique initiale qui est très prononcée, la température ne se relève pas, comme à l'état normal ; elle descend et reste à 36°, 35°, 34°, quelquefois à 30°. Chez les prématurés, de même que chez les athrepsiques, les maladies ordinairement fébriles peuvent évoluer sans fièvre.

L'hypothermie tient sans doute à diverses causes. L'absence ou le faible développement du pannicule adipeux sous-cutané favorise la perte du calorique par rayonnement ; d'autre part, la production de chaleur est diminuée du fait de l'insuffisance de la respiration et de la circulation. Peut-être faut-il aussi faire jouer un rôle à l'asthénie des centres nerveux thermogènes.

Nous avons noté les liens qui existent entre la cyanose et l'hypothermie. Ces deux phénomènes sont d'ordinaire associés.

Digestion. — Le prématuré n'a presque pas la force de téter ; les muscles de la paroi buccale, ceux de la langue et du voile du palais semblent insuffisants pour opérer la succion ; la déglutition elle-même est souvent languissante. L'enfant peut donc s'éteindre par inanition.

Quand il résiste, quand la respiration s'établit, c'est le *tube digestif qui reste la partie la plus vulnérable de l'organisme*.

Il importe d'insister spécialement sur ce point.

Chez l'enfant né avant terme, les sécrétions digestives sont imparfaites ; la diastase salivaire, la pepsine, la pancréatine ne font pas défaut; mais elles sont peu actives. De plus, toute la musculature gastro-intestinale est en état d'asthénie. Cette faiblesse des organes de la digestion constitue le grand danger; même quand l'allaitement au sein est mis en pratique et surveillé de très près, on peut voir survenir des troubles digestifs. A plus forte raison si l'enfant est allaité au biberon. Dans ce dernier cas, surtout si on commet des fautes d'allaitement, le prématuré est fatalement voué presque à périr.

Chez ces petits êtres, la bouche, sèche, sans salive, se laisse facilement envahir par le muguet ; des vomissements surviennent ; les matières fécales sont ordinairement blanchâtres et il se produit de temps à autre des poussées de diarrhée verte biliaire ; le ventre se météorise ; l'érythème fessier apparaît. L'athrepsie s'établit et se termine par la mort.

En résumé, les prématurés, par l'insuffisance de leurs sécrétions digestives et de la musculature gastro-intestinale, sont, plus que les autres enfants, prédisposés à la gastro-entérite, et la cachexie qui en résulte, de même que chez tous les nourrissons âgés de moins de 3 mois, revêt la forme de l'athrepsie.

Téguments. — La peau est d'un rouge plus ou moins vif ; l'épiderme se desquame mal, les cheveux ne croissent pas. Pour peu que l'enfant ait de la diarrhée et ne soit pas tenu très proprement, la peau des fesses se couvre d'érythème, de vésicules, d'érosions, d'ulcérations. Il se produit très facilement des eschares des malléoles et du talon.

Le *sclérème* gras, en plaques, s'observe fréquemment chez les prématurés débiles ; il paraît être une conséquence de l'hypothermie ; il siège aux pieds ou aux mollets. On explique la solidification de la graisse par l'abaissement de la température et l'excès d'acide palmitique dans le tissu adipeux sous-cutané du nouveau-né (31 p. 100 au lieu de 10 p. 100 chez l'adulte, d'après Langert).

La déshydratation des tissus qui s'opère en cas de gastro-entérite aiguë semble hâter la production du sclérème (Parrot).

Reins. — La faiblesse de la circulation et l'insuffisance de la respiration expliquent la formation des *infarctus uratiques du rein*, car les phénomènes d'oxydation sont réduits au minimum (1). De la formation de ces infarctus résulterait un certain degré d'insuffisance rénale et les phénomènes convulsifs ou comateux qu'on observe au début de la vie chez les prématurés tiendraient à une véritable encéphalopathie urémique (Parrot).

Système nerveux. -- Immédiatement après la naissance, on est frappé par l'inertie musculaire ; c'est à peine si les muscles se contractent, et les mouvements des membres sont rares et sans vigueur. L'enfant est plongé dans une sorte de torpeur.

Plus tard, on pourra constater la *rigidité spasmodique congénitale* ou *maladie de Little*, dont la naissance avant terme paraît être une des causes certaines. La maladie de Little est liée à un arrêt de développement du faisceau pyramidal de la moelle. Ce faisceau se développe de haut en bas et ses fibres semblent être une émanation des cellules de la zone motrice de l'écorce cérébrale ; son développement est tardif ; la myélinisation des fibres ne s'accomplit guère qu'au neuvième mois de la vie intra-utérine, et elle se continue jusqu'à la troisième année. Du septième au neuvième mois de la vie intra-utérine, le faisceau pyramidal est donc très imparfaitement développé ; la naissance prématurée peut donc, par elle-même, être cause que le développement de ce faisceau ne pourra jamais s'ache-

---

(1) Les infarctus uratiques du rein chez le nouveau-né occupent les canaux de Bellini, les calices et les bassinets ; considérés par Virchow comme étant formés d'urate d'ammoniaque et par Parrot comme étant formés d'urate de soude, ils se présentent sous forme d'aigrettes noirâtres, jaunâtres ou orangées sur la coupe des pyramides ; on les retrouve dans les langes sous forme de grains rougeâtres ; l'enfant souffre et crie lorsqu'il urine.

Virchow, en raison de leur fréquence dans les autopsies de nouveau-nés, les regardait comme un fait physiologique se produisant seulement chez les enfants qui ont respiré et proposait de tirer de leur présence un signe important pour la pratique de la médecine légale. Parrot a avancé, au contraire, qu'ils étaient toujours pathologiques ; ils s'observent lorsque les oxydations sont incomplètes, lorsqu'il y a déshydratation des tissus et lorsqu'il existe du refroidissement (les urates se précipitent à froid) ; on les rencontre surtout dans la débilité congénitale des enfants nés avant terme et dans la cachexie d'origine gastro-intestinale. Ils sont surtout fréquents du deuxième au vingt-quatrième jour.

ver. Il en résulte un tableau clinique qui est une des formes
de la maladie de Little.

Évolution. — Tous ces caractères permettent de comprendre
l'évolution de la débilité congénitale. Parmi les enfants qui en
sont atteints, quelques-uns poursuivent leur développement,
d'une manière lente, il est vrai, mais cependant suffisante pour
qu'après trois semaines, un mois, deux mois après la naissance, les caractères de la débilité native aient disparu.

Mais chez d'autres, le vie intra-utérine est incapable de para-
chever l'œuvre restée incomplète de la vie fœtale ; ceux-là ont
quitté la matrice trop tôt et leur évolution ne peut se parfaire
au grand jour ; leurs organes demeurent inachevés ; leurs fonctions s'accomplissent mal, il en résulte une série de troubles
qui aboutissent à la mort.

Chez un petit nombre, c'est dans un point unique que le développement ne s'achève pas ; l'évolution de l'organisme s'accomplit, sauf en ce point qui restera toujours inachevé : exemples,
l'arrêt de développement des faisceaux pyramidaux de la moelle
qui produit certaines formes de la maladie de Little, certains
cas de persistance du trou de Botal.

TRAITEMENT DE LA DÉBILITÉ CONGÉNITALE

La *chaleur*, les *soins de la peau*, un *règlement spécial de
l'alimentation* constituent les éléments principaux du traitement. J'ai déjà signalé les moyens à mettre en œuvre pour favoriser l'établissement de la respiration. Je rappelle en outre que,
d'après Engel, la ligature tardive du cordon ombilical conseillée
par M. Budin, diminuerait la mortalité des nouveau-nés débiles.

Chaleur. — Il faut que l'enfant atteint de débilité congénitale
ait constamment chaud. Quand la débilité congénitale n'atteint
pas un trop haut degré et que l'hypothermie est peu marquée (36° à 37°), on réchauffe les bébés de la manière suivante :
on enveloppe leurs membres et leur tronc d'une couche de ouate,

puis on les emmaillote ; on met également une feuille de coton tout autour de leur tête, sous le bonnet. Dans le berceau, on place deux ou trois boules d'eau chaude qu'on renouvelle fréquemment ; on en met, par exemple, une de chaque côté du corps et l'autre au niveau des pieds. Au moment du change, on réchauffe les enfants devant un feu de bois flambant. Dans la pièce où il séjournent, on entretient constamment une température de 19° à 20° environ.

On ne doit pas sortir l'enfant, même pendant l'été, tant que la température du corps n'a pas été normale pendant au moins trois semaines.

Ces moyens sont insuffisants quand la température des prématurés est au-dessous de 36°. Il faut les mettre alors dans une atmosphère artificiellement échauffée. Divers appareils ont été imaginés : tels le berceau incubateur de Denucé, la baignoire de Crédé. Tous ont été détrônés par la couveuse de Tarnier, analogue à celle dont on se sert pour obtenir artificiellement l'éclosion des œufs. Tarnier fit construire un premier modèle qui était d'un prix élevé, d'un grand volume et dans lequel la chaleur était obtenue à l'aide d'un procédé un peu compliqué. Il le simplifia ensuite et son second modèle, modifié par Auvard et par d'autres, est presque seul employé aujourd'hui. Tous ces appareils, dont on trouvera la description détaillée dans les traités d'accouchement, se composent d'une boîte de bois ou de métal, divisée en deux étages par une cloison horizontale incomplète ; dans l'étage inférieur se trouve un réservoir d'eau chaude dont on entretient la température à un degré constant, à l'aide de divers procédés, dont le plus récent et le plus sûr est l'emploi du système régulateur de d'Arsonval. Dans l'étage supérieur se trouvent une couchette et l'enfant. La fermeture est en verre pour permettre la surveillance. Une éponge mouillée est placée dans l'appareil pour humidifier l'air. Un thermomètre dont la cuvette se trouve à l'intérieur de l'appareil indique la température. Enfin, la couveuse a un système de ventilation qui assure le chauffage de l'air et son renouvellement. La température doit être maintenue à 30° environ.

Les enfants sont placés dans la couveuse emmaillotés ; ils en sont sortis toutes les deux heures pour l'alimentation et les soins de propreté ; on les place alors devant un bon feu : on les laisse dehors le moins longtemps possible.

Cette incubation artificielle dure ordinairement une à deux

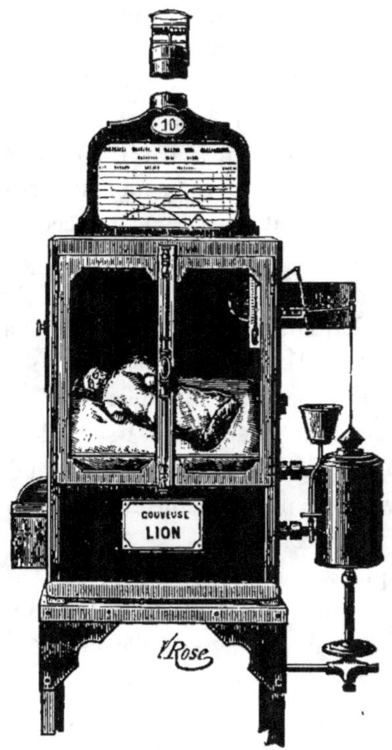

FIG. 21. — Modèle récent de couveuse.

semaines ; mais elle a parfois été prolongée bien au delà. C'est d'après le relèvement de la température et l'augmentation de poids qu'on juge quand elle doit cesser.

Les accoucheurs se louent beaucoup des couveuses. A la Maternité, dit Auvard, avant l'introduction de la couveuse, les enfants d'un poids inférieur à 2 kilogr. mouraient dans la pro-

portion de 66 p. 100 ; depuis l'emploi de la couveuse cette pro·
portion est de 36,8 p. 100.

Il ne m'est pas possible de partager cet enthousiasme. Je ne
parlerai pas de ce que j'ai observé à l'hôpital des Enfants-Malades, où on ne place dans les couveuses que des débiles déjà
profondément atteints ou des athrepsiques : les résultats sont
tout à fait mauvais. Mais, dans la pratique de la ville, on se
trouve dans de tout autres conditions ; or, les bénéfices de la couveuse m'ont paru douteux et ses inconvénients très grands.
L'appareil exige une surveillance assidue, de jour et de nuit ;
pour peu qu'elle se relâche, il arrive ou que l'appareil se refroidit
ou que la température s'y élève jusqu'à 40° et au delà ; dans ce
dernier cas, l'enfant peut brusquement succomber. Malgré tout
les perfectionnements, la couveuse est un appareil très difficile
à tenir aseptique; elle est aussi une source d'infection par le
système de ventilation ; il est très difficile d'assurer celle-ci
lorsqu'on veut filtrer l'air sur du coton ; et lorsqu'on ne le filtre
pas, l'appareil ramasse et accumule autour de l'enfant toutes
les poussières de l'atmosphère ; là est sans doute l'origine de la
broncho-pneumonie qui atteint si fréquemment les prématurés.
Ainsi, la couveuse expose à l'infection des sujets qui y sont
extrêmement sensibles.

Dans les hôpitaux, on pourrait peut-être avantageusement
remplacer la couveuse par des chambres d'incubation, où un
calorifère à eau chaude permettrait d'avoir aisément, ici une température de 23°, là une température de 28°, ou même de 30° (1).
En ville, je me suis servi du procédé suivant : devant une che-
minée où on fait un grand feu, on installe un paravent; on recouvre l'espace ainsi limité par un drap de lit ou une couverture;
on a ainsi une chambre d'incubation où on peut obtenir facilement une température de 25° à 28°.

---

(1) C'est ce qui avait été fait à la clinique d'accouchements de la Faculté
par le professeur Pajot, en 1884, et ce qui a été essayé plus récemment
au *Regio Spedale degl' Innocenti* de Florence. — BOSI et GUIDI. Le sale
incubatrici nella nuova sezione del Brefotrofio. *La Pediatria,* mai 1895,
p. 65.

Soins de la peau et stimulation cutanée. — Chez les prématurés, le bain provoque parfois du refroidissement. Dans ce cas, il faut s'en abstenir et se borner à laver l'enfant à l'eau tiède et au savon, en ne découvrant que la partie à laver ; celle-ci est ensuite séchée avec de l'ouate et saupoudrée avec un mélange de talc, d'amidon et d'oxyde de zinc.

Dans la débilité congénitale, il est parfois utile de stimuler la peau, « cette grande surface nerveuse dont les incitations retentissent avec tant d'énergie sur la nutrition générale » (Bouchard). A cet effet, on a conseillé le massage qui a aussi pour résultat d'activer la circulation. On frictionne et on pétrit légèrement les parties charnues des membres et du tronc et l'on fait mouvoir doucement les articulations avec la main enduite d'huile. Ces séances, répétées deux ou trois fois en 24 heures, doivent durer cinq minutes au plus.

Quand il n'y a pas lieu de craindre le refroidissement, l'emploi des bains chauds dans lesquels on met deux à trois litres de vin, les frictions sur tout le corps avec de l'eau-de-vie, de l'alcoolat de lavande, rendent parfois des services.

Mais lorsqu'on met en œuvre ces moyens, il faut le faire avec modération et ne pas perdre de vue que la peau des prématurés est particulièrement fragile.

ALIMENTATION DES NOUVEAU-NÉS DÉBILES

Deux cas se présentent chez les prématurés débiles. Tantôt ils prennent le sein ou le biberon à peu près aussi bien que des enfants normaux. Tantôt, ils n'ont presque pas la force de téter ; les muscles de la paroi buccale, ceux de la langue et du voile du palais semblent insuffisants pour opérer la succion ; la déglutition elle-même est souvent languissante, non seulement ils ne prennent pas toujours le sein ou le biberon, mais l'allaitement à la cuiller peut être impossible ; ils boivent mal, bavent et rejettent le lait qu'on leur présente ; pour qu'ils ne succombent pas à l'inanition, il faut les alimenter par le nez ou avec la sonde.

Envisageons chacun de ces cas.

1° Le prématuré qui tette bien doit être nourri par sa mère ou une nourrice de choix. On le met au sein toutes les deux heures environ et on l'y laisse peu de temps pour qu'il ne prenne pas trop à la fois. On fait faire environ 10 repas en vingt-quatre heures.

Il importe de remarquer que lorsque l'enfant tette avec peu d'énergie, la sécrétion lactée diminue et parfois les corpuscules du colostrum réapparaissent dans le lait. Aussi la nourrice devra-t-elle se tirer du lait avec une téterelle ou mieux encore garder avec elle son enfant.

L'allaitement artificiel avec du lait de vache stérilisé soit pur, soit coupé au tiers ou à moitié, donne chez les débiles de très mauvais résultats (1). Aussi la mère doit-elle faire tous ses efforts pour essayer de nourrir, au moins pendant les deux premiers mois ; elle pourra s'aider d'ailleurs de lait stérilisé, l'allaitement mixte donnant des résultats meilleurs que l'allaitement artificiel exclusif.

Quand l'enfant est soumis à l'allaitement artificiel ou à l'allaitement mixte, au lieu de se servir du lait de vache coupé d'eau sucrée, M. Budin conseille d'employer le lait peptonisé suivant la méthode de Michel. La préparation de celui-ci étant fort compliquée, il sera plus simple d'user du lait d'ânesse et, si celui-ci est mal digéré ou si on ne peut se le procurer, on aura recours au mélange de Bretonneau.

En 1818, Bretonneau, médecin de l'hôpital de Tours, fut frappé de la fréquence du tabes mésentérique des nourrissons (gastro-entérite avec cachexie) ; il l'attribua à l'usage du lait de vache pur ; l'idée lui vint d'administrer le lait coupé à parties égales avec du bouillon et il affirma s'en être bien trouvé. Vauquelin lui déclara que ce mélange se rapproche beaucoup du lait de femme et qu'il n'en diffère que par l'abondance des sels. La tradition a conservé l'usage de cette préparation dans la pratique de certains médecins ; mais on a oublié que c'est à Breton-

---

(1) Mme HENRY. Le pavillon des enfants débiles à la Maternité de Paris. *Revue mensuelle des mal. de l'enfance*, mars 1898, p. 142.

neau que nous la devons. J'ai entendu Lasègue et Germain Sée la vanter. Au dire de Monti (1), de Vienne, le professeur Mayer l'emploie depuis quarante ans. Steffen junior (de Stettin) dit qu'il tient la méthode de son père (2). Mme Henry l'a connue par Tarnier ; elle déclare qu'elle donne d'assez bons résultats. Je n'ai pas beaucoup employé ce mélange dans la débilité congénitale ; mais dans des cas de cachexie gastro-intestinale, ses effets m'ont paru assez favorables. Sa préparation demande des soins. On se sert de bouillon de veau préparé sans herbes et sans sel, suivant la méthode indiquée au chapitre *Sevrage et ablactation*. On le mélange directement au lait stérilisé, si on emploie un produit industriel. Quand on se sert d'un appareil de Soxhlet, on stérilise ensemble le lait et le bouillon. En s'inspirant du goût de l'enfant et en observant ses fonctions digestives, on pourra ou non ajouter du sucre. Quand l'enfant est très petit et très débile, 8 grammes du mélange suffisent au début pour chaque repas ; si l'enfant est un peu plus gros, on peut donner 10 à 15 grammes. On augmente progressivement la quantité si les digestions sont assez satisfaisantes.

2° Quand l'enfant débile est incapable de téter, on essaie dans les premiers temps de lui faire couler du lait dans la bouche en pressant sur le sein. Si on ne réussit pas, la nourrice se tirera du lait avec une téterelle et on alimentera l'enfant à la cuiller. Quelquefois l'allaitement à la cuiller est impossible ; il faut alors recourir à l'allaitement par le nez ou au gavage avec la sonde.

En 1853, le Dr Henriette (de Bruxelles) a recommandé l'allaitement par le nez (3). L'enfant étant couché sur le dos, on injecte le lait avec une petite seringue à bout arrondi, très doucement, goutte à goutte ; le lait est aspiré, coule dans la gorge et est dégluti. La seringue doit être préalablement stérilisée et chauffée. M. R. Saint-Philippe (de Bordeaux) se sert

(1) MONTI. *Kinderheilkunde*, fasc. 2, p. 163, 1897.
(2) *Jahrbuch f. Kinderh.*, t. XLI, fasc. 1, 1895.
(3) *Revue médico-chirurgicale*, 1853.

tout simplement d'une petite cuiller dont on verse le contenu tantôt dans une narine, tantôt dans l'autre. On pourrait par ce moyen, en allant lentement et en n'employant que de petites doses, alimenter le nouveau-né pendant assez longtemps, voire même pendant un mois (1).

Le gavage à la sonde, pratiqué pour la première fois par Marchand (de Charenton), employé par Rizzoli, Fabri, Belluzi,

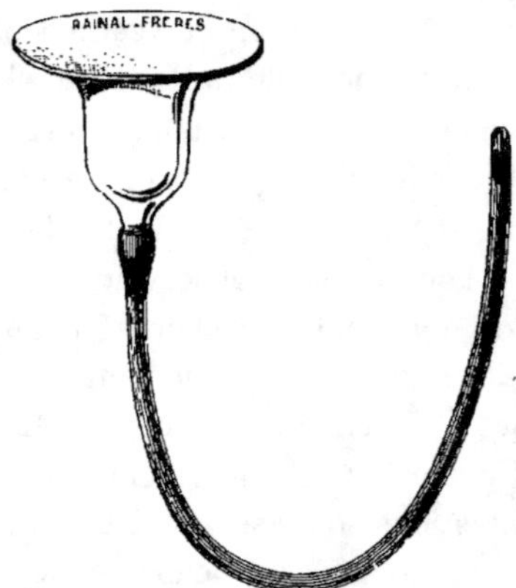

FIG. 22. — Sonde pour le lavage de l'estomac et le gavage des nouveau-nés.

Legroux, a été érigé à la hauteur d'une méthode réglée par Tarnier.

L'appareil dont on se sert pour le gavage du nouveau-né est une réduction du tube de Faucher. C'est une sonde en caoutchouc rouge, du diamètre des sondes uréthrales et d'une longueur de 40 centimètres environ ; on y adapte, en guise d'entonnoir, une cupule de verre de 100 grammes environ, ou à son défaut le bout de sein artificiel du Dr Bailly. La sonde s'introduit facilement dans l'œsophage par la bouche. Après un trajet de 15 centimètres à partir des lèvres, son extrémité est dans l'esto-

(1) R. SAINT-PHILIPPE. Du gavage par la voie nasale des enfants débiles, épuisés, nés avant terme ou atteints de lésions de la bouche. *Académie de méd.*, 14 avril 1896.

mac. On verse lentement dans la cupule la quantité de lait nécessaire au repas. Quand elle a pénétré dans l'estomac, on retire rapidement la sonde. L'appareil doit être tenu très proprement.

L'allaitement par le nez et le gavage à la sonde ont leurs avantages et leurs inconvénients. Le premier est simple et facile ; n'importe qui peut le pratiquer ; la sage-femme, la garde, la mère, une personne quelconque de l'entourage, après avoir vu opérer le médecin, pourront le mettre en œuvre. Malheureusement il provoque parfois de la toux et de l'éternuement. La chute du lait dans les voies respiratoires se produit quelquefois ; c'est un accident qui peut être la source d'une bronchopneumonie. Enfin, l'allaitement par le nez est difficile quand le nourrisson est atteint de coryza syphilitique ou non.

Si le gavage à la sonde n'est pas passible de ces reproches, il faut reconnaître qu'il a aussi ses inconvénients. Il ne peut être pratiqué par tout le monde et exige un certain tour de main. Il peut être, si l'on n'y prend garde, une source d'infection. Enfin, il est mal supporté par quelques enfants, surtout par ceux qui ont des vomissements faciles.

On a conseillé de faire passer la sonde par le nez ; son introduction serait ainsi plus facile. Mais, chez un prématuré voisin de la naissance, les fosses nasales sont trop étroites pour laisser passer le tube ; le gavage par le nez ne peut donc être appliqué qu'à des enfants un peu âgés. D'ailleurs, il faut savoir qu'il provoque de la toux et de l'éternuement bien plus sûrement que l'allaitement nasal à la cuiller.

Somme toute, pour le choix d'un procédé, on s'inspirera des circonstances.

Le meilleur lait à employer est celui de femme ; à son défaut on emploiera le lait d'ânesse ou du lait de vache coupé par moitié avec du bouillon.

Il faut en tout cas ne pas suralimenter l'enfant ; sans cela, on est bien vite arrêté par des troubles digestifs, ou bien on assiste à des phénomènes assez singuliers, dus à la surnutrition : l'enfant grossit, devient bouffi, ce qui tient à un œdème généralisé ; cet œdème disparaît si on diminue la quantité de lait.

Quand l'enfant devient plus fort, on alterne le gavage avec la mise au sein ou au biberon (gavage mixte); on supprime progressivement le gavage, quitte à y revenir si la situation devient moins favorable.

Le gavage est loin de réussir toujours. Certains prématurés n'en retirent aucun bénéfice; ils vomissent; ils ont des selles blanches ou vertes ; leur poids diminue encore; ils se refroidissent et finissent par mourir; les troubles persistent même lorsqu'on réduit à presque rien la quantité de lait ingérée.

Malgré l'emploi de tous les moyens précédents, beaucoup de débiles succombent donc plus ou moins rapidement. Toutefois, on ne peut douter aujourd'hui — les statistiques en font foi — que, grâce à ces soins, on sauve quelques enfants.

CHAPITRE III

Alimentation des nourrissons malades.

Les règles de l'allaitement doivent être modifiées dans certaines maladies des nourrissons. Deux cas peuvent se présenter
à ce point de vue : ou il s'agit d'affections sans troubles digestifs ;
ou il s'agit d'états morbides dans lesquels s'observent des troubles
digestifs, et il importe peu alors que ces troubles soient primi-
tifs ou secondaires, isolés ou associés.

Dans le premier cas, le régime n'exige guère de modification ;
tout au plus, s'il existe de la fièvre, doit-on diminuer plus ou
moins la quantité d'aliment.

Dans les affections des voies digestives, le régime alimentaire est au contraire d'une extrême importance. Il est la partie
principale de la thérapeutique; il laisse bien loin derrière lui les
moyens pharmaceutiques, dont l'usage intempestif peut aggraver
les accidents (1) et dont l'emploi doit être d'ailleurs très rare
dans les premiers mois de la vie.

(1) Ces principes sont très souvent méconnus. Il suffit de parcourir quelques observations pour s'en convaincre. Dans un cas rapporté récemment,
un enfant *de moins de deux mois* qui présente des vomissements incoercibles,
est traité par le benzo-naphtol, l'eau de chaux, l'eau albumineuse, la décoction blanche, le *calomel (0,15 centigr.),* la pepsine, *l'eau chloroformée.* On

Nous étudierons surtout l'alimentation des enfants atteints de gastro-entérite ; nous terminerons en indiquant le régime qui convient aux nourrissons constipés.

LE RÉGIME ALIMENTAIRE DANS LES TROUBLES DIGESTIFS DU NOURRISSON. — LA DIÈTE HYDRIQUE. — Nos connaissances présentes ne permettent pas une classification des troubles digestifs du nourrisson qui soit à l'abri de toute critique. Je crois pourtant que la suivante est celle qui s'accorde le mieux avec la clinique et la pathogénie.

Établissons d'abord une grande division : 1° les gastro-entérites spécifiques, ou du moins se distinguant par un caractère spécial ; 2° les gastro-entérites communes.

Les premières comprennent : le choléra asiatique, la dysenterie, la fièvre typhoïde, la tuberculose et la syphilis du tube digestif, affections très rares dans les deux premières années de la vie, le melæna des nouveau-nés, les entérites dues au streptocoque.

Les gastro-entérites communes se divisent elles-mêmes en deux groupes suivant qu'elles sont aiguës ou chroniques. Les gastro-entérites aiguës sont légères ou graves ; entre la forme la plus bénigne et la forme la plus grave, représentée par le choléra infantile, il est certain qu'il y a une série de formes intermédiaires ; mais pour la commodité de la description, nous sommes obligé de prendre des types extrêmes. La gastro-entérite chronique simple des nourrissons, comme je l'ai décrite, est caractérisée : 1° par des poussées de diarrhée et de vomissements, séparées par des intervalles de repos plus ou moins longs, pendant lesquels l'enfant est parfois constipé ; l'intermittence de la diarrhée et la constipation intercalaire sont des caractères majeurs, qui, cependant, empêchent les médecins de la diagnostiquer, parce que ceux-ci s'imaginent qu'une entérite chronique se traduit toujours par une diarrhée

s'étonne de la persistance des vomissements, alors qu'on a accumulé toutes les fautes. On parle de vomissements réflexes (?) Il s'agissait d'une gastrite aggravée par les médicaments, que la simple diète hydrique bien réglée eût guérie sans difficulté.

chronique ; 2° par la formation du gros ventre flasque qui correspond, d'après mes recherches, à un allongement de l'intestin. La gastro-entérite chronique offre des formes diverses suivant qu'elle s'accompagne ou non, soit de déterminations à distance (rachitisme, hépatite, troubles nerveux, dermatoses, etc.), soit de cachexie. Elle se complique parfois d'érosions ou d'ulcérations des follicules clos solitaires et ainsi se produit une forme particulière, l'entérite ulcéro-folliculaire, qui, elle, est caractérisée par une diarrhée chronique. Dans toutes ces formes, il semble bien, malgré nombre de points obscurs, que, sous l'influence de causes variables (suralimentation, lait infectieux ou toxique, sevrage prématuré, etc.), l'infection endogène ou ectogène par le bacterium coli commune, et l'intoxication par les produits qu'il élabore, jouent un rôle prépondérant.

Laissant de côté les formes très rares et me conformant aux groupements qu'offre l'observation clinique, j'étudierai le régime qui convient :

1° Au choléra infantile et aux formes aiguës graves des gastro-entérites ;

2° A la gastro-entérite aiguë légère ;

3° A la gastro-entérite chronique simple ;

4° A la gastro-entérite ulcéro-folliculaire ;

5° Aux cachexies consécutives à la gastro-entérite (cachexie simple et athrepsie) ;

6° A la constipation.

Avant d'entrer en matière, je ferai une remarque.

Depuis plusieurs années, j'emploie dans les gastro-entérites des nourrissons un moyen de traitement qui m'a donné les meilleurs résultats : la diète à l'eau bouillie (1). Je l'emploie dans presque toutes les formes de troubles digestifs du premier

____

(1) *L'allaitement artificiel*, 1896, p. 137. — *Traité des maladies de l'enfance*, t. I, p. 74, 1896. — La gastro-entérite cholériforme et son traitement. *La Presse médicale*, 23 décembre 1896. — La diète hydrique dans les gastro-entérites des nourrissons. *Archives de médecine des enfants*, juillet 1898, p. 406.

âge, mais pendant un laps de temps qui varie suivant ces formes. Je la combine avec d'autres moyens diététiques et je l'emploie concurremment avec d'autres médications ; mais je la considère comme la partie fondamentale du traitement. C'est donc l'histoire de la diète hydrique que l'on trouvera surtout dans ce chapitre.

1° *Choléra infantile et formes aiguës graves des gastro-entérites.* — Dès qu'on a établi le diagnostic de choléra infantile ou de gastro-entérite aiguë grave, il faut immédiatement supprimer toute alimentation et tout remède et ne donner que de l'eau bouillie. Comme c'est dans le choléra infantile que la diète hydrique a été appliquée tout d'abord, comme c'est dans cette affection que ses effets sont le plus remarquables, nous allons l'étudier avec quelques détails.

Il est assez singulier que la pratique si simple et si efficace de la diète à l'eau n'ait été employée systématiquement que depuis peu d'années. En 1892, M. Ernest Luton la fit connaître à l'hôpital des Enfants-Malades ; il la tenait de son père, le regretté Luton (de Reims), qui l'avait recommandée en 1880 (1). En 1893, M. Remy (de Nancy) raconta qu'il avait obtenu d'excellents résultats en soignant la gastro-entérite cholériforme des nourrissons par la diète hydrique. Il ne connaissait pas les travaux de Luton ; mais il avait entendu M. Netter soutenir l'utilité pour les cholériques d'absorber de grandes quantités d'eau ; M. Netter s'était lui-même inspiré des remarques de Sydenham (2).

Une des raisons qui ont empêché cette méthode si rationnelle de s'établir, c'est qu'on croyait naguère à l'inaptitude du nour-

---

(1) LUTON. *Union médicale du Nord-Est*, 1880, et article : Entérite. *Nouv. Dict. de méd. et de chir. pratiques.* — ERNEST LUTON. Traitement de la diarrhée des enfants. *Revue mens. des mal. de l'enfance*, 1892, p. 438.

(2) NETTER (de Strasbourg). Lettre sur la guérison des diarrhées de la constitution méd. actuelle par les boissons aqueuses administrées coup sur coup. *Bull. de l'Acad. de médecine*, 1873. — REMY (de Nancy). Cholérine des jeunes enfants. Un mode de traitement. Communication à la Soc. de méd. de Nancy. *Revue médicale de l'Est*, 1893, p. 225, et *Gaz. hebd. de méd. et de chir.*, 20 mai 1893.

risson à supporter l'abstinence ; on pensait qu'il est dangereux de le priver de nourriture, même pendant un très court laps de temps. En réalité, ce que le nourrisson supporte mal, c'est l'abstinence d'eau, bien plus que l'abstinence de lait. Ce fait est corrélatif d'un autre bien connu, à savoir que dans les premières années de la vie toutes les spoliations d'humeur sont plus nuisibles que dans l'âge adulte. Ne sait-on pas que des nourrissons peuvent succomber en quelques heures à une diarrhée profuse et qu'un purgatif administré avant deux ans peut engendrer une diarrhée mortelle ? Sans doute, dans ces faits, il faut faire une part à d'autres facteurs ; mais, la spoliation des liquides joue probablement un rôle important. Chez les nourrissons, la diète sera donc réglée par ce précepte : *Il faut remplacer la quantité de lait qu'on ne donne pas, par une quantité au moins équivalente d'eau bouillie.*

Dans la gastro-entérite aiguë grave des nourrissons, il faut, dès le début, supprimer toute alimentation et ne donner que de l'eau pure. Si l'on continue à faire prendre du lait ou un autre aliment, on voit les vomissements persister, la diarrhée s'aggraver et l'état général s'altérer de plus en plus ; c'est que, dans ce cas, toute substance alimentaire introduite dans le tube digestif se putréfie, sert à exalter la virulence des microbes qui s'y trouvent et donne naissance à des poisons. Seule, l'eau pure pourra être ingérée sans inconvénient. *La diète hydrique a pour effet principal de supprimer les putréfactions gastro-intestinales.* Mais ce n'est pas son unique avantage ; elle laisse reposer l'estomac et l'intestin ; elle calme la soif, souvent très vive ; elle obvie à la déshydratation des tissus, toujours très marquée ; elle maintient la diurèse, si nécessaire pour l'élimination des toxines.

Voici maintenant comment la diète hydrique doit être réglée. Il faut évidemment donner de l'eau stérilisée ; dans la pratique, une ébullition de quelques minutes fournit une eau suffisamment purifiée. Le liquide doit être conservé dans le vase où il a bouilli et on doit éviter de le transvaser inutilement. L'eau bouillie peut être donnée froide, dans un biberon ou dans une timbale soigneusement nettoyés à l'eau bouillante. On en peut laisser prendre à l'enfant à peu près autant qu'il en veut ; on peut, suivant les cas, lui présenter 50 gr. toutes les demi-heures, 100 gr. toutes les heures, 150 gr. toutes les heures et demie ou toutes les deux heures. M. Remy et M. Gassot préfèrent donner, à la place d'eau bouillie, une eau minérale naturelle, très faiblement alcaline et très faiblement gazeuse : par exemple les eaux faibles de Vals ou l'eau de Soultzmatt. Mais, on n'a pas toujours ces eaux sous la main, et l'expérience m'a appris que l'eau bouillie pure remplit parfaitement le but cherché.

Au début de la diète, je défends qu'on ajoute à l'eau une substance quelconque. Après quelques heures, et seulement lorsque l'enfant ne prend pas volontiers l'eau pure, je permets qu'on ajoute un peu de sucre. Toute autre addition me paraît inutile. Surtout, qu'on s'abstienne d'eau albumineuse ; par sa facile putréfaction, elle est susceptible d'aggraver les accidents.

L'eau bouillie doit être donnée à la température ordinaire ; je ne crois pas qu'il y ait des avantages réels à la donner glacée ou chaude.

Si le nourrisson atteint de choléra infantile est au sein, ce qui est fort rare, pendant qu'il sera mis à la diète hydrique, la nourrice se fera téter par un autre nourrisson ou se tétera elle-même avec un tire-lait, de manière à ne pas laisser la sécrétion se tarir.

Dans tous les cas de gastro-entérite aiguë grave, la diète hydrique doit avoir *une durée d'au moins vingt-quatre heures.* Après ce laps de temps, il faut examiner l'enfant pour savoir s'il peut être alimenté légèrement et prudemment. Les vomissements ont-ils disparu, la diarrhée est-elle à peu près éteinte, la physionomie est-elle meilleure, la température est-elle à peu près normale, on peut alors faire prendre, toutes les quatre heures, soit une petite tétée, soit 20 gr. de lait stérilisé additionnés de 40 gr. d'eau sucrée, et, dans l'intervalle, on continue de donner de l'eau bouillie.

Mais si les accidents n'ont pas cédé après vingt-quatre

heures, il faut continuer le régime hydrique encore douze ou vingt-quatre heures. Il n'y a aucun inconvénient à laisser l'enfant à l'eau bouillie pendant quarante-huit heures. D'ailleurs, si, après avoir repris l'alimentation, les accidents reparaissent, il ne faut pas hésiter à revenir à la diète hydrique, six heures, huit heures, dix heures. Si l'enfant supporte l'alimentation, on augmente peu à peu la quantité de lait et on diminue la quantité d'eau sucrée ; on rapproche les repas, et peu à peu on arrive à l'alimentation normale.

L'effet le plus remarquable de la diète hydrique, c'est la disparition très rapide des troubles digestifs. Au bout de quelques heures, les vomissements disparaissent, les évacuations deviennent beaucoup moins fréquentes et la fluidité des garde-robes diminue un peu. De sorte que, si on ne jugeait la situation que d'après les troubles digestifs, on croirait l'enfant hors de danger. Mais on risque ainsi de se tromper. En effet, à l'époque où je n'employais que la diète hydrique, j'ai vu assez souvent les troubles digestifs disparaître ou s'atténuer beaucoup sous l'influence de ce régime ; et pourtant, l'altération de l'état général faisait des progrès et le nourrisson succombait à une sorte de cachexie suraiguë. Pourquoi ? Sans doute parce qu'on avait tari trop tard la source des toxines gastro-intestinales, parce que déjà l'organisme était imprégné de poisons ou de microbes et ne parvenait pas à s'en débarrasser. Or, cette terminaison funeste est devenue moins fréquente depuis que, dès le début, en même temps que j'institue la diète hydrique, je prescris des injections hypodermiques d'eau salée, que des recherches récentes nous portent à regarder comme un puissant agent d'élimination des toxines microbiennes.

A la diète hydrique et aux injections d'eau salée, je joins l'usage des bains chauds à 35° ou 36°, d'une durée de cinq à dix minutes, donnés deux à quatre fois par jour. Ces bains apaisent le système nerveux et sont ordinairement suivis d'un sommeil calme ; ils régularisent la température, exercent une action révulsive sur la peau et favorisent la diurèse.

L'observation suivante me paraît tout à fait propre à montrer comment la médication doit être dirigée dans un cas donné de choléra infantile.

Le 5 octobre, un petit malade, âgé de 4 mois et demi, a été conduit à l'hôpital. Je l'ai vu à la consultation ; j'ai engagé la mère à nous le laisser ; mais j'ai pensé qu'il ne passerait pas la journée. La mère racontait qu'il avait eu dix garde-robes la nuit précédente et qu'il vomissait tout ce qu'il ingérait. Sa physionomie était profondément altérée ; le teint était plombé ; les yeux ternes, enfoncés dans l'orbite et entourés d'un cercle noir ; les lèvres d'un violet pâle ; la peau flasque et ridée ; le ventre affaissé ; les chairs comme déshydratées. La respiration était lente et difficile ; le pouls à peine perceptible et les extrémités froides. La température rectale était à 36°,9. L'examen de la bouche, des voies respiratoires et de la peau ne décelait rien d'anormal.

L'enfant était donc atteint de cette gastro-entérite aiguë grave, qu'on désigne sous le nom de choléra infantile. Le diagnostic ne comportait aucune hésitation. Le pronostic n'en comportait pas beaucoup non plus ; la situation était très menaçante et pouvait rapidement se terminer par la mort. Comment en était-il arrivé là ? Que s'était-il passé avant cet épisode ?

L'enfant, né à terme, a été nourri au sein pendant les deux premiers mois ; jusque-là, il était bien portant. A cette époque, la mère est obligée de s'en séparer : elle le place dans une crèche où on le nourrit au biberon et, à partir de ce moment, elle constate des troubles digestifs.

Le 15 septembre, l'enfant ayant eu une diarrhée assez abondante et des vomissements, elle le conduisit à un dispensaire où l'on ne prescrivit aucun régime, mais des antiseptiques de l'intestin. Le résultat étant peu favorable, on finit par ordonner de l'huile de ricin ; cette médication eut pour effet d'aggraver la maladie.

Le 3 octobre, un médecin formule une potion au laudanum et au sous-nitrate de bismuth, qui n'arrête la diarrhée que momentanément.

Deux jours après, brusquement, éclatent les accidents graves de l'intoxication gastro-intestinale, et c'est alors qu'on nous apporte l'enfant dans la situation que je décrivais tout à l'heure.

Voici le traitement que j'ai prescrit aussitôt après l'entrée à l'hôpital : 1° supprimer toute alimentation et donner à plein biberon de l'eau bouillie ; 2° injecter, en trois fois, 30 centimètres cubes d'eau salée ; 3° mettre l'enfant dans un bain chaud, à 36°, d'une durée de cinq minutes environ, et renouveler ce bain deux ou trois fois dans les vingt-quatre heures.

Le jour même, l'enfant a eu six garde-robes, composées d'une sérosité renfermant quelques grumeaux verdâtres et jaunâtres ; mais les vomissements cessent dès que la diète hydrique est établie. Le 6 octobre, le traitement est continué ; la physionomie est meilleure ; la température est normale ; pas de vomissements ; six évacuations de matières jaunes et vertes.

Le 7 octobre, on cesse les injections et on reprend l'alimentation avec prudence : toutes les quatre heures, on donne 40 grammes de lait stérilisé coupé de 40 grammes d'eau bouillie sucrée à 10 p. 100 ; dans l'intervalle, on donne de l'eau bouillie. Or, le soir du 8 octobre, la température rectale monte à 38°. Le 9 octobre, on remet l'enfant à la diète hydrique pendant six heures et on reprend les injections. Le soir du 9 octobre, la température redevient normale : il n'y a eu dans la journée que deux selles panachées ; on reprend l'alimentation comme précédemment.

Mais le lendemain matin, 10 octobre, la température est à 40°, et la journée est très mauvaise ; le faciès s'altère de nouveau ; le pouls est très faible ; il y a six selles vertes. On remet l'enfant à la diète pendant douze heures ; on recommence les injections d'eau salée et on continue les bains chauds. Le soir du 10 octobre, la température rectale est de 36°,2.

Le 11 octobre, l'alimentation est de nouveau reprise avec prudence ; et, à partir de ce moment, on constate tous les jours une amélioration dans l'état général et les troubles digestifs. Aucun remède n'est prescrit ; on se contente d'amener progressivement l'enfant au régime régulier de son âge, c'est-à-dire à prendre sept fois en vingt-quatre heures, un biberon renfermant 100 grammes de lait stérilisé et 50 grammes d'eau sucrée à 10 p. 100.

Voici la progression des poids pendant la convalescence :

13 octobre....	4,070	—	15 octobre.....	4,170 gr.
17 —	4,150	—	21 —	4,185 —
23 —	4,220	—	28 —	4,400 —

J'ai observé une série de succès remarquables, grâce à la médication que je viens d'exposer. On connaît trop bien le caractère meurtrier de la gastro-entérite cholériforme des nourrissons pour qu'on puisse penser qu'il s'agit là simplement d'une série heureuse. A moins qu'on intervienne *in extremis*, à moins qu'on ait la mauvaise chance de tomber sur ces cas qui sont dès le début au-dessus des ressources de l'art, il y a lieu de croire qu'on sauvera beaucoup d'enfants par ce traitement.

Lorsqu'on institue celui-ci, l'enfant entre d'ordinaire en convalescence vers le cinquième ou sixième jour. Mais, il sort de la maladie très affaibli, et son état nécessite une surveillance attentive. Le règlement de l'alimentation est alors la chose essentielle ; il faut savoir, suivant les cas, la modifier jour par jour, heure par heure.

Dans nombre de cas, la convalescence se poursuit sans qu'on ait besoin de prescrire aucun remède. Dans d'autres, le danger passé, il persiste une tendance à la diarrhée. Si cette tendance est assez accusée, surtout si les vomissements réapparaissent, il faut remettre l'enfant à la diète hydrique pendant quelque temps, et, si les accidents du début sont éloignés, on administre, pendant la durée de cette diète, du calomel à doses minimes et fractionnées (1). Si la tendance à la diarrhée est faible, on prescrira le sous-nitrate ou le salicylate de bismuth associé aux amers (2).

J'ai exposé ailleurs (3) les raisons qui m'avaient fait bannir de la thérapeutique du choléra infantile les lavages de l'estomac et de l'intestin.

Parfois, après l'attaque de gastro-entérite aiguë grave, l'enfant reste atteint de gastro-entérite chronique et tend rapidement vers la cachexie. Dans ces cas, il faut mettre en œuvre le régime indiqué plus loin.

Gastro-entérite aiguë légère. — La diète hydrique n'a d'abord été employée que dans le choléra infantile. Mais, ainsi que je me suis efforcé de le montrer, elle peut rendre des ser-

---

(1) Calomel... 1 centigramme.
    Sucre.................... 50   —
Divisez en cinq paquets, un paquet toutes les demi-heures.

(2) Racine de colombo......................... 1 gramme.
    Eau bouillante...... 100   —
Passez et ajoutez :
    Sous-nitrate de bismuth...... .... 4 grammes.
    Sirop de fleurs d'oranger.................... 20   —
Une cuillerée à café un peu avant chaque tétée.
(3) *Presse médicale,* 23 décembre 1896.

vices éminents dans la plupart des autres troubles digestifs du nourrisson, particulièrement dans la *gastro-entérite aiguë légère*.

Prenons, comme exemple de gastro-entérite aiguë légère, celle qui survient chez des enfants nourris au sein et qui est due fréquemment à la suralimentation réalisée par des tétées trop fréquentes. On voit d'abord survenir, d'une manière habituelle, des régurgitations de lait liquide aussitôt après la tétée; puis se produisent des vomissements de lait caillé une demi-heure et plus après la tétée. La diarrhée apparaît, soit dès le début, soit un peu plus tard. Le poids diminue, mais l'état général reste assez satisfaisant ; ordinairement il n'y a pas de fièvre; par exception on peut observer une très légère élévation de la température. Avec les traitements ordinaires, cette atteinte de gastro-entérite légère dure assez longtemps, parfois plusieurs semaines. Il ne suffit même pas d'éloigner ou de diminuer les tétées pour la faire disparaître rapidement ; une fois établis, les troubles digestifs ont tendance à persister. Au contraire, avec la diète hydrique, l'amélioration, puis la guérison surviennent assez vite.

La diète hydrique sera instituée de la même manière que dans le choléra infantile; seulement sa durée sera d'ordinaire plus courte. Suivant l'intensité des troubles digestifs, suivant qu'ils sont récents ou anciens, la diète sera de 6 à 18 heures. Voici une observation propre à montrer l'application de la diète hydrique dans un cas de gastro-entérite aiguë légère.

Il s'agit d'un enfant, né le 13 décembre 1897, soigné par le Dr Jayle. On donna à cet enfant une nourrice dont le lait était âgé de 3 mois, et dont la sécrétion mammaire était très abondante. Malgré les conseils du Dr Jayle, les tétées furent trop copieuses et un peu trop fréquentes. Le 21 décembre, la diarrhée survint; les matières étaient vertes avec des grumeaux blancs ou mélangés de vert, de blanc et de jaune; il se produisit aussi quelques régurgitations et un ou deux vomissements. L'enfant tétait avec avidité et ne criait guère que lorsque approchait l'heure des tétées ; le sommeil survenait aussitôt après chacune d'elles. L'état général était assez satisfaisant, mais le poids restait stationnaire. A sa naissance l'enfant pesait 4,850 gr.; le 21 décembre, il pesait 4,810 gr.

et le 1er janvier, 4,800 gr. L'usage de l'acide lactique, du benzo-naphtol, des lavages de l'intestin, ne donnait que des améliorations peu durables.

La diarrhée persistait toujours. Un régime sévère fut prescrit à la nourrice sans résultat. On avait assez régulièrement espacé les tétées, mais la nourrice continuait à les donner copieuses, par crainte de voir dépérir l'enfant.

Le 2 janvier, j'examine l'enfant avec le Dr Jayle. Le petit malade est âgé de 20 jours, il pèse 50 grammes de moins qu'à la naissance et a la diarrhée depuis douze jours. Nous prescrivons tout d'abord une diète à l'eau bouillie de douze heures ; nous conseillons de mettre ensuite l'enfant au sein et désormais de régler l'allaitement de la manière suivante : huit tétées en vingt-quatre heures, séparées les unes des autres par un intervalle d'au moins deux heures et demie ; donner la dernière tétée de la journée à onze heures du soir et la première vers cinq heures du matin. Nous ajoutons que si, après la diète hydrique, à la reprise de l'alimentation, la diarrhée a une tendance à persister, on donne la potion au colombo et au bismuth, dont j'ai donné plus haut la formule. Les choses se passèrent comme il fut prescrit ; et, après la diète hydrique qui fut très bien supportée, l'état du nourrisson s'améliora, sans être cependant tout à fait satisfaisant ; la diarrhée était moins forte, mais n'avait point disparu. Le poids fut successivement, du 2 au 9 janvier, de 4,790 gr. ; 4,800 gr. ; 4,860 gr. ; 4,810 gr. Ce qui compliqua la situation, c'est que, sept jours après la consultation, le 9 janvier, la nourrice quitta spontanément la maison, rappelée par son mari.

On prit une seconde nourrice, qui fut malade dès son arrivée et dut être suppléée pendant deux jours par une troisième. Alors la diarrhée reprend les caractères du début et la situation se retrouve aussi sérieuse qu'au 2 janvier, le poids étant tombé à 4,750 gr. le 10 janvier. Le 10 janvier, M. Jayle prescrit une diète hydrique de dix-huit heures, cette diète est admirablement supportée ; l'enfant a dormi tout le temps. Après la baisse de poids qui accompagne fatalement la diète hydrique (le 10 janvier, 4,750 gr. ; le 12 janvier, 4,730 gr.), la croissance reprend son cours comme le montrent les chiffres suivants : le 13 janvier, 4,770 gr. ; le 16, 4,845 gr. ; le 19, 4,890 gr. ; le 23, 5,030 gr. ; le 27, 5,260 gr. A ce moment, les pesées montrent que l'enfant prend 700 grammes de lait par jour. Les selles vertes n'ont pas disparu rapidement, bien que l'enfant augmentât régulièrement de poids. Elles ont persisté assez longtemps, mais sans présenter la même fréquence ni la même intensité que dans la première moitié de janvier.

En février, les selles vertes ne se reproduisent plus que par intervalle et ne sont l'objet d'aucune médication. Le poids est de 5,920 gr. le 15 février, et 5,990 gr. le 28 février.

En mars, l'état est excellent : 6,400 gr. le 15 mars et 6,960 gr. le 31 mars. De temps en temps, les selles reprennent encore une couleur verdâtre, mais d'une façon tout à fait momentanée.

Le 5 avril, première dent; poids : 7,130 gr. État général parfait. Selles tout à fait normales.

Remarquons ici la baisse de poids qui suit la diète hydrique. Cette baisse est constante ou à peu près, quoiqu'on ait soutenu le contraire. Elle dure deux ou trois jours. Il n'y a pas lieu de s'en inquiéter. Une fois les troubles digestifs améliorés, l'enfant rattrape vite ce qu'il a perdu.

Il existe une forme de gastro-entérite légère des nourrissons caractérisée par la *prédominance des phénomènes gastriques*. La diarrhée est peu accusée, dure peu ou ne revient que par intermittences ; mais les vomissements ne tardent pas à devenir incessants ; l'enfant finit par rejeter tout : lait et remèdes. Avant d'employer la diète hydrique, j'en arrivais presque toujours à faire le lavage de l'estomac pour supprimer les vomissements ; encore ne réussissais-je pas toujours. Par la diète hydrique, les vomissements disparaissent d'ordinaire en quelques heures. Je prescris la suppression de la mise au sein et l'emploi de l'eau bouillie pendant douze à dix-huit heures. Si les vomissements recommencent, à la reprise de l'allaitement, je suspends encore celui-ci et je reviens à l'eau bouillie pendant six à dix heures. Si, à la nouvelle reprise de l'allaitement, les vomissements reparaissent encore, alors seulement j'emploie le lavage de l'estomac et je dois dire que cela ne m'arrive plus que très rarement. *La diète hydrique est donc le meilleur traitement des vomissements d'origine gastrique chez le nourrisson.*

Dans la gastro-entérite légère, quand les selles sont très fétides, j'administre parfois, pendant la durée même de la diète hydrique, du calomel à doses faibles et fractionnées : un centigramme divisé en cinq parties, prises de demi-heure en demi-heure. Ces doses surprendront peut-être parce qu'elles sont très faibles. Mais l'expérience m'a appris que le calomel n'est pas un médicament inoffensif pour le nourrisson et que, manié sans prudence, il peut provoquer une colite dysentériforme parfois très grave. Par suite, je ne le prescris pas avant le troisième ou le quatrième mois, et, passé cet âge, je le donne à doses faibles et fractionnées ; ainsi administré, il est dénué d'inconvénients et il m'a paru avoir son maximum d'efficacité. En général, après la diète hydrique, avec ou sans calomel, la diarrhée disparaît assez vite. Si elle tend à persister, j'administre la potion au colombo et au bismuth dont j'ai déjà donné la formule et je fais faire tous les jours un grand lavage de l'intestin à l'eau bouillie chaude.

L'acide lactique, recommandé par Hayem et Lesage, peut être employé dans les cas de gastro-entérite aiguë légère. Mais, d'après mes observations, il n'a aucune efficacité et peut-être même est-il nuisible, lorsqu'on le donne concurremment avec l'alimentation. Il n'est vraiment utile que lorsqu'on l'administre pendant la durée de la diète hydrique.

Lorsque les selles sont décolorées, blanches ou presque blanches (lientérie), on se trouvera bien, à la reprise de l'alimentation et quand l'enfant est au biberon, d'ajouter au lait soit une petite quantité de pepsine ou de pancréatine, soit une minime pincée de sel de cuisine.

La gastro-entérite chronique commune. — La gastro-entérite chronique commune est caractérisée, ai-je dit, par le gros ventre flasque et des poussées de diarrhée avec ou sans vomissements, assez semblables aux atteintes de gastro-entérite aiguë légère dont il vient d'être question, et séparées par des périodes de repos plus ou moins longues. C'est pendant ces poussées que la diète hydrique trouve son application ; on l'institue de la même manière que dans la gastro-entérite aiguë légère et on y joint les mêmes médications auxiliaires. Elle a pour effet de raccourcir notablement la durée de ces crises et d'améliorer la gastro-entérite chronique et ses complications.

Lorsque la gastro-entérite chronique commune ne s'accompagne pas d'amaigrissement et de cachexie, une fois la poussée aiguë terminée, il suffit de régler le régime alimentaire, en s'inspirant surtout de la notion de cause (suralimentation, etc.), pour

que la maladie tende naturellement à la guérison. Il n'en est plus
de même, nous allons le voir, lorsque la gastro-entérite chronique a déjà déterminé un état cachectique.

Entérite ulcéro-folliculaire. — Quand on voit apparaître
chez un nourrisson une diarrhée chronique, sans intermittences,
sans périodes de repos, c'est qu'il ne s'agit plus d'une gastro-
entérite chronique commune. Toute diarrhée du nourrisson qui
dure plus de trois semaines sans interruption aucune, sans cesser de temps à autre pour faire place à la constipation ou à
des évacuations à peu près normales comme nombre et comme
caractères, indique ordinairement l'existence d'ulcérations
intestinales. Dans ce cas, on constate presque toujours un
météorisme également persistant. Les ulcérations intestinales
les plus communes chez le nourrisson sont les petites pertes de
substance qu'on rencontre dans la variété de gastro-entérite
chronique nommée entéro-colite folliculaire, et qu'il vaudrait
mieux appeler *entérite ulcéro-folliculaire*, car le simple gonflement des follicules ou psorentérie est un caractère banal de
toutes les entérites; il n'en est pas de même de l'ulcération des
follicules clos. Après les érosions de l'entérite ulcéro-folliculaire, viennent, infiniment plus rares, les ulcérations de la
tuberculose et de la fièvre typhoïde, dont je ne m'occuperai
pas ici.

Dans le plus grand nombre des cas, cette entérite ulcéro-folliculaire me paraît être une complication d'une gastro-entérite
vulgaire (aiguë ou chronique). Elle ne s'observe guère avant
le sixième mois ; elle est surtout fréquente dans la seconde
année, particulièrement au moment du sevrage. Elle peut guérir
complètement ; mais, trop souvent, elle conduit à la cachexie
gastro-intestinale.

Lorsqu'on a constaté que la diète hydrique n'a pas arrêté la
diarrhée, que celle-ci s'établit d'une manière permanente, il y a
lieu, surtout quand il s'agit d'enfants de plus d'un an, d'essayer
l'usage de la viande crue et des amylacés, ou bien de recourir
au képhir.

L'usage de la viande cru a été indiqué par le Dr Weisse (de

Saint- Pétersbourg) (1) ; mais il a été surtout recommandé par Trousseau qui a donné à ce sujet des conseils excellents (2).

On prend du maigre de bœuf ou de mouton ; on le coupe en morceaux très petits ; on en fait une sorte de hachis que l'on met dans un mortier et que l'on réduit, à l'aide d'un pilon, en une masse épaisse. Cette pulpe est ensuite foulée dans une passoire à trous fins. On obtient ainsi une véritable purée de viande que l'on recueille en raclant la face externe de la passoire. Cette opération exige une certaine patience. Lorsqu'on ne peut obtenir qu'elle soit aussi complète, on substitue à cette purée de viande un hachis aussi menu que possible, qui est susceptible d'être encore assez facilement digéré, quoique moins bien que la purée.

Certains enfants prennent sans répugnance la viande crue avec une petite cuiller ; mais d'autres s'y refusent. Il faut alors, comme le dit Trousseau, dorer la pilule. On fait, avec la viande pulpée ou hachée, de petites boulettes que l'on mélange, selon les goûts du malade, soit avec du sel, soit avec du sucre, soit avec de la confiture, soit avec de la conserve de roses. On peut encore essayer de la faire prendre dans du bouillon, dans un potage clair, voire même dans du chocolat à l'eau.

Quant aux doses, il est nécessaire de procéder avec prudence. On commence par 20 grammes en 2 ou 3 fois dans la journée ; le lendemain, on double la dose ; on peut aller jusqu'à 100 à 150 grammes de viande par jour. Dans les premiers jours de ce régime, il n'est pas rare de retrouver dans les selles des morceaux de viande non digérée. Cela ne doit pas empêcher de poursuivre la médication. Mais la persistance de cette non digestion, ou la fétidité extrême des selles obligent parfois à la suspendre. L'usage de la viande crue donne assez souvent le ténia.

Le lait sera complètement supprimé et, comme boisson, on donnera une décoction d'amylacés : eau d'orge ou eau de riz.

---

(1) *Journal für Kinderkrankheiten* et *Journal de médecine*, août 1845.
(2) TROUSSEAU. *Clinique médicale de l'Hôtel-Dieu de Paris*, t. III, p. 150 de la 6ᵉ édition.

La décoction d'orge se prépare de la manière suivante : on fait bouillir une demi-heure deux cuillers à café d'orge perlé dans un demi-litre d'eau ; puis on passe au tamis. Le liquide renferme surtout de l'amidon, puis du mucilage, enfin une petite quantité de matière azotée. Pour préparer l'eau de riz, on jette 60 grammes de farine de riz dans un demi-litre d'eau froide, on ajoute un demi-litre d'eau bouillante, puis on fait bouillir le mélange ; on passe ensuite dans une étamine claire. Cette décoction ne renferme guère que de l'amidon. Pour que ces décoctions ne paraissent pas trop fades, on y ajoutera du sel et du sucre.

Quand l'enfant est âgé de moins d'un an, on pourra essayer du képhir (1) ; on le donnera aux mêmes intervalles et en même proportion que le lait. D'ailleurs, la substitution du képhir au lait pourra être, suivant les cas, totale ou partielle.

Cachexies consécutives à la gastro-entérite (cachexie simple et athrepsie). — Lorsque des troubles digestifs d'une certaine durée se sont produits chez le nourrisson, surtout lorsque celui-ci n'est pas nourri au sein, il n'est que trop fréquent de le voir s'amaigrir, devenir la proie d'infections surajoutées (pyodermies, broncho-pneumonie, otite, muguet, etc.) et revêtir plus ou moins rapidement les caractères de ces états cachectiques qu'on a appelés « athrepsie » ou « atrophie infantile », et que je groupe sous le vocable de « cachexie gastro-intestinale des nourrissons ». L'amaigrissement devient extrême ; la graisse disparaît, les muscles s'atrophient ; la peau se plisse et se ride ; elle est pâle, sèche et terne. Le foie et la rate peuvent se gonfler, ainsi que les ganglions des régions périphériques (polyadénie). Les urines, souvent très acides et dont la densité est augmentée, peuvent renfermer de l'albumine et de l'indican, soit d'une manière passagère, soit d'une manière perma-

(1) Voir sur le képhir, le chapitre : *Microbes du lait.* Dans le commerce, on vend trois variétés de képhir ; l'une est laxative (n° 1) ; une autre donne un peu de constipation (n° 3) ; une autre est indifférente (n° 2). Il faut ici employer le n° 3.

nente. Parrot et A. Robin y ont trouvé une notable augmentation de l'urée, et parfois de l'acide urique et des urates, ainsi qu'une augmentation énorme des chlorures et des phosphates, preuves d'une désassimilation énorme. Keller, nous l'avons vu, a avancé que les urines renfermaient aussi une quantité considérable de sels ammoniacaux et, avec son maître Czerny, a édifié là-dessus une théorie de l'intoxication acide, cause de la cachexie (voir 1re partie, chap. VI).

Lorsque l'enfant est âgé de moins de trois mois, à ces symptômes peuvent s'ajouter des caractères particuliers qui spécifient ce que Parrot appelait proprement l'*athrepsie*.

La *figure* s'émacie ; le front se couvre de rides, les joues se creusent, le menton devient pointu ; la bouche semble trop grande ; les pommettes sont saillantes, les yeux s'excavent, les cornées se dessèchent, le regard est éteint et sans expression, le masque silencieux ; l'athrepsique ne pousse qu'un cri rare, faible et monotone. Son facies est comparable à celui des vieillards, des singes ou des avortons. Le *crâne* subit des modifications non moins remarquables : le cerveau s'atrophie et le liquide céphalo-rachidien diminue ; aussi sent-on, à travers le cuir chevelu très aminci, les os du crâne chevauchant au niveau des sutures et les fontanelles fortement déprimées. A ces modifications caractéristiques se joignent le refroidissement progressif et la lividité des extrémités. La température centrale tombe à 36°, 35°, 34°. Chez l'athrepsique, comme chez le prématuré, une affection qui provoque d'ordinaire la fièvre n'en provoque plus et parfois même semble accuser l'hypothermie (otite, broncho-pneumonie, érysipèle). Le pouls tombe à 80, 60, 40. La respiration se ralentit aussi ; pendant l'agonie, elle se ralentit à tel point qu'on croit parfois la mort arrivée avant qu'elle le soit réellement. Parrot a remarqué que, chez les athrepsiques, avec tendance à l'hypothermie, on voit, à certains jours, la température s'élever brusquement, dépassant de plus d'un degré le chiffre noté la veille, et que ces élévations passagères de la température coïncident avec une perte de poids considérable. Il y a lieu de supposer que, ces jours-là, il y suractivité dans la destruction des tissus et dans les phénomènes de la désassimilation ; la chaleur du corps subit une augmentation en relation avec la perte de poids. L'amaigrissement prend d'ailleurs des proportions extraordinaires ; on voit des enfants de deux et trois mois qui ne pèsent pas plus qu'à la naissance, ou des enfants de trois semaines qui ne pèsent que la moitié de leur poids de naissance.

Cette extraordinaire dénutrition n'est pas, comme on l'avait pensé, le fait de l'inanition (1). Dans la gastro-entérite qui l'engendre, il y a toujours, primitivement ou secondairement, une infection gastro-intestinale ; la cachexie procède du retentissement de cette infection sur l'organisme tout entier, soit par absorption des toxines, soit par généralisation de l'infection (2), soit par les deux facteurs réunis; elle est d'ailleurs souvent aggravée par les infections surajoutées. Or, dans toutes les septicémies chroniques, quelles que soient leurs causes et leurs portes d'entrée, il y a désassimilation excessive. M. Charrin a montré que l'imprégnation de l'organisme par des toxines microbiennes augmente la teneur des urines en urée, acide phosphorique et extrait sec. Les toxines exagèrent donc les oxydations et les dédoublements de la matière vivante, qui sont l'essence de la désassimilation. Les nourrissons sont particulièrement sensibles à cette action des toxines, surtout dans les trois premiers mois de la vie, et ainsi s'explique le degré extraordinaire de cachexie que réalise l'athrepsie.

Ces notions montrent que, lorsque la cachexie gastro-intestinale est établie, le régime ne suffit plus à produire la guérison; il faudrait pouvoir éliminer les toxines qui imprègnent l'organisme et restaurer les dégâts cellulaires qui résultent de cette imprégnation. Jusqu'ici ces moyens nous font défaut. C'est pourquoi le pronostic d'une gastro-entérite chronique avec cachexie est si grave. Si la cachexie simple est parfois suscep-

---

(1) Voir MARFAN. L'athrepsie. *Presse médicale*, 18 avril 1896, n° 32, p. 189.
(2) MARFAN et MAROT. Infections secondaires dans les troubles digestifs des nourrissons. *Revue mensuelle des mal. de l'enfance*, 1893, p. 337 et 400.

tible de guérir, je n'ai presque jamais vu l'athrepsie confirmée se terminer favorablement. Dans ce dernier cas, si l'on n'intervient pas au début, dès que la physionomie de l'athrepsie commence à se dessiner, l'insuccès est certain; mais on réussit quelquefois quand on entame la lutte de bonne heure.

Lorsqu'un enfant atteint de troubles digestifs commence à présenter des signes évidents de cachexie, le premier devoir du médecin est de conseiller de lui donner une nourrice, car, aucun aliment, surtout en pareil cas, ne peut remplacer le lait de femme. Si, malheureusement, la chose est impossible, on aura recours au lait d'ânesse ou à un lait peptonisé, si on peut facilement s'en procurer de bonne qualité. A défaut de ceux-ci, le mieux sera d'essayer le lait coupé par parties égales avec du bouillon, préparé comme pour les débiles (voir le chapitre précédent). On a conseillé aussi (1) d'additionner le lait avec parties égales d'une solution de somatose à 1 ou 2 p. 100.

Czerny et Keller, s'inspirant de leurs recherches sur l'intoxication acide dépendant des matières grasses, proposent de nourrir les enfants cachectiques avec un lait pauvre en beurre, un lait maigre ne renfermant pas plus de 24 p. 100 de graisse et légèrement alcalinisé (2). Keller prépare même un mélange spécial qui renferme pour un litre : 1° un tiers de lait de vache; 2° 10 centim. cubes d'une solution à 11 p. 100 de carbonate de potasse; 3° 100 grammes de farine d'orge et 100 grammes de farine de blé. Ce mélange est chauffé à 50-70 degrés pour favoriser l'action de la diastase des farines, ensuite porté à l'ébullition, puis passé et sucré (3). S'il suffisait pour guérir la cachexie gastro-intestinale de donner un lait maigre, j'aurais dû en sauver beaucoup; car j'en ai fait nourrir beaucoup avec

(1) WOLFF. *Allg. Wiener med. Zeitung*, 1896. — R. DREWS. *Therap. Wochensch.*, 1897, nᵒˢ 21 et 22.

(2) CZERNY. La question du régime alimentaire chez les nourrissons dyspeptiques. *Rapport lu à la section médicale de la Société silésienne*, 21 janvier et 4 février 1898. *Annales de méd. et de chir. infantiles*, 1898, p. 373 et suivantes.

(3) KELLER. Alimentation des nourrissons dyspeptiques *Allg. Med. Central Zeitung*, 1898, nᵒ 30.

du lait de vache coupé de un tiers d'eau sucrée. c'est-à-dire juste-
tement avec un mélange qui ne renferme que 24 p. 100 de
beurre. Malheureusement, les résultats obtenus ont été très
médiocres, ce qui contredit la théorie de Czerny.

Chez les athrepsiques sans appétit, j'ai essayé quelquefois
sans réussir le gavage et les lavements nutritifs (pour un lavement, soit 5 grammes de peptone sèche pour 50 centim. cubes
d'eau, soit 1 à 2 cuillerées à café de peptone liquide pour 4 cuillerées à soupe d'eau tiède; 3 ou 4 lavements par jour, donnés
tièdes).

Peut-on, chez les nourrissons cachectiques, particulièrement chez les athrepsiques, recourir à l'emploi de la diète
hydrique. Quand j'ai commencé à généraliser l'usage de
celle-ci, je ne la prescrivais pas aux enfants atteints de débilité congénitale, à ceux que des troubles digestifs antérieurs
avaient rendus athrepsiques ou cachectiques, à ceux enfin qui
étaient épuisés par la tuberculose ou la syphilis. Je craignais
que la légère dénutrition qui en résulte ne fût d'un fâcheux effet
sur ces organismes si fragiles. Cependant je me suis départi
quelquefois de cette règle et, en procédant avec prudence, je
n'ai pas eu à le regretter. Mais, chez ces nourrissons débiles
ou cachectiques, j'estime que la durée de la diète hydrique ne
doit pas excéder huit à dix heures.

Si l'athrepsique a de la tendance à l'hypothermie, on le réchauf-
fera à l'aide des mêmes moyens que les débiles.

Les injections d'eau salée stérilisée (0,70 de NaCl p. 100), faites
à la dose de 15 grammes par jour en trois fois, et en des points
différents, ont été recommandées par M. Hutinel. Il faut injecter
le sérum artificiel dans les masses musculaires des fesses, des
lombes, du dos et non sous la peau, pour ne pas provoquer de
vastes ecchymoses. Faites dès le début, ces injections sont parfois efficaces; leur emploi trop tardif permet seulement de prolonger la vie du petit malade. Mais l'effet de ces injections
autorise à se demander si on ne pourrait obtenir des résultats
meilleurs en injectant des substances nutritives : du sérum

naturel, comme l'ont proposé Le Roy (de Toulouse) et Reinach (de Munich) dans le choléra infantile ; solution de matières protéiques, solution de sucre, huile (1).

Constipation. — La constipation est fréquente chez les nourrissons. Avant d'avoir recours aux moyens eccoprotiques (lavements, suppositoires, massage, laxatifs ; voire même, dans quelques cas exceptionnels, électricité), il faut essayer de la combattre par la modification du régime. Il y a lieu de penser que la richesse du lait en caséine et en sels et sa pauvreté en lactose et en beurre favorisent la constipation. Chez les enfants au sein, on essaiera, suivant le conseil de Jacobi, de donner avant la tétée un peu d'eau tiède fortement sucrée (de préférence avec du lactose). Chez les enfants nourris de lait de vache, on sucrera l'eau du coupage non avec du saccharose, mais avec du lactose ; quand le lait est donné pur, on y ajoute environ 2 p. 100 de lactose. On pourra ajouter au lait une petite pincée de sel de cuisine (Bouchut), ou une cuillerée à café d'extrait de malt pour 100 grammes de lait (Escherich). Au moment de l'ablactation ou du sevrage, on combattra la constipation en préparant les bouillies comme nous l'avons déjà indiqué (2e partie, section IV).

(1) D'après GUMPRECHT (d'Iéna), des trois grands principes alimentaires ce sont les sucres qui se prêtent le mieux à l'alimentation sous-cutanée ; le sucre injecté sous la peau est transformé en glycogène apte à être utilisé pour la nutrition (*Congrès allemand de médecine interne*, 1898) ; mais ce n'est pas l'avis de CORRADI qui donne le premier rang à l'huile et le second à une solution de somatose. (*Archivio di medicina interna*, fasc. 1 et 2, 1898.)

APPENDICE I

Je reproduis ci-après les instructions pour l'allaitement que je fais distribuer aux mères qui viennent à la consultation de l'hôpital des Enfants-Malades, pour leur rappeler les règles qu'on leur a données verbalement. Elles ont été rédigées pour des femmes pauvres et souvent peu éclairées, et on a dû éviter de les obscurcir en entrant dans de trop longs détails. De plus, il n'y est pas fait mention de la direction de l'allaitement pendant les premiers jours, car les nourrissons amenés à la consultation ont ordinairement plus d'une semaine.

Instructions pour l'allaitement.

ALLAITEMENT PAR LA MÈRE. — Une mère bien portante peut presque toujours allaiter son enfant. Il n'y a pas pour l'enfant de meilleure nourriture que le lait de sa mère.

Pendant les 2 premiers mois, l'enfant doit être mis au sein toutes les 2 heures et demie, la première tétée ayant lieu vers 5 heures du matin et la dernière vers 11 heures du soir, ce qui fait environ 8 tétées en 24 heures. Pendant les mois suivants, les tétées doivent être plus éloignées et il faut arriver à mettre l'enfant au sein toutes les 3 heures, la première tétée ayant toujours lieu vers 5 heures du matin et la dernière vers 11 heures du soir, ce qui fait 7 tétées en 24 heures. Quand la mère n'a pas beaucoup de lait, ce qui arrive surtout au début de la nourriture, les tétées de jour doivent être plus rapprochées. Mais il doit toujours s'écouler au moins deux heures entre deux tétées.

Il est très important d'habituer le nourrisson à prendre le sein à intervalles réguliers. On y arrive vite si on résiste à ses cris. Il n'y a pas d'inconvénients à laisser crier l'enfant, quand ses cris sont dus au caprice ou à la gourmandise ; mais on doit s'assurer qu'ils ne sont pas provoqués par la souillure des langes, une piqûre d'épingle, le froid ou le chaud ; et si on soupçonne qu'ils sont dus à un état maladif, il faut faire appel au médecin. En tout cas, c'est une funeste habitude de mettre l'enfant au sein à chaque instant pour calmer ses cris.

Si la mère a beaucoup de lait, elle peut ne donner qu'un seul sein à chaque tétée; si le lait n'est pas très abondant, elle doit donner les deux seins à chaque tétée. En général, le repas ne doit pas durer plus de quinze minutes.

Quand la mère est faible, fatiguée ou obligée de travailler hors de sa maison, elle peut remplacer une ou plusieurs tétées par un ou plusieurs biberons renfermant du lait de vache préparé suivant les règles indiquées plus loin. Si la mère ne peut pas du tout allaiter, le mieux est de prendre une nourrice et, dans ce cas, on suit, pour le nombre et l'intervalle des tétées, les prescriptions formulées plus haut. Si on ne peut prendre une nourrice, l'enfant sera élevé au biberon.

Allaitement au biberon. — Pour l'allaitement artificiel, on se servira du lait de vache. Autant que possible, il faudra que les bêtes qui fournissent le lait soient nourries seulement avec du fourrage sec.

Le lait doit toujours être stérilisé ou bouilli.

Si on ne peut se procurer du lait trait depuis très peu de temps (depuis moins de six ou huit heures pendant l'hiver, depuis moins de deux ou trois heures pendant l'été), ce qui est presque toujours le cas dans les grandes villes, le mieux sera d'acheter dans le commerce du lait déjà stérilisé. Quand on débouche une bouteillle de ce lait stérilisé, il faut voir s'il n'est pas gâté. Il faut rejeter toute bouteille renfermant du lait qui est caillé, ou qui a une mauvaise odeur, ou qui a un goût aigre ou amer.

Si on habite au voisinage d'une vacherie, on se procurera *aussitôt après la traite* la provision de lait de vache nécessaire pour vingt-quatre heures et, *sans attendre*, on le fera bouillir, ou bien on le stérilisera soi-même au bain-marie dans un appareil de Soxhlet ou de Gentile.

Il ne faut pas croire que le lait bout quand il monte. Le lait monte avant de bouillir. On aura donc soin, pendant le chauffage, de rompre la croûte qui se forme à la surface jusqu'à ce que le liquide bouille à gros bouillons; on le laisse bouillir au moins deux minutes. On couvre ensuite le récipient et on conserve le lait dans un endroit très frais. On doit éviter les transvasements inutiles.

Pendant les 4 ou 5 premiers mois, le lait de vache ne doit pas être donné pur; il doit être coupé d'eau bouillie assez fortement sucrée (1), dans la proportion de 2 parties de lait bouilli ou stérilisé et de 1 partie d'eau bouillie sucrée. L'eau qui sert au coupage doit être bouillie et

______

(1) L'eau qui sert au coupage doit être sucrée dans la proportion de 10 p. 100 (10 gr. de sucre pour 100 gr. d'eau, 20 gr. de sucre pour 200 gr. d'eau, 30 gr. de sucre pour 300 gr. d'eau, 35 gr. de sucre pour 350 gr. d'eau).

c'est lorsqu'elle bout qu'il faut y faire dissoudre le sucre. Si on emploie du lait bouilli ou du lait stérilisé du commerce, cette eau bouillie sucrée doit être conservée comme il a été dit pour le lait bouilli; on fait le mélange de lait et d'eau sucrée dans le biberon au moment de la tétée. Si on stérilise soi-même le lait au bain-marie, on mélangera le lait et l'eau bouillie sucrée avant l'opération; le mélange sera réparti dans les petites bouteilles de l'appareil et ensuite soumis au chauffage au bain-marie; l'eau du bain-marie doit bouillir environ 40 minutes.

A partir du 5e ou 6e mois, si l'enfant est bien portant, le lait de vache peut être donné pur et légèrement sucré.

Le biberon dans lequel on donne le lait doit se composer d'une fiole graduée (c'est-à-dire portant des raies permettant de mesurer la quantité de liquide qu'elle renferme) et d'une tétine de caoutchouc, sans long tube, qui puisse se retourner comme un doigt de gant. Après chaque tétée, la fiole doit être nettoyée avec de l'eau bouillie très chaude et la tétine doit être brossée, avec de l'eau très chaude également, à l'intérieur et à l'extérieur ; ni dans la fiole ni dans la tétine, il ne doit rester le moindre grumeau de lait. Une fois par jour, il sera bon de passer à l'eau bouillante la fiole et la tétine.

Pendant les cinq premiers mois, on donne le biberon toutes les 3 heures pendant le jour et une fois pendant la nuit (7 fois en 24 heures) ; à partir du 6e mois, on donne le biberon toutes les 3 heures pendant le jour et pas du tout pendant la nuit (6 fois en 24 heures).

Pendant le 1er mois, on met dans chaque biberon environ 40 grammes de lait bouilli ou stérilisé et 20 grammes d'eau bouillie sucrée. Si l'enfant est fort et bien portant, on augmente un peu ces quantités et à la fin du 1er mois on met dans un biberon 60 grammes de lait et 30 grammes d'eau sucrée. On augmente ces proportions pendant le 2e et le 3e mois, de telle sorte qu'à la fin du 3e mois, on met dans chaque biberon 80 grammes de lait et 40 grammes d'eau sucrée et, à la fin du 5e mois, 100 grammes de lait et 50 grammes d'eau sucrée. A partir du 6e mois, on met dans chaque biberon de 150 à 170 grammes de lait pur légèrement sucré.

Quand on se sert de lait bouilli, il faut renouveler sa provision tous les jours et ne donner jamais du lait de la veille. Il doit en être de même quand on stérilise le lait dans le ménage avec l'appareil de Soxhlet ou un appareil similaire. Le lait stérilisé dans l'industrie peut se conserver plusieurs jours. Quant à l'eau bouillie sucrée qui sert au coupage, il faut la préparer chaque jour ; il est même bon de la soumettre dans la journée à une nouvelle ébullition.

En aucun cas, il ne faut utiliser le lait qui a pu rester dans un biberon.

Préparation au sevrage (10 à 15 mois). — Jusqu'au 9e ou 10e mois, on ne doit, sous aucun prétexte, donner à l'enfant aucun autre aliment que le lait. A partir du 10e mois, si l'enfant est bien portant, s'il a mis les 4 premières dents, on peut remplacer une tétée ou un biberon par une soupe au lait (lait, pain, sucre, un peu de sel, le tout bien cuit), ou par une bouillie faite avec du lait, de la farine de froment séchée au four, un peu de sucre, un peu de sel. De 10 à 12 mois, l'enfant prend une bouillie et cinq tétées (ou cinq biberons avec environ 200 grammes de lait pur sucré).

De 12 à 15 mois, l'enfant ne doit plus faire que cinq repas : deux bouillies ou deux soupes plus abondantes et trois tétées (ou trois timbales avec environ 200 grammes de lait pur sucré).

Après les bouillies, il faut attendre au moins 3 heures avant de mettre l'enfant au sein ou avant de lui donner le biberon.

Sevrage. — Vers le 15e mois, l'enfant bien portant doit être sevré. Il est alors soumis au régime suivant : 4 repas par jour, 2 petits et 2 grands. Exemple : 8 heures du matin : bouillie ou soupe au lait. — Midi : soupe ou potage au bouillon gras ; un œuf, ou, de temps à autre, un peu de cervelle de mouton ; un peu de pain ; comme boisson, un quart de timbale d'eau bouillie. — 4 heures du soir : 200 à 250 grammes de lait. — 7 h. 1/2 du soir : bouillie ou soupe au lait. — Les quantités d'aliments seront augmentées progressivement. On ne doit pas donner de viande avant 2 ans. — Jusqu'à 5 ou 6 ans, les enfants ne doivent boire que de l'eau (quand on ne dispose pas de bonne eau de source, l'eau doit être bouillie) et s'abstenir de vin, de bière, de cidre et de toute espèce de boisson fermentée. Après 5 ou 6 ans, on pourra donner de l'eau légèrement rougie avec du vin ordinaire ou additionnée d'une très petite quantité de bière. Il faut interdire aux enfants, même avancés en âge, le café, le thé et les liqueurs.

Le texte de la loi Roussel.

Loi du 23 décembre 1874 relative a la protection des
enfants du premier age

Art. 1er. — Tout enfant âgé de moins de deux ans, qui est placé,
moyennant salaire, en nourrice, en sevrage ou en garde, hors du
domicile de ses parents, devient, par ce fait, l'objet d'une surveillance
de l'autorité publique, ayant pour but de protéger sa vie et sa santé.

Art. 2. — La surveillance instituée par la présente loi est confiée,
dans le département de la Seine, au préfet de police, et dans les autres
départements, aux préfets. Ces fonctionnaires sont assistés d'un Comité
ayant pour mission d'étudier et de proposer les mesures à prendre et
composé comme il suit :

Deux membres du Conseil général, désignés par ce Conseil ;

Dans le département de la Seine, le Directeur de l'Assistance publique, et dans les autres départements, l'Inspecteur du service des Enfants
Assistés ;

Six autres membres nommés par le préfet, dont un pris parmi les
médecins membres du Conseil départemental d'hygiène publique et
trois pris parmi les administrateurs des sociétés légalement reconnues
qui s'occupent de l'enfance, notamment des *Sociétés protectrices de l'enfance,* des *Sociétés de Charité maternelle,* des *Crèches* ou des *Sociétés des
crèches,* ou, à leur défaut, parmi les membres des commissions admi-
nistratives des hospices et des bureaux de bienfaisance.

Des commissions locales sont instituées, par un arrêté du préfet,
après avis du Comité départemental, dans les parties du département
où l'utilité en sera reconnue, pour concourir à l'application des mesures
de protection des enfants et de surveillance des nourrices et gardeuses
d'enfants. Deux mères de familles font partie de chaque commission
locale.

Les fonctions instituées par le présent article sont gratuites.

Art. 3. — Il est institué, près le Ministère de l'Intérieur, un Comité
supérieur de protection des enfants du premier âge, qui a pour mission
de réunir et coordonner les documents transmis par les Comités dépar-

tementaux, d'adresser chaque année au Ministre un rapport sur les travaux de ces Comités, sur la mortalité des enfants pour les mesures les plus propres à assurer et à-étendre les bienfaits de la loi, et de proposer, s'il y a lieu, d'accorder des récompenses honorifiques aux personnes qui se sont distinguées par leur dévouement et leurs services. Un membre de l'Académie de médecine, désigné par cette Académie, les présidents de la Société protectrice de l'Enfance de Paris, de la Société de Charité maternelle et de la Société des Crèches, font partie de ce Comité. Les autres membres, au nombre de sept, sont nommés par décret du Président de la République.

Les fonctions de membre du Comité supérieur sont gratuites.

Art. 4. — Il est publié, chaque année, par les soins du Ministre de l'Intérieur, une statistique détaillée de la mortalité des enfants du premier âge et, spécialement, des enfants placés en nourrice, en sevrage ou en garde. Le Ministre adresse, en outre, chaque année, au Président de la République, un rapport officiel sur l'exécution de la présente loi.

Art. 5. — Dans les départements où l'utilité d'établir une inspection médicale des enfants en nourrice, en sevrage ou en garde, est reconnue par le Ministre de l'Intérieur, le Comité supérieur consulté, un ou plusieurs médecins sont chargés de cette inspection. — La nomination de ces inspecteurs appartient au préfet.

Art. 6. — Sont soumis à la surveillance instituée par la présente loi : toute personne ayant un nourrisson, ou un ou plusieurs enfants au sevrage ou en garde, placés chez elle moyennant salaire ; les bureaux de placement et tous les intermédiaires qui s'emploient au placement des enfants en nourrice, en sevrage ou en garde. Le refus de recevoir la visite du médecin-inspecteur, du maire de la commune ou de toutes autres personnes déléguées ou autorisées, en vertu de la présente loi, est puni d'une amende de cinq à quinze (5 à 15 fr.). Un emprisonnement de un à cinq jours peut être prononcé, si le refus dont il s'agit est accompagné d'injures ou de violences.

Art. 7. — Toute personne qui place un enfant en nourrice, en sevrage ou en garde, moyennant salaire, est tenue, sous les peines portées par l'article 346 du Code pénal, d'en faire la déclaration à la mairie de la commune où a été faite la déclaration de la naissance de l'enfant, ou à la Mairie de la résidence actuelle du déclarant, en indiquant, dans ce cas, le lieu de la naissance de l'enfant. et de remettre à la nourrice ou à la gardeuse, un bulletin contenant un extrait de l'acte de naissance de l'enfant qui lui est confié.

Art. 8. — Toute personne qui veut se procurer un nourrisson ou un ou plusieurs enfants en sevrage ou en garde, est tenue de se munir préalablement des certificats exigés par les règlements pour indiquer son état civil et justifier son aptitude à nourrir ou à recevoir des enfants en sevrage ou en garde.

Toute personne qui veut se placer comme nourrice sur lieu, est tenue de se munir d'un certificat du maire de sa résidence, indiquant si son dernier enfant est vivant et constatant qu'il est âgé de sept mois révolus, ou, s'il n'a pas atteint cet âge, qu'il est allaité par une autre femme, remplissant les conditions qui seront déterminées par le règlement d'administration publique prescrit par l'article 12 de la présente loi.

Toute déclaration ou énonciation reconnue fausse dans les dits certificats, entraîne l'application au certificateur, des peines portées au paragraphe premier de l'article 155 du Code pénal.

ART. 9. — Toute personne qui a reçu chez elle, moyennant salaire, un nourrisson ou un enfant en sevrage ou en garde, est tenue, sous les peines portées à l'article 346 du Code pénal :

1º D'en faire la déclaration à la mairie de la commune de son domicile, dans les trois jours de l'arrivée de l'enfant, et de remettre le bulletin mentionné en l'article 7 ;

2º De faire, en cas de changement de résidence, la même déclaration à la mairie de sa nouvelle résidence ;

3º De déclarer, dans le même délai, le retrait de l'enfant par ses parents, ou la remise de cet enfant à une autre personne pour quelque cause que cette remise ait lieu ;

4º En cas de décès de l'enfant, de déclarer ce décès dans les vingt-quatre heures.

Après avoir mentionné ces déclarations au registre mentionné à l'article suivant, le maire en donne avis, dans le délai de trois jours, au maire de la commune où a été faite la déclaration prescrite par l'article 7. Le maire de cette dernière commune donne avis, dans le même délai, des déclarations prescrites par les nᵒˢ 2, 3, 4 ci-dessus, aux auteurs de la déclaration de mise en nourrice, en sevrage ou en garde.

ART. 10. — Il est ouvert dans les mairies un registre spécial pour les déclarations ci-dessus prescrites. Ce registre est coté, paraphé et vérifié tous les ans par le juge de paix. Ce magistrat fait un rapport annuel au procureur de la République, qui le transmet au préfet, sur les résultats de cette vérification.

En cas d'absence ou de tenue irrégulière du registre, le maire est passible de la peine édictée à l'article 50 du Code civil.

ART. 11. — Nul ne peut ouvrir ou diriger un bureau de nourrices, ni exercer la profession d'intermédiaire pour le placement des enfants en nourrice, en sevrage ou en garde, et le louage des nourrices, sans en avoir obtenu l'autorisation préalable du préfet de police, dans le département de la Seine, ou du préfet dans les autres départements.

Toute personne qui exerce, sans autorisation, l'une ou l'autre de ces professions, ou qui néglige de se conformer aux conditions de l'autorisation ou aux prescriptions des règlements, est punie d'une amende de seize à cent francs (16 fr. à 100 fr.). En cas de récidive, la peine d'emprisonnement prévue par l'article 48 du Code pénal, peut être prononcée. Ces mêmes peines sont applicables à toute sage-femme et à tout autre intermédiaire qui entreprend, sans autorisation, de placer des enfants en nourrice, en sevrage ou en garde.

Si, par suite de la contravention, ou par suite d'une négligence de la part d'une nourrice ou d'une gardeuse, il est résulté un dommage pour la santé d'un ou de plusieurs enfants, la peine d'emprisonnement de un à cinq jours peut être prononcée.

En cas de décès d'un enfant, l'application des peines portées à l'article 319 du Code pénal peut être prononcée.

Art. 12. — Un règlement d'administration publique déterminera :

1° Les modes d'organisation du Service de surveillance institué par la présente loi ; l'organisation de l'Inspection médicale, les attributions et les devoirs des médecins-inspecteurs, le traitement de ces inspecteurs ; les attributions et devoirs de toutes les personnes chargées des visites ;

2° Les obligations imposées aux nourrices, aux directeurs des bureaux de placement et à tous les intermédiaires du placement des enfants ;

3° La forme des déclarations, registres, certificats des maires et des médecins et autres pièces exigées par les règlements.

Le préfet peut, après avis du Comité départemental, prescrire par un règlement particulier, des dispositions en rapport avec les circonstances et les besoins locaux.

Art. 13. — En dehors des pénalités spécifiées dans les articles précédents, toute infraction aux dispositions de la présente loi et des règlements d'administration publique qui s'y rattachent, est punie d'une amende de cinq à quinze francs (5 fr. à 15 fr.). Sont applicables à tous les cas prévus par la présente loi, le dernier paragraphe de l'article 463 du Code pénal et les articles 482, 483 du même Code.

Art. 14. — Les mois de nourrice dus par les parents ou par toute autre personne, font partie des créances privilégiées et prennent rang entre les n°s 3 et 4 de l'article 2101 du Code civil.

Art. 15. — Les dépenses auxquelles l'exécution de la présente loi donnera lieu sont mises, par moitié, à la charge de l'État et des départements intéressés. La portion à la charge des départements est supportée par les départements d'origine des enfants et par ceux où les enfants sont placés en nourrice, en sevrage ou en garde, proportionnellement au nombre des enfants. Les bases de cette répartition sont arrêtées tous les trois ans par le Ministre de l'Intérieur. Pour la première fois, la répartition sera faite d'après le nombre des enfants en nourrice, en sevrage ou en garde existant dans chaque département, au moment de la promulgation de la présente loi.

RÈGLEMENT D'ADMINISTRATION PUBLIQUE, DU 23 FÉVRIER 1877

TITRE I. — *Organisation du service.*

ART. 1er. — La surveillance instituée par la loi du 23 décembre 1874, en faveur des enfants au-dessous de deux ans, placés, moyennant salaire, en nourrice, en sevrage ou en garde, hors du domicile de leurs parents, est exercée, sous l'autorité du préfet, assisté du Comité départemental, par des Commissions locales, par les maires, par des médecins-inspecteurs et par l'inspecteur des Enfants Assistés du département.

Section I. — Des Commissions locales.

ART. 2. — Les Commissions locales, instituées conformément à l'article 2 de la loi du 23 décembre 1874, sont présidées par le maire de la commune.

L'arrêté préfectoral qui institue la Commission, fixe le nombre de ses membres.

La Commission comprend nécessairement deux mères de famille, le curé, et, dans les communes où siège un conseil presbytéral ou un consistoire israélite, un délégué de chacun de ces conseils.

Le médecin-inspecteur nommé en exécution de l'article 5 de la loi, est convoqué aux séances des Commissions de sa circonscription; il y a voix consultative.

ART. 3. — Les membres des Commissions sont nommés et révoqués par le préfet.

ART. 4. — A Paris et à Lyon, il y aura dans chaque arrondissement municipal, une Commission instituée conformément aux articles qui précèdent, et présidée par le maire de l'arrondissement.

Il pourra être adjoint à la Commission des visiteurs rétribués; leur nombre et le taux de leur traitement seront déterminés par le Ministre de l'Intérieur, sur la proposition du préfet de police pour Paris, et du préfet du Rhône pour Lyon. Ces visiteurs assisteront aux délibérations de la Commission d'arrondissement avec voix consultative. Le Ministre de l'Intérieur pourra également instituer, sur la proposition du préfet, des visiteurs rétribués dans les autres communes où la nécessité en sera reconnue.

Art. 5. — La Commission se réunit au moins une fois par mois ; elle peut être convoquée extraordinairement par le maire, soit d'office, soit sur la demande d'un des membres de la Commission ou du médecin-inspecteur. Les séances de la Commission se tiennent à la mairie.

Art. 6. — La Commission répartit entre ses membres la surveillance des enfants à visiter au domicile de la nourrice, sevreuse ou gardeuse. Chaque membre doit rendre compte à la Commission des faits qu'il a constatés dans ses visites périodiques.

Art. 7. — Si la Commission juge que la vie ou la santé d'un enfant est comprpmise, elle peut, après avoir mis en demeure les parents et pris l'avis du médecin-inspecteur, retirer l'enfant à la nourrice, sevreuse ou gardeuse, et le placer provisoirement chez une autre personne. Elle doit, dans les vingt-quatre heures, rendre compte de sa décision au préfet et prévenir de nouveau les parents.

En cas de péril imminent, le président de la Commission prend d'urgence et provisoirement, les mesures nécessaires ; il doit, dans les vingt-quatre heures, informer de sa décision la Commission locale, le médecin-inspecteur et le préfet et avertir les parents. Dans les communes où il n'a pas été institué de Commission locale, le maire exerce les pouvoirs conférés à ces Commissions par le présent article. Les mesures prises par les autorités locales, en vertu du présent article, sont purement provisoires ; le préfet statue.

Art. 8. — La Commission signale au préfet, dans un rapport annuel, les nourrices qui mériteraient une mention spéciale, à raison des bons soins qu'elles donnent aux enfants qui leur sont confiés.

Section II. — Médecins-inspecteurs.

Art. 9. — Des médecins-inspecteurs, institués conformément à l'article 5 de la loi, sont chargés de visiter les enfants placés en nourrice, en sevrage ou en garde dans leur circonscription.

Art. 10. — Le médecin-inspecteur doit se transporter au domicile de la nourrice, sevreuse ou gardeuse, pour y voir l'enfant, dans la huitaine du jour où, en exécution de l'article 24 ci-après, il est prévenu par le maire de l'arrivée de l'enfant dans la commune. Il doit ensuite visiter l'enfant au moins une fois par mois et à toute réquisition du maire.

Art. 11. — Après chaque visite, le médecin-inspecteur vise le carnet délivré à la nourrice, sevreuse ou gardeuse, en exécution de l'article 30 ci-après, et il y inscrit ses observations ; il transmet au maire un bulletin indiquant la date et les résultats de sa visite. Ce bulletin est communiqué à la Commission locale.

En cas de décès de l'enfant, il mentionne sur le bulletin la date et les causes du décès.

ART. 12. — Le médecin-inspecteur rend compte immédiatement au maire et au préfet, des faits qu'il aurait constatés dans ses visites et qui mériteraient leur attention. Chaque année, il adresse un rapport sur l'état général de sa circonscription au préfet, qui le communique à l'inspecteur départemental du service des Enfants Assistés et au Comité départemental.

ART. 13. — Si le médecin reconnaît, soit chez la nourrice, soit chez l'enfant, les symptômes d'une maladie contagieuse, il constate l'état de l'enfant et celui de la nourrice, et il peut faire cesser l'allaitement naturel. Dans ce cas, ainsi que lorsqu'il constate une grossesse, il informe le maire qui doit aviser les parents sans préjudice, s'il y a lieu, des mesures autorisées par l'article 7.

ART. 14. — Dès que le maire apprend qu'un enfant placé en nourrice ou en garde dans la commune est malade et manque de soins médicaux, il prévient le médecin-inspecteur de la circonscription, et si celui-ci est empêché, il requiert le médecin le moins éloigné de la résidence de l'enfant. Ce dernier doit, si l'enfant succombe, mentionner les causes du décès dans un bulletin spécial, ainsi qu'il est prescrit à l'article 11 pour le médecin-inspecteur.

ART. 15. — Les médecins-inspecteurs reçoivent, à titre d'honoraires, des émoluments qui sont fixés par le Ministre, sur la proposition du préfet, après avis du Conseil général.

Section III. — De l'Inspection départementale.

ART. 16. — L'inspecteur du service des Enfants Assistés est chargé, sous l'autorité du préfet, de centraliser tous les documents relatifs à la surveillance instituée par la loi. Chaque année, il présente un rapport sur l'exécution du service dans le département, et il rend compte du résultat de ses tournées.

Section IV. — Des Comités départementaux.

ART. 17. — Les membres des Comités départementaux sont nommés pour trois ans. Le membre qui sera nommé à la suite d'une vacance, sortira du Comité au moment où serait sorti le membre qu'il a remplacé. Les membres sortants sont rééligibles.

ART. 18. — Le Comité départemental élit un président et un secrétaire. Il se réunit au moins une fois par mois. Il peut être convoqué extraordinairement par son président ou par le préfet, soit d'office, soit sur la demande d'un de ses membres.

ART. 19. — Le préfet lui communique les rapports qui lui sont envoyés par les Commissions locales et par les médecins-inspecteurs, ainsi que le rapport d'ensemble présenté annuellement par l'inspecteur départemental.

Titre-II. — *Placements*.

Section I. — De la déclaration imposée à toute personne qui place un enfant en nourrice, en sevrage ou en garde, moyennant salaire.

Art. 20. — Tout officier de l'état civil qui reçoit une déclaration de naissance, doit rappeler au déclarant les dispositions édictées par l'article 7 de la loi du 23 décembre 1874.

Art. 21. — La déclaration prescrite par ledit article à toute personne qui place un enfant en nourrice, en sevrage ou en garde, moyennant salaire, est inscrite sur le registre spécial prévu par l'article 10 de la loi. Elle est signée par le déclarant. Elle fait connaître :

1° Les nom et prénoms, le sexe, la date et le lieu de naissance de l'enfant ;

2° S'il est baptisé ou non ;

3° Les noms, prénoms, profession et domicile des parents ;

4° Les nom, prénoms et domicile de la nourrice, sevreuse ou gardeuse à laquelle l'enfant est confié ;

5° Les conditions du contrat intervenu avec la nourrice, sevreuse ou gardeuse.

Art. 22. — Le déclarant doit produire le carnet délivré à la nourrice. Le maire qui reçoit la déclaration, transcrit sur le carnet de la nourrice les indications portées sur les n°s 1, 2, 3 et 5 de l'article précédent.

Art. 23. — Si l'enfant est envoyé dans une commune autre que celle où la déclaration est faite, le maire qui reçoit la déclaration en transmet copie, dans les trois jours, au maire de la commune où l'enfant doit être conduit.

Art. 24. — Le maire, averti par suite d'une déclaration faite, soit par les parents, en vertu de l'article 7 de la loi, soit par la nourrice en exécution de l'article 9, qu'un enfant est placé dans sa commune, en nourrice, en sevrage ou en garde, moyennant salaire, doit, dans les trois jours, transmettre une copie de la déclaration au médecin-inspecteur de la circonscription.

Section II. — Des obligations imposées aux nourrices, sevreuses et gardeuses qui prennent des enfants chez elles moyennant salaire.

Art. 25. — Il est interdit à toute nourrice d'allaiter un autre enfant que son nourrisson, à moins d'une autorisation spéciale et écrite donnée par le médecin-inspecteur, ou, s'il n'existe pas de médecin-inspecteur dans le canton, par un docteur en médecine ou un officier de santé.

Art. 26. — Nulle sevreuse ou gardeuse ne peut se charger de plus de deux enfants à la fois, à moins d'une autorisation spéciale et écrite, donnée par la Commission locale, et à défaut de Commission locale, par le maire.

ART. 27. — Toute femme qui veut prendre chez elle un enfant en nourrice, doit préalablement obtenir un certificat du maire de sa commune et un certificat médical. Elle doit, en outre, se munir du carnet spécifié à l'article 30.

ART. 28. — Le certificat délivré par le maire doit être revêtu du sceau de la mairie et contenir les indications suivantes :

1° Nom, prénoms, signalement, domicile et profession de la nourrice, date et lieu de naissance ;

2° État civil de la nourrice. — Nom, prénoms, et profession de son mari ;

3° Date de la naissance de son dernier enfant et si cet enfant est vivant.

Le certificat fera connaître si le mari a donné son consentement ; il contiendra les renseignements que pourra fournir le maire sur la conduite et les moyens d'existence de la nourrice, sur la salubrité et la propreté de son habitation. Il constatera la déclaration de la nourrice, qu'elle est pourvue d'un garde-feu et d'un berceau. Sur l'interpellation du maire, la nourrice déclarera si elle a déjà élevé un ou plusieurs enfants moyennant salaire ; elle indiquera l'époque à laquelle elle a été chargée de ces enfants, la date et la cause des retraits, et si elle est restée munie des carnets qui lui auraient été précédemment délivrés. Le maire mentionnera dans le certificat les réponses de la nourrice.

ART. 29. — Le certificat médical est délivré par le médecin-inspecteur, ou, à défaut de médecin-inspecteur habitant la commune où réside la nourrice, par un docteur en médecine ou par un officier de santé ; il peut également être délivré dans la commune où la nourrice vient prendre l'enfant ; il est dûment légalisé et visé par le maire ; il doit attester :

1° Que la nourrice remplit les conditions désirables pour élever un nourrisson ;

2° Qu'elle n'a ni infirmités, ni maladie contagieuse ; qu'elle est vaccinée.

ART. 30. — Le carnet est délivré gratuitement, à Paris, par le préfet de police ; à Lyon, par le préfet du Rhône ; dans les autres communes, par le maire. La nourrice peut l'obtenir, soit dans la commune où elle réside, soit dans celle où elle vient chercher un enfant ; dans ce dernier cas, elle doit produire le certificat du maire de sa commune. Elle doit se pourvoir d'un carnet nouveau, chaque fois qu'elle prend un nouveau nourrisson.

Le certificat délivré à la nourrice par le maire de sa commune et le certificat médical sont inscrits sur le carnet ; s'ils ont été délivrés à part, ils y sont textuellement transcrits.

Le carnet est disposé de manière à recevoir, en outre, les mentions suivantes :

1° L'extrait de l'acte de naissance de l'enfant, la date et le lieu de son baptême ; les noms, profession et demeure des parents ou des ayants droit, à défaut de parents connus, la date et le lieu de la déclaration faite en exécution de l'article 7 de la loi ;

2° La composition de la layette remise à la nourrice ;

3° La date des paiements des salaires ;

4° Le certificat de vaccine ;

5° La date des visites du médecin-inspecteur et des membres de la Commission locale avec leurs observations ;

6° Les déclarations prescrites par l'article 9 de la loi.

Le carnet reproduit le texte des articles du Code pénal, du règlement d'administration publique et du règlement particulier fait par le préfet, en exécution de l'article 12 de la loi, qui intéressent directement les nourrices, sevreuses et gardeuses, les intermédiaires et les directeurs de bureaux de placement. Il contient, en outre, des notions élémentaires sur l'hygiène du premier âge.

Art. 31. — Ces conditions concernant les certificats, l'inscription et le carnet, sont applicables aux femmes qui veulent se charger d'enfants en sevrage ou en garde, à l'exception de la condition d'aptitude à l'allaitement au sein.

Art. 32. — Si l'enfant n'a pas été vacciné, la nourrice doit le faire vacciner dans les trois mois du jour où il lui a été confié.

Art. 33. — La nourrice, sevreuse ou gardeuse, ne peut, sous aucun prétexte, se décharger, même temporairement, du soin d'élever l'enfant qui lui a été confié, en le remettant à une autre nourrice, sevreuse ou gardeuse, à moins d'une autorisation écrite donnée par les parents ou par le Maire après avis du médecin-inspecteur.

Art. 34. — La nourrice, sevreuse ou gardeuse, qui veut rendre l'enfant confié à ses soins avant qu'il lui ait été réclamé, doit en prévenir le maire.

Section III. — **Des bureaux de nourrices, des meneurs et meneuses.**

Art. 35. — La demande en autorisation d'ouvrir un bureau de nourrice ou d'exercer la profession de placer des enfants en nourrice, en sevrage ou en garde, est adressée au préfet du département où le pétitionnaire est domicilié. Elle fait connaître les départements dans lesquels celui-ci se propose de prendre ou de placer des enfants.

Le préfet communique la demande aux autres Préfets des départements intéressés et s'assure de la moralité du demandeur. Il fait examiner les locaux affectés aux nourrices et aux enfants s'il s'agit d'un bureau de placement, ou les voitures affectées au transport des nourrices et de leurs nourrissons, s'il s'agit de meneurs ou de meneuses.

L'arrêté d'autorisation détermine les conditions particulières auxquelles le permissionnaire est astreint, dans l'intérêt de la salubrité, des mœurs et de l'ordre public. Ces conditions sont affichées dans l'intérieur des bureaux, ainsi que les prescriptions légales et réglementaires imposées aux directeurs des bureaux et aux meneurs ou meneuses, et les peines édictées par l'article 6 de la loi contre ceux qui refuseraient de recevoir la visite des personnes autorisées en vertu de la dite loi. L'autorisation peut toujours être retirée. Dans le cas où l'industrie doit être exercée dans plusieurs départements, il est donné avis de l'arrêté d'autorisation, ou de l'arrêté de retrait aux préfets de tous les départements intéressés.

ART. 36. — Il est interdit aux directeurs de bureaux de nourrices et à leurs agents, de s'entremettre pour procurer des nourrissons à des nourrices qui ne seraient pas munies des pièces mentionnées aux articles 27, 28, 29 et 30. Il est défendu aux meneurs et aux meneuses de reconduire des nourrices dans leurs communes avec des nourrissons, sans qu'elles soient munies de ces pièces.

ART. 37. — Les directeurs des bureaux et les logeurs de nourrices sont tenus d'avoir un registre coté et paraphé, à Paris et à Lyon, par le commissaire de police de leur quartier, et, dans les autres communes, par le maire. Sur ce registre, doivent être inscrits les noms et prénoms, le lieu et la date de naissance, la profession et le domicile de la nourrice, le nom et la profession de son mari.

ART. 38. — Aucun établissement destiné à recevoir en nourrice ou en garde des enfants au-dessous de deux ans ne peut subsister ni s'ouvrir sans l'autorisation du préfet de police dans le département de la Seine, et des préfets dans les autres départements. L'autorisation peut toujours être retirée. Les nourrices employées dans ces établissements sont assimilées aux nourrices sur lieu.

TITRE III. — *Registres.*

Section I. — Registres des mairies.

ART. 39. — Il est ouvert dans chaque mairie deux registres destinés à recevoir, le premier, les déclarations imposées par l'article 7 de loi, à toute personne qui place, moyennant salaire, un enfant en nourrice, en sevrage ou en garde; le second, les déclarations imposées par l'article 9, à toute personne qui se charge d'un enfant dans ces conditions.

Section II. — Registres des médecins-inspecteurs.

ART. 40. — Le médecin-inspecteur tient à jour un livre sur lequel il inscrit les nourrices, sevreuses ou gardeuses et les enfants qui leur sont confiés.

Ce livre mentionne dans des colonnes spéciales ;

1° Les nom, prénoms, profession et adresse des nourrices, sevreuses, ou gardeuses ;

2° La date des deux certificats et du carnet mentionnés à l'article 27 du présent règlement ;

3° Les nom, prénoms, sexe, état civil de l'enfant, ainsi que la date et le lieu de sa naissance ;

4° La date de son placement ;

5° La date et le motif des visites du médecin étranger au service, qu aurait été appelé par la nourrice, ainsi que la date et le résultat de ses visites personnelles ;

6° La date et les causes du retrait de l'enfant ou du décès, s'il a lieu chez la nourrice ;

7° Les observations, concernant l'enfant et la nourrice, sevreuse ou gardeuse.

Section III. — Registre des Commissions locales.

Art. 41. — Le secrétaire de la Commission locale devra tenir au courant un registre en deux parties, contenant, d'une part, la délibétion et les décisions de la Commission, et, d'autre part, les noms et adresses de toutes les nourrices, sevreuses ou gardeuses de la commune, les noms des enfants qui leur sont confiés et la date des visites faites aux nourrices, sevreuses ou gardeuses, par les membres de la Commission. Le médecin-inspecteur appose mensuellement son visa sur ce registre.

Art. 42. — Le Ministre de l'Intérieur et le Garde des Sceaux, Ministre de la Justice et des Cultes, sont chargés, chacun en ce qui le concerne, de l'exécution du présent décret.

TABLE DES MATIÈRES

DEUXIÈME PARTIE

L'allaitement.

SECTION I

SECTION III

SECTION IV

SECTION V